Understanding Respiratory Disease from CT patterns

CTパターンから理解する呼吸器疾患
── 所見×患者情報から導く鑑別と治療 ──

総編集　門田 淳一
画像担当編集　岡田 文人／小野 麻美

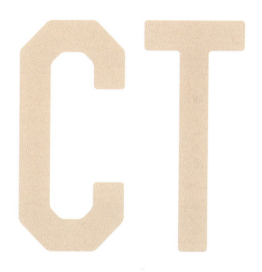

南江堂

執筆者一覧

◉ 総編集
門田 淳一	かどた じゅんいち	長崎みなとメディカルセンター 副理事長・院長／大分大学 名誉教授

◉ 画像担当編集
岡田 文人	おかだ ふみと	大分県立病院放射線科（前 大分大学医学部附属病院放射線科）
小野 麻美	おの あさみ	大分大学医学部附属病院放射線科

◉ 執　筆（執筆順）
佐藤 晴佳	さとう はるか	大分大学医学部附属病院放射線科
岡田 文人	おかだ ふみと	大分県立病院放射線科（前 大分大学医学部附属病院放射線科）
小野 麻美	おの あさみ	大分大学医学部附属病院放射線科
中山 朋子	なかやま ともこ	大分大学医学部附属病院放射線科
安東 優	あんどう まさる	大分大学医学部呼吸器・感染症内科学講座
門田 淳一	かどた じゅんいち	長崎みなとメディカルセンター 副理事長・院長／大分大学 名誉教授
梅木 健二	うめき けんじ	大分大学医学部呼吸器・感染症内科学講座
鳥羽 聡史	とば さとし	黒木記念病院呼吸器内科（前 大分大学医学部呼吸器・感染症内科学講座）
吉川 裕喜	よしかわ ひろき	大分大学医学部呼吸器・感染症内科学講座
水上 絵理	みずかみ えり	大分大学医学部呼吸器・感染症内科学講座
安田 ちえ	やすだ ちえ	大分大学医学部呼吸器・感染症内科学講座
大谷 哲史	おおたに さとし	大分県立病院呼吸器内科（前 大分大学医学部呼吸器・感染症内科学講座）
岸 建志	きし けんじ	大分県厚生連鶴見病院呼吸器内科（前 大分大学医学部呼吸器・感染症内科学講座）
橋永 一彦	はしなが かずひこ	大分大学医学部呼吸器・感染症内科学講座
山末 まり	やますえ まり	大分大学医学部呼吸器・感染症内科学講座
阿部 航	あべ こう	大分大学医学部総合診療・総合内科学講座
宮崎 英士	みやざき えいし	大分大学医学部総合診療・総合内科学講座

安藤 ゆみ子	あんどう ゆみこ	国立病院機構西別府病院放射線科
		（前 大分大学医学部附属病院放射線科）
平松 和史	ひらまつ かずふみ	大分大学医学部医療安全管理医学講座
重永 武彦	しげなが たけひこ	日本赤十字社大分赤十字病院呼吸器内科
		（前 大分大学医学部呼吸器・感染症内科学講座）
森永 亮太郎	もりなが りょうたろう	大分県立病院呼吸器腫瘍内科
		（前 大分大学医学部呼吸器・感染症内科学講座）
濡木 真一	ぬれき しんいち	大分大学医学部呼吸器・感染症内科学講座
小宮 幸作	こみや こうさく	大分大学医学部呼吸器・感染症内科学講座

● 病理学部分担当

西田 陽登	にしだ はると	大分大学医学部診断病理学講座
小山 雄三	おやま ゆうぞう	大分大学医学部附属病院病理部
草場 敬浩	くさば たかひろ	大分大学医学部附属病院病理部
横山 繁生	よこやま しげお	野口病院病理診断科
		（前 大分大学医学部診断病理学講座）
駄阿 勉	だあ つとむ	大分大学医学部附属病院病理部

序　文

　胸部画像検査は呼吸器疾患の診断過程において重要な位置を占めている．まず行うべき検査法は胸部X線撮影であり，病歴や臨床所見で疑われる疾患と胸部単純X線写真の所見が矛盾しない，あるいは合致する場合には画像検査としては完結可能である．しかし，近年のCT装置の普及，また新たな画像再構成法による低線量化の進歩とともに，実臨床においては胸部X線撮影に引き続いて胸部CTが選択されることが多く，今後さらに撮影される機会が増えると予想される．

　これまでに出版されている呼吸器病学や胸部CT画像に関する教科書のほとんどは，疾患のカテゴリー別（感染症，腫瘍，びまん性間質性肺疾患，アレルギー性疾患など），あるいは疾患別に記載されているため，それぞれ疾患について理解し，画像所見を学べるということに関しては有用であった．しかし日常臨床における診断手順は，カテゴリー別・疾患別に行われるわけではなく，通常は病歴聴取から始まり，身体所見，胸部単純X線写真・CT撮影と読影，検査所見などを加味して鑑別疾患を考え，さらに気管支鏡などの侵襲的な検査を経て最終的に確定診断，治療を行うといったdecision treeをたどっていくことになる．したがって，実際の臨床現場に沿った，これまでの教科書とは異なった視点での教科書が呼吸器病を学ぶ医師には必要と考える．

　本書はこのような実臨床に近い診断手順を踏むことを目的として，胸部CT所見をもとに放射線科医による鑑別診断の方法と解説を行い，そこに呼吸器科医による患者の臨床情報を加味することで，確定診断と治療にたどりつくことができる構成とした．呼吸器疾患は他の領域には類をみない多様性があり，多くの疾患が存在しているため，診断過程における画像，特に胸部CTの読影は必須である．放射線科医は限られた情報をもとに，撮影された胸部単純X線写真やCT所見から鑑別疾患を絞っていき，呼吸器科医は放射線科医の読影所見を参考に胸部画像を読影し，患者情報や臨床所見を加味して鑑別診断を絞り診断を行っていくことになる．

　具体的には，臨床で遭遇する機会の多い疾患をできるだけ取り上げて，典型的で主要な胸部CT所見を抽出し，画像パターン分類，すなわち陰影の性状と特徴［①びまん性粒状影，②結節影，③嚢胞，④空洞，⑤すりガラス影，⑥浸潤影（consolidation）など］および分布（①小葉中心性，②気管支血管束周囲＋小葉辺縁性，③ランダム），その他の付随所見の組み合わせをもとにdecision treeを用いて鑑別診断ができるようにした．これらの鑑別疾患の中に，患者情報である症状の経過や身体所見，検査所見などを入れ込むことで，最終的に病態把握と疾患診断を絞ることができ，それに続く治療方針が明確になるようにした．さらにdecision treeでは語れないような，画像パターンで一発診断が可能な疾患，画像パターンが多彩であるためCTのみでは鑑別診断が困難な疾患，症状のわりに画像所見が乏しい疾患，症状が軽微なのに画像所見は派手な疾患も取り上げた．最後に，実症例を用いたQ&A形式のクイズ症例を掲載し，本書のまとめとして理解力を試すようにした．

本書は診断過程から治療にいたるまで実臨床に近い，これまでの教科書にはない構成となっており，まるで推理小説のように謎解きの魅力が満載である．本書の使い方を参照しながら，知らないうちに実力がつくような実体験をし，呼吸器病学の面白さを実感していただきたい．

2018年11月

編者一同

目　次

本書の使い方 ……………………………………………………………………………………… 2

呼吸器疾患のCT画像パターンとdecision tree ……………………………………………… 4

呼吸器疾患のCT画像パターンアトラス

1. びまん性粒状影 …………………………………………………………………………… 18
 A. 胸膜・葉間に接している（リンパ路・血行性）……………………………………… 18
  a. 気管支血管束周囲＋小葉辺縁分布（リンパ路）………………………………… 18
  b. ランダム分布（血行性）…………………………………………………………… 22
 B. 胸膜・葉間に接していない［小葉（細葉）中心性］………………………………… 28
  a. 境界明瞭な分岐状粒状影（細気管支病変）……………………………………… 28
  b. 境界不明瞭な淡い粒状影（細気管支＋細気管支周囲病変）…………………… 42

2. 広義間質を主座とする病変 ………………………………………………………………… 52
 A. smoothな気管支血管束・小葉間隔壁の肥厚 ………………………………………… 52
 B. 小葉間隔壁の肥厚＋nodule（しばしば腫大リンパ節を伴う）……………………… 56

3. 嚢　胞 ……………………………………………………………………………………… 66
 A. 嚢胞が主体 ……………………………………………………………………………… 66
 B. consolidationやすりガラス影に付随する …………………………………………… 72

4. 多発結節 …………………………………………………………………………………… 82
 A. 感　染 …………………………………………………………………………………… 82
 B. 非感染 …………………………………………………………………………………… 94

5. consolidation …………………………………………………………………………… 104
 A. 分布による分類 ……………………………………………………………………… 104
  a. 区域性 ……………………………………………………………………………… 104
  b. 非区域性 …………………………………………………………………………… 108
  c. 領域性 ……………………………………………………………………………… 116
  d. 末梢がspareされる（リンパ路による排泄が関係）…………………………… 118

- B. 内部濃度による分類 ········· 122
  - a. 低濃度 ········· 122
  - b. 高濃度 ········· 124
- C. 空洞（あるいは造影不良域）を伴う ········· 126
- D. 周囲散布像（小葉中心性粒状影）を伴う ········· 130
- E. consolidation に小葉間隔壁肥厚を伴う ········· 134
- F. consolidation 内に牽引性気管支拡張を伴う ········· 144
- G. 移動する consolidation ········· 146

6. びまん性すりガラス影・網状影　150

- A. crazy-paving appearance ········· 150
- B. 陰影内に牽引性気管支拡張を伴う ········· 154
- C. honeycombing ········· 158
- D. 小葉中心性粒状影を伴う（ill-defined nodules） ········· 160
- E. モザイクパターンを伴う ········· 166

7. CT sign　172

- A. CT halo sign ········· 172
  - a. 感　染 ········· 172
  - b. 非感染 ········· 176
- B. reversed halo sign ········· 184
- C. galaxy sign ········· 186
- D. angiogram sign ········· 190
- E. gloved finger sign ········· 192
- F. air-crescent sign/ meniscus sign ········· 194
- G. Swiss cheese appearance ········· 196

8. 画像パターンで一発診断可能な疾患　198

9. 画像パターンが多彩で鑑別が困難な疾患 （臨床所見が非常に重要となる疾患）　218

I章　CTの基本的な理解：画像パターンとその考え方

CTの基本的理解 ········· 234

1. びまん性粒状影 ········· 237
2. 広義間質を主座とする病変 ········· 242
3. 囊　胞 ········· 244
4. 多発結節 ········· 246

5. consolidation ··· 248
6. びまん性すりガラス影・網状影 ·· 254
7. CT sign ··· 257
8. 画像パターンで一発診断可能な疾患 ··· 260
9. 画像パターンが多彩で鑑別が困難な疾患（臨床所見が非常に重要となる疾患）······· 261
10. 症状が軽微なのに画像所見が派手な疾患 ··· 262
11. 症状のわりに画像所見が乏しい疾患 ··· 268

II章　CT画像パターンから紐解く呼吸器疾患：診断から治療方針まで

1. びまん性粒状影　278

  A. 胸膜・葉間に接している（リンパ路・血行性）································ 278
    a. 気管支血管束優位（リンパ路）·· 278
    b. ランダム（血行性）·· 281
  B. 胸膜・葉間に接していない［小葉（細葉）中心性］··························· 283
    a. 境界明瞭な分岐状粒状影（細気管支病変）······························· 283
    b. 境界不明瞭な淡い粒状影（細気管支＋細気管支周囲病変）········· 298

2. 広義間質を主座とする病変　303

  A. smoothな気管支血管束・小葉間隔壁の肥厚································ 303
  B. 小葉間隔壁の肥厚＋nodule（しばしば腫大リンパ節を伴う）············ 308

3. 嚢　胞　313

  A. 嚢胞が主体·· 313
  B. consolidationやすりガラス影に付随する··································· 321

4. 多発結節　327

  A. 感　染·· 327
  B. 非感染··· 333

5. consolidation　339

  A. 分布による分類··· 339
    a. 区域性·· 339
    b. 非区域性··· 348
    c. 領域性·· 357
    d. 末梢がspareされる（リンパ路による排泄が関係）······················· 359
  B. 内部濃度による分類··· 361
    a. 低濃度·· 362
    b. 高濃度·· 362

- C. 空洞（あるいは造影不良域）を伴う ... 363
- D. 周囲散布像（小葉中心性粒状影）を伴う ... 365
- E. consolidation に小葉間隔壁肥厚を伴う ... 367
- F. consolidation 内に牽引性気管支拡張を伴う ... 369
- G. 移動する consolidation ... 371

6. びまん性すりガラス影・網状影　375

- A. crazy-paving appearance ... 375
- B. 陰影内に牽引性気管支拡張を伴う ... 381
- C. honeycombing ... 382
- D. 小葉中心性粒状影を伴う（ill-defined nodules） ... 390
- E. モザイクパターンを伴う ... 390

7. CT sign　395

- A. CT halo sign ... 395
- B. reversed halo sign ... 400
- C. galaxy sign ... 400
- D. angiogram sign ... 400
- E. gloved finger sign ... 400
- F. air-crescent sign / meniscus sign ... 405
- G. Swiss cheese appearance ... 405

8. 画像パターンで一発診断可能な疾患　407

9. 画像パターンが多彩で鑑別が困難な疾患（臨床所見が非常に重要となる疾患）　417

III章　症例からのアプローチ：CT 画像の読み方と鑑別診断 Q&A

1. 持続する咳嗽があり，健診の胸部単純 X 線写真で異常を指摘された症例 ... 430
2. 発熱とびまん性粒状影，consolidation・すりガラス影を認めた症例 ... 434
3. 遷延する乾性咳嗽と鎖骨上窩の腫瘤を認めた症例 ... 438
4. 発熱が続き喀痰の出現を認めた症例 ... 442
5. 発熱に加え咳嗽の増強が認められた症例 ... 446
6. 健診で多発結節影が認められた症例 ... 450
7. 乾性咳嗽，労作時息切れをきたした症例 ... 454
8. 咳嗽が持続し，後に発熱を呈した症例 ... 458
9. 乾性咳嗽，発熱，呼吸困難を呈した症例 ... 462

10．発熱と起坐呼吸を呈した症例 ……………………………………………………… 466
11．両側肺野にびまん性の囊胞性病変が認められた症例 ………………………… 470

索　引 ………………………………………………………………………………………… 475

本書の使い方

本書の特徴

① CT画像でみられる陰影の性状や病変の分布をパターン分けし，そのパターンから想定される鑑別疾患，病態把握，診断，治療方針までが理解できる構成です．
② 冒頭には「decision tree」を掲載し，画像パターンから想定される主な疾患が把握できるようにしました．
③ まず「呼吸器疾患のCT画像パターンアトラス」で陰影の性状・特徴，病変分布の組み合わせを視覚的に確認できます．続いて「Ⅱ章」では画像パターンに患者の臨床情報を加味した診断過程のチャートに沿って，診断と治療方針が学べます．さらに「Ⅲ章」では実症例を用いたQ&Aにより，理解力を試すことができます．
　注）病理所見についてその概略と，一部の症例では実症例の病理組織が掲載されていますが，本書の主旨からここでは参考程度とお考え下さい．
④ 各疾患は複数のCT画像パターンを呈することがあるため，「Ⅱ章」では"より優位にみられるパターン"の項目に詳細な解説を掲載する方針としました．
⑤ 呼吸器疾患のCT画像パターンの総論と疾患群を確認したい場合は「Ⅰ章」を参照してください．
⑥ Ⅱ章の解説文では"初期研修医，臨床実習生に必須の知識"を赤字で強調し，要点をつかみやすくしました．

本書の構成

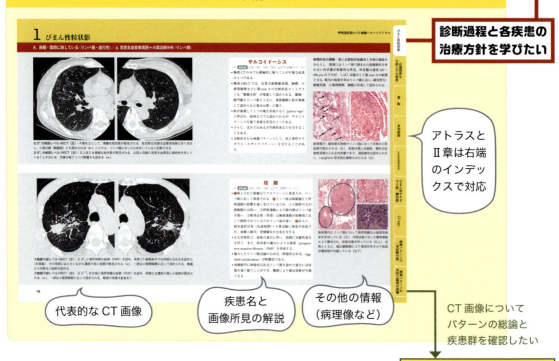

II章 CT画像パターンから紐解く呼吸器疾患

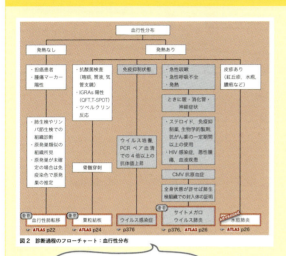

図2 診断過程のフローチャート：血行性分布

診断過程のフローチャート*

*診断と治療は，各疾患の優位にみられるパターンの項目で解説（優位にみられない疾患は灰色地で色分けしてあり，他項目参照となります）

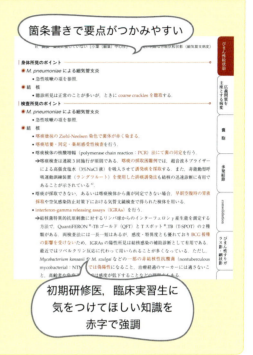

箇条書きで要点がつかみやすい

初期研修医，臨床実習生に気をつけてほしい知識を赤字で強調

実症例を用いた Q&A で力試し

III章 症例からのアプローチ

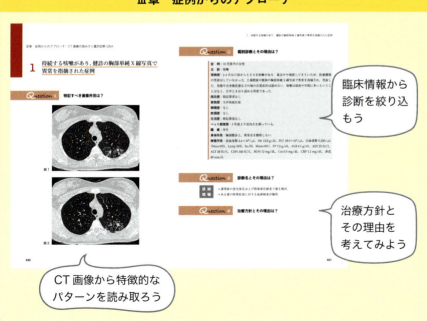

臨床情報から診断を絞り込もう

治療方針とその理由を考えてみよう

CT画像から特徴的なパターンを読み取ろう

アイコン

ATLAS
「呼吸器疾患のCT画像パターンアトラス」でのCT掲載ページ

重要
医師国家試験や基本領域の専門医試験に出題されるような若手医師が心得ておくべき疾患

advanced
日常診療で遭遇する頻度の少ない疾患．II章の「診断過程のフローチャート」のみに掲載（ただし，肺病変として理解しておくべき疾患はアトラスにも掲載）

1 びまん性粒状影

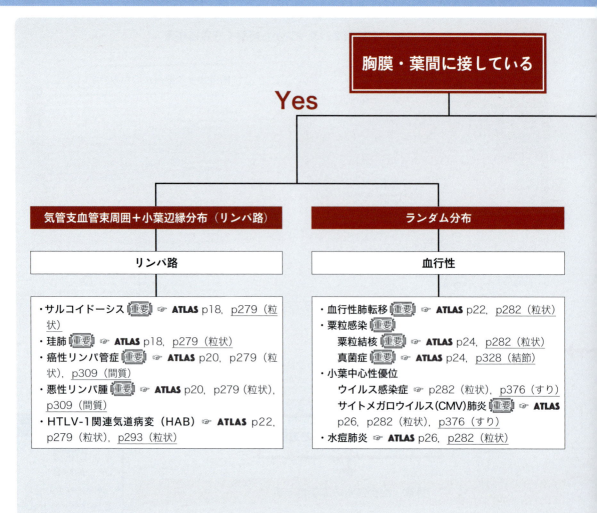

呼吸器疾患のCT画像パターンと decision tree

```
                              No
                              │
                    ┌─────────────────┐
                    │ 小葉（細葉）中心性分布 │
                    └─────────────────┘
                              │
              ┌───────────────┴───────────────┐
   境界明瞭な分岐状粒状影                境界不明瞭な淡い粒状影
              │                               │
      ┌──────────────┐               ┌────────────────┐
      │  細気管支病変  │               │ 細気管支＋細気管支周囲病変 │
      └──────────────┘               └────────────────┘
```

- 細菌性細気管支炎 ☞ **ATLAS** p28, <u>p285（粒状）</u>, p290（粒状）
- 結核【重要】☞ **ATLAS** p30, <u>p290（粒状）</u>, p293（粒状）
- 非結核性抗酸菌（NTM）症／肺 *Mycobacterium avium* complex（MAC）症【重要】☞ **ATLAS** p30, <u>p293（粒状）</u>
- 真菌症【重要】
  アレルギー性気管支肺真菌症（ABPM）【重要】▷ **ATLAS** p32, p285・290（粒状）, <u>p402（CT）</u>
  侵襲性肺アスペルギルス症（IPA）【重要】▷ **ATLAS** p32, <u>p285（粒状）</u>, p328（結節）
- びまん性汎細気管支炎（DPB）／副鼻腔気管支症候群【重要】
  ☞ **ATLAS** p34, <u>p293（粒状）</u>
- 嚥下性肺炎【重要】☞ **ATLAS** p34, <u>p285（粒状）</u>
- HTLV-1 関連気道病変（HAB）☞ **ATLAS** p36, <u>p293（粒状）</u>
- 濾胞性細気管支炎（FB）☞ **ATLAS** p38, <u>p293（粒状）</u>
- 囊胞性線維症（CF）☞ **ATLAS** p38, <u>p293（粒状）</u>
- primary ciliary dyskinesia（PCD）／Kartagener 症候群
  ☞ **ATLAS** p38, <u>p293（粒状）</u>
- pulmonary tumor thrombotic microangiopathy（PTTM）☞ **ATLAS** p40, <u>p289（粒状）</u>

- 過敏性肺炎（HP）【重要】☞ **ATLAS** p42, <u>p299（粒状）</u>
- 呼吸細気管支炎関連間質性肺疾患（RB-ILD）【重要】☞ **ATLAS** p44, <u>p299（粒状）</u>
- 異所性肺石灰化 ☞ **ATLAS** p44, <u>p299（粒状）</u>
- 肺出血 ☞ **ATLAS** p46, p299（粒状）, <u>p359（con）</u>
- 肺 Langerhans 細胞組織球症（PLCH）【重要】☞ **ATLAS** p46, <u>p299（粒状）</u>, p314（囊胞）
- 溶接工肺 ☞ **ATLAS** p48, <u>p299（粒状）</u>
- リポイド肺炎 ☞ **ATLAS** p48, p299（粒状）, <u>p361（con）</u>
- 血管内リンパ腫 ☞ **ATLAS** p50, <u>p299（粒状）</u>

参照マークその他	項目名（CT パターン名）の略語
・<u>下線</u>はその疾患でより優位にみられるCTパターン項目での診断過程のチャート掲載ページ ・【重要】：医師国家試験や基本領域の専門医試験に出題されるような若手医師が心得ておくべき疾患	（粒状）：びまん性粒状影 （間質）：広義間質を主座とする病変 （囊胞）：囊胞 （結節）：多発結節 （con）：consolidation （すり）：びまん性すりガラス影・網状影 （CT）：CT sign （一発）：画像パターンで一発診断可能な疾患 （多彩）：画像パターンが多彩で鑑別が困難な疾患

2 広義間質を主座とする病変

smoothな気管支血管束・小葉間隔壁の肥厚

- 肺水腫 重要 （間質性肺水腫） ☞ ATLAS p52, p304（間質）
- 急性好酸球性肺炎（AEP） 重要 ☞ ATLAS p52, p304（間質）
- 好酸球増多症 重要 ☞ ATLAS p54, p304（間質）
- 慢性活動性EBウイルス感染症 ☞ ATLAS p54, p304（間質）
- ツツガムシ病 ☞ p304（間質）
- マラリア ☞ p304（間質）

呼吸器疾患のCT画像パターンとdecision tree

小葉間隔壁の肥厚＋nodule
（しばしば腫大リンパ節を伴う）

- サルコイドーシス [重要] ☞ **ATLAS** p56, p279（粒状）, p309（間質）
- 癌性リンパ管症 [重要] ☞ **ATLAS** p58, p309（間質）
- リンパ増殖性疾患 ☞ **ATLAS** p60
  悪性リンパ腫 [重要] ☞ **ATLAS** p60, p309（間質）
  diffuse lymphoid hyperplasia（DLH）やリンパ球性間質性肺炎（LIP）など
    ☞ **ATLAS** p60, p309（間質）
- IgG4 関連疾患 [重要] ☞ **ATLAS** p56, p309（間質）, p426（多彩）
- multicentric Castleman 病（MCD） ☞ **ATLAS** p62, p309（間質）
- 珪肺 [重要] ☞ **ATLAS** p64, p279（粒状）, p309（間質）

参照マークその他	項目名（CTパターン名）の略語
・下線はその疾患でより優位にみられるCTパターン項目での診断過程のチャート掲載ページ ・[重要]：医師国家試験や基本領域の専門医試験に出題されるような若手医師が心得ておくべき疾患	（粒状）：びまん性粒状影 （間質）：広義間質を主座とする病変 （嚢胞）：嚢胞 （結節）：多発結節 （con）：consolidation （すり）：びまん性すりガラス影・網状影 （CT）：CT sign （一発）：画像パターンで一発診断可能な疾患 （多彩）：画像パターンが多彩で鑑別が困難な疾患

3 囊　胞

囊胞が主体

- 肺気腫 [重要] ☞ **ATLAS** p66, p314（囊胞）
- 肺 Langerhans 細胞組織球症（PLCH）[重要] ☞ **ATLAS** p68, p314（囊胞）
- 肺リンパ脈管筋腫症（LAM）[重要] ☞ **ATLAS** p68, p314（囊胞）
- Birt-Hogg-Dubé（BHD）症候群 ☞ **ATLAS** p68, p314（囊胞）
- アミロイドーシス ☞ **ATLAS** p70, p314（囊胞）, p334（結節）
- Sjögren 症候群 [重要] ☞ **ATLAS** p70, p314（囊胞）
- 気囊腫（pneumatocele）➢ **ATLAS** p72, p314（囊胞）

呼吸器疾患のCT画像パターンとdecision tree

consolidationやすりガラス影に付随する

- MALTリンパ腫（悪性リンパ腫）【重要】 ☞ ATLAS p72, p309（間質）, p323（嚢胞）
- multicentric Castleman病（MCD） ☞ ATLAS p74, p309（間質）, p323（嚢胞）
- 剥離性間質性肺炎（DIP）【重要】 ☞ ATLAS p74, p322（嚢胞）
- air space enlargement with fibrosis（AEF） ☞ ATLAS p76, p323（嚢胞）
- 肺癌（invasive mucinous adenocarcinoma） ☞ ATLAS p76, p322（嚢胞）, p349（con）
- lepidic predominant adenocarcinoma ☞ ATLAS p78, p323（嚢胞）
- HIV感染に合併したニューモシスチス肺炎（PCP）【重要】 ☞ ATLAS p78, p322（嚢胞）
- 肺気腫合併肺炎（Swiss cheese appearance） ☞ ATLAS p80, p322（嚢胞）
- サルコイドーシス【重要】 ☞ ATLAS p80, p279（粒状）, p323（嚢胞）

参照マークその他	項目名（CTパターン名）の略語
・下線はその疾患でより優位にみられるCTパターン項目での診断過程のチャート掲載ページ ・【重要】：医師国家試験や基本領域の専門医試験に出題されるような若手医師が心得ておくべき疾患	（粒状）：びまん性粒状影 （間質）：広義間質を主座とする病変 （嚢胞）：嚢胞 （結節）：多発結節 （con）：consolidation （すり）：びまん性すりガラス影・網状影 （CT）：CT sign （一発）：画像パターンで一発診断可能な疾患 （多彩）：画像パターンが多彩で鑑別が困難な疾患

4 多発結節

感 染

- 粟粒結核 重要 ☞ ATLAS p82, p282（粒状），p328（結節）
- 真菌症 重要
    - 肺クリプトコックス症 重要 ☞ ATLAS p82, p328（結節）
    - 肺アスペルギルス症（すべてのパターン） 重要 ☞ ATLAS p84〜88, p328（結節）
    - カンジダ症 重要 ☞ ATLAS p88, p328（結節）
    - ムーコル症 ☞ ATLAS p90, p328（結節）
- 敗血症性肺塞栓症（septic emboli） 重要 ☞ ATLAS p90, p328（結節）
- 寄生虫症（幼虫移行症，肺吸虫症） 重要 ☞ ATLAS p92, p328（結節）
- ノカルジア症 ☞ ATLAS p92, p328（結節）
- ウイルス性肺炎（CMV 重要 など） ☞ ATLAS p94, p328（結節），p376（すり）

呼吸器疾患のCT画像パターンと decision tree

```
                            ┌─────────────┐
                            │   非感染    │
                            └─────────────┘
```

- 転移性肺腫瘍 【重要】 ☞ **ATLAS** p94, p282（粒状）, p334（結節）
- アミロイドーシス（石灰化結節）☞ **ATLAS** p96, p334（結節）
- リウマチ結節 ☞ **ATLAS** p96, p334（結節）
- 多発血管炎性肉芽腫症（GPA）【重要】 ➢ **ATLAS** p98, p334（結節）
- 珪肺 【重要】 ☞ **ATLAS** p98, p279（粒状）, p334（結節）
- multifocal micronodular pneumocyte hyperplasia（MMPH）☞ **ATLAS** p100, p334（結節）
- 肺髄膜腫様結節（MPMNs）☞ **ATLAS** p100, p334（結節）
- 肺類上皮血管内皮腫（PEH, 旧 IVBAT）☞ **ATLAS** p102, p334（結節）

参照マークその他	項目名（CTパターン名）の略語
・下線はその疾患でより優位にみられるCTパターン項目での診断過程のチャート掲載ページ ・【重要】：医師国家試験や基本領域の専門医試験に出題されるような若手医師が心得ておくべき疾患	（粒状）：びまん性粒状影 （間質）：広義間質を主座とする病変 （嚢胞）：嚢胞 （結節）：多発結節 (con)：consolidation （すり）：びまん性すりガラス影・網状影 (CT)：CT sign （一発）：画像パターンで一発診断可能な疾患 （多彩）：画像パターンが多彩で鑑別が困難な疾患

5 consolidation

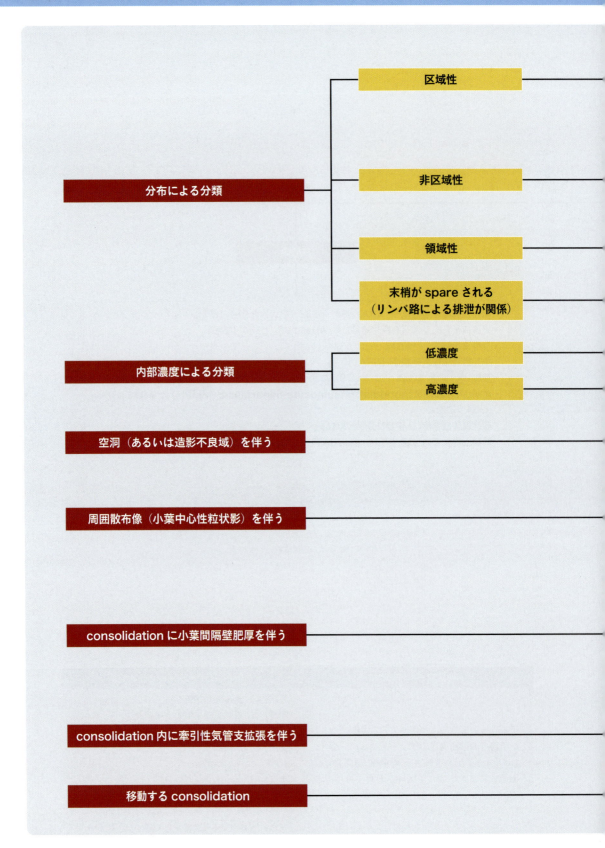

呼吸器疾患のCT画像パターンと decision tree

- 気管支結核 重要 ☞ ATLAS p104, p290（粒状）, p339（con）
- 気管支肺炎 重要 （*Mycoplasma pneumoniae*, *Haemophilus influenzae*, *Staphylococcus aureus*, *Moraxella catarrhalis* など）☞ ATLAS p104, p339（con）
- 肺梗塞 重要 ☞ ATLAS p106, p339（con）
- 非特異性間質性肺炎（NSIP），膠原病に伴う間質性肺炎（NSIP pattern）重要 ☞ ATLAS p108, p339（con）

- 肺胞性肺炎 重要 （肺炎球菌，レジオネラ，クレブシエラなど）☞ ATLAS p108, p349（con）
- 特発性器質化肺炎（COP）重要 ☞ ATLAS p110, p349（con）
- 慢性好酸球性肺炎（CEP）重要 ☞ ATLAS p110, p349（con）
- 肺癌（invasive mucinous adenocarcinoma）☞ ATLAS p112, p349（con）
- 悪性リンパ腫 重要 ☞ ATLAS p112, p309（間質）, p349（con）
- 肺挫傷 ☞ ATLAS p114, p349（con）

- 放射線肺炎 重要 ☞ ATLAS p116, p358（con）

- 肺胞性肺水腫 重要 ☞ ATLAS p118, p304（間質）, p359（con）
- 急性好酸球性肺炎（AEP）重要 ☞ ATLAS p118, p304（間質）, p359（con）
- 肺出血［全身性エリテマトーデス（SLE）など］☞ ATLAS p122, p359（con）
- non-HIV ニューモシスチス肺炎（PCP）重要 ☞ ATLAS p120, p359（con）

- リポイド肺炎 ☞ ATLAS p122, p361（con）

- アミオダロン肺障害 ☞ ATLAS p124, p361（con）
- 肺出血 ☞ ATLAS p126, p359（con）, p361（con）

- 肺膿瘍 重要 （ミレリ菌や肺炎桿菌など）☞ ATLAS p126, p364（con）
- 乾酪性肺炎（結核性肺炎）重要 ☞ ATLAS p128, p290（粒状）, p364（con）
- 肺癌（invasive mucinous adenocarcinoma）☞ ATLAS p128, p349（con）, p364（con）

- 結核 重要 ☞ ATLAS p130, p290（粒状）, p366（con）
- 非結核性抗酸菌（NTM）症 重要 ☞ ATLAS p130, p293（粒状）, p366（con）
- 細菌性肺炎 重要 ☞ ATLAS p132, p285（粒状）, p366（con）
- アレルギー性気管支肺アスペルギルス症（ABPA）重要 ☞ ATLAS p132, p402（CT）, p366（con）
- 侵襲性肺アスペルギルス症（IPA）重要 ☞ ATLAS p134, p328（結節）, p366（con）

- 悪性リンパ腫 重要 ☞ ATLAS p134, p309（間質）, p368（con）
- IgG4 関連疾患 重要 ☞ ATLAS p136, p369（con）, p426（多彩）
- 急性好酸球性肺炎（AEP）重要 ☞ ATLAS p136, p304（間質）, p367（con）
- 肺出血 ☞ ATLAS p138, p359（con）, p367（con）
- 肺水腫 重要 （肺胞性肺水腫）☞ ATLAS p138, p304（間質）, p367（con）
- 好酸球性多発血管炎性肉芽腫症（EGPA）重要 ☞ ATLAS p142, p369（con）, p417（多彩）
- 癌性リンパ管症 重要 ☞ ATLAS p140, p309（間質）, p368（con）
- 慢性好酸球性肺炎（CEP）重要 ☞ ATLAS p142, p349（con）, p369（con）

- びまん性肺胞傷害（DAD）（急性間質性肺炎，薬剤性肺障害や間質性肺炎急性増悪など）重要 ☞ ATLAS p144, p370（con）
- 特発性器質化肺炎（COP），器質化肺炎（OP）重要 ☞ ATLAS p146, p349（con）, p370（con）

- 慢性好酸球性肺炎（CEP）重要 ☞ ATLAS p146, p349（con）, p372（con）
- 特発性器質化肺炎（COP）重要 ☞ ATLAS p148, p349（con）, p372（con）
- 寄生虫症（幼虫移行症）重要 ☞ p328（結節）, p372（con）

6 びまん性すりガラス影・網状影

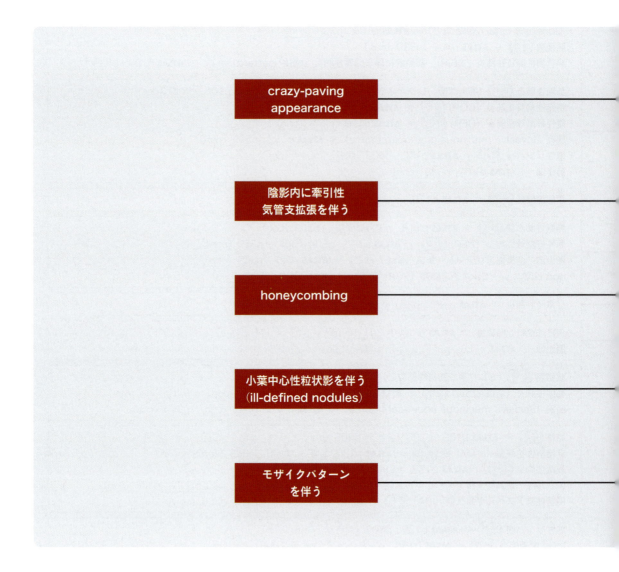

- 肺胞蛋白症（PAP） 重要 ☞ ATLAS p150, p376（すり）
- びまん性肺胞傷害（DAD） 重要 ☞ ATLAS p150, p370（con）, p376（すり）
- ニューモシスチス肺炎（PCP） 重要 ☞ ATLAS p152, p322（囊胞）, p359（con）, p376（すり）
- ウイルス性肺炎 重要 ☞ ATLAS p152, p376（すり）

- 非特異性間質性肺炎（NSIP） 重要 ☞ ATLAS p154, p339（con）, p382（すり）
- びまん性肺胞傷害（DAD） 重要 ☞ ATLAS p154, p370（con）, p383（すり）
- 薬剤性肺障害 重要 ☞ ATLAS p154, p383（すり）, p424（多彩）
- ウイルス性肺炎 重要 ☞ ATLAS p156, p376（すり）, p383（すり）
- 剥離性間質性肺炎（DIP） 重要 ☞ ATLAS p156, p322（囊胞）, p382（すり）
- 特発性肺線維症（IPF）/通常型間質性肺炎（UIP） 重要 ☞ p382（すり）, p384（すり）

- 特発性肺線維症（IPF）/通常型間質性肺炎（UIP） 重要 ☞ ATLAS p158, p384（すり）
- 慢性過敏性肺炎（CHP） ☞ ATLAS p158, p384（すり）
- Hermansky-Pudlak症候群（HPS） ☞ ATLAS p160, p384（すり）

- 過敏性肺炎（HP） 重要 ☞ ATLAS p160, p299（粒状）, p391（すり）
- 血管内リンパ腫 ☞ ATLAS p162, p299（粒状）, p391（すり）
- 肺出血 ☞ ATLAS p162, p359（con）, p391（すり）
- 溶接工肺 ☞ ATLAS p164, p299（粒状）, p391（すり）
- 異所性肺石灰化 ☞ ATLAS p164, p299（粒状）, p391（すり）
- 呼吸細気管支炎関連間質性肺疾患（RB-ILD） 重要 ☞ ATLAS p166, p299（粒状）, p391（すり）

- ニューモシスチス肺炎（PCP） 重要 ☞ ATLAS p166, p322（囊胞）, p359（con）, p392（すり）
- 閉塞性細気管支炎（移植後） ☞ ATLAS p168, p392（すり）, p408（一発）
- 慢性血栓塞栓性肺高血圧症 ☞ ATLAS p168, p392（すり）

参照マークその他	項目名（CTパターン名）の略語
・下線はその疾患でより優位にみられるCTパターン項目での診断過程のチャート掲載ページ ・重要：医師国家試験や基本領域の専門医試験に出題されるような若手医師が心得ておくべき疾患	（粒状）：びまん性粒状影 （間質）：広義間質を主座とする病変 （囊胞）：囊胞 （結節）：多発結節 （con）：consolidation （すり）：びまん性すりガラス影・網状影 （CT）：CT sign （一発）：画像パターンで一発診断可能な疾患 （多彩）：画像パターンが多彩で鑑別が困難な疾患

7 CT sign

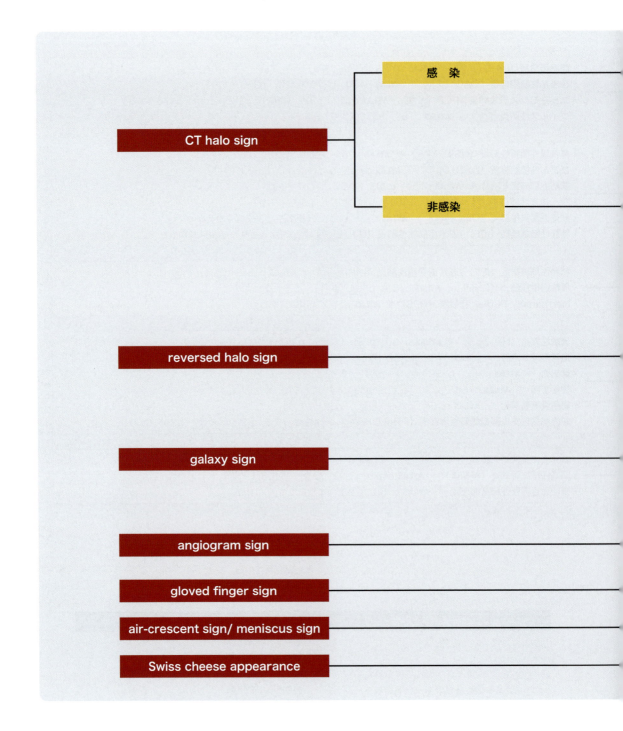

呼吸器疾患の CT 画像パターンと decision tree

- ・真菌症 重要 ☞ **ATLAS** p172, p328（結節）, p395（CT）
- ・寄生虫症（幼虫移行症）重要 ☞ **ATLAS** p172, p328（結節）, p395（CT）
- ・ウイルス性肺炎 重要 ☞ **ATLAS** p174, p376（すり）, p395（CT）
- ・敗血症性肺塞栓症（septic emboli）重要 ☞ **ATLAS** p174, p328（結節）, p395（CT）

- ・腫　瘍
  - 原発性肺癌 重要 ☞ **ATLAS** p176, p396（CT）
  - 転移性肺腫瘍 重要 ☞ **ATLAS** p176, p282（粒状）, p396（CT）
  - 硬化性血管腫 重要 ☞ **ATLAS** p178, p396（CT）
  - 悪性リンパ腫 重要 ☞ **ATLAS** p178, p309（間質）, p396（CT）
- ・炎　症
  - 多発血管炎性肉芽腫症（GPA）重要 ☞ **ATLAS** p180, p334（結節）, p396（CT）
  - 好酸球増多症 重要 ☞ **ATLAS** p180, p304（間質）, p396（CT）
  - 肺子宮内膜症 ☞ **ATLAS** p182, p396（CT）
  - 特発性器質化肺炎（COP）重要 ☞ **ATLAS** p182, p349（con）, p396（CT）

- ・免疫能正常
  - 特発性器質化肺炎（COP）重要 ☞ **ATLAS** p184, p349（con）, p401（CT）
- ・免疫能低下
  - ムーコル症 ☞ **ATLAS** p184, p328（結節）, p401（CT）
- ・Paracoccidioides ☞ p401（CT）
- ・結核 重要 ☞ p290（粒状）, p401（CT）

- ・サルコイドーシス 重要 ☞ **ATLAS** p186, p279（粒状）, p401（CT）
- ・結核 重要 ☞ **ATLAS** p186, p290（粒状）, p401（CT）
- ・悪性リンパ腫（MALT リンパ腫）重要 ☞ **ATLAS** p188, p309（間質）, p401（CT）
- ・珪肺 重要 ☞ **ATLAS** p188, p279（粒状）, p401（CT）

- ・肺胞性肺炎 重要 ☞ **ATLAS** p190, p349（con）, p402（CT）
- ・悪性リンパ腫 重要 ☞ **ATLAS** p190, p309（間質）, p402（CT）
- ・肺癌（invasive mucinous adenocarcinoma）☞ **ATLAS** p190, p349（con）, p402（CT）

- ・アレルギー性気管支肺真菌症（ABPA/ABPM）重要 ☞ **ATLAS** p192, p402（CT）

- ・肺アスペルギルス症 重要 ☞ **ATLAS** p194, p328（結節）, p405（CT）

- ・肺気腫合併肺炎 ☞ **ATLAS** p196, p322（囊胞）, p406（CT）

17

1 びまん性粒状影

A. 胸膜・葉間に接している（リンパ路・血行性）／a. 気管支血管束周囲＋小葉辺縁分布（リンパ路）

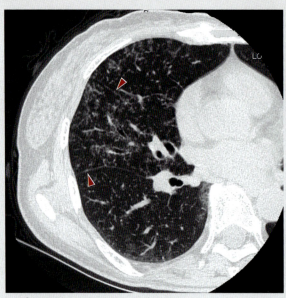
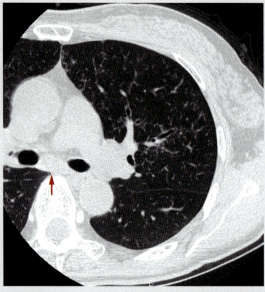

右B⁸分岐部レベルHRCT（左）：中葉を主として，微細な粒状影が散見される．粒状影は気管支血管束周囲に多く存在し，小葉辺縁（胸膜面）にも認められる（▶）ことから，リンパ路に沿った分布をしていると診断できる．
左B³ₐ分岐部レベルHRCT（右）：左上区にも微細な粒状影が散見される．左図と同様に気管支血管束に親和性を有していることが分かる．気管分岐下リンパ節腫大も認める（→）．

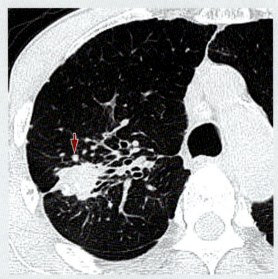
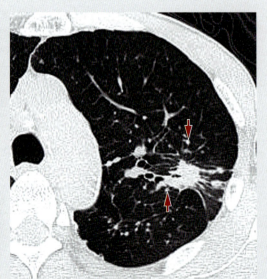

大動脈弓部レベルHRCT（左）：右S²ᵦに境界明瞭な結節（PMF）を認め，単純CT縦隔条件では同部に石灰化を認めた（未掲載）．その周囲には小さいながら濃度の高い結節が散見される（→）．一部は小葉間隔壁に沿って認められる．胸膜にも同様な小結節を認める．
大動脈弓部レベルHRCT（右）：左S¹⁺²ᴄを主座に境界明瞭な結節（PMF）を認め，周囲には濃度の高い小結節が散見される（→）．一部は小葉間隔壁に沿って認められる．軽度の気管支拡張あり．

呼吸器疾患の CT 画像パターンアトラス

サルコイドーシス

☞ ATLAS p56・80・186・263, p279（診断チャート）

- 胸部 CT のみでも積極的に疑うことが可能な疾患の 1 つである．
- 胸部 HRCT では，気管支肺動脈周囲，胸膜，小葉間隔壁などに数 mm 大の比較的高コントラストな"微細な粒"が集簇して認められる．縦隔・肺門腫大リンパ節とともに，葉間胸膜に粒が集簇して認められた場合は第一に疑う．
- 粒が集簇して 1 つの塊を形成すると"galaxy sign"と呼ばれ，結核などでも認められるが，サルコイドーシスを疑う重要な所見の 1 つである．
- さらに，まれではあるが空洞形成などを呈することもある．
- 比較的まれな画像パターンとして，汎小葉性すりガラス（モザイクパターン）を呈することがある．

病理所見の概略：類上皮細胞性組織球と多核巨細胞を中心とし，周囲にはリンパ球で囲まれた乾酪壊死を伴わない肉芽腫が特徴的な所見．肉芽腫は通常 100〜300 μm 以下だが，しばしば癒合して数 mm 大の結節となる．肺内の病変分布はリンパ路に沿い，細気管支・動脈周囲，小葉間隔壁，胸膜に好発して認められる．

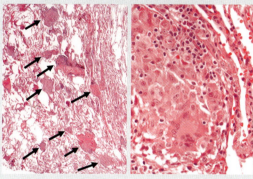

肺実質内・細気管支周囲やリンパ路に沿って多数の小型結節が認められる（左）．結節は類上皮細胞，慢性炎症細胞浸潤からなる肉芽腫であり，凝固壊死は認められない．Langhans 型多核巨細胞もみられる（右）．

珪　肺

☞ ATLAS p64・98・188, p279（診断チャート）

- ❶吸入された粉塵はマクロファージに貪食され，リンパ路に沿って排泄される．❷リンパ流は肺動脈圧と呼吸運動の影響を強く受けているため，①上肺野の方が肺動脈圧は低い，②呼吸運動により肺内層はリンパ流が遅い，③椎体近傍（背部）は胸郭運動が前胸部と比して制限されているためリンパ流が遅い．❸ゆえに，経気道的分布（気道周囲）＋小葉辺縁に病変が形成され，両側上肺内・背側優位の分布を呈する．
- 左右対称性で，病変の進行に伴い，周囲に気腫性変化を伴う．また，粒状影の癒合により大陰影（progressive massive fibrosis：PMF）を形成する．
- 腫大したリンパ節辺縁の石灰化（卵殻状石灰化，egg-shell calcification）が特徴的である．
- 両側肺門に卵殻状石灰化リンパ節を認めた場合には珪肺を強く疑うことができ，職歴により確定診断が可能となる．

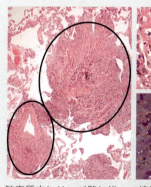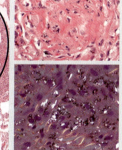

肺実質内にリンパ路に沿って境界明瞭な小結節性病変を形成している（左）．内部は硝子化した膠原線維により構成され，炭粉沈着を伴っている（右上）．炭粉とともに，偏光顕微鏡により複屈折性を示す結晶状構造物が沈着している（右下）．

1. びまん性粒状影

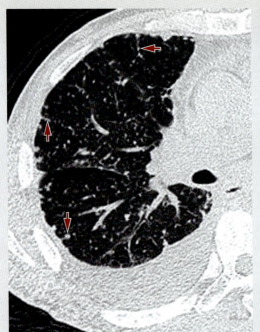 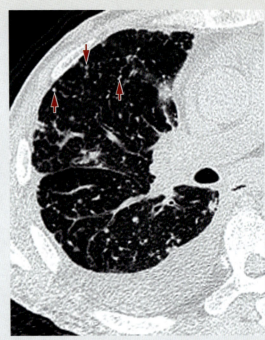

右 B^6_a 分岐部レベル HRCT（左）：右肺に小さいながら比較的濃度の高い粒状影が散見される．粒状影は小葉間隔壁（小葉辺縁；➡）や胸膜面に多数認められ，リンパ路に沿った分布を呈していることが分かる．

左図より 3 mm 尾側レベル HRCT（右）：比較的濃度の高い粒状影が小葉間隔壁（➡）や気管支血管束および胸膜面に多数分布している．胸水も認める．

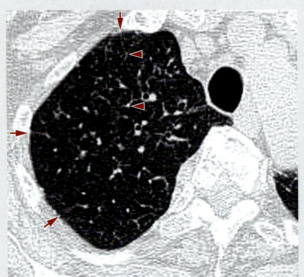 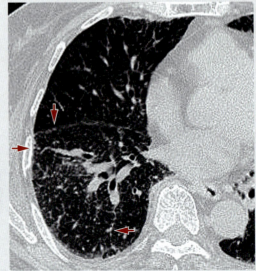

大動脈弓上部レベル HRCT（左）：右肺尖部に小葉間隔壁の肥厚が散見される（➡）．小葉間隔壁および胸膜に沿って小結節が多数認められる（▶）．

右 B^9，B^{10} 分岐直下レベル HRCT（右）：気管支血管束，小葉間隔壁および胸膜に小さな結節が散見される（➡）．

癌性リンパ管症

☞ **ATLAS** p58・140, p309（診断チャート）

- 気管支血管束や小葉間隔壁などのリンパ管に腫瘍が増殖することでリンパ管の閉塞・拡張をきたし，気管支血管束や小葉間隔壁に結節状の不整所見を認める．
- この結節状の不整肥厚所見は，同部位に病変の主座を置くうっ血性病変や好酸球増多症などによる気管支血管束や小葉間隔壁の smooth な肥厚と区別することが重要である．

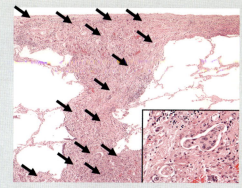

胸膜・小葉間隔壁は不規則・高度に線維性肥厚を呈している．線維化内に小さな腫瘍胞巣が散見され（主なものを➡で示す），腫瘍細胞の多くはリンパ管内に存在している（挿入図）．

悪性リンパ腫

☞ **ATLAS** p60・72・112・134・178・188・190・262, p309（診断チャート）

- 結節や consolidation の辺縁・内部に小葉間隔壁肥厚を認めたり，病変が接する葉間胸膜に限局性の肥厚を認めたり，さらには気管支血管束の肥厚などを高頻度で認める．これらの所見により悪性リンパ腫を強く疑うことができ，感染症と区別可能である．
- 悪性リンパ腫の中で，左図症例のように粒状影を認める場合には，その病変はリンパ路に沿った分布を呈するため，気管支血管束周囲＋小葉辺縁に病変が集簇する．

1. びまん性粒状影

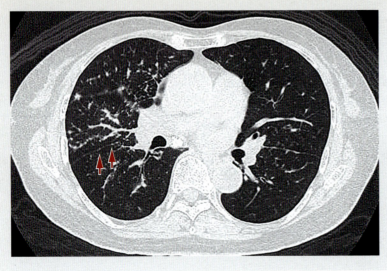

右 B^6 分岐部レベル HRCT：気管支血管束は粒状影によって肥厚している．また，葉間胸膜にも粒状影が散見される（→）．

A. 胸膜・葉間に接している（リンパ路・血行性）／b. ランダム分布（血行性）

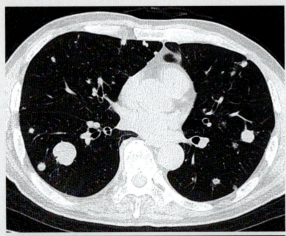

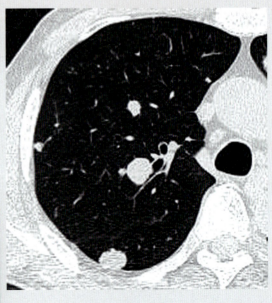

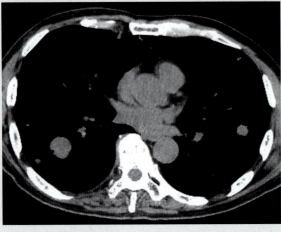

右 B^8 分岐部レベル HRCT（左上）：両肺に大小様々な大きさを呈する境界明瞭な結節がランダムに認められる．
左上の図と同レベル単純 CT 縦隔条件（左下）：多発結節の濃度はほぼ均一で明らかな石灰化は認めない．
右 B^2_a 分岐部レベル HRCT（右）：大きさの不揃いな結節を多数認める．分葉不全あり．

HTLV-1 関連気道病変（HAB）

☞ **ATLAS** p36, p293（診断チャート）

- 抗 HTLV-1 抗体陽性患者の約 30% に肺病変を認める[1]．境界明瞭な分岐状粒状影が最も高頻度で認められ，粒状影が気管支血管側や小葉間隔壁に沿って分布するサルコイドーシスに類似した所見を呈することも比較的多い．
- 特に九州や沖縄地方で，サルコイドーシスに類似した HRCT 所見を呈した場合，鑑別診断に加える必要がある．

病理所見の概略：気管支血管束および小葉間隔壁に軽度異型を伴った炎症細胞が浸潤．

血行性肺転移

☞ **ATLAS** p94・176, p282（診断チャート）

- 粟粒結核の胸部 HRCT 所見が「比較的大きさの揃った 3 mm 以下の多発する粒」であるのに対し，血行性肺転移では大きさはまばらで，原発病変によっては空洞や結節周囲のすりガラス影（halo sign）を伴うことがある．
- 血行性肺転移の症例に小葉間隔壁肥厚が認められた場合には，肺水腫や癌性リンパ管症，あるいは薬剤性肺障害などの疾患の合併が疑われる．

1. びまん性粒状影

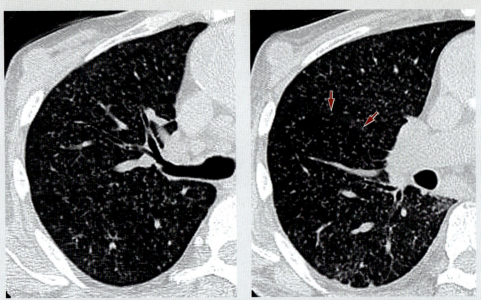

右B³ₐ, B³ᵦ分岐部レベルHRCT（左）：右上葉に大きさの揃った微細結節がランダムに認められる。結節は小さいながら比較的濃度が高い。
右B⁶ₐ, B⁶ᵦ分岐部レベルHRCT（右B⁶ᶜ分岐異常あり）（右）：比較的濃度が高く，大きさの揃った微細結節が散見される。葉間胸膜にも多数の微細結節が認められ（→），肺構造に関係なく一様に散見されることからランダム分布であると診断できる。

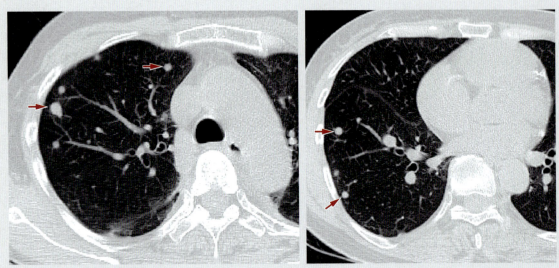

大動脈弓部レベルHRCT（左）：右上葉に境界明瞭な小結節が散見される（→）。
右B⁸ₐ, B⁸ᵦ分岐部レベルHRCT（右）：中葉および右下葉にも境界明瞭な小結節が散見される（→）。
なお左肺には結節は認められなかった。

粟粒結核

☞ ATLAS p82, p282（診断チャート）

- 胸部 HRCT では，約 3 mm 以下の粒が両肺びまん性に肺構造とは関係なくランダムに分布する．粒は比較的大きさが揃っており，結節周囲にすりガラス影（halo sign）を伴うことはほとんどない．
- 後述する播種型 MAC（*Mycobacterium avium complex*）症においても，同様なランダム分布を呈することが報告されているが，主な CT 所見は縦隔リンパ節腫大であり，粟粒結核様の所見を呈することは比較的まれである．

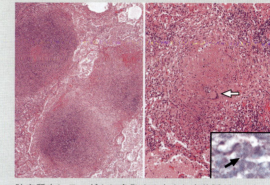

肺実質内にランダムに多発する小さな肉芽腫がみられ，場所によって中心に乾酪壊死を伴っている（左）．乾酪壊死周囲に肉芽腫を形成し，多数の炎症細胞とともに Langhans 型多核巨細胞もみられる（▷）．抗酸菌染色（Ziehl-Neelsen 染色）にて赤色の桿状菌（→）が確認できる．

粟粒型（播種性）真菌症

● 肺クリプトコックス症

☞ ATLAS p82・264, p328（診断チャート）

- 肺クリプトコックス症の胸部 HRCT 所見は比較的特徴的で，同一肺葉内多発結節を呈することが多い．その際には積極的に肺クリプトコックス症を疑って，重症化（播種性クリプトコックス症）を防ぐためにも追加検査を行う．
- 孤立性結節の場合でも，結節の長径が 2 cm 以上であればほとんどの症例（90％以上）でクリプトコックス抗原が陽性となるため，血清診断が有用である．

1. びまん性粒状影

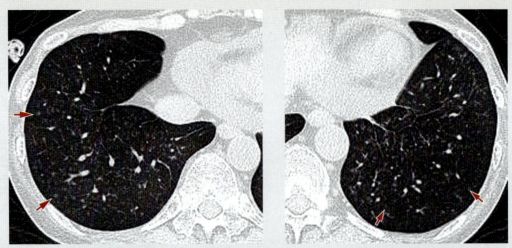

右肺底部レベル HRCT（左）：境界不明瞭で淡い粒状影が右下葉全体にわたってランダムに分布（肺構造と無関係に分布）している（→）．明らかな気管支壁肥厚や consolidation は認めない．
左肺底部レベル HRCT（右）：左下葉においても同様に，境界不明瞭で淡い粒状影がランダムに分布している（→）．

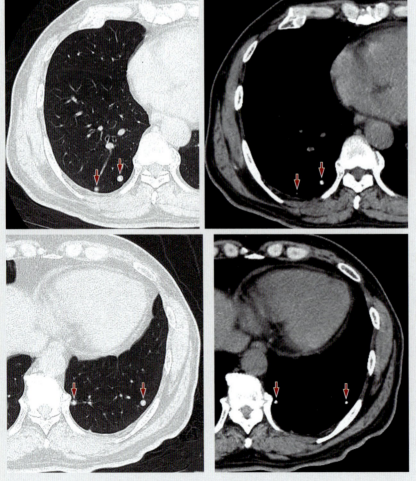

右 B^9，B^{10} 分岐部レベル HRCT（左上）：右 S^{10} 末梢に境界明瞭な小結節を認める（→）．周囲に粒状影などは認めない．
同レベル単純 CT，縦隔条件（右上）：それぞれの結節は高濃度を呈する石灰化を伴っている（→）．
左肺底部レベル HRCT（左下）：左下葉末梢にも同様な小結節を認める（→）．
同レベル単純 CT，縦隔条件（右下）：それぞれの結節は高濃度を呈する石灰化を伴っている（→）．

サイトメガロウイルス（CMV）肺炎

☞ **ATLAS** p94・152・156・174, p376（診断チャート）

- 胸部 HRCT において頻度の高い所見は斑状影もしくはびまん性すりガラス影，consolidation，小結節〜粒状影であり，これらが混在した像を呈することもある．
- 粒状影はランダム分布，小葉中心性いずれもありうるが，ランダム分布の方が比較的多くみられる．

水痘肺炎

☞ p282（診断チャート）

- 胸部 HRCT では，両肺にランダムに分布（小葉中心性優位に分布）する結節を多数認める．比較的境界明瞭であるが，一部では周囲に halo を伴う．治癒後は石灰化を残すことがある．

1. びまん性粒状影

B. 胸膜・葉間に接していない［小葉（細葉）中心性］／a. 境界明瞭な分岐状粒状影

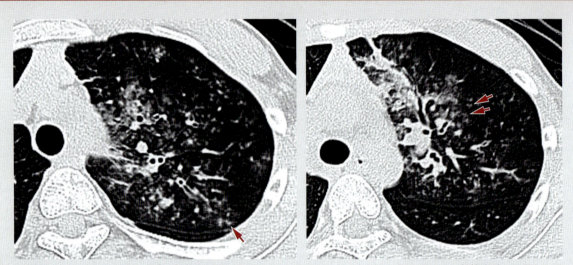

大動脈弓上部レベル HRCT（左）：気管支に沿って consolidation およびすりガラス影を認める．気管支壁の肥厚および淡いながらも分岐状を呈する粒状影が散見される（→）．
左 $B^3{}_c$ 分岐部レベル HRCT（右）：気管支壁の肥厚は系統的に中枢側まで認められる．$B^3{}_c$ に沿って区域性の consolidation を認める．周囲には分岐状を呈する粒状影が散見される（→）．

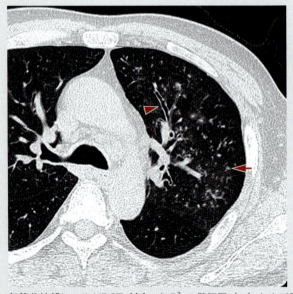
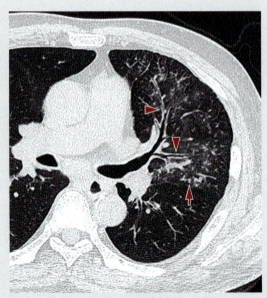

気管分岐部レベル HRCT（左）：左 $B^3{}_c$ の壁肥厚（▶）および周囲には比較的境界明瞭な粒状影を認め，一部分岐状を呈している（→）．
左 B^4 分岐部レベル HRCT（右）：左 $B^4{}_a$，$B^4{}_b$ の壁肥厚（▶）が著明で，区域性にすりガラス影を伴っている．周囲には比較的境界明瞭な粒状影を認め，一部分岐状を呈している（→）．

（細気管支病変）

細菌性細気管支炎
☞ ATLAS p132, p285（診断チャート）

- 気管支肺炎を引き起こす原因微生物は，終末細気管支や呼吸細気管支などの末梢気道粘膜を障害し，好中球など多くの炎症細胞浸潤が認められるが滲出液は少ないため，終末細気管支や呼吸細気管支周囲に病変は限局する．すなわち区域性の分布を呈することになる．
- HRCTで非区域性に広がる肺炎を認め（肺胞性肺炎を疑う），辺縁や病変の軽微な部位に気管支壁肥厚や小葉中心性粒状影が認められれば，気管支肺炎の原因微生物（*Mycoplasma pneumoniae*, *Haemophilus influenzae* など）が混合感染していることを疑う[2,3]．
- 肺炎球菌の尿中抗原陽性例において，小葉中心性粒状影や気管支壁肥厚が認められれば，積極的に気管支肺炎を生じる微生物との混合感染を疑う．

病理所見の概略：気管支および細気管支上皮の潰瘍と破壊を認め，気管支・細気管支壁は浮腫性で，組織球，リンパ球，好中球，形質細胞の浸潤とフィブリン析出を認める．肉芽腫形成や閉塞性細気管支炎も生じる．剖検例では，気管支中心の病変を形成し，壊死性細気管支炎・気管支炎を認め，びまん性肺胞傷害を生じることもある．

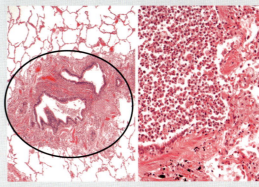

細気管支周囲に限局した区域性の炎症像がみられる（左，○印）．周囲の肺胞腔内に滲出液は認めない．細気管支腔内に多数の好中球を混じた壊死物質がみられ，炎症は細気管支壁の一部にも波及している（右）．

●マイコプラズマ肺炎

- HRCT所見は特徴的であり，気管支肺炎のパターンを呈し，区域性に広がるconsolidationや系統的な気管支壁肥厚，分岐状粒状影を認める．
- 成人においてはほとんど非典型的な所見を呈することはない．
- 第3・4・5次気管支から主として分岐する側枝（娘枝；親枝からほぼ垂直に分岐し，その直径は1/2である）も中枢部の末梢気道病変として，*Mycoplasma pneumoniae* の病変の標的となることはとても重要で，比較的肺内層に位置する末梢肺の気管支壁肥厚と分岐状粒状影として認められる．
- 境界明瞭な分岐状粒状影を認めることもあるが，境界がやや不明瞭な淡い分岐状粒状影を認めることも比較的多く，重要なのは細気管支および気管支の拡張を伴わない点である[4]．
- IL-4, IL-13を主体としたTh2免疫反応が惹起され，肺胞腔内への炎症細胞浸潤が主体となる病態を反映し，consolidation主体の病変を認めることもある．その場合には肺炎球菌や肺炎桿菌などによる肺胞性肺炎との鑑別が必要になるが，両者を区別する上で2つの鑑別点がある．マイコプラズマ肺炎では，①側枝（娘枝）内腔の閉塞・狭窄を伴うため，容積減少をしばしば認めること，②病変の軽微な部位に着目すると，Th1サイトカイン（特にIL-2）の産生亢進を反映した特徴的な気管支壁肥厚と小葉中心性分岐状粒状影を認めることが大切な鑑別点である．

病理所見の概略：Th1サイトカイン（特にIL-2）の産生亢進による細胞性免疫反応の活性化により，気管支周囲間質および細気管支へのリンパ球を主体とした炎症細胞浸潤を認める．

1. びまん性粒状影

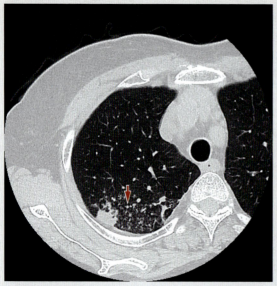 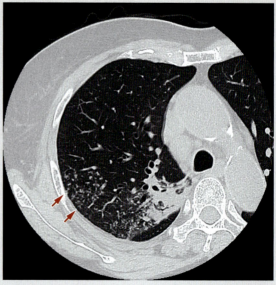

腕頭静脈レベル HRCT（左）：右 S^2_a 末梢に結節を認め，周囲には小さいながら高コントラストの境界明瞭な分岐状粒状影（→）を認める．
大動脈弓部直下レベル HRCT（右）：右 S^2 に区域性に広がる consolidation を認める．末梢には境界明瞭な分岐状粒状影が散見され，一部は胸膜に達している（→）．縦隔リンパ節腫大を認める．

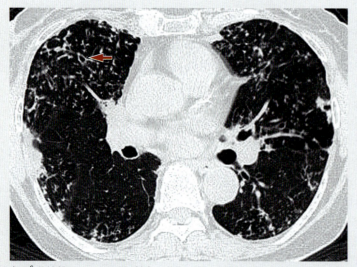 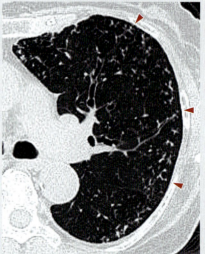

左 B^6 分岐部レベル HRCT（左）：中葉および舌区を主として気管支壁の肥厚，気管支拡張（→）および境界明瞭な分岐状粒状影が散見される．
左 B^3_a 分岐部レベル HRCT（右）：左肺末梢に境界明瞭な分岐状粒状影（▶）を認める．左 B^3_b は軽度拡張している．

結 核

☞ **ATLAS** p104・128・130・187, p290（診断チャート）

- 二次結核の典型的な HRCT 所見は，S¹，S²，S¹⁺² や S⁶ に好発する癒合性の辺縁不整な高コントラストの結節や V 字あるいは Y 字状の境界明瞭な分岐状粒状影（tree-in-bud pattern）である．
- 通常，混合感染などがない限り空洞内部に液面形成は認めない．
- 境界明瞭な分岐状粒状影は，呼吸細気管支あるいは肺胞管内腔の乾酪壊死物質の充満像であるため，呼吸細気管支や肺胞管の径を超えず（サイズが小さく），胸膜にも接しうる．結核を診断する上で，非常に大切な所見である．

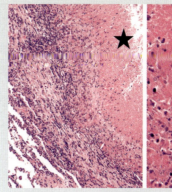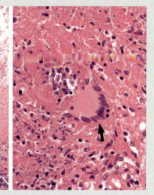

拡張した細気管支内に壊死物質が充満（★部）し，壊死の周囲に肉芽腫を形成している（左）．壊死の周辺部に炎症細胞とともに Langhans 型多核巨細胞もみられる（➔）．

非結核性抗酸菌（NTM）症，*Mycobacterium avium* complex（MAC）症

☞ **ATLAS** p130, p293（診断チャート）

- NTM 症のうち，わが国で最も多い MAC 症は画像診断的に線維空洞型（fibro-cavitary type：FC 型）と結節気管支拡張型（nodular-bronchiectasis type：NB 型）の 2 つの病型に分けられる．
- FC 型は，上葉を中心に空洞結節を認め，周囲には境界明瞭な分岐状粒状影を伴い，結核に類似した画像所見を呈する．陳旧性肺結核，珪肺，慢性閉塞性肺疾患，肺切除後などの既存肺病変に合併することが多く，比較的高齢の男性に好発する．
- NB 型は，中葉および舌区を中心に，気管支拡張や小結節，境界明瞭な分岐状粒状影を認め，既存の肺病変を持たない痩身の 50 歳代以降の女性に好発する．気管支壁肥厚や中葉・舌区の部分無気肺を伴うことが多い．
- NTM 症の約 10％ を占める *M. kansasii* 症の画像所見は，多くの症例で上肺優位の空洞病変を認め，肺結核に類似した所見を呈する．結核に比べ空洞は小さく，周囲の気道散布巣が少ない傾向があるが，両者の鑑別は困難である．

1. びまん性粒状影

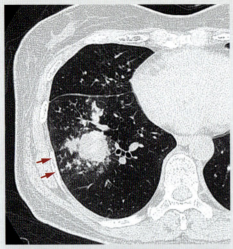
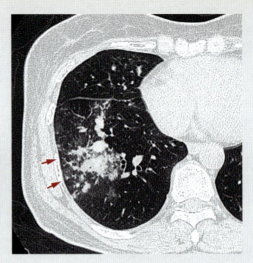
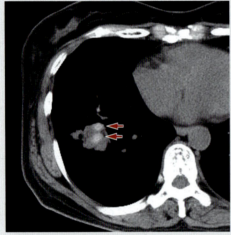

右 B^9,B^{10} 分岐部レベル HRCT（左上）：右 S^9 に腫瘤状の consolidation を認め，その末梢に境界明瞭な分岐状粒状影（→）を認める．周囲にはすりガラス影を伴う．

右 B$^9_{ai}$,B$^9_{aii}$ 分岐部レベル HRCT（右上）：結節状 consolidation の末梢には胸膜から数 mm 離れた境界明瞭な分岐状粒状影（→）を認める．

左図と同レベル縦隔条件 CT（左下）：腫瘤状 consolidation 内部には B^9 内に充満する高濃度構造を認める（→）．

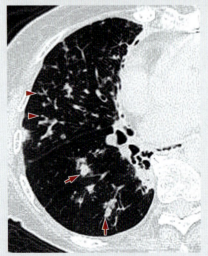
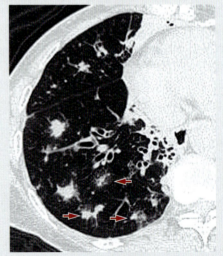

右 B^8 分岐部レベル HRCT（左）：中葉および右下葉に結節を認める（→）．また気管支壁の肥厚や気管支に沿った小結節，および粘液栓の所見も認められ，一部 tree-in-bud 様の所見を呈している（▶）．右 S^5 および右下葉の一部は含気が低下している．

右 B^9_a,B^9_b 分岐部レベル HRCT（右）：右下葉に散見される結節は周囲にすりガラス影（halo sign）を伴っている（→）．

真菌症

- 最も高頻度で認められる画像所見は結節（空洞を伴うこともある）と consolidation であり，細菌性肺炎の画像所見とは異なる．
- アレルギー性気管支肺真菌症（ABPM）や侵襲性肺アスペルギルス症（IPA）などでは，細菌性細気管支炎・肺炎の特徴的な画像所見の１つである「境界明瞭な分岐状粒状影」をしばしば認める．

●アレルギー性気管支肺真菌症（ABPM）
☞ ATLAS p88・132・192，p402（診断チャート）

- 拡張した気管支内腔が粘液栓（mucoid impaction）や炎症産物で充填されることにより，手袋をはめた手指状の形態（finger-in-glove, gloved finger sign）を呈する．この所見は診断特異性が高い．
- さらに，末梢では粘液栓の充満した細気管支が境界明瞭な分岐状粒状影として認められる．

- 左図の症例は類円形の consolidation を呈し，腫瘤性病変も鑑別に挙げられるが，単純 CT 縦隔条件で気管支内に高濃度を呈する粘液栓を認め，末梢には境界明瞭な分岐状粒状影を伴うことから，ABPM の診断は可能である．

●侵襲性肺アスペルギルス症（IPA）
☞ ATLAS p84・134・172・194，p328（診断チャート）

- 血管侵襲性肺アスペルギルス症の本態は出血性梗塞で，中心部には凝固壊死を，辺縁部には出血を反映したすりガラス影を伴う（halo sign）ことが多い．
- 気道侵襲性肺アスペルギルス症は菌体による気道壁の基底膜への浸潤があり，細気管支・気管支病変を引き起こし，気管支肺炎と類似した画像所見（区域性の consolidation，境界明瞭な分岐状粒状影と気管支壁肥厚など）を呈する．
- 両者は混在することも多い．その場合，左図のように halo sign を呈する結節と分岐状粒状影を認める．

1. びまん性粒状影

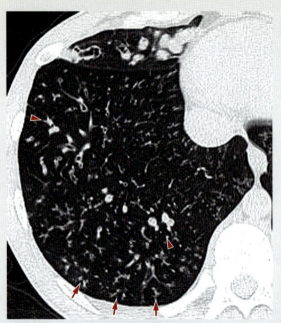
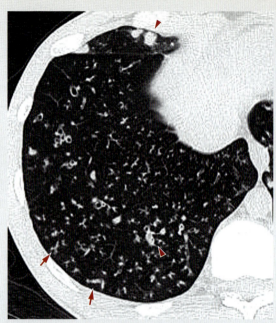

右肺底部レベル HRCT（左）：右下葉には胸膜から数 mm 離れて，境界明瞭な分岐状粒状影（→）が散見される．気管支壁の肥厚および粘液栓（▶）も認められる．中葉支は拡張し，粘液栓が著明である．
左図より約 1 cm 尾側レベル HRCT（右）：左図同様，境界明瞭な分岐状粒状影（→）が散見される．気管支壁肥厚および粘液栓（▶）も目立っている．

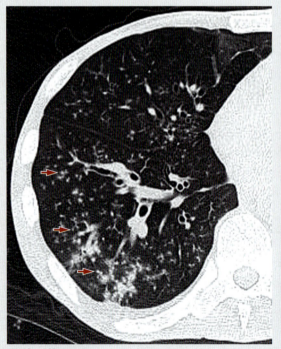
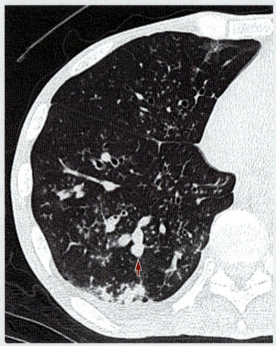

右 B^9，B^{10} 分岐直上レベル HRCT（左）：右下葉背側優位に境界明瞭な分岐状粒状影が散見される（→）．一部は癒合して consolidation を呈している．
右 B^9_a，B^9_b 分岐部レベル HRCT（右）：境界明瞭な分岐状粒状影が散見され，右 B^{10} には粘液栓（→）を伴っている．右下葉支の壁肥厚を認める．少量胸水あり．

びまん性汎細気管支炎（DPB）
☞ p293（診断チャート）

- 病変初期では比較的境界明瞭な分岐状粒状影を認め，慢性期に移行するに従って，気管支壁肥厚，気管支拡張および粘液栓が目立つようになる[5]．

- 左図で認められる境界明瞭な分岐状粒状影は，DPB の HRCT の所見として典型的で，マイコプラズマ肺炎や *Staphylococcus aureus* などによる気管支肺炎で認められる分岐状粒状影とは区別されうる．マイコプラズマ肺炎では気管支壁肥厚は認められるものの，境界がやや不明瞭な淡い分岐状粒状影を認めることも比較的多く，気管支拡張や粘液栓は伴わない．一方，*S. aureus* などによる気管支肺炎の場合，混合感染でない限り呼吸細気管支内に壊死物質や粘液の充填は乏しく，気管支拡張を呈することはほとんどない．系統的な壁肥厚も認めない．

病理所見の概略：細気管支壁にはリンパ球を主体とする単核炎症細胞浸潤や黄色腫細胞（Xanthoma cell）の集簇が認められ，呼吸細気管支内腔には好中球浸潤を認める．細気管支周囲の肺胞には気腫性変化を伴う．ほとんどの症例では呼吸細気管支からその上位膜性細気管支にも炎症が波及し，慢性瘢痕期になると呼吸細気管支〜終末細気管支内腔の狭窄・閉塞が生じ，その上位細気管支の拡張や粘液栓などの所見を認める．

嚥下性肺炎
☞ p285（診断チャート）

- 誤嚥性肺炎の発症する患者は，介護を必要とする高齢者が多い．胸部 HRCT では，両側下葉背側優位の区域性 consolidation，気管支壁肥厚と境界明瞭な分岐状粒状影などの所見を認める．
- 繰り返し発症することが多いため，新・旧の時相のずれを伴った構造の改変を伴うことが多い．

1. びまん性粒状影

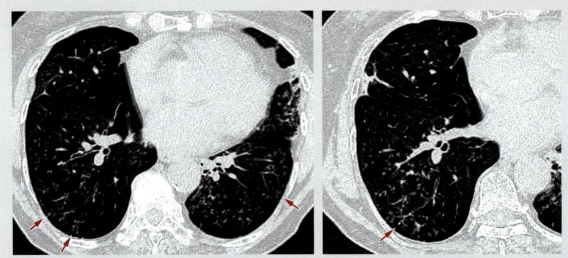

右 B^8 分岐部レベル HRCT（左）：両側下葉に比較的境界明瞭な分岐状粒状影（→）を認める．
右 B^{10} 分岐部レベル HRCT（右）：右 S^9，右 S^{10} に境界明瞭な小葉中心性分岐状粒状影（→）を認める．気管支壁軽度肥厚も認める．

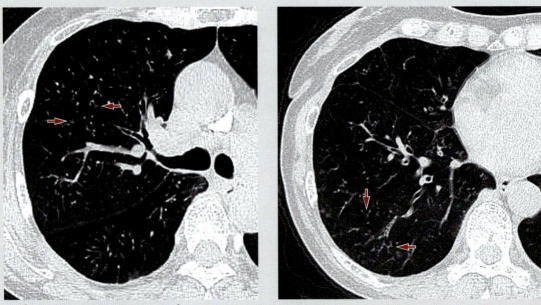

右 B^3 分岐部レベル HRCT（左）：右 S^3_a に境界明瞭な分岐状粒状影（→）を認める．
右 B^8_a，B^8_b 分岐部レベル HRCT（右）：右下葉末梢に境界明瞭な分岐状粒状影（→）を認める．右下葉はやや過膨張を呈しており，気管支壁の軽度肥厚も認める．

HTLV-1 関連気道病変（HAB）

☞ ATLAS p22, p293（診断チャート）

- 抗 HTLV-1 抗体陽性患者の約 30％ に胸部 CT で異常所見を認め，びまん性汎細気管支炎に類似した境界明瞭な分岐状粒状影パターンが最も高頻度にみられる．

病理所見の概略：リンパ球の細気管支壁および細気管支周囲間質，肺胞隔壁などへの浸潤が認められる．

濾胞性細気管支炎（FB）

☞ p293（診断チャート）

- 胸部 HRCT では，病理所見を反映して，小葉中心性の境界明瞭な分岐状粒状影や小葉間隔壁肥厚を認める[6]．これらの HRCT 所見は患者背景（関節リウマチや Sjögren 症候群など）を推察する有効な診断の手立てとなる．

病理所見の概略：細気管支における気管支随伴リンパ組織（bronchus-associated lymphoid tissue：BALT）の過形成を認め，肺内の免疫機能の亢進状態を反映した組織所見を呈する．終末細気管支から呼吸細気管支に胚中心を伴うリンパ濾胞形成を認め，周囲の肺胞壁や小葉間隔壁などにもリンパ球浸潤を認める．

細気管支を中心としてその周囲（○印）に胚中心を伴ったリンパ濾胞の形成が認められる（左）．線毛円柱上皮下にリンパ濾胞が認められ，胚中心に tangible body macrophage が散見される（右）．

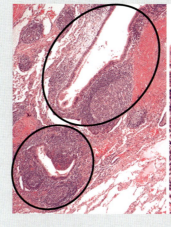 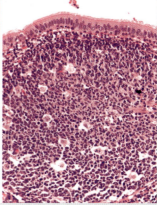

1. びまん性粒状影

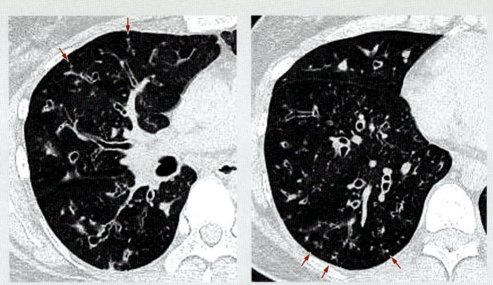

右 B^3_a 分岐部レベル HRCT（左）：気管支は中枢側より系統的に壁肥厚および拡張を呈し，拡張した気管支は一部数珠状を呈している．その末梢においては境界明瞭な分岐状粒状影を認める（→）．
右 B^{10}_a，B^{10}_b 分岐部レベル HRCT（左）：右下葉支は全体的に壁が肥厚し，拡張も認め，その末梢には境界明瞭な分岐状粒状影（→）を認める．

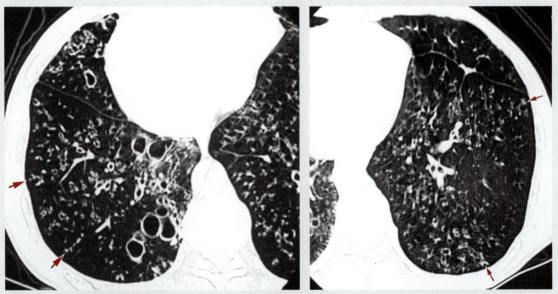

右下葉レベル HRCT（左）：中葉および右下葉支は拡張し，また境界明瞭な分岐状粒状影（→）を認める．内臓逆位を認める．
左下葉レベル HRCT（右）：左下葉にはすりガラス影を認め，境界明瞭な分岐状粒状影（→）が散見される．気管支壁肥厚も認められる．

囊胞性線維症（CF）

☞ p293（診断チャート）

- 胸部単純X線写真では，両肺の過膨張所見と気管支壁肥厚や気管支拡張などの所見を認める．
- 胸部HRCTでは，円柱状，棍棒状あるいは囊胞状の気管支拡張所見を認め，比較的上葉優位の分布を呈する[7]．しばしば粘液栓を伴い，境界明瞭な分岐状粒状影を認める．
- primary ciliary dyskinesia やびまん性汎細気管支炎の胸部HRCT所見と比較すると，境界明瞭な分岐状粒状影を認める頻度が少なく，モザイクパターンやair trappingが早期から認められる．

primary ciliary dyskinesia（PCD），Kartagener症候群

☞ p293（診断チャート）

- 胸部HRCT所見は，両側下葉優位の境界明瞭な分岐状粒状影，気管支壁肥厚，気管支拡張を認める[8]．びまん性汎細気管支炎の胸部HRCT所見と非常に類似しており，内臓逆位を伴わなければ，両者の鑑別は画像所見のみでは鑑別困難である．

1. びまん性粒状影

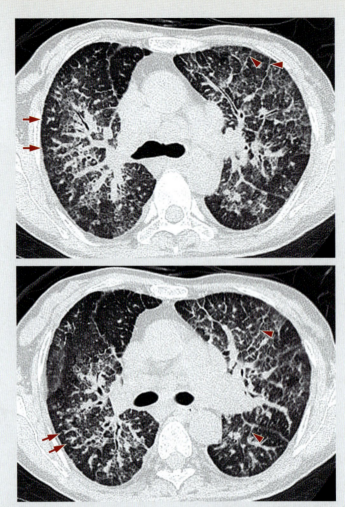

気管分岐部レベル HRCT（上）：両肺にすりガラス影が広がり，境界明瞭な分岐状粒状影（→）を認める．また，左 S^3 には小葉間隔壁の不整な肥厚（▶）と気管支壁の肥厚（癌性リンパ管症）を認める．気管分岐前リンパ節腫大あり．
上図より 7 mm 尾側レベル HRCT（下）：両肺にすりガラス影が広がり，境界明瞭な分岐状粒状影（→）を認める．また，上図と同様，小葉間隔壁の不整な肥厚（▶）を認める．右肺優位に認められる境界明瞭な分岐状粒状影は肺動脈に連続しており，PTTM と診断できる．

pulmonary tumor thrombotic microangiopathy（PTTM）

☞ **ATLAS** p270, p289（診断チャート）

- HRCT では境界明瞭な分岐状粒状影を認めるが[9]，末梢気道病変ではなく，あくまでも血管（動脈）病変である．
- 先細りする分岐影で，一見すると細気管支病変に類似しているが，thin-section CT を連続して読影することにより，両者の鑑別は比較的容易である．
- 癌性リンパ管症や肺転移などの随伴所見を伴うことも多く，「胃癌などの担癌患者で画像所見のわりに呼吸状態が悪い」などの臨床所見も診断する上で疑う根拠となりうる．

1. びまん性粒状影

B. 胸膜・葉間に接していない［小葉（細葉）中心性］／b. 境界不明瞭な淡い粒状影

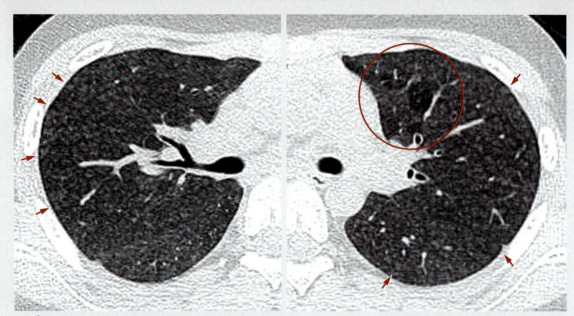

右 B^3 分岐部レベル HRCT（左）：肺野の濃度は全体的に上昇し，びまん性に淡い粒状影を認める．粒状影の辺縁は非常に不明瞭で，先の尖った鉛筆で縁取ることが難しい粒状影である（➡）．

左 B^{1+2}_c 分岐部レベル HRCT（右）：右肺と同様に境界不明瞭な淡い粒状影が散見される（➡）．左 S^3_b にはモザイクパターンを認める（○）．

（細気管支＋細気管支周囲病変）

過敏性肺炎（HP）

☞ **ATLAS** p160, p299（診断チャート）

◉ **急性過敏性肺炎**
- 急性期病変に遭遇することはまれである．
- HRCT では両肺のすりガラス影と consolidation を認め，境界不明瞭な淡い小葉中心性粒状影も病変の軽微な部位に認めることがある．

◉ **亜急性過敏性肺炎**
- HRCT では両肺びまん性にすりガラス影が広がり，境界不明瞭な淡い小葉中心性粒状影が散見される．
- モザイクパターン（汎小葉性）を呈する代表的な疾患であり，呼気 HRCT では air trapping を認める．
- "境界不明瞭な淡い小葉中心性粒状影"を呈する疾患のうち，最も遭遇することが多い疾患である．

◉ **慢性過敏性肺炎（CHP）**

☞ **ATLAS** p158, p384（診断チャート）

- すりガラス影，牽引性気管支拡張，小葉内網状影，honeycombing などが主な所見である．
- 再燃症状軽減型は亜急性過敏性肺炎を繰り返し発症し，経時的に増悪進行するため，上述所見に加え，亜急性過敏性肺炎でみられる境界不明瞭な淡い小葉中心性粒状影を同時に認める．
- 急性増悪時は，従来からの間質性変化（上述所見）に加え，牽引性気管支拡張を伴ったすりガラス影や consolidation が出現し，容積減少を引き起こし，予後不良となる．

病理所見の概略：急性期，亜急性期，慢性期に分類される．
- 急性期：呼吸細気管支や周囲肺胞への好中球浸潤が主体で，びまん性肺胞傷害をみることもある．
- 亜急性期：リンパ球を主とした炎症細胞が呼吸細気管支，肺胞管，周囲肺胞腔に浸潤する．微小な類上皮細胞肉芽腫や器質化病変を伴う．
- 慢性期：細気管支中心の間質性肺炎，小葉中心性の線維化，肉芽腫や巨細胞形成などを認める．

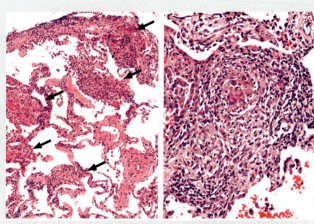

肺実質内・多くは小葉中心性に境界明瞭な非乾酪性肉芽腫が散見される（左）．周囲の肺胞壁はやや肥厚し，軽度のリンパ球浸潤もみられる．肉芽腫は集簇した組織球，リンパ球，形質細胞による炎症細胞浸潤からなる（右）．

1. びまん性粒状影

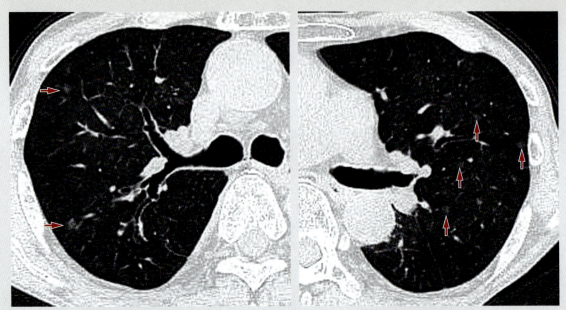

右 B³ 分岐部レベル HRCT（左）：右上葉は全体的に濃度が上昇している．境界不明瞭な淡い粒状影が散見される（→）．
左 B⁶ 分岐直上レベル HRCT（右）：左肺も全体的に軽度濃度が上昇し，境界不明瞭な淡い粒状影が散見される（→）．

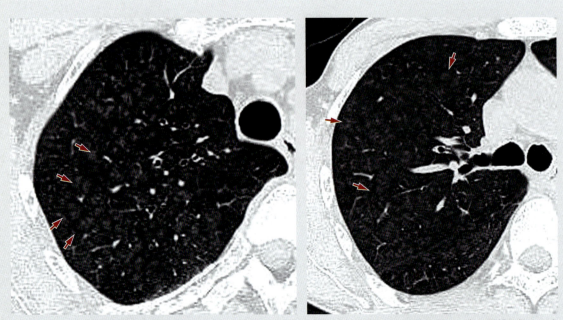

右肺尖部レベル HRCT（左）：境界不明瞭な淡い粒状影が散見される（→）．それぞれの粒状影は一定の距離を保って広がっており，小葉中心性であると判断できる．
右上葉支分岐部レベル HRCT（右）：左図と比較してやや淡いものの，やはり同様な性状を呈する淡い小葉中心性粒状影が散見される（→）．また，縦隔条件にて鎖骨下動脈などに石灰化を認めた（未掲載）．

呼吸細気管支炎関連間質性肺疾患（RB-ILD）

☞ ATLAS p166, p299（診断チャート）

- 胸部HRCTでは，両側上葉優位に境界不明瞭な淡い粒状影や汎小葉性のすりガラス影を認める．
- RB-ILDの病理所見は呼吸細気管支炎（RB）であり，乾性咳嗽や労作時呼吸困難などの臨床症状のある場合，臨床的にRB-ILDと診断される．
- 重喫煙者で発症するため，しばしば小葉中心性肺気腫を伴う[10]．

病理所見の概略：呼吸細気管支を中心に褐色色素を含むマクロファージ（喫煙者マクロファージ）が集簇し，肺胞管や呼吸細気管支周囲の肺胞にも集簇が認められる．

異所性肺石灰化

☞ ATLAS p164・212・266, p299（診断チャート）

- 高カルシウム・高リン酸状態により正常組織に石灰化が生じた状態である．小葉内において小葉中心部では酸素分圧が高く，辺縁では低いため，小葉中心部では辺縁部に比して相対的アルカローシスの環境にあり，カルシウム塩の沈着が起こりやすいと考えられる．
- 胸部HRCTでは，上肺優位に小葉中心性の境界不明瞭な淡い粒状影を認める[11]．上肺野は換気血流比が高いため，相対的にアルカローシスの状態をきたしやすい．
- 縦隔条件CTにて，血管壁に年齢相当以上の石灰化を認めることが多く，診断の根拠となりうる．
- 早期発見には骨シンチグラフィが有用で，両肺に強い集積が認められる．

病理所見の概略：病理学的には肺胞隔壁，肺動脈や細気管支壁にも石灰沈着を生じる．小葉間隔壁およびその近傍にはほとんど病変は認められない．

1. びまん性粒状影

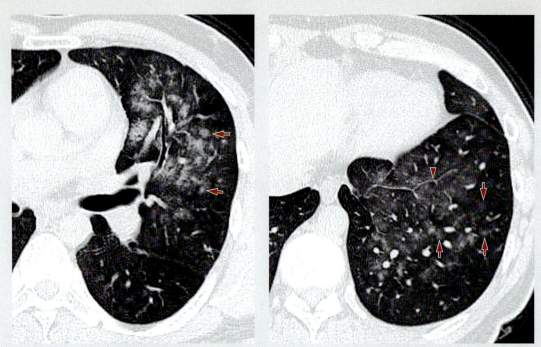

左 B⁴ᵦ 分岐部レベル HRCT（左）：舌区において気管支に親和性を有するすりガラス影を認め，同部には境界不明瞭な淡い粒状影（→）が散見される．末梢は比較的保たれている．
左下肺靱帯レベル HRCT（右）：左肺底部にすりガラス影が広がり，左図と同様に境界不明瞭な淡い粒状影（→）を認め，小葉間隔壁の肥厚（▶）も認める．明らかな気管支壁肥厚は認めない．

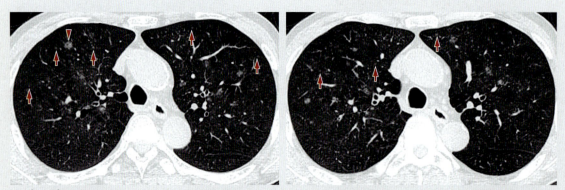

右 B¹ₐ，B¹ᵦ 分岐直上レベル HRCT（左）：両側上葉に大小不揃いの比較的境界が明瞭な小葉中心性の粒状影を認める（→）．結節の一部には空洞を伴っている（▶）．
左図より 7 mm 尾側レベル HRCT（右）：左図同様に，両肺に小葉中心性の粒状影が散見される（→）．比較的境界明瞭である．病変は上肺優位であり，病変が小さいながら空洞を伴っている粒状影も散見された（未掲載）．

肺出血

☞ **ATLAS** p122・126・138・162, p359（診断チャート）

- 出血の程度や胸部CT撮像時期によって所見が異なる．一般的には，すりガラス影やconsolidation，境界不明瞭な淡い粒状影などを認め，末梢が保たれる（内・中層優位）場合が多い[12]．また，crazy-paving appearanceを認めることもある．
- consolidationや淡いすりガラス影を認めた場合，あるいは繰り返し出血が生じた場合には，肺構造の改変や小葉間隔壁肥厚などの所見が加わってくる．
- もし，境界不明瞭な淡い粒状影とcrazy-paving appearanceを同時に認めた場合，肺出血かリポイド肺炎の可能性が高い．

- 左図は典型的な肺胞出血のCT所見を呈している．急性期から亜急性期の肺胞出血では本症例のようなすりガラス影と境界不明瞭な淡い粒状影を認め，consolidationを伴うこともある．吸収過程において小葉間隔壁肥厚が認められるようになる．比較的末梢の病変が乏しいことも特徴的な所見の1つである．一見すると気管支肺炎のCT所見と類似しているが，小葉中心性粒状影の形態が異なり区別することが可能である．

肺Langerhans細胞組織球症（PLCH）

☞ **ATLAS** p68, p314（診断チャート）

- 初期病変は，円形あるいは類円形の多発する小葉中心性の小結節として認められる．
- 初期にはLangerhans細胞が呼吸細気管支粘膜内に集簇し，次第に結節を形成する．終末細気管支から呼吸細気管支にかけて線維化，細気管支上皮の壊死や破壊を生じ，結節内の空洞形成，さらにはその空洞結節が癒合しヒトデ状の不整でいびつな空洞を認めるようになる[13]．
- このような形状を呈する疾患は他になく，特異的な所見である．

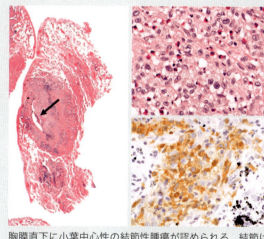

胸膜直下に小葉中心性の結節性腫瘍が認められる．結節は経時的に増大し，本症例のように中央部に嚢胞・空洞形成を示す（左；→）．腫瘍はびまん性に増殖し，好酸球浸潤を伴っている（右上）．腫瘍細胞は淡明〜弱好酸性の胞体とくびれのある核を有する細胞であり，しばしば核溝を有している．腫瘍細胞はS-100蛋白陽性である（右下）．

1. びまん性粒状影

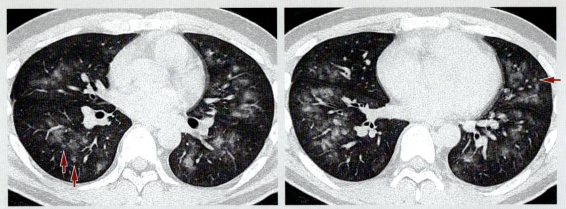

B⁷分岐部直上レベル HRCT（左）：両肺にすりガラス影が広がり，比較的末梢は保たれている．境界不明瞭な淡い粒状影も散見される（→）．
右下肺静脈レベル HRCT（右）：両肺比較的中枢側優位にすりガラス影を認め，境界不明瞭な淡い粒状影も認められる（→）．

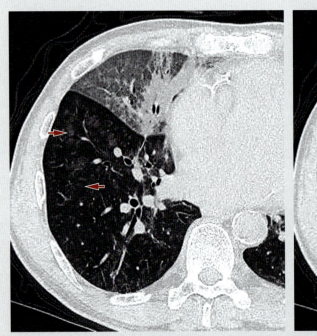
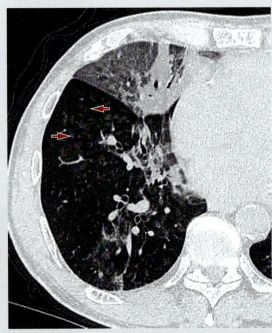

右 B⁹，右 B¹⁰ 分岐部レベル HRCT（左）：右下葉に境界不明瞭な淡い粒状影（→）が散見される．中葉には区域性の consolidation の他，crazy-paving appearance を呈するすりガラス影も認める．
右 B¹⁰ₐ，右 B¹⁰ᵦ 分岐部レベル HRCT（右）：左図と同様，境界不明瞭な淡い粒状影（→）が散見される．

溶接工肺

☞ **ATLAS** p164, p299（診断チャート）

- HRCT では，両肺びまん性（中肺野優位）に境界不明瞭な淡い粒状影やすりガラス影を認め，亜急性過敏性肺炎の HRCT 所見と類似する[14]．しかし，亜急性過敏性肺炎で認められるような小葉間隔壁で境された汎小葉性の病変（小葉単位での病変の強弱，すなわちモザイクパターン）や consolidation は認めず，臨床症状および病歴も異なる．
- 診断には職歴の聴取が重要である．これらの画像所見は可逆的であり，吸入から逃れると徐々に改善される．

病理所見の概略：褐色の異物（ヘモジデリン）を貪食した肺胞マクロファージを肺胞腔内に多数認め，進行すると間質に入り込んで間質の肥厚や線維化を生じるようになる．

リポイド肺炎

☞ **ATLAS** p122, p361（診断チャート）

- HRCT では病変部に脂質が含まれていることを反映して，縦隔条件で脂肪濃度を呈する濃度の低い consolidation を認める[15]．
- 両側中・下葉優位に，すりガラス影と境界不明瞭な淡い粒状影を認め，しばしば crazy-paving appearance を伴う．この淡い小葉中心性粒状影と crazy-paving appearance が同時に認められれば，前述の通り，リポイド肺炎や肺出血の可能性が高い．肺癌（invasive mucinous adenocarcinoma）でも認められることがある．

病理所見の概略：吸入部位に一致した出血性細気管支炎および気管支肺炎で，肺胞腔内には脂肪を貪食したマクロファージの集簇が目立ち，炎症細胞浸潤も認める．誤嚥・吸引が繰り返されると線維化・瘢痕化が生じるようになる．

1. びまん性粒状影

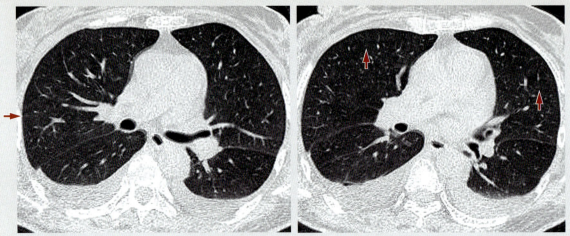

中間気管支幹レベル HRCT（左）：両肺の濃度は上昇し，境界不明瞭な淡い粒状影が散見される（→）．両側胸水を認める．
右 B^6_a 分岐部レベル HRCT（右）：左図と同様に両肺の濃度は上昇し，境界不明瞭な淡い粒状影が散見される（→）．

文 献

1) Okada F, et al: Pulmonary CT findings in 320 carriers of human T-lymphotropic virus type 1. Radiology **240**: 559-564, 2006
2) Okada F, et al: Acute Klebsiella pneumoniae pneumonia alone and with concurrent infection: comparison of clinical and thin-section CT findings. Br J Radiol **83**: 854-860, 2010
3) Okada F, et al: Thin-section computed tomography findings of patients with acute Streptococcus pneumoniae pneumonia with and without concurrent infection. Br J Radiol **85**: e357-e364, 2012
4) Okada F, et al: Clinical/pathological correlation in 553 patients with primary centrilobular findings on high-resolution scan of the thorax. Chest **132**: 1939-1948, 2007
5) Nishimura K, et al: Diffuse panbronchiolitis: correlation of high-resolution CT and pathologic findings. Radiology **184**: 779-785, 1992
6) Howling SJ, et al: Follicular bronchiolitis: thin-section CT and histologic findings. Radiology **212**: 637-642, 1999
7) Bhalla M, et al: Cystic fibrosis: scoring system with thin-section CT. Radiology **179**: 783-788, 1991
8) Kennedy MP, et al: High-resolution CT of patients with primary ciliary dyskinesia. AJR Am J Roentgenol **188**: 1232-1238, 2007

血管内リンパ腫

☞ ATLAS p162・272, p299（診断チャート）

- 他の悪性リンパ腫と異なり，縦隔・肺門リンパ節腫大はまれである．
- 淡い小葉中心性粒状影やすりガラス影，モザイクパターンを認めることが知られているが，ほとんど異常所見を認めないこともある．また，分岐状粒状影を認めることもある．
- モザイクパターンの成因として，腫瘍塞栓，血管内皮傷害による微小塞栓，低酸素性肺血管収縮，細気管支周囲の間質拡大に伴う air trapping などが推測されている．低酸素血症がありながら，HRCT で異常を認めないあるいは軽微な場合には積極的に疑うことが必要である．

9) Franquet T, et al: Thrombotic microangiopathy of pulmonary tumors: a vascular cause of tree-in bud pattern on CT. AJR Am J Roentgenol **179**: 897-899, 2002
10) Park JS, et al: Respiratory bronchiolitis-associated interstitial lung disease: radiologic features with clinical and pathologic correlation. J Comput Assist Tomogr **26**: 13-20, 2002
11) Hartman TE, et al: Metastatic pulmonary calcification in patients with hypercalcemia: findings on chest radiographs and CT scans. AJR Am J Roentgenol **162**: 799-802, 1994
12) Primack SL, et al: Diffuse pulmonary hemorrhage: clinical pathologic, and imaging features. AJR Am J Roentgenol **164**: 295-300, 1995
13) Abbott GF, et al: Pulmonary Langerhans cell histiocytosis. RadioGraphics **24**: 821-841, 2004
14) Harding HE, et al: Clinical, radiographic, and pathological studies of the lungs of electric-arc and oxyacetylene welders. Lancet **23**: 394-399, 1958
15) Laurent F, et al: Exogenous lipoid pneumonia: HRCT, MR, and pathologic findings. Eur Radiol **9**: 1190-1196, 1999

（佐藤　晴佳，岡田　文人）

2 広義間質を主座とする病変

A. smoothな気管支血管束・小葉間隔壁の肥厚

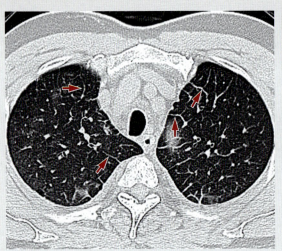
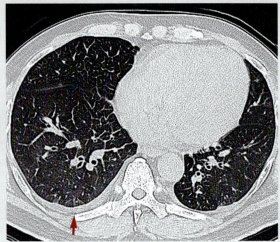

腕頭静脈レベル HRCT（左）：両側上葉に小葉間隔壁肥厚が目立つ（➡）．すりガラス影も認められる．
両側下葉レベル HRCT（右）：両肺に小葉間隔壁肥厚が目立ち，気管支壁肥厚も認められる．軽度の心拡大および右優位両側胸水（➡）も認める．

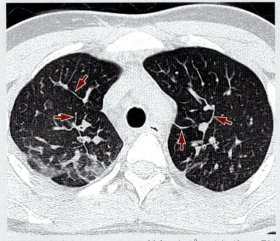
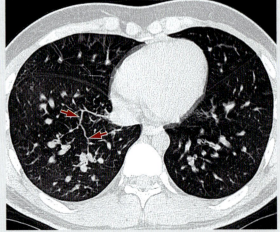

大動脈弓部直上レベル HRCT（左）：右 S^2 にすりガラス影を認める．両側上葉には著明な小葉間隔壁肥厚を認める（➡）．小葉間隔壁は smooth な（"柔らかな"）肥厚を呈する．不整あるいは結節状の肥厚所見ではない．気管支壁肥厚も目立つ．
両側下葉レベル HRCT（右）：中葉，右下葉を主として小葉間隔壁肥厚が目立つ（➡）．気管支壁肥厚も目立つ．心拡大は認めない．

肺水腫（間質性肺水腫）

☞ ATLAS p118・138, p304（診断チャート）

- 胸部単純X線写真では，Kerley's line, peribronchial cuffing などの所見を認め，特に小葉間隔壁が発達している肺底部では，Kerley's B line として認識できる．
- 胸部HRCTでは，小葉間隔壁の smooth な肥厚や気管支壁肥厚を認める．さらに静脈圧が上昇する（肺動脈楔入圧が 25 mmHg 以上になる）と肺胞腔内に液体が漏出し，肺胞性肺水腫をきたすことになる．

病理所見の概略：胸膜や小葉間隔壁の静脈が拡張し，多量の赤血球を容れている．小葉間隔壁はやや浮腫状に肥厚し，リンパ管の拡張・うっ滞もみられる（○印）．周囲の肺胞壁でも赤血球が充満し，毛細血管が拡張している．経過の長い症例では肺胞腔内に水腫の出現を伴い，心不全細胞と呼ばれるヘモジデリンを貪食したマクロファージが出現する．

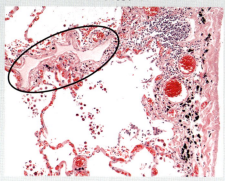

急性好酸球性肺炎（AEP）

☞ ATLAS p118・136, p304（診断チャート）

- 胸部単純X線写真および胸部HRCT所見は，間質性肺水腫あるいは肺胞性肺水腫に似ているが，心拡大はない．
- 胸部HRCTでは，末梢が比較的保たれた consolidation やすりガラス影を両肺に認め，さらに著明な小葉間隔壁肥厚と気管支壁肥厚を認める．
- 経過中に多くの症例で胸水貯留を認める（80％以上）が，心原性肺水腫と異なって左右の優位性はない．上記所見に患者背景や臨床情報を加味すれば診断は容易である．
- 慢性好酸球性肺炎とは画像所見や臨床所見が異なる．

[Memo]
　すりガラス影や consolidation を伴わない小葉間隔壁肥厚は感染症では認められない所見であり，感染症と非感染症を区別できる重要な所見である．特に肺野の腹側に注目することが大切である．

2. 広義間質を主座とする病変

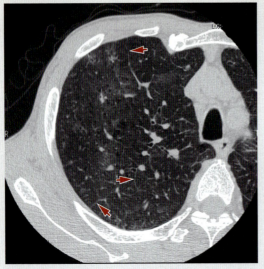
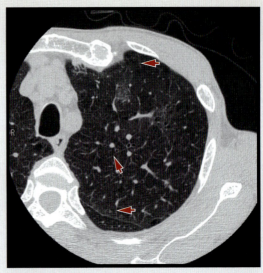

上葉レベル HRCT（左）：上葉の濃度は不均一に上昇している．小葉間隔壁肥厚所見も散見される（→）．
左上葉レベル HRCT（右）：右上葉と同様，全体に広がるすりガラス影の中に小葉間隔壁肥厚所見を認める（→）．

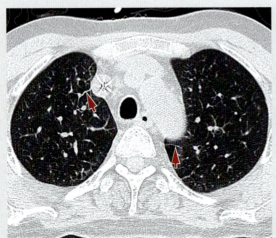
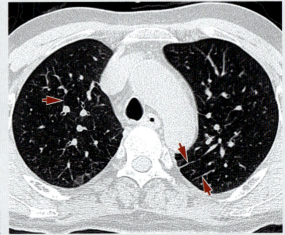

大動脈弓上部レベル HRCT（左）：両側上葉には部分的にすりガラス影を認める．小葉間隔壁肥厚所見が目立っている（→）．
左図より1cm下方レベル HRCT（右）：右 S^2_a 末梢にはすりガラス影を認める．気管支壁肥厚と小葉間隔壁肥厚所見（→）が目立っている．

好酸球増多症

☞ **ATLAS** p180, p304（診断チャート）

- 急性好酸球性肺炎の他，単純性肺好酸球増多症（Loeffler 症候群），慢性好酸球性肺炎，好酸球性多発血管炎性肉芽腫症［eosinophilic granulomatosis with polyangiitis（EGPA），以前の Churg-Strauss 症候群）］，寄生虫による好酸球増多症，原因不明の好酸球増多症候群などでも小葉間隔壁肥厚が認められる．
- すりガラス影を伴った多発結節や consolidation として認められることもあり，すりガラス影は，好酸球・炎症細胞の浸潤の程度が淡い部分に相当し，経過中に消褪・新規病変の出現がみられる．
- 左図は好酸球増多症候群（hypereosinophilic syndrome：HES）の症例である．

慢性活動性 EB ウイルス感染症

☞ p304（診断チャート）

- 胸部 HRCT 所見についての報告はほとんどないが，両肺に広がるすりガラス影と著明な小葉間隔壁肥厚を認める．
- 「蚊刺過敏症＋小葉間隔壁肥厚＝慢性活動性 EB ウイルス感染症」を考える．

2. 広義間質を主座とする病変

B. 小葉間隔壁の肥厚＋nodule（しばしば腫大リンパ節を伴う）

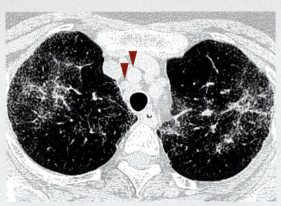 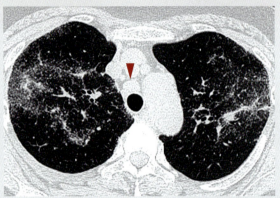

腕頭静脈レベル HRCT（左）：両肺に微細な粒（粒状影）が散見される．気管支血管束や小葉間隔壁に主として粒は分布し，気管支血管束や小葉間隔壁は肥厚している．胸膜にも多数の粒を認める．縦隔に腫大リンパ節を認める（▶）．
大動脈弓部レベル HRCT（右）：左図と同様，無数の粒が気管支血管束や小葉間隔壁を主体に分布し，肥厚している．気管前リンパ節腫大も認める（▶）．

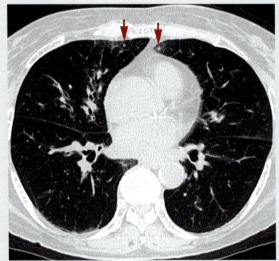 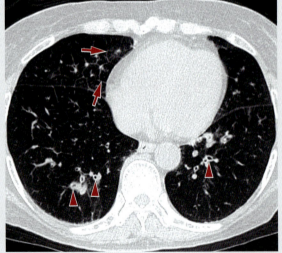

右 B⁸ 分岐部レベル HRCT（左）：中葉および舌区末梢にすりガラス影と小葉間隔壁肥厚を認める．また，小さな結節（▶）も認める．全体的に気管支壁は肥厚している．
左 B⁹ₐ，B⁹ᵦ 分岐部レベル HRCT（右）：中葉には小葉間隔壁肥厚が目立っている（▶）．また，両側下葉支を主として気管支壁肥厚所見を認める（▶）．縦隔・肺門に腫大リンパ節が認められた（未掲載）．

サルコイドーシス

☞ ATLAS p18・80・186・263, p279（診断チャート）

- 胸部 HRCT では，気管支血管束周囲，胸膜，小葉間隔壁などに数 mm 大の比較的高コントラストな"微細な粒"が集簇して認められる．ゆえに，気管支血管束や小葉間隔壁，胸膜（特に葉間胸膜）は粒（肉芽）によって，数珠状に（A の「smooth な肥厚」とは異なる）肥厚する．
- 癒合を伴わない縦隔・肺門腫大リンパ節とともに，気管支血管束や小葉間隔壁，特に葉間胸膜に粒が集簇して認められた場合にはサルコイドーシスを第一に疑う．

IgG4 関連疾患

☞ ATLAS p136・228, p426（診断と治療解説）

- 診断には，胸部 CT にて肺門・縦隔リンパ節腫大，気管支壁・気管支血管束の肥厚，小葉間隔壁肥厚，結節，consolidation，胸膜病変のいずれかを含む胸郭内病変を認めることが必要とされる．
- 一般的には，肺門・縦隔リンパ節腫大と広義間質肥厚所見を伴った結節や consolidation を認めた場合に疑う．しかしながら，その CT 所見は多彩であるため，臨床的および組織学的裏づけが必要である．
- 左図症例では，小葉間隔壁肥厚と小結節，さらには気管支壁肥厚が認められた．他の広義間質を主座とする病変との鑑別は困難だが，CT 所見以上以下の点がより IgG4 関連疾患を疑う根拠となるかもしれない：①両肺に気管支壁肥厚を認める．ただし，粒（粒状影）による肥厚ではない，②胸水や血管拡張，心拡大など間質性肺水腫を疑う所見は認められない，③囊胞形成が認められない（リンパ増殖性疾患と比較して IgG4 関連疾患では囊胞を伴う頻度は少ない），④縦隔・肺門に腫大リンパ節が認められる．

2. 広義間質を主座とする病変

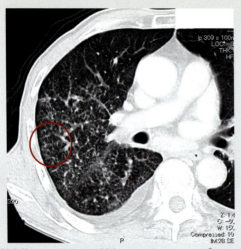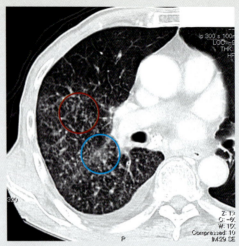

中間気管支管レベル HRCT（左）：右上葉および右 S^6 には小葉間隔壁および気管支血管束に沿った微細な粒状影が散見される（〇印）．葉間胸膜にも微細な粒状影を認める．
左図より 5 mm 下方レベル HRCT（右）：左図と同様，小葉間隔壁および気管支血管束に沿った微細な粒状影を認める（〇印）．葉間胸膜にも微細な粒状影を認める（〇印）．右少量胸水を認める．右 S^3 末梢に spicula を伴った原発性肺癌を認め，縦隔および右肺門にも腫大リンパ節を認めた（未掲載）．

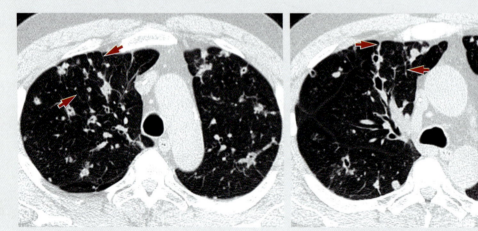

大動脈弓部レベル HRCT（左）：両肺に境界明瞭な結節が散見される．結節の大きさは大小不揃いで，一部には空洞を伴っている．結節の辺縁には肥厚した小葉間隔壁を認め（→），リンパ管に沿った浸潤を反映していると考えられる．
右 B^3_b レベル HRCT（右）：左図と同様，両肺に境界明瞭で不整な結節が散見される．結節の周囲には小葉間隔壁肥厚を伴っている（→）．

癌性リンパ管症

☞ **ATLAS** p20・140, p309（診断チャート）

- 気管支血管束や小葉間隔壁などのリンパ管に腫瘍増殖をきたすことにより，リンパ管の閉塞・拡張が生じ，気管支血管束や小葉間隔壁に結節状の不整肥厚を認める．この結節状の不整肥厚所見は，同部位に病変の主座を置くうっ血性病変や好酸球増多症などによる気管支血管束や小葉間隔壁の smooth な肥厚と区別することが重要である．
- 胸部単純 X 線写真では，肺門から末梢に広がる線状・網状陰影を認め，さらに小葉間隔壁肥厚を反映した両側下肺野外側の Kerley's B line を認める．
- しばしば肺転移結節を認めることも多く，病歴などの臨床情報を把握すれば，診断は比較的容易である．

- 左上図 CT は肺癌による癌性リンパ管症の症例である．
- 左下図 CT は大腸癌術後局所再発，肝転移および肺転移の症例である．大腸癌の肺転移はしばしば空洞を伴う．結節周囲には小葉間隔壁肥厚が目立っており，癌性リンパ管症を生じていると考えられる．

2. 広義間質を主座とする病変

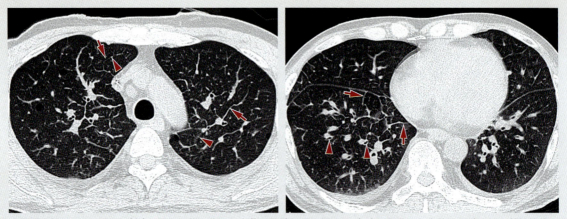

大動脈弓部レベル HRCT（左）：両側上葉に著明な小葉間隔壁肥厚を認める（→）．肥厚した小葉間隔壁には一部結節状の構造も伴っている（▶）．また，囊胞性構造も認める（喫煙歴はない）．上大静脈の拡張や心拡大はない．
両側下葉レベル HRCT（右）：両肺に小葉間隔壁肥厚が目立ち（→），気管支壁肥厚も認められる（▶）．少量の両側胸水を認める．

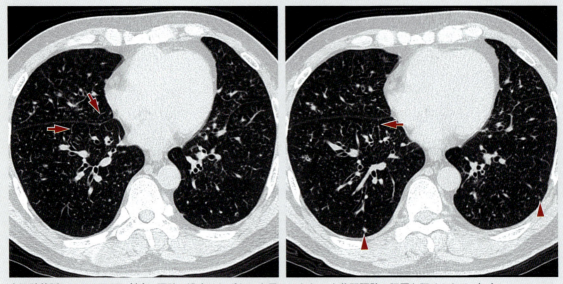

右下肺静脈レベル HRCT（左）：両肺の濃度はわずかに上昇しており，小葉間隔壁の肥厚も認められる（→）．
左図より 7 mm 下方レベル HRCT（右）：両肺に小葉間隔壁肥厚を認める（→）．また，両肺末梢には小さな結節も認められる（▶）．胸水は認めない．

リンパ増殖性疾患

◉**肺原発悪性病変：悪性リンパ腫**
☞ ATLAS p20・72・112・134・178・188・190・262, p309（診断チャート）

- MALT リンパ腫とびまん性大細胞型 B 細胞リンパ腫（DLBCL）の画像所見は類似点が多い．
- 胸部 HRCT では，単発あるいは両肺に分布する多発結節を認める．比較的サイズの大きなものでは約 25～30% に空洞があり，さらに病変が移動（消失・出現）することがある．結節の分布は気管支血管束に親和性を有し，区域性あるいは非区域性の consolidation を認め，air bronchogram を認めることも特徴の 1 つである．気管支壁肥厚や病変周囲に小葉間隔壁肥厚などの所見を伴うことが多い．

- 左図は DLBCL の症例である．

◉**良性・反応性病変**
- 良性の成熟多クローン性リンパ球や形質細胞などが，結節状 [nodular lymphoid hyperplasia（NLH）]，気管支周囲間質 [follicular bronchiolitis（FB）]，肺胞隔壁 [lymphoid interstitial pneumonia（LIP）]，広く間質全体 [diffuse lymphoid hyperplasia（DLH）] に分布する．NLH では約 2～3 cm 大の結節，FB では小葉中心性の境界明瞭な分岐状粒状影や小葉間隔壁肥厚，LIP や DLH ではすりガラス影，散在性の薄壁囊胞（80% 以上），小葉間隔壁肥厚，気管支壁肥厚を認める．

- 左図は Sjögren 症候群に合併した DLH の症例である．

2. 広義間質を主座とする病変

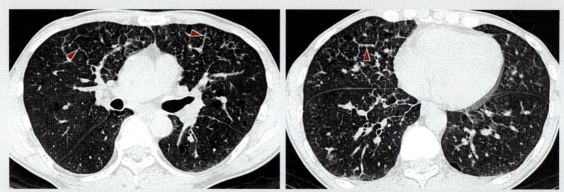

中間気管支幹レベル HRCT（左）：両肺の濃度はわずかに上昇している．両肺には著明な小葉間隔壁肥厚と囊胞性構造が散見される．小葉間隔壁は不整で，一部結節状肥厚所見も認める（▶）．
右 $B^{10}{}_a$，$B^{10}{}_b$ 分岐部レベル HRCT（右）：両肺に不整な小葉間隔壁肥厚が散見される（▶）．小さな囊胞性構造も散見される．縦隔・肺門には腫大リンパ節を認めた（未掲載）．胸水は認めない．

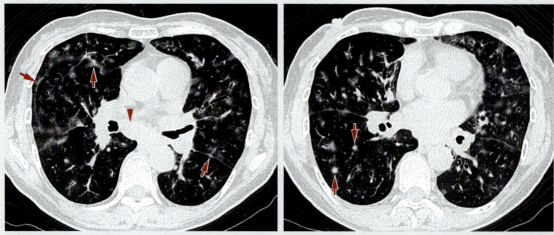

中葉支分岐部レベル HRCT（左）：両肺にすりガラス影やすりガラス結節が散見され，その分布は気管支および葉間胸膜近傍を主としている．中葉および舌区を中心に小葉間隔壁肥厚を認め，葉間胸膜肥厚所見が目立っている（→）．縦隔・肺門には腫大リンパ節を認める（▶）．
右 B^7 分岐部レベル HRCT（右）：両肺において，気管支に親和性を有するすりガラス結節が散見され，気管支壁肥厚も認められる．舌区を主として小葉間隔壁肥厚を認める．両側とも葉間胸膜の淡い濃度上昇と肥厚も認められる．右下葉には境界不明瞭な結節も認められる（→）．胸水貯留はない．

multicentric Castleman 病（MCD）
☞ ATLAS p74, p309（診断チャート）

- CT 所見はそれぞれの病理組織型によって異なる．

① hyaline vascular type：孤立性病変をきたすことが多く，辺縁平滑明瞭な腫瘤を形成し，早期から強く造影され，wash out を受ける．

② plasma cell type：全身に多発する腫大リンパ節を認める．リンパ球の肺胞隔壁や小葉間隔壁および気管支周囲間質へのリンパ球浸潤およびリンパ濾胞形成という病理所見を反映し，小葉間隔壁および気管支周囲間質の肥厚所見を認める．小葉中心性の淡い結節や小さな囊胞（形質細胞浸潤に伴う弾性線維の消失による）も比較的高頻度に認められ，特に小さな囊胞形成を小葉間隔壁肥厚および腫大リンパ節とともに認めた場合には本症を疑う重要な所見となる．

③ HHV-8-associated type：plasma cell type の CT 所見としばしば類似し，多数のリンパ節腫大，広義間質に沿った粒状影を認める．特に Kaposi 肉腫や HIV 感染などの患者で上記所見を認めた場合に疑う[1]．

- 左上図は典型的な Castleman 病の肺病変（diffuse lymphoid hyperplasia：DLH）の CT 所見であるが，悪性リンパ腫との鑑別は CT のみからは困難である．小さな囊胞形成を伴い，小葉間隔壁の不整・結節を認めることから間質性肺水腫や好酸球増多症候群（HES）は否定される．担癌患者の場合には，癌性リンパ管症の可能性も挙げられるが，肺野に転移を示唆する小結節を認めず，小葉間隔壁肥厚は両肺びまん性・対称性に認め，さらに囊胞を認めることから可能性が低くなる．

- 左下図は明らかな囊胞性構造は認めないものの，典型的な Castleman 病の CT 所見（DLH）である．鑑別として，IgG4 関連疾患や悪性リンパ腫が挙げられる．両側葉間胸膜の淡い濃度上昇と肥厚は，悪性リンパ腫や Castleman 病などの疾患を疑うべき重要な所見である．

病理所見の概略：リンパ濾胞の過形成と周囲に形質細胞と好酸球浸潤を伴うリンパ増殖性疾患であり，病理学的には，① hyaline vascular type，② plasma cell type，③ HHV-8-associated type に分類される．

2. 広義間質を主座とする病変

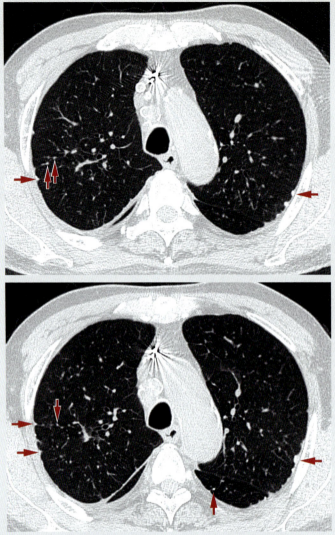

大動脈弓部レベル HRCT（上）：経気道的分布（気道周囲）および小葉辺縁（小葉間隔壁，気管支周囲，胸膜）に小さいながら濃度の高い境界明瞭な小結節を多数認める（→）．病変は比較的背側優位に分布している．縦隔には，辺縁に石灰化（卵殻状石灰化，eggshell calcification）を伴った腫大リンパ節を認める．

上図より 4 mm 下方レベル HRCT（下）：小葉間隔壁および胸膜に境界明瞭で濃度の高い小結節が散見している（→）．気管前には，辺縁に石灰化を伴った腫大リンパ節を認める．

文 献

1) Guihot A, et al: Pulmonary manifestations of multicentric Castleman's disease in HIV infection: a clinical, biological and radiological study. Eur Respir J **26**: 118-125, 2005

珪 肺

☞ ATLAS p18・98・188,p279（診断チャート）

- 胸部単純X線写真では，両側上肺優位に比較的境界明瞭な粒状影を左右対称性に認める．進行すると，全肺に粒状影が広がり，さらに粒状影が癒合して大陰影（progressive massive fibrosis：PMF）を認めるようになる．縦隔・肺門リンパ節は石灰化を伴い，典型的には卵殻状を呈する．
- 胸部CTでは上記所見はさらに明瞭に描出される．小さいながら濃度の高い（高コントラストな）粒状影が両側上葉背側優位に分布し，小葉中心に位置することが多く，リンパの流れに沿って広義間質にも認める．粒状影は石灰化を伴うこともある．

（岡田 文人）

3 嚢　胞

A．嚢胞が主体

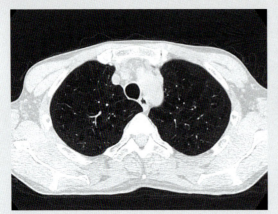 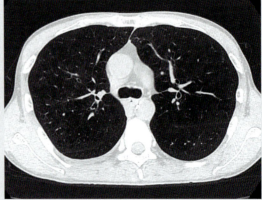

肺尖部レベル HRCT（左），気管分岐部レベル HRCT（右）：気腔拡大が壁構造を有さない低濃度域として認められる．上肺野優位に類円形～癒合した気腔がみられ，小葉辺縁構造は保たれる．

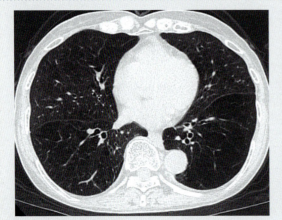 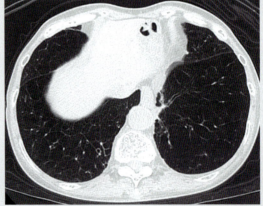

右 B^8 分岐部レベル HRCT（左），肺底部レベル HRCT（右）：両側下葉優位に小葉全体が一様に低濃度を呈し，癒合した形態を呈している．わが国では，ほとんどが α_1-アンチトリプシン欠損症とは関連しない．

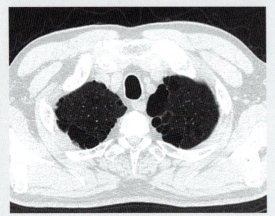 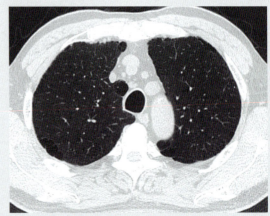

肺尖部レベル HRCT（左），大動脈弓上部レベル HRCT（右）：両側上葉胸膜直下に拡大した気腔が，一層に並んだような形態を呈している．

肺気腫

☞ p314（診断チャート）

- 肺気腫領域は低濃度域（LAA）として認識され，CT上での囊胞との鑑別点は，認識しうる囊胞壁の欠如とLAA内を血管が通過する像が認められる点である．気腫が進行すると，LAAは辺縁の肺組織や血管を圧排しつつ拡大するため，囊胞状の壁構造が徐々に明瞭となり，互いに融合もみられる．
- 肺破壊領域の解剖学的特徴に基づき，亜分類として，①小葉中心性肺気腫，②汎小葉性肺気腫，③傍隔壁型肺気腫の3つがある．

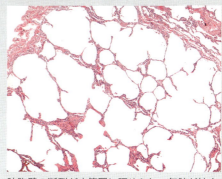

病理所見の概略：肺胞壁の断裂があり，気腔が拡大し組織密度が低下する．

肺胞壁の断裂が広範囲に認められ，気腔が拡大している．

◉小葉中心性肺気腫

- 呼吸細気管支の周囲を中心に肺胞壁が破壊され，小葉中心性にLAAを認め，上肺内層優位の分布を呈する．
- 肺気腫の亜型で最も多いタイプであり，喫煙との関連が強い．

◉汎小葉性肺気腫

- 二次小葉全体の肺胞壁が均等に破壊され，下葉優位に認められる．
- $α_1$-アンチトリプシン欠損症との関連が有名であるが，わが国では関連が証明されない症例が多い．

◉傍隔壁型肺気腫

- 胸膜直下の分布を特徴とし，上肺野優位で小葉中心性肺気腫との併存も多い．気腫の広がりのわりには閉塞性換気障害は強くない．
- 気胸の原因となりうる．

3. 囊　胞

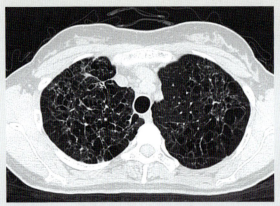 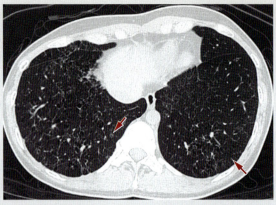

腕頭静脈レベル HRCT（左），下葉レベル HRCT（右）：上葉優位に囊胞構造を認め，下葉では囊胞構造は軽微である．囊胞の大きさ・形状は様々で，一部は癒合がみられる．下葉末梢では小さな結節や空洞性結節（→）も認められる．

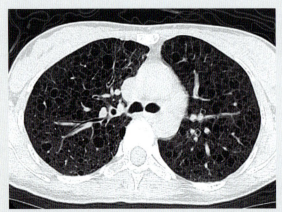 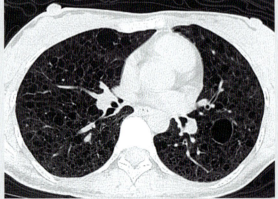

気管分岐部レベル HRCT（左），右 B^8 分岐部レベル HRCT（右）：両肺に大小様々な円形〜やや不整な囊胞が無数に認められる．

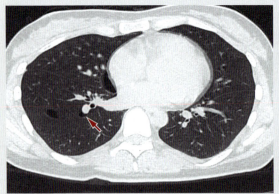 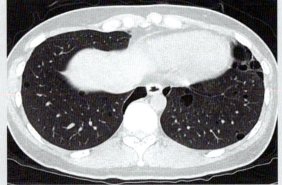

右肺静脈レベル HRCT（左），肺底部レベル HRCT（右）：薄壁囊胞が肺底部や胸膜直下優位に分布する．中枢側の比較的太い肺動脈に接して（→），小葉辺縁性にみられるものもある．

肺 Langerhans 細胞組織球症（PLCH）
☞ ATLAS p46, p314（診断チャート）

- 病変の進行過程に応じて結節，空洞性結節，薄壁嚢胞が混在する．早期にみられる結節は，細気管支周囲の肉芽腫を反映して小葉中心性で辺縁平滑なものや不整形なもの，空洞を生じるものなど様々で，嚢胞性陰影は，厚壁から薄壁，形状も円形から歪なものまでと多彩である．
- 終末期では結節が認められず，それぞれの嚢胞は癒合して，歪で大きな嚢胞を形成することがある．分布は両上葉優位で下葉末梢（肋骨横隔膜部）は保たれる．
- 約 25% で気胸を合併する[1]．

病理所見の概略：病初期には呼吸細気管支の間質に Langerhans 細胞を含む細胞浸潤が生じる．その後，細胞浸潤は肺胞周囲間質に広がり，病変の中心部に線維化が始まり，星芒状の結節を形成する．さらに進行すると近接した細気管支に拡張が生じ，嚢胞として認識される．結節状の細胞浸潤と細気管支の交通（空洞のできる機序）でも生じると考えられている．

肺リンパ脈管筋腫症（LAM）
☞ p314（診断チャート）

- 無数の類円形薄壁嚢胞を形成し，病変は肺野全体に一様に広がる．
- 嚢胞壁は平滑で，周囲を正常肺実質で囲まれる．
- 病変が広範なわりに肺血管の狭小化が目立たず，嚢胞壁がしっかりみえることが肺気腫との鑑別になる．
- 病変の分布から PLCH と，年齢・性別から肺気腫と区別される[2]．

病理所見の概略：LAM 細胞が，細気管支やリンパ管，血管，胸膜などに浸潤・増殖する．細気管支の狭窄・閉塞によるチェックバルブ機構や弾性線維の変性などによって嚢胞が形成されると考えられている．

Birt-Hogg-Dubé（BHD）症候群
☞ p314（診断チャート）

- 肺嚢胞は両側多発性に観察され，大きさは様々で均一性がなく，嚢胞壁は薄く，肺実質や胸膜下にも観察されるが，中下葉の縦隔側優位に分布することが特徴である．胸膜下や中枢側の比較的太い肺動脈や肺静脈に接して，小葉辺縁性にみられることも多い．
- 傍隔壁型肺気腫（上肺優位，小葉中心性気腫との併存），PLCH（結節，癒合する嚢胞，上肺優位），LAM（びまん性，円形）などの胸部 HRCT 所見と区別される[3]．

3. 囊 胞

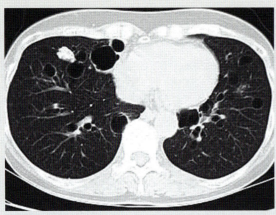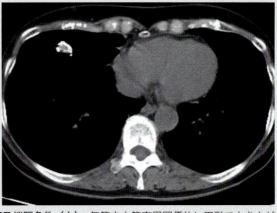

右 B^{10}_a, 右 B^{10}_b 分岐部レベル HRCT (左), 同レベル単純 CT 縦隔条件 (右): 気管支血管束周囲優位に円形で大きさが不揃いの囊胞を多発性に認める. 右 S^8 末梢には粗大な石灰化を伴う分葉状の結節を認める.

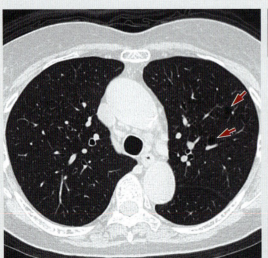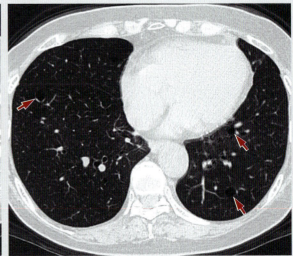

大動脈弓直下レベル HRCT (左), 右 B^{10}_a, 右 B^{10}_b 分岐部レベル HRCT (右): 両肺に円形の薄壁囊胞を散見する (→). 囊胞は, 気管支血管束に沿うように存在し, 囊胞壁の辺縁には肺動脈や静脈が接して認められる.

アミロイドーシス

☞ **ATLAS** p96, p334（診断チャート）

- 肺アミロイドーシスは，アミロイド前駆物質であるアミロイド蛋白が沈着することで生じるが，腫瘍性あるいは非腫瘍性形質細胞による免疫グロブリンL鎖によるAL型と，慢性活動性感染症や炎症性疾患に合併するAA型が多い．
- AA型アミロイドーシスにおいて，胸部HRCTで囊胞形成をきたす基礎疾患としては，圧倒的にSjögren症候群が多い．次に解説するようにSjögren症候群自体，あるいはそれに関連するMALTリンパ腫自体が，囊胞を形成することがよく知られており，そのためアミロイドーシスが主因なのか判断は困難である．おそらく両者の相加効果あるいは相乗効果があるものと考えられる．Sjögren症候群は高γグロブリン血症を伴いやすいことや肺に慢性炎症をきたしやすいことなどから，アミロイド前駆物質が形成されやすく，また，細気管支周囲への形質細胞やリンパ球浸潤による内腔の狭小化などによって囊胞を形成しやすくなると推察される[4]．
- 左図の症例はSjögren症候群に伴う二次性のアミロイドーシスと考えられる．

病理所見の概略：アミロイドーシスによる囊胞形成の機序としては，血管周囲や間質へのアミロイド沈着や炎症細胞浸潤による肺胞の虚血性変化や脆弱化，細気管支内腔狭窄によるチェックバルブ機構による末梢気腔のair trappingなどが考えられている．

Sjögren症候群

☞ p314（診断チャート）

- 境界明瞭で円形の壁の薄い囊胞が多発性に気管支血管束に沿って認められる．胸膜下には乏しい．
- 囊胞のみでみられることもあるが，周囲肺野にすりガラス影や間質の肥厚なども伴うこともある[5]．

病理所見の概略：囊胞形成の機序としては，慢性炎症や細気管支周囲のリンパ球や形質細胞浸潤による細気管支の狭窄・部分的閉塞で生じるチェックバルブ機構や，リンパ球や形質細胞浸潤のサイトカイン放出による肺胞壁破壊により，肺胞領域の気腔の拡大が生じるといった作用が考えられている．

3. 囊胞

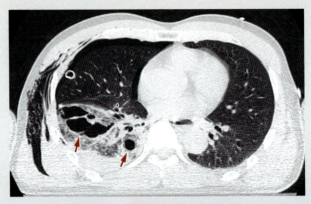

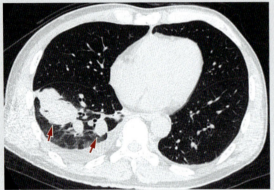 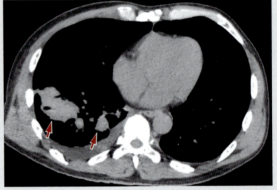

右 B¹⁰ 分岐部レベル HRCT（上）：右気胸と右側胸部に皮下気腫／胸壁気腫があり，右気胸に対してドレーンが挿入されている．右下葉に肺挫傷による出血と思われるすりガラス影や consolidation を認める．内部に歪な形状の嚢胞性変化（➡）もみられる．右血胸も認められた（縦隔条件は非掲載）．
14 日後・上図と同レベル HRCT（左下），単純 CT 縦隔条件（右下）：上図で認められた嚢胞性構造内に単純 CT 縦隔条件で高濃度を呈する液体（出血）が充満し（➡），周囲のすりガラス影はほぼ消失している．

B. consolidation やすりガラス影に付随する

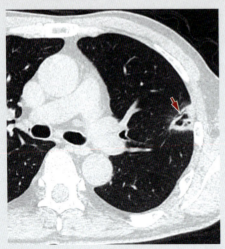 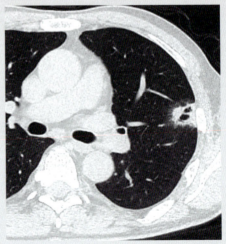

気管分岐直下レベル HRCT（左），左図より約 3 mm 尾側レベル HRCT（右）：左上葉 S³ₐ 末梢胸膜下に単発の不整形結節状 consolidation を認める．内部にやや拡張した気管支透亮像（➡）や多胞性の偽空洞を伴っている．

気嚢腫 (pneumatocele)
☞ p314（診断チャート）

●外傷性肺嚢胞 (traumatic pulmonary pseudocysts)

- 単発あるいは多発性，片側性・両側性にみられ，下肺野優位にみられる．円形や卵形の形状で，周囲肺実質には肺挫傷（出血や浮腫）によるすりガラス影や consolidation を伴うことが多い．これらの所見は受傷早期より認められるが，2〜3 週間後には内部に血液が満たされ肺内血腫となることが多い．周囲肺挫傷の所見が消失して，薄壁嚢胞のみが残存することもあるが，嚢胞は通常は数週間から数ヵ月の経過で自然消失する[6]．

病理所見の概略：鈍的外傷により強烈な外力が肺実質に伝わり肺に裂傷が生じる一方で，急激な気道内圧の上昇により肺胞・末梢気管支の破裂も生じる．同部に air や液体が貯留することで，嚢胞が形成されると考えられる．嚢胞の大きさは，嚢胞内と周囲肺実質との圧により異なる．胸膜下や傍椎体部に発生しやすい．

MALT リンパ腫（悪性リンパ腫）
☞ ATLAS p20・60・112・134・178・188・190・262, p309（診断チャート）

- MALT リンパ腫だけでなく，その他のリンパ増殖性疾患においても，嚢胞の形成がみられる[7,8]．

- 左図の症例では肺癌や多発血管炎性肉芽腫症（GPA）などとの鑑別は難しい．胸腔鏡下肺生検にて MALT リンパ腫と診断された．

病理所見の概略：嚢胞形成の機序としては，リンパ腫の腫瘍細胞浸潤によるチェックバルブ機構やサイトカイン放出による肺胞・細気管支の破壊による拡張などが考えられている．

3. 囊 胞

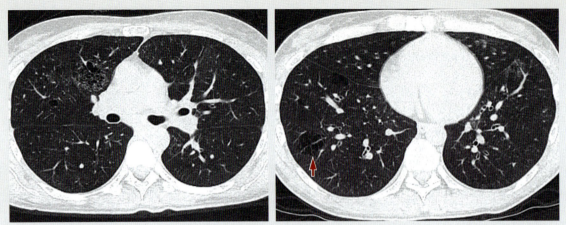

中間気管支幹レベル HRCT（左），右 B^8_a，B^8_b 分岐部レベル HRCT（右）：気管支血管束に沿うように斑状のすりガラス影を認め，すりガラス影内に壁の薄い多胞性囊胞がみられる．囊胞間に血管構造が残り，魚の骨のようにみえる部分（➡）もある．小葉間隔壁の肥厚も認められる．

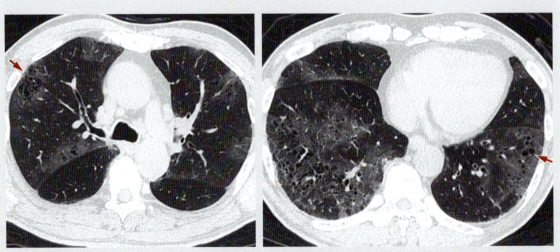

右 B^3_b 分岐部レベル HRCT（左），下葉レベル HRCT（右）：両下葉優位，肺外層優位に非区域性のすりガラス影が広がり，すりガラス影内に小囊胞構造（➡）を多数認める．すりガラス影のない肺野には囊胞性変化はほとんどみられない．

multicentric Castleman 病（MCD）

☞ ATLAS p62, p309（診断チャート）

- 広義間質の肥厚や小葉中心性の小結節などが認められるが，特に多発性の囊胞形成が特徴的で，約80％の頻度で認められる[9]．
- 囊胞壁は薄く，単胞から多胞性に集簇したような形状を呈する．
- 気管支血管束周囲や胸膜下など，リンパ路に沿うような分布を呈し，多胞性の病変では集簇した囊胞間に残った血管構造が魚の骨のようにみえることもある．
- MCD の肺病変（DLH）の CT 所見は他のリンパ増殖性疾患と類似した所見を呈することが多く，画像所見のみによる鑑別は困難である．

病理所見の概略：肺病変は気管支血管束周囲間質や小葉間隔壁などの広義間質を中心に形質細胞優位の細胞浸潤がみられ，基本的な肺構造の破壊や構造改変は乏しい．囊胞形成の機序としては，形質細胞浸潤によって生じる肺胞壁の破壊によって囊胞が形成され，さらに小葉中心部における呼吸細気管支病変の関与が起こり，air trapping により囊胞の拡大が進むと考えられている[8]．

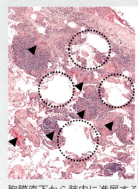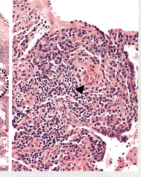

胸膜直下から肺内に進展する病変が認められ，小囊胞状変化が散見される（点線〇）リンパ濾胞様の結節状病変により肺胞中隔が肥厚している（左；点線〇の周囲）．囊胞間には血管が残存している（▶）．血管の増生は軽度で硝子様変化も乏しい（右；▶）が，濾胞様構造の周囲では形質細胞が目立つ（右）．

剥離性間質性肺炎（DIP）

☞ ATLAS p156, p322（診断チャート）

- 両側下末梢優位にすりガラス影を認め，内部に小囊胞構造や気腫性変化（約30％）を認めることが特徴である[10]．

病理所見の概略：肺胞腔内に大型のマクロファージが集簇し，肺胞隔壁に軽度から中等度の線維性肥厚，間質での軽度の慢性炎症がみられるのが特徴とされる．肺胞隔壁の線維化と間質への炎症細胞の浸潤により軽度の構造断裂（小さな気腫性変化）が生じ，これが拡大して囊胞が生じると推定される．ちなみに剥離性という言葉は，肺胞内に集簇したマクロファージを，肺胞上皮が剥離したものと誤って考えて付けられた名称である．

3. 囊胞

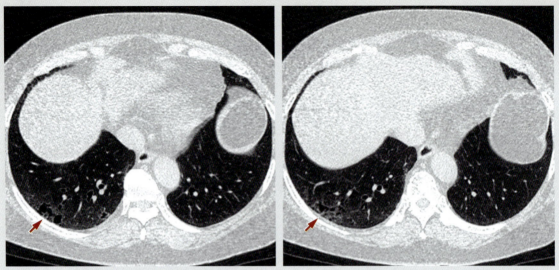

肺底部レベル HRCT：右下葉胸膜下に不整形の薄壁多胞性囊胞（→）を認め，周囲に軽度すりガラス影を伴う．囊胞は気腫状であるが気腫よりは壁がやや厚く，線維化を反映していると考えられる．明らかな honeycombing は認めない．

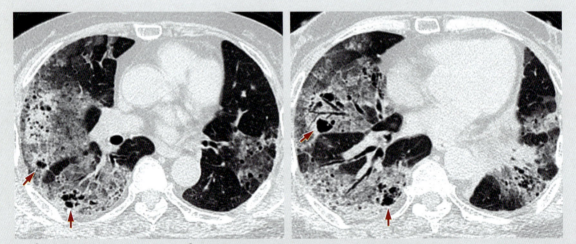

右 B⁶ 分岐部レベル HRCT（左），右 B⁸ 分岐部レベル HRCT（右）：両肺に非区域性にすりガラス影，consolidation が広がり，内部には気管支透亮像を伴い，軽度ではあるが気管支拡張も認められる．拡張した気腔構造も伴っている（→）．明らかな honeycombing は認めない．

air space enlargement with fibrosis（AEF）

☞ p323（診断チャート）

- 非区域性に広がるすりガラス影内の多発薄壁囊胞として認められる．薄壁囊胞は上葉および下葉の胸膜下にみられるが，多くは胸膜とは接しない．また囊胞壁の厚みは 1 mm 以下（平均 0.8 mm）で肺葉の容積減少は伴わない．通常型間質性肺炎（UIP）と合併する症例もみられるが，UIP で認められる honeycombing は胸膜下で胸膜に接して認められ，囊胞壁はやや厚く（1～3 mm），牽引性気管支拡張および肺葉の容積減少を伴う[11]．

病理所見の概略：肺構造改変を伴う間質の軽度の硝子線維化と気腫性変化がみられ，細葉中心性に認められる傾向があり，線維芽細胞巣は欠く．

肺 癌
（invasive mucinous adenocarcinoma）

☞ ATLAS p112・128・190, p349（診断チャート）

- すりガラス影や consolidation の内部に囊胞や空洞形成を高頻度に認める．病変の進行に伴い囊胞性病変は拡大・増加を認める[12]．病変の進行とともに気道散布（転移）を反映する境界不明瞭な淡い小葉中心性粒状影も認められるようになる．

病理所見の概略：囊胞形成の機序としては，乏血性壊死や粘液の過剰産生による肺胞壁の破壊，チェックバルブ機構が考えられている．

3. 囊胞

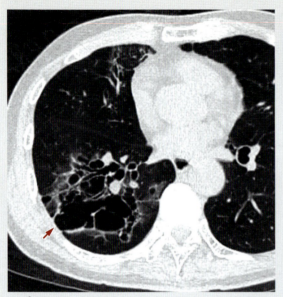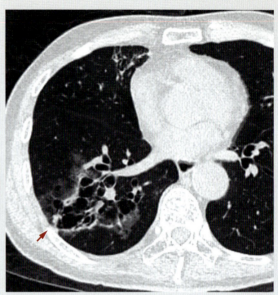

右 B⁸ 分岐部レベル RHCT（左），左図より 5 mm 尾側レベル HRCT（右）：辺縁にすりガラス影を伴う多胞性の囊胞性構造（➡）を認める．内部を通過する気管支には軽度拡張がみられる．辺縁のすりガラス影は比較的境界明瞭で外に凸の形状となっている．

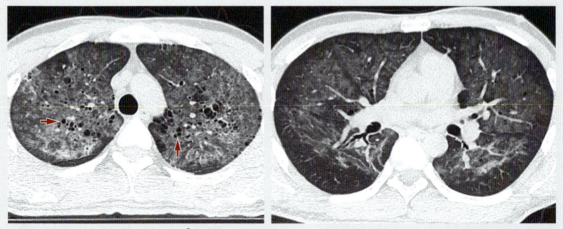

大動脈弓上部レベル HRCT（左），右 B⁶ 分岐部レベル HRCT（右）：上葉優位に広範なすりガラス影がみられ，胸膜直下は比較的保たれている．両側上葉のすりガラス影には薄壁囊胞（➡）を多数認める．

lepidic predominant adenocarcinoma

☞ **ATLAS** p267, p323（診断チャート）

- すりガラス影を呈し，正常肺実質との境界が明瞭で，辺縁は凸状に認められることが多い．
- lepidic pattern を呈する肺疾患においては，すりガラス影内に pseudocaviation を認める頻度は約 42% で，lepidic pattern を呈さない肺疾患で認められる頻度（約 15%）と比較して高い．一方，pseudocavitation とは異なり，壊死によって生じる空洞は腺癌ではまれで，認められるのは 6% 以下とされる[13]．

病理所見の概略：lepidic とは鱗状という意味である．腫瘍細胞の肺胞上皮置換性に増殖するパターンが鱗翅に似ることから命名された．lepidic pattern の肺腺癌では，肺胞構造を破壊することなく，肺胞壁に沿って肺胞内の含気を保ったまま腫瘍細胞が広がり，腫瘍細胞は間質や血管，胸膜には浸潤を認めない．腫瘍細胞の収縮性変化により，肺胞や細気管支が牽引性に拡張し，病変内に多胞性嚢胞状の pseudocavitation と呼ばれる気腔を生じる．

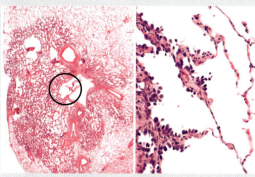 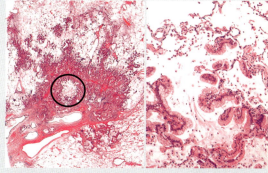

肺実質内に境界明瞭な小結節性腫瘍がみられ，中央部に拡張した気管支と連続した空洞（左；○印）が認められる．腫瘍は肺胞上皮を置換するように増殖・進展している（左）．腫瘍細胞は好酸性細胞質と濃染した円形核を有する立方状の細胞であり，hobnail 状を呈している（右）．

主病変は比較的境界明瞭であり，その周囲に小さな娘結節がみられる．腫瘍中央部に粘液を貯留した空洞を形成している（左；○）．腫瘍は肺胞上皮を置換するように増殖し，浸潤はみられず肺胞壁の肥厚は目立たない．腫瘍細胞は豊富な粘液を有する高円柱状細胞であり，好酸性細胞質と基底部に位置する核を有している（右）．

HIV 感染に合併したニューモシスチス肺炎（PCP）

☞ **ATLAS** p204, p322（診断チャート）

- 両肺に広がるすりガラス影や consolidation 内に，両側上葉優位に多発性で左右非対称性の薄壁嚢胞として認められ，続発性の気胸発生率も高い．
- 非 HIV 感染患者での嚢胞合併は非常にまれであるが，HIV 感染患者では比較的高頻度に認められる．
- PCP の軽快により嚢胞性病変が消失する可逆性の変化がみられる．嚢胞形成の機序は，末梢気道病変におけるチェックバルブ機構によると考えられている[14]．

3. 囊 胞

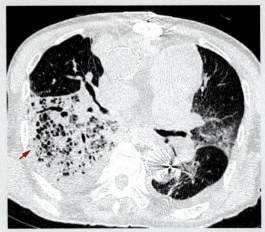
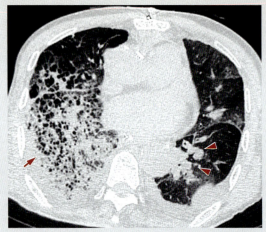

右 B⁵ 分岐部レベル HRCT（左），下葉レベル HRCT（右）：中葉には既存の肺気腫がみられる．右下葉には広範に肺胞性肺炎を疑う consolidation が広がり，内部に囊胞性構造が認められる（Swiss cheese appearance を呈している：→）．右下葉の容積低下は認めない．左下葉支内に粘液栓（▶）と思われる所見を認める．

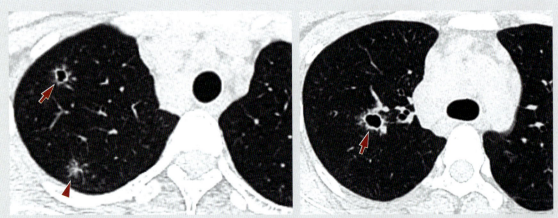

上葉レベル HRCT（左），大動脈弓部レベル HRCT（右）：右 S¹ に空洞性病変を 2 ヵ所認める（→）．周囲には微細粒状影を伴い，微細粒状影が集簇してできた結節の中心部に空洞を生じたような形態である．その他にも両肺には，S² のようなサルコイドーシスに典型的な galaxy sign を呈する結節（▶）を多発性に認めた．縦隔・肺門リンパ節腫脹もみられる．

文 献

1) Abbott GF, et al: From the archives of the AFIP: pulmonary Langerhans cell histiocytosis. RadioGraphics **24**: 821-841, 2004
2) Abbott GF, et al: From the archives of the AFIP: lymphangiomyomatosis: radiologic-pathologic correlation. RadioGraphics **25**: 803-828, 2005
3) Tobino K, et al: Characteristics of pulmonary cysts in Buet-Hogg-Dubé syndrome: thin-section CT findings of the Chest in 12 patients. Eur J Radiol **77**: 403-409, 2011
4) Ohdama S, et al: Primary diffuse alveolar septal amyloidosis with multiple cysts and calcification. Eur Respir J **9**: 1569-1571, 1996
5) Egashira R, et al: CT findings of thoracic manifestations of primary Sjögren syndrome: radiologic-patnologic correlation. RadioGraphics **33**: 1933-1950, 2013
6) Tsitouridis I, et al: Traumatic pulmonary pseudocysts: CT findings. J Thorac Imaging **22**: 247-251, 2007
7) Hare SS, et al: The radiological spectrum of pulmonary lymphoproliferative disease. Br J Radiol **85**: 848-864, 2012
8) Honda O, et al: Differential diagnosis of lymphocytic interstitial pneumonia and malignant lymphoma on high-resolution CT. AJR Am J Roentgeno **173**: 71-74, 1999

肺気腫合併肺炎（Swiss cheese appearance）

☞ **ATLAS** p196, p322（診断チャート）

- 肺気腫に肺胞性肺炎（肺炎球菌肺炎，クレブシエラ肺炎，レジオネラ肺炎など）が合併すると，肺気腫が強い部分では気腔内に滲出液が充満せず，Swiss cheese appearance 所見を呈する．
- 肺気腫の症例において，嚢胞内に fluid 貯留，気管支壁肥厚や粘液栓，周囲に細気管支炎を反映した分岐状粒状影や consolidation などを確認できれば，強く細菌感染を疑う．

サルコイドーシス

☞ **ATLAS** p18・56・186・263, p279（診断チャート）

- 多くは治療を要さず肉芽腫が自然軽快するが，線維化が進行すると牽引性気管支拡張を伴う網状影や consolidation，気腫性変化を伴った構造改変が認められる．
- 終末期では嚢胞形成は 55% にみられるという報告もある．

病理所見の概略：サルコイドーシスの嚢胞形成の機序として，肉芽腫による気管支内腔の狭窄，伴走する血管との線維性癒着，気管支壁内外の肉芽腫とその線維化に伴うチェックバルブ機構による肺胞の破壊が推測されている[15]．

---

9) Johkoh T, et al: Intrathoracic multicentric Castleman disease: CT findings in 12 patinets. Radiology **209**: 477-481, 1998
10) Hartman TE, et al: Desquamative interstitial pneumonia: thin-section CT findings in 22 patients. Radiology **187**: 787-790, 1993
11) Watanabe Y, et al: Multiple, thin-walled cyts are one of the HRCT features of airspace enlargement with fibrosis. Eur J Radiol **84**: 986-992, 2015
12) Akira M, et al: High-resolution CT findings of diffuse bronchioalveolar carcinoma in 38 patients. AJR Am J Roentgenol **173**: 1623-1629, 1999
13) Tailor TD, et al: The pseudocavitation sign of lung adenocarcinoma a distinguishing feature and imaging biomarker of lepidic growth. J Thorac Imaging **30**: 308-313, 2015
14) Hardak E, et al: Radiological features of Pneumocystis jirovecii pneumonia in immunocompromised patients with and without AIDS. Lung **188**: 159-163, 2010
15) 竹村民子ほか：サルコイドーシス肺における構築改変―66 剖検肺の病理学的検討―．サルコイドーシス **23**: 43-52, 2003

（小野 麻美）

4 多発結節

A. 感 染

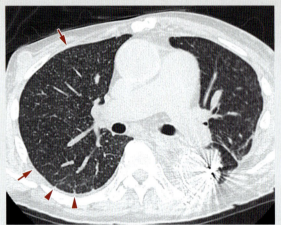
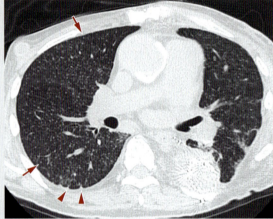

中間気管支間レベル HRCT（左），左上葉支レベル HRCT（右）：両側びまん性に小結節を認める．小葉中心（→）にも小葉辺縁（▶）にもみられ，肺構造に無関係にランダムな分布を呈している．病変は小さいわりに濃度が高く，比較的境界明瞭で大きさは揃っている．

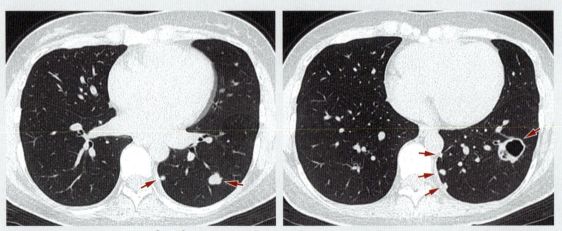

肺静脈レベル HRCT（左），左 B^9_a，B^9_b 分岐部レベル HRCT（右）：左下葉に多数の結節を認める（→）．結節は末梢・胸膜下優位に認められる．それぞれの結節は境界明瞭で，一部空洞形成もみられる．

粟粒結核

☞ ATLAS p24, p282（診断チャート）

- 胸部単純 X 線写真では病変の初期には異常を指摘できないこともあるが，典型的には 1～3 mm 大の結節が全肺野びまん性に認められる．
- 胸部 HRCT ではこれらの粒状影はランダム分布を呈する．
- 血行性に播種した結核菌は，肺の間質で肉芽腫を形成し，小葉中心や気管支血管束周囲，小葉間隔壁や胸膜に接する結節として認められる．これらが増大・癒合などを生じ，結節の 5～10% ほどは，5 mm 大までの大きさの結節を形成することがある．それぞれの結節は比較的境界明瞭であることが多い．
- 結節の他にすりガラス影を認める頻度も高く（92%），微小肉芽腫による肺胞壁肥厚や小葉間隔壁肥厚，肺胞内への細胞浸潤を反映しているとされるが，浮腫の影響もあると考えられる．

- 左図の画像所見からは粟粒結核の他に粟粒型真菌症も鑑別に挙げられる．

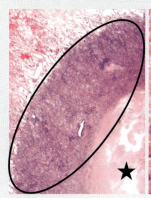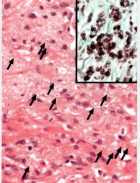

肺実質内に境界明瞭な結節状病変が認められる．中央部に壊死による空洞形成を伴っている（左；★）．空洞周囲には肉芽腫性炎症像が認められ（左；楕円），多数の組織球が好酸性・円形の菌体を貪食している（右；➡）．GMS 染色にて莢膜が黒色に染色され，多数の菌体の存在が明らかとなる（右；挿入図）．

真菌症

●肺クリプトコックス症

☞ ATLAS p24・264, p328（診断チャート）

- 典型的には 1～3 cm 程度の単発もしくは多発結節・腫瘤を呈し，10～35% に空洞を認める．
- 結節の形状は，やや歪で原発性肺癌や結核腫などとの鑑別が重要である．
- 多発結節の場合は同一肺葉内の胸膜近傍に多発することが多く，本症の特徴の 1 つと考えられる[1]．
- また，患者の免疫状態に応じて画像所見が異なる．基礎疾患がなければ病変は限局的で肉芽形成が強く，空洞を作りやすい．一方，細胞性免疫が低下した状態では consolidation となりやすい．
- 分布は下葉末梢優位に好発する．

- 左図の症例は同一肺葉内の胸膜下優位にみられる多発結節であり，第一に肺クリプトコックス症が疑われる．

4. 多発結節

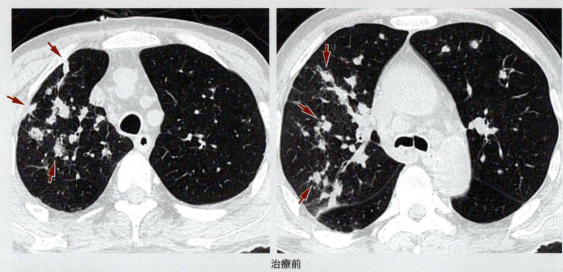

治療前

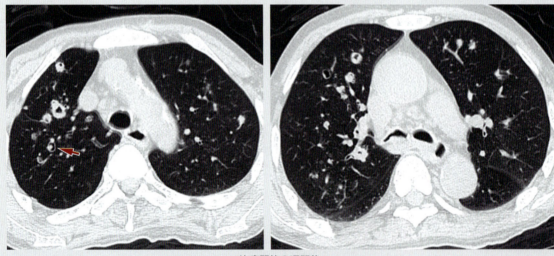

治療開始3週間後

腕頭静脈レベル HRCT（左上），気管分岐部レベル HRCT（右上）：右上葉優位に多数の不整形結節を認め，周囲にすりガラス影（CT halo sign）を伴う．結節は気管支血管束周囲や胸膜下に認められる（→）．
治療3週間後の左上図とほぼ同レベル（右上葉）HRCT（左下），右上図と同レベル HRCT（右下）：結節は全体的に軽度縮小し，周囲のすりガラス影もほぼ消失している．一部の結節には空洞を生じ，いわゆる air-crescent sign を呈している（→）．

◉肺アスペルギルス症

- 肺アスペルギルス症は次のように分類される.
  ①アレルギー性気管支肺アスペルギルス症（ABPA）
  ②侵襲性肺アスペルギルス症（IPA）
  ③慢性肺アスペルギルス症（CPA）
  さらに慢性肺アスペルギルス症は単純性肺アスペルギローマ（SPA）と慢性進行性肺アスペルギルス症（CPPA）に分類される.
- 肺アスペルギルス症のうち，多発結節を生じるものは侵襲性肺アスペルギルス症が主体である.

①侵襲性肺アスペルギルス症（IPA）
☞ ATLAS p32・134・172・194, p328（診断チャート）

- 血管侵襲性では，結節や腫瘤，consolidation が気管支血管束周囲に認められ，出血を反映して周囲にすりガラス影（CT halo sign）を伴う.
- 気道侵襲性では，気管支肺炎と類似した所見（区域性 consolidation，小葉中心性粒状影，気管支壁肥厚）を呈する.
- IPA では好中球が回復してくる 2〜3 週間後には空洞を形成し，air-crescent sign を呈することもある[2].

- 免疫の低下している患者で左図のように CT halo sign を伴った両肺多発結節を認めた場合，侵襲性肺アスペルギルス症が疑われる.
- 細菌性肺炎ではこのような所見を呈することは敗血症性肺塞栓以外では極めてまれである.

病理所見の概略：菌体は気管支壁に感染し，次いで併走する肺動脈に浸潤し，凝固壊死巣が形成され，周囲に出血を伴う. 気道浸襲性では，菌体による気道壁の基底膜への浸潤があり，細気管支・気管支病変を引き起こす.

②単純性肺アスペルギローマ（SPA）
☞ p328（診断チャート）

- 多くは上葉に，壁のやや厚い空洞内の円形腫瘤（菌球）として認められ，空洞壁との連続は認めないため，体位変換で移動する. 周囲肺実質の変化は乏しい. 菌球が複数の空洞内に認められる場合は，慢性空洞性肺アスペルギルス症（CCPA）に含まれ，慢性進行性肺アスペルギルス症（CPPA）に分類される.

病理所見の概略：菌球は，アスペルギルスの空洞内への定着・増殖により空洞壁が次第に肥厚・不整となり脱落して，フィブリン・粘液・壊死組織と一塊となることで生じるとされる.

4. 多発結節

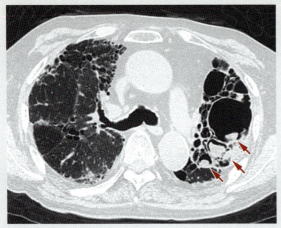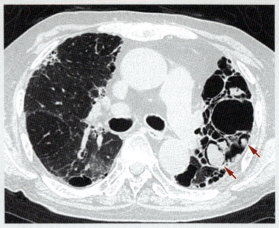

気管分岐部レベル HRCT（左），左図より約 1 cm 尾側レベル HRCT（右）：左上葉の拡張した気腔内に菌球と思われる結節状構造を多数認める（→）．

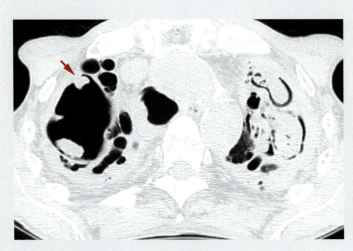

大動脈弓直下レベル HRCT：両側肺尖部に認められる空洞の内部に菌球と思われる結節状構造を認める．右の大きな空洞の腹側には重力に逆らって結節状構造を認める（scab-like sign；→）．CT 撮影 4 日後，喀血を生じた．

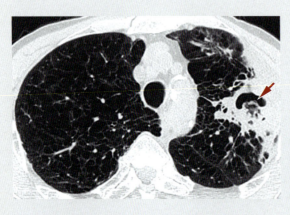

大動脈弓上部レベル HRCT：左上葉に空洞性病変があり，内部に壊死物質や菌塊のような結節状構造を認める（→）．空洞壁は厚く，内面はやや不整で，周囲に consolidation が広がる．

③慢性進行性肺アスペルギルス症（CPPA）
☞ ATLAS p194・210, p328（診断チャート）

- 好発部位は上葉である．胸膜の肥厚，胸膜直下軟部組織，壁の厚い多発空洞性病変や気管支拡張などの所見を伴い，経時的に増悪する．経過観察中，新たな空洞の出現，軟部組織構造や空洞壁の肥厚の増悪，空洞内液面形成や菌球出現などの所見を認める．SPA の空洞の拡大や周囲の consolidation の増悪がみられた場合も含まれ，SPA と CPPA は連続した一連の過程であるとも考えられる[3]．
- 慢性肺アスペルギルス症の CT において，Sato らは scab-like sign が喀血を予知することができる sign であることを報告した[4]．

- 左上図の症例は菌球が多発性に認められるため，CCPA に分類される．菌球のみられる空洞壁は smooth で明らかな scab-like sign は認められない．CT 撮影後 1 年以上血痰・喀血はみられていない．
- 左中図は CT 撮影後喀血を生じた症例である．
- 左下図は病理学的に周囲肺組織侵襲を認めた CNPA の症例である．

病理所見の特徴：CPPA は，組織侵襲を伴わない慢性空洞性肺アスペルギルス症（CCPA；左上段の CT）と，組織侵襲を伴う慢性壊死性肺アスペルギルス症（CNPA；左中・下段の CT）に分類される．菌球を含む空洞周囲の consolidation や新たに生じる病変は，真菌そのものによる組織侵襲ではなく，アスペルギルスの産生する種々のトキシンや菌体成分などによる炎症・肺の障害が想定され，周囲組織は慢性炎症とともに高度な線維化を伴う．

4. 多発結節

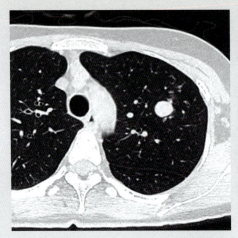
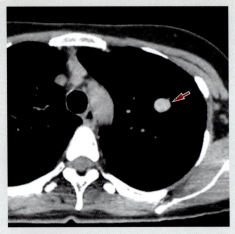
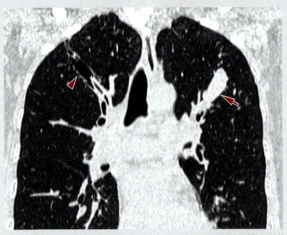

大動脈弓上部レベル HRCT（左），同レベル単純 CT 縦隔条件（右），肺野冠状断再構成画像（下）：左 S^3 に棍棒状の境界明瞭な構造を認める（→）．拡張した気管支内の粘液栓であり，縦隔条件（右）での濃度値は高い（→）．末梢側には分岐状粒状影も伴う．右 B^1 には粘液塞栓が消失した気管支拡張像を認める（▶）．

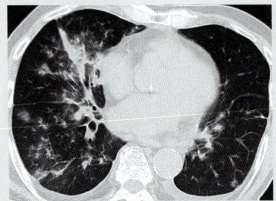
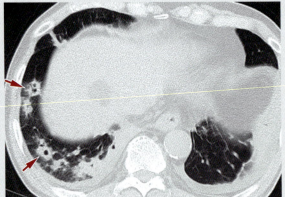

右 B^8 分岐部レベル HRCT（左），肺底部レベル HRCT（右）：中葉や右下葉には気管支血管束に沿った consolidation およびすりガラス影や結節を認める．右肺底部の結節は内部に空洞を伴っている（→）．両側少量胸水を認める．

［地域医療機能推進機構 南海医療センター 亀川隆久先生のご厚意により掲載］

④アレルギー性気管支肺アスペルギルス症（ABPA）
☞ **ATLAS** p32・132・192，p402（診断チャート）

- 拡張した中枢気道内の粘液栓を反映して，gloved finger sign と呼ばれる所見を呈する．

- 左図症例は典型的なアレルギー性気管支肺アスペルギルス症の所見である．

●カンジダ症
☞ p328（診断チャート）

- 多発結節や粒状影（88〜95％，3〜30 mm）を認めることが多く，一部は CT halo sign を伴う．
- 分布は小葉中心性やランダムパターンが多い，また，多発性の consolidation（35〜50％）を呈する場合もある．
- 喀痰から検出されても，免疫抑制患者ではカンジダが定着（colonization）していることが多いため，肺カンジダ症と診断するのは難しく，経気管支的な採痰・生検や血液培養によって証明する必要がある．

病理所見の概略：結節は静脈閉塞に伴う凝固壊死を，halo sign は浮腫や出血を反映するとされる．空洞を伴うこともある．consolidation は，カンジダによる気管支肺炎・肺胞内の出血や滲出液，浮腫，びまん性肺胞傷害（DAD）を反映しているとされる[5]．

4. 多発結節

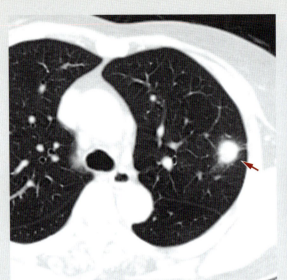
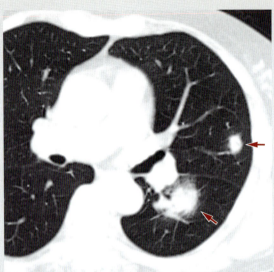

気管分岐部直上レベル CT（左），左上葉支レベル CT（右）：左 S^3，S^4 および左 S^6 に CT halo sign を伴う多発結節を認める（→）．

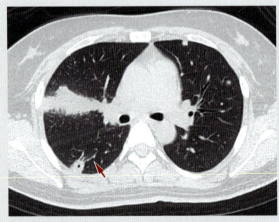
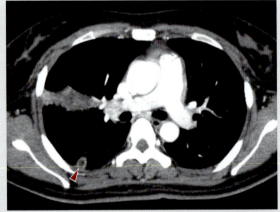

左 B^3 分岐部レベル HRCT（左），造影 CT 縦隔条件（右）：両肺末梢優位に多発結節を認める．右 S^6 の結節は胸膜側がやや大きく楔状の形態を呈し，内部には空洞がみられ，造影効果も不良で壊死・梗塞が疑われる（▶）．この結節には，やや拡張した肺静脈が連続して認められる（feeding vessel sign；→）．右 S^3 には楔状の造影効果の乏しい consolidation を認め，病原体の塞栓子による梗塞性変化を疑う．

●ムーコル症
☞ ATLAS p184, p328（診断チャート）

- 単発あるいは多発の結節・腫瘤や consolidation を呈し，空洞を伴うこともある．結節は CT halo sign や reversed halo sign を認める頻度も高い．
- 侵襲性肺アスペルギルス症との比較では，多発結節や径1 cm 未満の小結節，胸水，副鼻腔炎合併の頻度，ボリコナゾール使用中の感染などの頻度が，ムーコル症で多かったとの報告[6]もあるが CT を用いた両者の鑑別は困難である．免疫低下症例において，胸部造影 CT で塞栓症（血管内造影不良域）が認められた場合，アスペルギルス症とともにムーコル症も初期に疑うことが重要である．
- ムーコル症では，培養は通常陰性であり，特異抗原や抗体検査もなく，β-D-グルカンも陰性である．通常アスペルギルスの治療で使用される抗真菌薬（ボリコナゾール）が無効であることなどが，ムーコル症を疑うきっかけとなりうる．

- 免疫の低下した患者で左図の画像所見がみられた場合には，ムーコル症あるいは侵襲性肺アスペルギルス症が鑑別に挙げられる．画像上，両者の鑑別は困難である．

病理所見の概略：ムーコルの胞子を吸入することで，胞子が定着して気管支壁・血管内へ浸潤し，血栓・塞栓症が続発する．副鼻腔から中枢神経に進展する鼻脳型や肺に感染する肺型が多い．

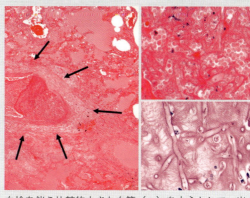

血栓を伴う比較的大きな血管（→）を中心として，出血性梗塞をきたしている（左）．血栓内に幅広い半透明な菌体が認められる（右上）．菌体は太さが不定であり，隔壁は認められない（右下）．

敗血症性肺塞栓症（septic emboli）
☞ ATLAS p174, p328（診断チャート）

- 末梢優位の多発結節（0.5～3.5 cm 大）で，楔状の形態を呈し，周囲に出血を反映したすりガラス影（halo sign）も伴う．内部は軟部濃度で造影効果は不良であり，気管支との交通によりしばしば空洞形成もみられる．結節の中心部に向かってやや拡張した血管が連続する所見（feeding vessel sign）も高頻度に認められる[7]．
- 原因菌としてのグラム陰性菌と陽性菌についての CT 画像所見の比較では，グラム陽性菌では，陰性菌よりも結節は大きく，微小膿瘍や梗塞により内部の空洞や気管支透亮像がみられやすく，楔状の形態をとるものが多い傾向にある．
- グラム陰性菌では，結節は陽性菌より小さく，feeding vessel sign はみられやすく，出血性梗塞を生じやすいことを反映して，halo sign を伴うことが多い傾向にある[8]．

- 左図の症例は敗血症性肺塞栓症が疑われる典型的な所見である．

病理所見の概略：感染性心内膜炎や敗血症により細菌が血行性に散布され，病原体が肺動脈を塞栓することにより微小膿瘍形成・出血性梗塞を形成する．

4. 多発結節

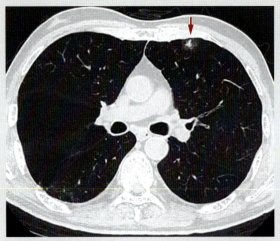 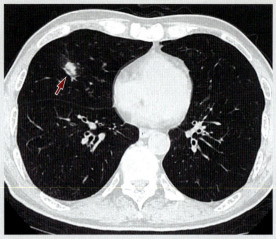

左 B^3_a 分岐部レベル HRCT（左），右 B^9，B^{10} 分岐部レベル HRCT（右）：左 S^3 末梢，右 S^5 に不整形結節を認め，CT halo sign を伴う（➡）．

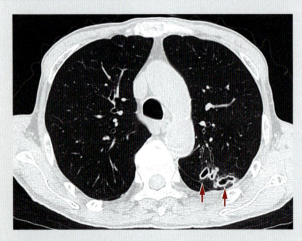

大動脈弓部レベル HRCT：左 S^{1+2}_c 末梢に胸膜に連なった壁の厚いトンネル様の空洞構造（虫道）（➡）を認める．空洞と連続する胸膜には限局性の肥厚所見を認める（非掲載）．

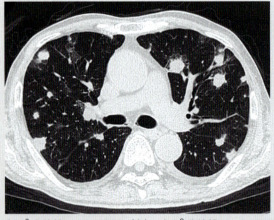 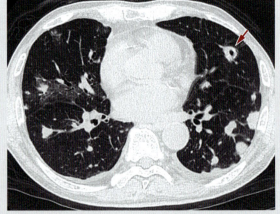

左 B^3 分岐部レベル HRCT（左），右 B^8 分岐部レベル HRCT（右）：両肺に大小様々な結節を多数認める．末梢優位・気管支血管束周囲優位で，結節の一部には空洞を伴い（➡），周囲には小葉間隔壁の肥厚や小葉内間質の肥厚を伴うすりガラス影を認める．

寄生虫症（幼虫移行症，肺吸虫症）
☞ ATLAS p172・212, p328（診断チャート）

- 両肺末梢優位に多発結節（数 mm 〜 1 cm）やすりガラス影を認め，結節の多くは halo を伴う．すりガラス影は気管支血管束周囲に認められる．経時的にみると陰影は一過性で移動性である[9]．肺病変と関連して，肝臓に好酸球性膿瘍による多発性の低吸収域を認めることがある．

病理所見の概略：結節部は壊死組織や虫体と周囲に形成された好酸球肉芽腫に相当し，すりガラス影の部分は，周囲や近傍の小葉間隔壁への好酸球や炎症細胞浸潤に相当すると推測される[9]．

- 左図の症例では，経過観察で施行された CT で病変の消失および新たな病変の出現を認めた（非掲載）．

●ウエステルマン肺吸虫症

- 単発あるいは多発性の結節や consolidation を呈し，肺病変は肺末梢側に位置し，胸膜と連続性がみられる．結節近傍の胸膜肥厚，気管支壁肥厚や小葉中心性粒状影などもみられる．
- 成長段階により比較的特徴のある像を示す．初期には虫体や虫卵に対する反応性の陰影が胸膜に連続する不規則な consolidation としてみられ，慢性期には肺組織を破壊して虫卵・虫体・壊死物質からなる虫結節，さらに虫結節が気管支と交通してできる虫嚢胞となり，内部に低濃度結節の集合や嚢胞・空洞陰影として認められる．また，成虫が肺組織を破壊しながら移動する際に形成されるトンネル様の空洞（虫道）は特徴的である[10]．

ノカルジア症
☞ p328（診断チャート）

- 単発あるいは多発結節が肺中間層〜末梢優位に認められる．
- Sato らは 18 例の肺ノカルジア症の HRCT 所見について報告している．ほぼ全例に結節を認め，その 2/3 に空洞を伴う．発症初期の小さな結節でも空洞を伴うことが多い．また，結節周囲に小葉間隔壁肥厚を 77.8% に認め，他の感染症と区別する上で重要な所見となりうると考えられる[11]．他の細菌性肺炎では septic emboli を除いてこのような所見を呈することはまずない．

- 左図の画像の鑑別として侵襲性肺アスペルギルス症，敗血症性肺塞栓症あるいは出血を伴った肺転移などが挙がる．

4. 多発結節

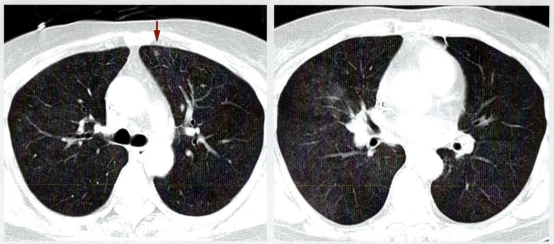

気管分岐部レベル HRCT（左），中葉支分岐部レベル HRCT（右）：両肺にはすりガラス影と無数の微細結節を認める．下葉優位（未掲載）で，分布は小葉中心性優位であるが胸膜下にもみられランダムな分布である．左肺 S^3_b 末梢ではやや大きめの淡い結節が認められる（→）．

B. 非感染

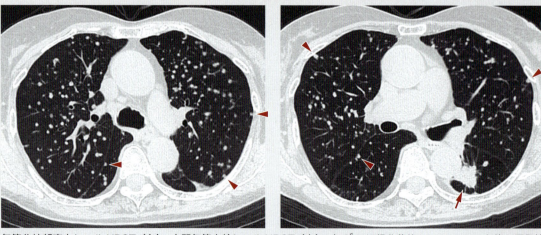

気管分岐部直上レベル HRCT（左），中間気管支幹レベル HRCT（右）：左 S^6 に辺縁分葉状で spiculation を伴う原発性肺癌（→）を認める．両肺にはびまん性に多数の結節を認める．結節は葉間部を含め胸膜にも接して認められ（▶），ランダム分布を呈している．結節の大きさは不揃いである．

ウイルス性肺炎（CMV など）
☞ **ATLAS** p26・152・156・174, p376（診断チャート）

●**サイトメガロウイルス（CMV）肺炎**
- びまん性あるいは限局したすりガラス影，consolidation，reticular opacity，粟粒結節や halo sign を伴う多発結節などを認める．結節の分布は小葉中心性〜ランダム分布を呈し，下葉優位にみられることが多い．

転移性肺腫瘍
☞ **ATLAS** p22・176, p282（診断チャート）

- 大小不同な円形・類円形の結節が両側多発性にランダムな分布で認められる．血流の多い下葉優位に分布する頻度が高いが，上葉への孤立性転移もありうる．
- 原発巣としては乳癌，大腸癌，頭頸部癌，腎細胞癌などが肺転移をきたす頻度が高い．結節は原発巣の組織形により様々な形状（空洞，出血，石灰化，consolidation など）をとりうる．
- 左図症例では多発性骨転移も認められた（非掲載）．

4. 多発結節

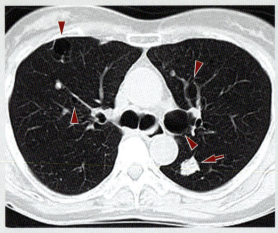
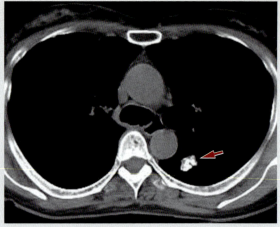

気管分岐部レベル HRCT（左），単純 CT 縦隔条件（右）：両肺に大小不同の結節を多数認める．左 S^6 の結節には粗大な石灰化を伴う（→）．右 S^3 末梢や気管支血管束周囲には薄壁嚢胞（▶）が認められる．

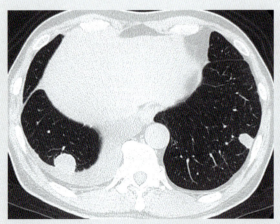
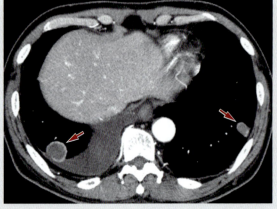

肺底部レベル HRCT（左），造影 CT 縦隔条件（右）：両下葉胸膜下に円形結節を認め，内部の造影効果は不良である（→）．右胸水貯留も認める．

アミロイドーシス（石灰化結節）

☞ ATLAS p70, p334（診断チャート）

- 気管支・肺のアミロイドーシスは，①気管・気管支型，②結節型，③びまん性肺胞隔壁型に分類される．
- 結節型は無症状のことが多く，境界明瞭な単発・多発結節として認められ，約50％に石灰化を伴う．石灰化を伴う多発結節が認められた場合には，アミロイドーシスなどを疑うが，石灰化が認められない場合は他の疾患との鑑別は困難である．大きさは0.5〜15 cm大と様々で緩徐に増大する．
- びまん性肺胞隔壁型では，肺胞や小血管壁などの間質にアミロイドが沈着する．呼吸器症状を生じ呼吸不全に至ることがある．HRCT所見としては，小葉間隔壁や気管支血管束周囲（広義間質）の肥厚，小葉内網状影や多数の微細結節（2〜4 mm大），consolidationなどを肺底部末梢優位に認める．病変内に微細な点状の石灰化を伴うこともある[12]．

- 左図症例はSjögren症候群に伴う2次性のアミロイドーシスである．

リウマチ結節

☞ p334（診断チャート）

- 上肺野から中肺野の末梢で胸膜に接して多発性にみられることが多い．大きさは0.5〜3 cm程度で，空洞形成の頻度は38.4〜50％と報告されている．
- 空洞性リウマチ結節の胸腔内への穿孔（リウマチ因子-複合体の集積による血流障害が影響）により気胸や膿胸の合併の報告もある[13]．

- 左図の結節は関節リウマチの治療により消失した．

4. 多発結節

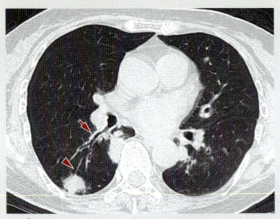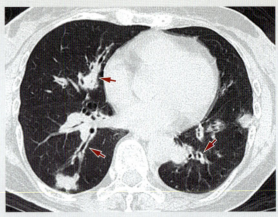

右B^{6}分岐部レベルHRCT（左），右下肺静脈レベルHRCT（右）：両肺には胸膜下優位に多発結節を認める．結節は辺縁不整・分葉状でわずかにすりガラス影を伴う．気管支血管束周囲にもconsolidationがあり，気管支壁の肥厚・内腔の軽度狭小化がみられる（→）．右S^{6}の結節についてはfeeding vessel sign様のやや拡張した血管が連続する所見が認められる（▶）．

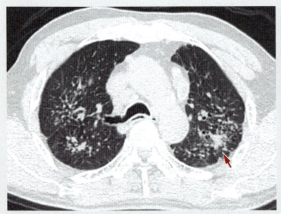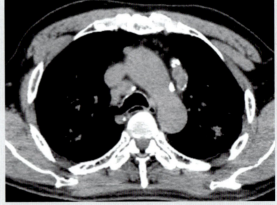

右上葉支分岐部レベルHRCT（左），単純CT縦隔条件（右）：両上葉優位にびまん性に小結節を認める．結節は肺野中間部に集簇し，一部に大陰影を形成する（→）．比較的左右対称性で，縦隔条件ではやや濃度値が高い．背景肺野に軽度気腫性変化もみられる．縦隔・肺門には辺縁優位に石灰化した腫大リンパ節が認められる．第一に珪肺を疑う所見である．

多発血管炎性肉芽腫症（GPA）

☞ **ATLAS** p180・222, p334（診断チャート）

- 単発あるいは多発（多くは10個以下で10 cm以下）の結節・腫瘤（70%）として認められる．
- 分布はランダムであるが，気管支血管束周囲や胸膜下優位に認められ，血管中心や小葉中心性の分布を呈することもある．
- 結節内空洞（50%）は2 cm以上になるとさらに高頻度で認められ，空洞壁は平滑で薄いものや，不整で厚いものなど様々である．巨大な空洞を呈する場合もある．
- 結節にCT halo sign（15%）もみられることがあり，周囲肺実質の出血による．また，出血や梗塞を反映してすりガラス影やconsolidation（50%）もみられる．
- 気道浸潤（16〜23%）を合併することも特徴の1つであり，気管や比較的太い気管支に限局的，多発性で平滑・結節状の肥厚がみられる．
- 胸膜浸潤（12〜20%）がある場合には，胸膜肥厚・腫瘤状構造や胸水貯留が認められる[14]．

- 左図は難聴と乾性咳嗽を訴えて来院された症例である．画像所見もあわせてGPAを疑う所見である．

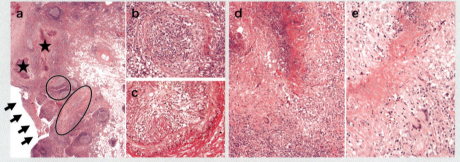

胸膜（→）直下を中心としてリンパ濾胞を伴う結節病変が認められ（a），病変は気管支（丸印）・動脈（楕円印）周囲に位置している．病変内には地図状壊死（★印）が認められる．一部に血管炎も認められる（楕円印とb，cはEvG染色）．血管壁は肥厚し，高度のリンパ球浸潤がみられ，少数ながら好中球も混在している．核塵を伴う地図状壊死を取り囲むようにして（d），組織球・リンパ球よりなる肉芽腫（palisading granuloma）の形成がみられ，多核巨細胞も混在している（e）．

珪 肺

☞ **ATLAS** p18・64・188, p279（診断チャート）

- 上葉背側優位に，2〜5 mm大の境界明瞭な結節が気管支血管束周囲に認められ，リンパ流によるクリアランスに伴って小葉間隔壁や胸膜下などの広義間質に沿って分布する結節も認める．
- 病変が進行して増大し癒合すると，塊状線維化巣（PMF，大陰影）を形成するが，上肺野の末梢〜中間部に生じ，肺門に向かう形状となる．
- 結節や大陰影はしばしば石灰化を伴う．

4. 多発結節

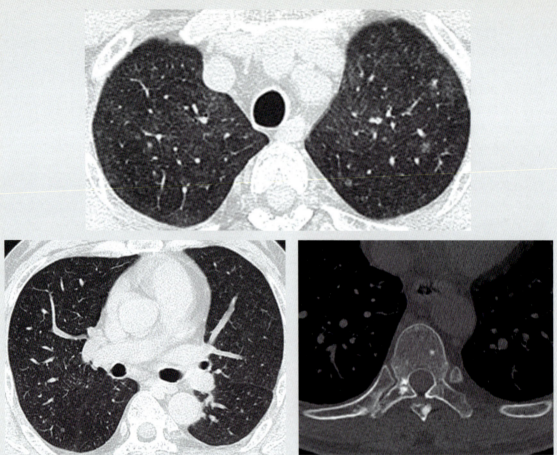

両肺尖部レベル HRCT（上），中間気管支幹レベル HRCT（左下），椎体（Th9 レベル）骨条件（右下）：両肺にはびまん性に淡く微細な小結節を無数に認める．結節は葉間や胸膜にも接して認められることから，分布はランダムであると診断できる．約 6 年間の経過で，ほぼ変化は認められない（未掲載）．骨には多発性に骨島状の硬化性変化を認め，結節性硬化症に伴う骨病変が疑われた．身体所見として，顔面や爪周囲にも結節性硬化症に伴う線維腫が認められた．

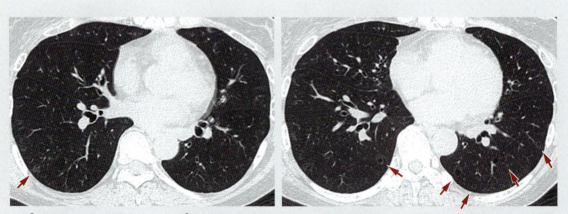

右 B⁸ 分岐部レベル HRCT（左），右 B⁹ 分岐部レベル HRCT（右）：両肺末梢優位に淡い微小結節が散見され，空洞結節（→）も多数認められる．

multifocal micronodular pneumocyte hyperplasia (MMPH)

☞ p334（診断チャート）

- 2～14 mm 大の結節やすりガラス結節がびまん性，ランダムに多数認められ，無数にみられる場合もある．すりガラス結節は辺縁がリング状にみられることもある．経過観察ではサイズはほとんど変化がみられない[15]．
- AAH や AIS と区別するために骨硬化性変化の有無を調べることは重要である．
- 左図症例は結節性硬化症に伴う MMPH である．

病理所見の概略：過誤腫と考えられるⅡ型肺胞上皮細胞の過形成性病変であり，既存の肺胞構造を破壊することなく，肺胞表面に 1 列に並ぶ．肺胞隔壁に相当する間質部は肥厚し弾性線維が増加する．atypical adenomatous hyperplasia（AAH）や adenocarcinoma *in situ*（AIS）に極めて類似する．

肺髄膜腫様結節（MPMNs）

☞ p334（診断チャート）

- 両肺野にランダムな分布を呈する 1～4 mm 大のすりガラス結節を多数認め，10 mm を超える場合や空洞を伴うこともある．上肺野優位，末梢優位の傾向がある[16]．
- 左図症例は経過でほとんど変化がみられず，HRCT 上，MPMNs が疑われた．胸腔鏡下肺生検が施行され，組織学的に確定診断が得られた．

病理所見の概略：組織学的には小静脈に接した間質や胸膜を中心とした領域に玉ねぎ状の配列で増殖する細胞が認められる．

4. 多発結節

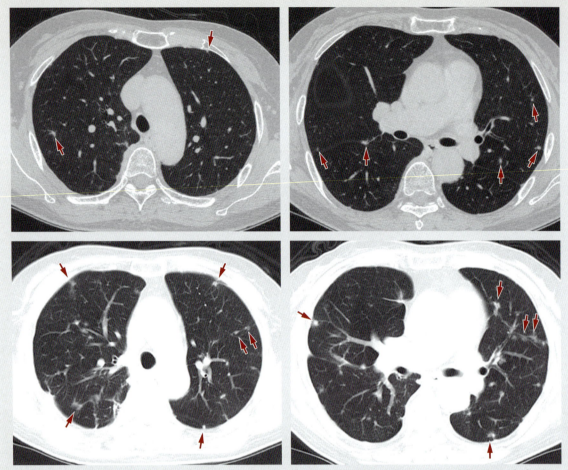

大動脈弓部レベル CT（左上），中間気管支幹レベル CT（右上）：両肺末梢優位に不整形小結節を多数認める（→）．明らかな石灰化や空洞は認めない．
3年経過観察後の左上図で認められた左 S^3_c 末梢の小結節とほぼ同レベルの CT（左下），右上図とほぼ同レベル CT（右下）：両肺の不整形結節の増加・増大を認める（→）．結節周囲にはすりガラス影や線状構造を伴い，結節同士の癒合や索状構造で連続するような所見もみられる．

文　献

1) 芦澤和人ほか：肺クリプトコッカスの CT 所見：60 症例の解析．臨床放射線 **51**：91-95，2006
2) Franquet T, et al: Spectrum of pulmonary aspergillosis: histologic, clinical, and radiologic findings. RadioGraphics **21**: 825-837, 2001
3) 深在性真菌症のガイドライン作成委員会（編）：深在性真菌症の診断・治療ガイドライン 2014，協和企画，東京，2014
4) Sato H, et al: The scab-like sign: a CT finding indicative of haemoptysis in patients with chronic pulmonary aspergillosis? Eur Radiol **28**: 4053-4061, 2018
5) Franquet T, et al: Pulmonary candidiasis after hematopoietic stem cell transplantation: thin-section CT findings. Radiology **236**: 332-337, 2005
6) Chamilos G, et al: Predictors of pulmonary zygomycosis versus invasive pulmonary aspergillosis in patients with cancer. Clin Infect Dis **41**: 60-66, 2005
7) Dodd JD, et al: High-resolusion MDCT of pulmonary septic embolism: evaluation of the feeding vessels sign. AJR Am J Radiol **187**: 623-629, 2006
8) Kwon WJ, et al: Computed tomographic features of pulmonary septic emboli: comparison of causative microorganisms. J Comput Assist Tomogr **31**: 390-394, 2007

肺類上皮血管内皮腫（PEH，旧 IVBAT）

☞ p334（診断チャート）

- 画像所見は，①多発結節影，②多発網状粒状影，③びまん性胸膜肥厚像の3パターンに大きく分けられる[17]．

①多発結節影

- 最もよくみられるパターンである．境界明瞭な約2 cm 大までの多発結節（10〜20個）を認め，多くは1 cm 以下である．結節同士の癒合や数珠状に連なる所見がみられることもある．
- 多発肺転移との鑑別が重要となるが，経過でほとんど変化がないか，あってもわずかである．中心部石灰化はよくみられる．多中心性発生あるいは転移によると思われるが，他の臓器にも病変が認められ，PEH の 15〜20% には肝にも病変が認められる．
- 肝病変の所見としては，典型的には，辺縁，被膜下に偏在し，多発結節状で進行すると癒合する傾向がある．また病変部の肝表に陥凹を伴う点が比較的特徴的な所見である．

②多発網状粒状影

- 結節周囲に小葉間隔壁肥厚やすりガラス影を伴う．
- 腫瘍細胞の小血管内やリンパ管内への進展を反映するとされる．
- 予後が不良のパターンである．
- 癌性リンパ管症と類似する所見を呈する．

③びまん性胸膜肥厚像

- まれな形態で，高齢男性に多いとされる．胸痛や呼吸困難といった症状も伴う．びまん性・結節状の胸膜肥厚に胸水も伴う．
- 画像上は，癌性胸膜炎や胸膜中皮腫との鑑別が重要となる．

- 左図は PEH に比較的特徴的な所見であると思われる．

病理所見の概略：好酸性胞体を有する上皮様腫瘍細胞からなり，腫瘍の中心部は細胞成分に乏しく，硝子化や石灰化を伴う．腫瘍の辺縁部では細胞成分が豊富で，肺胞構造を保ちながら隣接肺胞腔へ Kohn 孔などを介してポリープ状に進展し増殖していくのが特徴である．特に小血管やリンパ管内への進展もみられる．

---

9) Okada F, et al: Pulmonary computed tomography findings of visceral larva migrans caused by Ascaris suum. J Comput Assist Tomogr **31**: 402-408, 2007
10) 松本俊郎ほか：ウエステルマン肺吸虫症の CT 所見．日本医放会誌 **53**: 565-571, 1993
11) Sato H, et al: High-resolution computed tomography findings in patients with pulmonary nocardiosis. Acta Radiol **23**: 290-296, 2016
12) Czeyda-Pommersheim F, et al: Amyloidosis: modern cross-sectional imaging. RadioGraphics **35**: 1381-1392, 2015
13) 芦谷淳一：関節リウマチ．日本臨牀 別冊呼吸器症候群（第2版）Ⅱ，日本臨牀社，東京，p623-627, 2009
14) Martinez F, et al: Common and uncommon manifestations of Wegener granulomatosis at Chest CT: radiologic-pathologic correlation. RadioGraphics **32**: 51-69, 2012
15) Muzykewicz DA, et al: Multifocal micronodular pneumocyte hyperplasia: computed tomographic appearance and follow-up in tuberous sclerosis complex. J Comput Assist Tomogr **36**: 518-522, 2012
16) Kraushaar G, et al: Minute pulmonary meningothelial-like nodules: a case of incidentally detected diffuse cystic micronodules on thin-section computed tomography. J Compt Assist Tomogr **34**: 780-782, 2010
17) Kim EY, et al: Thoracic epithelioid hemangioendothelioma: imaging and pathologic features. Acta Radiol **52**: 161-166, 2011

（小野 麻美）

5 consolidation

A. 分布による分類／a. 区域性

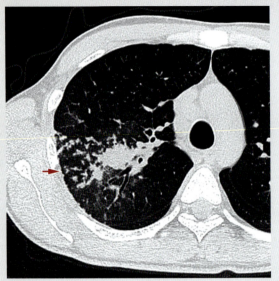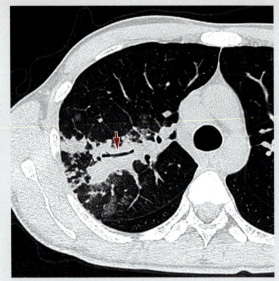

右 B^2 レベル HRCT（左）：右 S^2 に区域性の consolidation を認める．周囲にはすりガラス影も認める．また，高コントラストの V 字あるいは Y 字状の境界明瞭な分岐状粒状影（tree-in-bud pattern）を認め（→），一部では癒合して胸膜にも接している．

左図より 6 mm 尾側レベル HRCT（右）：右 S^2 に区域性の consolidation を認め，内部には air bronchogram を認める（→）．末梢には小さいながら高コントラストの境界明瞭な分岐状粒状影も認める．

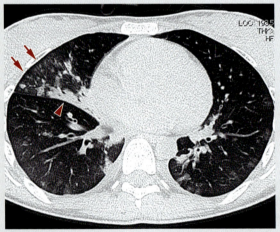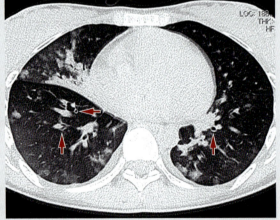

右下肺静脈レベル HRCT（左）：中葉に区域性の consolidation と小葉中心性粒状影（→）を認める．葉間胸膜は陥凹し中葉の容積は減少している（▶）．また，気管支壁肥厚所見が目立ち，両肺にすりガラス影が広がっている．

左図より 7 mm 尾側レベル HRCT（右）：中葉に区域性 consolidation と小葉中心性粒状影を認める．両側下葉支壁肥厚が目立っている（→）．少量の胸水も認める．

呼吸器疾患のCT画像パターンアトラス

気管支結核

☞ **ATLAS** p30・128・130・187, p290（診断チャート）

- 典型的なHRCT所見は，S^1，S^2，S^{1+2} や S^6 に，V字あるいはY字状の境界明瞭でコントラストの高い分岐状粒状影（tree-in-bud pattern）を伴った区域性のconsolidationであり，約半数に空洞を伴う．
- 周囲には粒状影が癒合した大小の高コントラストの結節も認める．経気道的に同一肺葉内を背側上方から前下方に広がっていくことから，区域性の分布を呈することになる．
- 上記好発部位の境界明瞭な結節（孤立性あるいは多発性）の周囲に，この境界明瞭な分岐状粒状影を認めた場合（結核腫の約80%に伴う），積極的に結核を疑う．

- 左図の症例におけるkey findingsは，①右S^2を病変の主座としていること，②区域性のconsolidation，③consolidation周囲に小さいながら高コントラストの境界明瞭な分岐状粒状影を認めることの3つが挙げられる．胸部HRCTのみでも結核を強く疑うことができる所見である．細菌性肺炎の胸部HRCTとは，粒状影の大きさや濃度，粒状影が胸膜面に達することなどで区別される．病変の軽微な部位に着目することが重要である．

気管支肺炎

☞ p339（診断チャート）

- 胸部HRCTで区域性consolidationを認めた場合，頻度的に第一に気管支肺炎を疑う．
- ほとんどの原因微生物が気管支肺炎の画像パターン（区域性consolidation）を呈しうるが，典型的には，市中肺炎ではマイコプラズマ肺炎，インフルエンザ菌肺炎およびモラキセラ・カタラーリス肺炎，院内肺炎では黄色ブドウ球菌肺炎や緑膿菌肺炎などで認められる．これらの原因微生物による病変の主座は末梢気道上皮であり，炎症細胞浸潤が細気管支およびその周囲の肺胞領域に限局するため，区域性のconsolidation，気管支壁肥厚および境界明瞭な分岐状粒状影が主所見となる．
- 単独感染である限り，ミレリ菌以外では膿瘍形成はほとんど認めない[1]．

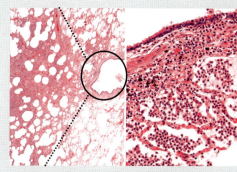

炎症細胞浸潤の高度な部分が区域性に認められる（左；点線）．気管支壁もやや肥厚している（左；○印）．細気管支壁や肺胞壁，肺胞腔内に多数の好中球浸潤がみられる．肺胞腔内にはマクロファージもみられる（右）．

- 左図は若年成人に発症したマイコプラズマ肺炎の症例である．区域性のconsolidationおよび小葉中心性粒状影を認め，病変の軽微な部位には気管支壁肥厚がかなり目立っている．気管支肺炎の原因微生物による肺炎と診断することは容易であり，さらにconsolidationを認めた中葉の容積は減少していることから，マイコプラズマ肺炎を強く疑うことが可能である．

5. consolidation

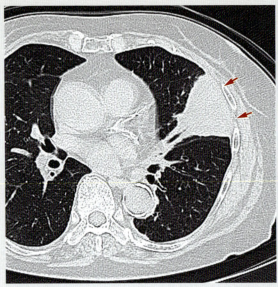 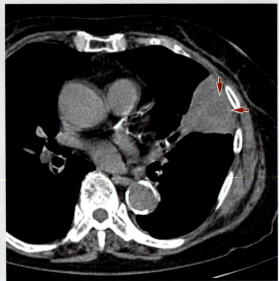

左 B⁵ 分岐部レベル HRCT（左）：左 S⁵ 末梢に，胸膜を底辺とする三角形状の consolidation を認める（→）．周囲に小葉中心性病変は認めない．
左図と同レベルの単純 CT 縦隔条件（右）：consolidation の内部には，類円形の低濃度域を認める（→）．経過にて consolidation は縮小し，索状瘢痕を残してほぼ消失した．

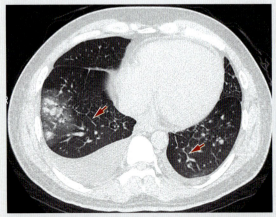 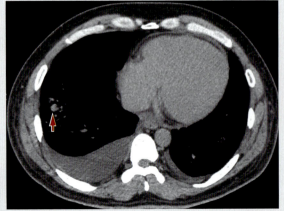

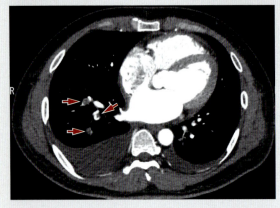

両側下葉レベル HRCT（左上）：両肺にはすりガラス影を認め，小葉間隔壁肥厚も認められる（→）．右 S⁹ 末梢には区域性のすりガラス影および consolidation を認める．右優位の両側胸水もみられる．
左図と同レベルの単純 CT 縦隔条件（右上）：すりガラス影内に認められた consolidation は高濃度を呈していることから出血が疑われる（→）．両側胸水および少量の心嚢水を認める．
右下肺静脈レベル dynamic CT 動脈相（左下）：右 A⁸，A⁹，A¹⁰ 内には血栓と思われる造影欠損を認める（→）．

肺梗塞

☞ p339(診断チャート)

●急性肺血栓塞栓症
- 肺野所見としては,胸膜に接する区域性 consolidation を認め,内部には造影効果を認めない.肺動脈 CT の直接所見としては,肺動脈内の造影欠損を認める.

●慢性肺血栓塞栓症
- 胸部 CT 所見としては,肺動脈の造影欠損などの急性肺血栓塞栓症で認められる所見の他,右心系の拡大や側副血行路の発達(気管支動脈の拡張)や,肺野には mosaic perfusion を認める.
- 胸膜に接する区域性 consolidation は呈さない.

- 左下図の症例は,肺梗塞に間質性肺水腫が合併した症例である.区域性のすりガラス影を認め,その内部には consolidation もみられる.consolidation の一部は単純 CT で胸水と比較して濃度が高く,出血を反映していると思われる.

5. consolidation

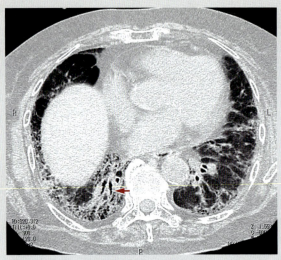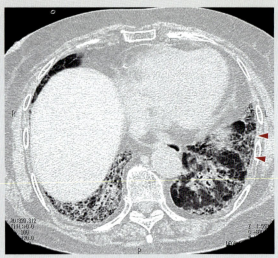

両側肺底部レベル HRCT（左）：両側下葉を主として濃度上昇域を認める．下葉の容積は減少し（葉間胸膜の背側への変位，右 B^9～B^{10} 間の狭小化など），胸膜直下・気管支血管束に沿って区域性の consolidation およびすりガラス影を認める．牽引性気管支拡張もみられる（→）．

左図より 15 mm 尾側レベル HRCT（右）：気管支血管束に沿った consolidation およびすりガラス影を認め，胸膜を底辺として扇状に広がっている（▶）．軽度ではあるが牽引性気管支拡張も認める．明らかな honeycombing は認めない．

A. 分布による分類／b. 非区域性

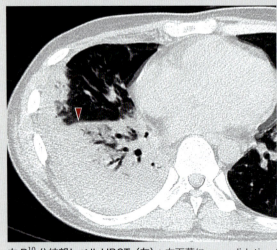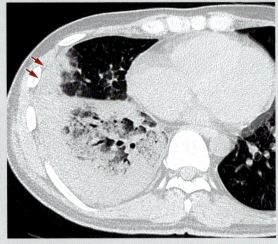

右 B^{10} 分岐部レベル HRCT（左）：右下葉に consolidation を認める．内部には air bronchogram を認め，葉間胸膜はわずかに膨隆している（bulging fissure sign；▶）．

左図より約 3 cm 尾側レベル HRCT（右）：右下葉末梢に非区域性に広がる consolidation を認める．不全分葉のため，中葉（S^4）にも consolidation が及んでいる（→）．気管支壁肥厚や小葉中心性粒状影はほとんど認めない．

非特異性間質性肺炎（NSIP），膠原病に伴う間質性肺炎（NSIP pattern）

☞ ATLAS p154, p339（診断チャート）

- 胸部HRCTでは両側下葉に気管支血管束に沿ったすりガラス影およびconsolidationを認める．
- 牽引性気管支拡張と病変部の容積減少はしばしば認められる所見である[2]．
- 容積減少や牽引性気管支拡張を伴ったconsolidationは活動性の気管支肺炎では認められない．

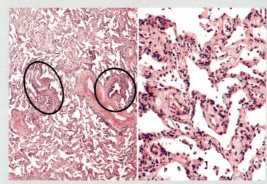

細気管支（○印）を中心として，時相の均一な軽度の線維化がびまん性に認められる（左）．肺胞構築は保たれており，軽度の線維性肥厚，リンパ球浸潤を伴っている．

肺胞性肺炎

☞ ATLAS p190, p349（診断チャート）

- 胸部HRCTでは境界不明瞭な非区域性consolidationを呈し，consolidationの内部にはair bronchogramを認める．
- consolidationの辺縁など肺胞腔内充填に乏しい部分はすりガラス影として認められ，葉間部では胸膜が圧排伸展され，いわゆるbulging fissure signを呈する．
- 混合感染による肺炎の胸部HRCT所見としては，①非区域性consolidation＋気管支壁肥厚や小葉中心性粒状影，②気管支壁肥厚＋粘液栓，③空洞形成（膿瘍形成）などが報告されている[3]．

- 左図は若年成人に発症した肺炎球菌肺炎の症例である．

5. consolidation

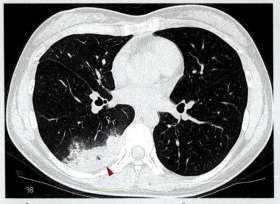 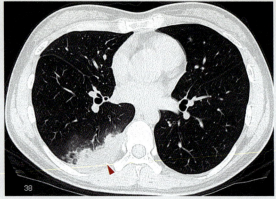

右 B⁸ 分岐部レベル HRCT（左）：右 S⁶ 末梢に非区域性に広がる consolidation を認める（▶）．辺縁にすりガラス影を伴っている．

左図より 3 mm 下方レベル HRCT（右）：左図と同様に右 S⁶ 末梢に非区域性に広がる consolidation を認める（▶）．わずかな粒状影も疑われるが，気管支壁肥厚はない．

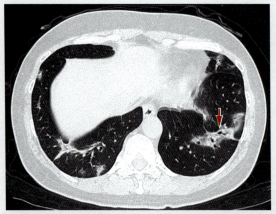 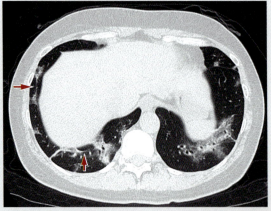

両側肺底部レベル HRCT（左）：両側下葉に非区域性に広がる consolidation を認める．収縮性変化を伴い，左 B⁹ は軽度拡張している（➡）．周囲に小葉中心性病変は認めない．

左図より 2 cm 下方レベル HRCT（右）：左図と同様に，両側下葉に非区域性に広がる consolidation やすりガラス影を認める．左 B⁹ や両側 B¹⁰ は軽度の拡張を認める．右下葉にはそれぞれの consolidation を橋渡しするような線状構造を伴っている（➡）．

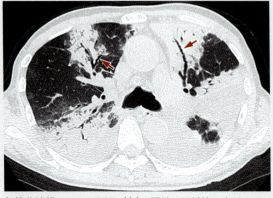 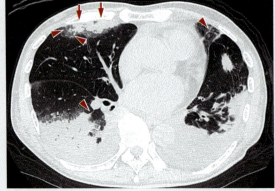

気管分岐部レベル HRCT（左）：両肺に区域性に広がる consolidation を認める．両側 B³ᵦ は牽引性の拡張を認める（➡）．明らかな細気管支病変は認めない．

右 B⁷ レベル HRCT（右）：両側下葉に区域性に広がる consolidation を認める．右 S⁵ 末梢には非区域性の consolidation を認める（➡）．わずかな小葉間隔壁肥厚も認める（▶）．

特発性器質化肺炎（COP）

☞ ATLAS p146・148・182・184, p349（診断チャート）

- 画像パターンとして，①比較的末梢優位に分布する非区域性のconsolidationとすりガラス影，②両側下葉気管支に沿ったconsolidationや結節状consolidation（気管支にまとわりつくような所見），③reversed halo sign（中心部のすりガラス影をconsolidationが囲むドーナツ状の所見），④小葉間隔壁で境界される汎小葉性のすりガラス影あるいはconsolidationなどが報告されている[4,5]。
- consolidation内部には牽引性の気管支拡張所見をしばしば認め，急性期の細菌性肺炎と区別されうる所見として重要である．
- 病変が移動するような所見（消失と出現）を認め，wandering pneumoniaと呼ばれることがある．
- 胸水を伴うことはまれである．

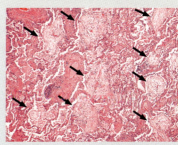

非区域性・びまん性に，肺胞内腔に突出するように発育したMasson体（幼若な線維性肉芽組織；→）が認められる．肺胞壁には軽度のリンパ球浸潤が認められる．

慢性好酸球性肺炎（CEP）

☞ ATLAS p142・146, p349（診断チャート）

- 胸部単純X線写真では，両側上肺野優位で，外側2/3にconsolidationが認められ，"photographic negative of pulmonary edema"と称される所見を認める．
- 胸部HRCTでは，両肺末梢優位で，非区域性のconsolidationおよびすりガラス影を認め，小葉間隔壁肥厚を高頻度で認める[6,7]．気管支壁肥厚を認めることもある．胸水は約20%に認められる．これらの胸部HRCT所見は，急性好酸球性肺炎の画像所見（末梢が保たれるconsolidation，80%以上に胸水）および臨床所見（若年者，喫煙歴，末梢血好酸球増多なし，急速進行性）とは異なる．

- 左上図の症例では胸膜直下に非区域性に広がるconsolidationを認め，収縮性変化を伴っている．HRCT上，COPあるいはCEPを疑うことができるが，両者の鑑別は本症例では困難である．COPやCEPでは本症例のように，時相のずれを認めることも特徴的な所見である．時間が経った古い病変では，それぞれの非区域性consolidationを橋渡しするような線状構造や牽引性気管支拡張をしばしば認め，比較的新しい病変では非区域性のすりガラス影をconsolidationの周囲に認める．reversed halo signの成り立ちもこのような所見を背景としている．

5. consolidation

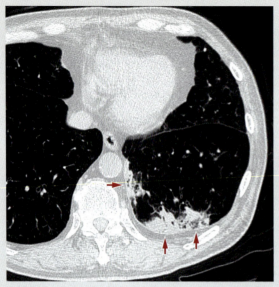 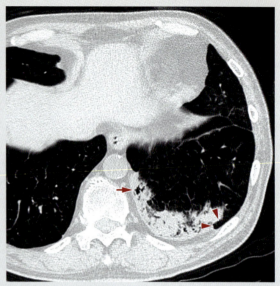

左下葉レベル HRCT（左）：左下葉末梢に非区域性に広がる consolidation を認める（→）．

左図より 12 mm 尾側レベル HRCT（右）：左下葉末梢に非区域性に広がる consolidation を認める．consolidation の境界は一部で明瞭で（小葉間隔壁で境界されている；▶），縦隔側では consolidation 内部に軽度拡張した気腔形成を認める（→）．周囲には明らかな細気管支・気管支病変は認めない．

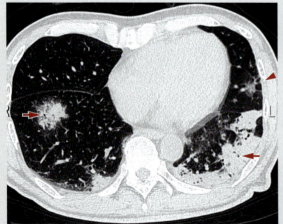 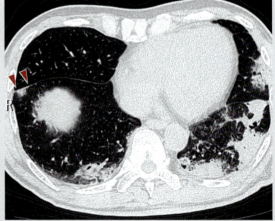

両側下葉レベル HRCT（左）：左下葉末梢に非区域性に広がる consolidation を認める（→）．接する左葉間胸膜には膨隆所見を伴っている．周囲に明らかな細気管支・気管支病変は認めない．右 S^8 には結節状の consolidation，右 S^{10} には区域性 consolidation を認める．右 S^8 の結節周囲に reticular opacity がみられ，内部には air bronchogram を伴っているが気管支拡張はない（→）．左 S^5 末梢にはすりガラス影を認め，小葉間隔壁肥厚を伴っている（▶）．

左図より 7 mm 尾側レベル HRCT（右）：左下葉末梢に非区域性に広がる consolidation を認める．一部は小葉間隔壁で境界されている．内部には air bronchogram を伴っているが気管支拡張はなく，また拡張した気腔形成も認めない．左 S^5，右 S^{10} に同様な性状を呈する consolidation を認める．右 S^8 には小さな結節状 consolidation を認める．接する右葉間胸膜は限局性肥厚を認める（▶）．

肺 癌
(invasive mucinous adenocarcinoma)
☞ ATLAS p76・128・190, p349（診断チャート）

- 胸部 HRCT の特徴的所見として下記のものが挙げられる．
  ①非区域性（ときに区域性）consolidation で周囲にすりガラス影を伴う（粘液の充填の程度による濃度差）．
  ② consolidation あるいはすりガラス影の辺縁が，小葉間隔壁で明瞭に境界される（粘稠度が高いことによる側副路の通過障害）．
  ③ consolidation あるいはすりガラス影の辺縁に小葉中心性の淡い粒状影を認める（経気道的な進展を反映）．
  ④進行と同時に consolidation 内に拡張した気腔形成を認める（粘液産生による肺胞壁の圧排・虚血による変化，癌の進展に伴う線維化）．
  ⑤造影 CT で consolidation 内部に正常な血管が走行している（angiogram sign）．
- 粘液貯留を反映し，MRI の T1 強調画像にて高信号，T2 強調画像にて強い高信号（white lung sign）を呈する[8]．

- 左図症例では consolidation の辺縁が凸であること，小葉間隔壁で一部明瞭に境界されていること，内部に拡張した気腔形成を認めること，さらには感染を示唆する細気管支・気管支病変を認めないことから，invasive mucinous adenocarcinoma の可能性が高い．

悪性リンパ腫
☞ ATLAS p20・60・72・134・178・188・190・262, p309（診断チャート）

- 結節（両側性，多発性のことが多い），非区域性 consolidation やすりガラス影を呈する頻度が高い．
- 結節は気管支に親和性を有し，大きな結節や consolidation の内部には air bronchogram をしばしば認め，また angiogram sign も認める．
- 「結節や consolidation の辺縁やすりガラス影内部に小葉間隔壁肥厚を認める」，「結節や consolidation が接する葉間胸膜に限局性の肥厚を認める」などの所見が認められた場合，悪性リンパ腫を含めたリンパ増殖性疾患を強く疑う．

- 左図症例では，胸部 HRCT 上，感染症はほぼ否定的で，invasive mucinous adenocarcinoma と悪性リンパ腫の鑑別になると考えられる．しかし，consolidation 内部に拡張した気腔形成が認められないこと，病変が接する葉間胸膜に部分的な肥厚所見を認めることから，悪性リンパ腫の可能性が高い．

5. consolidation

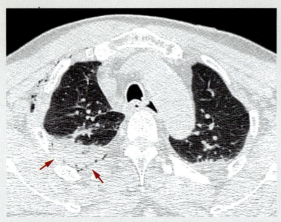 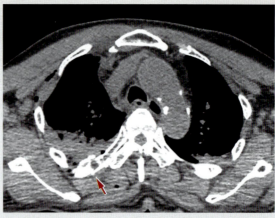

大動脈弓部レベル HRCT（左）：両側（右優位）上葉背側に非区域性に広がる consolidation を認める（➡）．胸壁には外傷に伴う気腫を認める．

左図より 3 mm 尾側レベル縦隔条件単純 CT（右）：上葉背側に非区域性に広がる consolidation は縦隔条件では高濃度を呈しており，出血であることが分かる．肋骨骨折（➡）や胸壁に気腫を認める．大血管損傷や縦隔気腫は認めない．

肺挫傷

☞ p349（診断チャート）
- 胸部外傷は鋭的外傷と鈍的外傷に大別される．
- 鈍的外傷で頻度が高く，17〜70％で認められ，非区域性で境界不明瞭なconsolidationやすりガラス影を呈する．
- 病理学的には出血を伴った肺胞損傷で，CTでは受傷直後から異常所見を指摘でき，24〜48時間以内に消褪傾向を認め，3〜10日以内には消失する．
- 24時間を越えて病変の出現や増悪を認めた場合には，脂肪塞栓，肺水腫，肺炎，誤嚥性肺炎など（肺挫傷以外の疾患）を考慮する．
- 鋭的外傷では，受傷直後から胸壁および肺穿通部に一致したair collectionやconsolidationを認め，診断に苦慮することはない．

5. consolidation

A. 分布による分類／c. 領域性

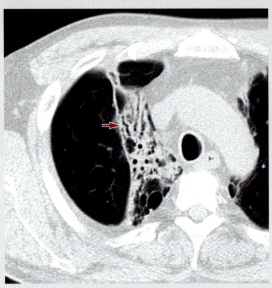
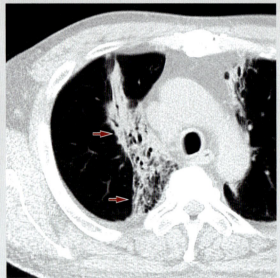

大動脈弓部レベル HRCT（左）：右上葉縦隔側に，正常肺と線状かつ明瞭に境界された consolidation を認める．内部の気管支は牽引性に拡張している（➡）．

大動脈弓部直下レベル HRCT（右）：右上葉縦隔側に，正常肺実質と線状に境界された consolidation を認める（➡）．

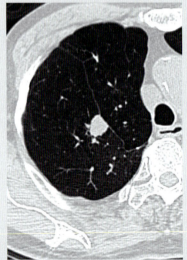
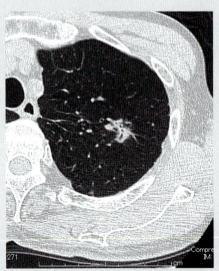

a：照射前　　　　　　　　　　　　　　　　　　　　　　　　　　b：照射前

a：肺大細胞癌術後再発病変（照射前）．体幹部定位放射線治療（SBRT）を施行し，2ヵ月後には病変は縮小（a-①）．4ヵ月後，同部に腫瘤状の consolidation が出現（a-②）し，内部に牽引性気管支拡張を伴っており，放射線肺炎と診断．腫瘤状 consolidation は次第に縮小し，14ヵ月後には，腫瘤状ではあるが consolidation の縮小が認められ，内部に牽引性に拡張した気管支を伴い（➡），末梢には収縮性変化が認められる（a-③）．28ヵ月後には consolidation は板状になり，内部には牽引性気管支拡張が認められる．収縮性変化に伴い，辺縁には拡張した気腔形成が認められる（a-④；➡）．

b：肺扁平上皮癌術後再発病変（照射前）．SBRT を施行し，4ヵ月後には病変部に一致して内部に牽引性気管支拡張を伴った腫瘤状の consolidation が出現（b-①）．7ヵ月後には縮小を認めたが，内部に拡張した気管支は認められなくなっており，再発の可能性が考えられる（b-②）．また，周囲にはすりガラス影および consolidation が出現し（➡），放射線肺炎による変化と考えられる．12ヵ月後，病変部は腫瘤状に増大し，FDG-PET の集積もあり，再発と診断（b-③）．化学療法が施行されたが，19ヵ月後の CT では再発病変はさらに増大した（b-④）．

〔大分県厚生連鶴見病院放射線治療科 板谷貴好先生のご厚意により掲載〕

放射線肺炎

☞ p358（診断チャート）

◉ **標準的放射線治療後の放射線肺炎・放射線肺線維症**
- 胸部CTでは、放射線照射部位に一致し、境界明瞭で直線状に境界されたconsolidationやすりガラス影を認める。
- 放射線肺線維症の胸部CTでは、容積減少を伴ったconsolidationや索状構造を認め、内部には牽引性気管支拡張を認める。
- 診断する際には、照射野の範囲を確認することが重要である。

◉ **体幹部定位放射線治療（SBRT）による放射線肺炎・放射線肺線維症**
- 典型的には腫瘍周囲の肺野にconsolidationやすりガラス影を認め、しばしば腫瘤状を呈する。
- 経過観察で施行されたCTで経時的に増大するものもあり、癌再発との鑑別にはFDG-PETが有用である[9]。

◉ **乳房温存療法後の放射線治療**
- 乳腺部胸壁近傍に照射野に一致した線状・板状のすりガラス影や非区域性consolidationを認める。また、照射野外に器質化肺炎をきたすことが知られている。

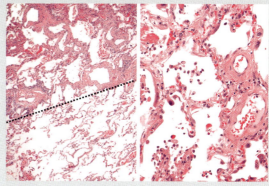

照射野に一致して境界明瞭な病変が認められる（左；点線より上）。病変部では間質に線維化、軽度のリンパ球浸潤が認められ、血管壁は変性弾性線維による硝子様変性がみられる。肺胞上皮は軽度の反応性異型を示している（右）。

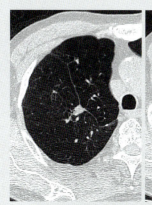
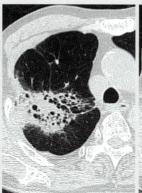
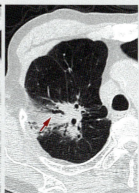
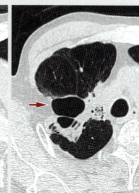

a-①：2ヵ月後　　a-②：4ヵ月後　　a-③：14ヵ月後　　a-④：28ヵ月後

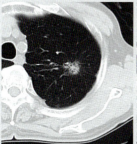
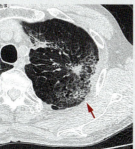
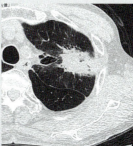
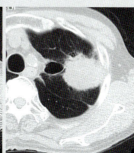

b-①：4ヵ月後　　b-②：7ヵ月後　　b-③：12ヵ月後　　b-④：19ヵ月後

5. consolidation

A. 分布による分類／d. 末梢が spare される（リンパ路による排泄が関係）

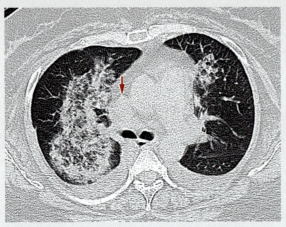 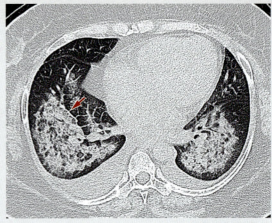

気管分岐部レベル HRCT（左）：両側上葉に consolidation を認める．右上葉の consolidation は末梢が保たれている．軽度ではあるが小葉間隔壁肥厚も認める．両側胸水および上大静脈の拡張（➡）も認める．
下肺静脈レベル HRCT（右）：両側下葉に末梢が保たれた（spare された）consolidation を認める．辺縁には小葉間隔壁肥厚（➡）も認める．

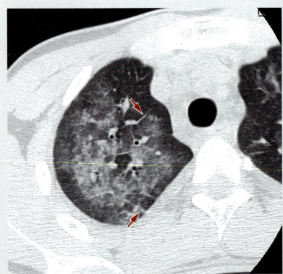 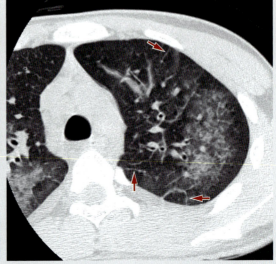

腕頭静脈レベル HRCT（左）：右上葉には consolidation およびすりガラス影を認める．末梢は比較的保たれている．辺縁には小葉間隔壁肥厚を伴い（➡），気管支壁も肥厚している．少量の胸水を認める．
大動脈弓部レベル HRCT（右）：左上葉には consolidation およびすりガラス影を認める．右上葉と同様，末梢は比較的保たれている．辺縁には小葉間隔壁肥厚を伴い（➡），気管支壁肥厚も認める．

肺胞性肺水腫
☞ ATLAS p52・138, p304（診断チャート）

- 肺野内層優位（末梢が保たれる）のすりガラス影やconsolidationを認め，小葉間隔壁肥厚や気管支壁肥厚を伴う．
- 心原性肺水腫では心拡大，右優位両側胸水，上大静脈・下大静脈の拡張，肝臓の門脈周囲低濃度域（periportal collar）などの所見も認める．

- 左図は典型的な心原性肺胞様肺水腫の症例である．細菌性，ウイルス性，真菌性肺炎とはまったく異なる画像所見を呈している．

急性好酸球性肺炎（AEP）
☞ ATLAS p52・136, p304（診断チャート）

- 典型的な胸部HRCT所見は，「両肺びまん性のすりガラス影とconsolidationを認め，比較的末梢が保たれる．著明な小葉間隔壁肥厚と気管支壁肥厚を伴うが，心拡大はない．高頻度で胸水を伴う」である．
- まれではあるが，末梢優位にすりガラス影やconsolidationを認めることがある．その際も，著明な小葉間隔壁肥厚と気管支壁肥厚を認め，さらに末梢優位のすりガラス影とconsolidationは肥厚した小葉間隔壁で境界される（汎小葉分布を呈する）．

- 左図は若年者に発症した良性好酸球性肺炎の症例である．喫煙開始後約1週間で発症した．

5. consolidation

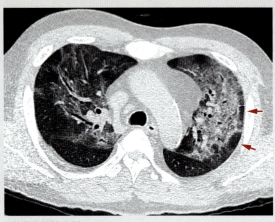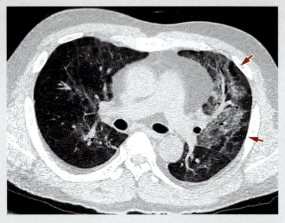

30歳代男性症例
大動脈弓部レベルHRCT（左）：左上葉優位にconsolidationおよびすりガラス影を認める．一部は胸膜面に達するも，比較的末梢（胸膜直下）は保たれている（→）．小葉中心性病変は認めない．
左図より約25 mm尾側レベルHRCT（右）：左上葉（S^3）には末梢（胸膜直下）が比較的保たれた（→）consolidationおよびすりガラス影を認める．

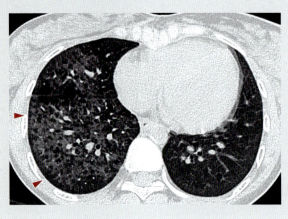

20歳代男性症例
両側下葉レベルHRCT：右優位の両肺にすりガラス影を認める．右下葉では対側と比較してすりガラス影が目立ち，末梢は比較的保たれている（▶）．このパターンもPCPに特徴的で，PCPを強く疑うべき所見である．

non-HIV ニューモシスチス肺炎（PCP）
☞ ATLAS p152・166，p359（診断チャート）

- 胸部単純X線写真では，両肺に広がるすりガラス影や網状影などを認めるが，異常が指摘困難な場合もある．臨床的にPCPが疑われるような場合には積極的に胸部CTによる精査が必要である．
- 胸部HRCTの典型的な所見には下記のパターンがある．
  ①両肺末梢（胸膜直下）が保たれるconsolidationあるいはすりガラス影
  ②両肺びまん性すりガラス影［a：両肺に広がるほぼ均一なすりガラス影，b：病変部と非病変部が明瞭に境界されるモザイクパターン，c：crazy-paving appearanceを伴う（約10％）］
- さらに両側上葉に認められるすりガラス影やconsolidation内に左右比対称性の拡張した気腔（空洞）の出現を認めれば，「HIV感染に合併したPCPを強く疑う」所見である．
- 比較的まれだが，微細で淡い粒状影や小結節を両肺びまん性に認め，空洞を伴う所見を認めることがあり，PCPに特徴的な所見として重要である．

5. consolidation

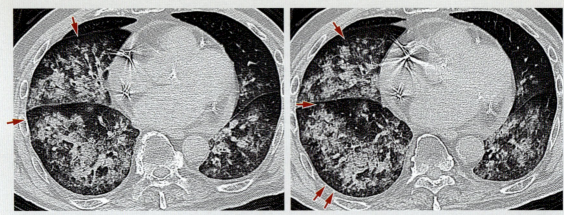

右 B^5_a,B^5_b レベル HRCT（左）：中葉および両下葉には consolidation とすりガラス影を認め，胸膜直下は比較的保たれている．さらに網状影（reticular opacity）も伴っている．辺縁の病変の軽微な部位には，境界不明瞭な淡い小葉中心性粒状影（→）を認める．気管支壁肥厚も認められる．

左図より約 1 cm 尾側レベル HRCT（右）：左図と同様，中葉および両下葉には末梢が保たれた consolidation およびすりガラス影を認め，網状影（reticular opacity）も伴っている．境界不明瞭な淡い小葉中心性粒状影（→）も認められる．胸水は認められない．

B. 内部濃度による分類／a. 低濃度

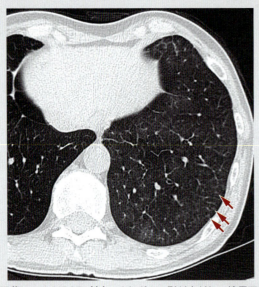 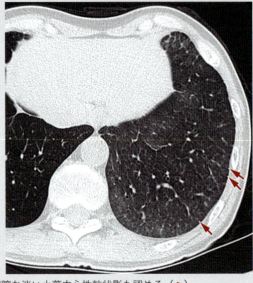

左下葉レベル HRCT（左）：すりガラス影が広がり，境界不明瞭な淡い小葉中心性粒状影も認める（→）．
左図より約 5 mm 尾側レベル HRCT（右）：左下葉末梢に境界不明瞭な淡い小葉中心性粒状影を認める（→）．

肺出血

☞ **ATLAS** p46・126・138・162, p359（診断チャート）

- 胸部 HRCT 所見は，出血の量，CT 撮像の時期などによって異なる．
- 急性期：すりガラス影，crazy-paving appearance および末梢が保たれた consolidation，境界不明瞭な淡い小葉中心性粒状影を認め，多量の出血の場合には単純 CT 縦隔条件で高濃度を呈する．
- 亜急性期：上記所見に加えて小葉間隔壁肥厚が目立ってくる．

- 境界不明瞭な淡い小葉中心性粒状影がびまん性に認められるのは主に吸引（吸入）や沈着に伴う疾患である．さらに，淡い小葉中心性粒状影と reticular opacity（crazy-paving appearance）を同時に認めた場合，リポイド肺炎か肺出血を強く疑う．

リポイド肺炎

☞ **ATLAS** p48, p361（診断チャート）

- 縦隔条件の CT で特異的な所見を呈する（脂肪濃度を有する濃度の低い consolidation を認める）ため診断価値が非常に高い．
- その他，crazy-paving appearance や境界不明瞭な淡い小葉中心性粒状影を認める．

5. consolidation

B. 内部濃度による分類／b. 高濃度

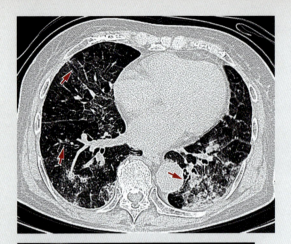
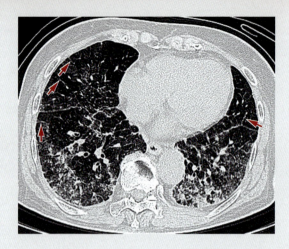
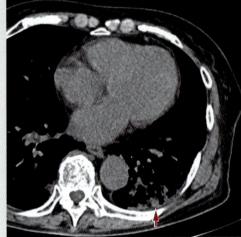

右下肺静脈レベル HRCT（左上）：両側に非区域性に広がるすりガラス影や consolidation を認める．牽引性気管支拡張も認める（➡）．

左上図より約 15 mm 尾側レベル HRCT（右上）：両側に非区域性のすりガラス影や consolidation を認める．小葉間隔壁肥厚も認める（➡）．

左上図より約 5 mm 尾側レベル単純 CT 縦隔条件（左下）：左下葉の consolidation は，血管と比較してわずかに高濃度を呈している（➡）．

アミオダロン肺障害

☞ p361（診断チャート）

- 肝臓および特に肺の CT 値の上昇はアミオダロンによる肺障害を積極的に疑う根拠となる[10]．
- アミオダロンによる肺障害では，半減期の長いヨードを含んだアミオダロンとその代謝物がマクロファージや肺胞Ⅱ型細胞に分布することによって CT 値が上昇するとされており，さらに肺での半減期延長も関与していると考えられている．また肝臓でもリソソームのホスホリパーゼ活性を抑制することにより，肝臓での停滞時間が延長し CT 値が上昇する．

5. consolidation

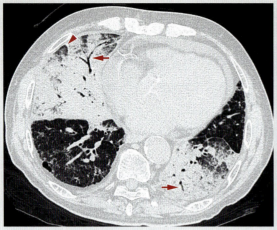
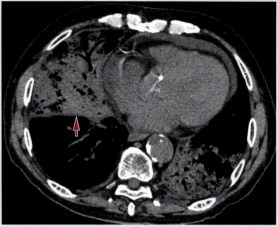

右 B^{10}$_a$，B^{10}$_b$ 分岐部レベル HRCT（左）：中葉および左下葉には広範囲に consolidation とすりガラス影が広がっている．内部には air bronchogram を認める（→）．牽引性気管支拡張は認めない．中葉末梢には小葉間隔壁で境界された病変の軽微な二次小葉を認める（▶）．右下葉および舌区も全体的に濃度が上昇している．
左図と同レベル単純 CT 縦隔条件（右）：中葉に認められる consolidation の濃度は，心囊水と比較して高く，出血であることが分かる（→）．下行大動脈には慢性解離を認める．

C. 空洞（あるいは造影不良域）を伴う

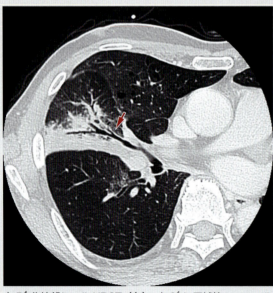
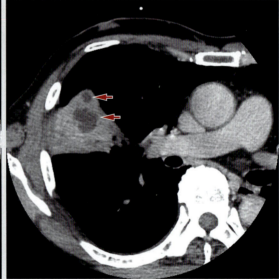

右 B^4 分岐部レベル HRCT（左）：右 S^4 に区域性の consolidation を認め，内部には air bronchogram を認める．気管支壁肥厚（→）や粒状影も認める．
右肺動脈レベル造影 CT（右）：右 S^4 に区域性に広がる consolidation は全体的に良好な造影効果を有しているが，内部には低濃度域（造影不良域；→）を認め，肺膿瘍の所見である．

肺出血

☞ **ATLAS** p46・122・138・162, p359（診断チャート）

- 末梢が保たれた consolidation，淡く境界不明瞭な小葉中心性粒状影，すりガラス影，crazy-paving appearance および小葉間隔壁肥厚などの所見を認める．
- 多量の出血が生じた場合，consolidation の濃度は高くなり，出血を疑う重要な所見となる．
- 肺出血，アミオダロンによる肺障害，リポイド肺炎を診断する際には，病歴などとともに単純 CT（縦隔条件）が重要な情報を与えてくれる．

肺膿瘍

☞ p364（診断チャート）

- 胸部単純 X 線写真や CT では，consolidation 内に空洞形成や液面形成を認める．
- 造影 CT では，consolidation 内部に造影不良域として認められる．
- consolidation 周囲に小葉中心性分岐状粒状影を認めることができれば肺膿瘍や次の乾酪性肺炎の可能性が高く，他の空洞や造影不良域を呈する疾患と区別できる．

5. consolidation

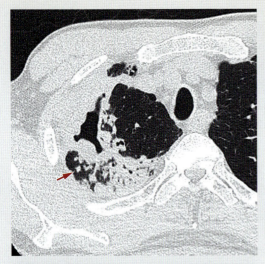
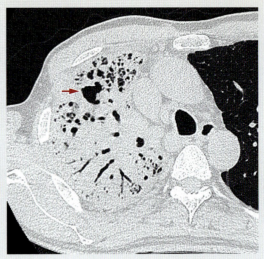
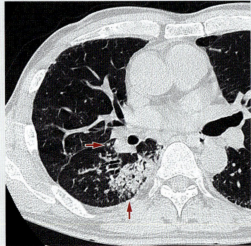

腕頭静脈レベル HRCT（左上）：右肺尖部に consolidation を認め，内部には空洞を伴い，壁も不整である．周囲には高コントラスト（濃度の高い）の小結節を認める（→）．

大動脈弓下部レベル HRCT（右上）：右上葉全体に広がる consolidation を認める．内部には空洞（→）と air bronchogram を認める．

右 B^4，B^5 分岐部レベル HRCT（左下）：右 S^6 には区域性の consolidation と小さいながら濃度の高い分岐状粒状影（tree-in-bud pattern）を認める（→）．

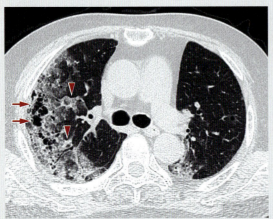
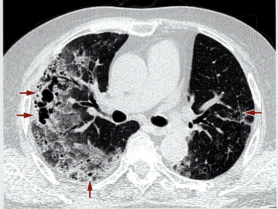

気管分岐部レベル HRCT（左）：右上葉を主として，非区域性の consolidation およびすりガラス影が認められる．右 S^2_b および右 S^3_a 内部には不整形の空洞形成（拡張した気腔形成）を認める（→）．consolidation あるいはすりガラス影の辺縁が小葉間隔壁で明瞭に境界されている（▶）

右 B^3_a，B^3_b 分岐部レベル HRCT（右）：両肺に非区域性に広がる consolidation およびすりガラス影を認める．その濃度上昇域に一致して大小不揃いの不整な空洞形成（拡張した気腔形成）を認める（→）．喫煙歴はない．

乾酪性肺炎（結核性肺炎）

☞ **ATLAS** p30・104・130・187, p290（診断チャート）

- 結核性肺炎もしくは乾酪性肺炎などと呼ばれる病態で，病変の初期では区域性のconsolidationを認める．
- 古典的には若年者に多く，急速に区域性→肺葉全体に（非区域性に）consolidationが広がっていく．近年においては，免疫の低下した患者において認められることも多い．
- air bronchogramを伴ったconsolidationでしばしば内部に不整な空洞を形成する．
- 膿瘍形成を伴った細菌性肺炎との鑑別には，病変の軽微な部位に注目して，①胸膜にも接する小さなtree-in-bud patternの境界明瞭な分岐状粒状影を認める，②病変が二次結核の好発部位に認められる，などの所見が得られれば積極的に結核性肺炎を疑う．

肺癌（invasive mucinous adenocarcinoma）

☞ **ATLAS** p76・112・190, p349（診断チャート）

● invasive mucinous adenocarcinoma

- 肺胞腔へのがん細胞と粘液貯留を反映して非区域性のconsolidationを呈し，気管支透亮像もみられ，気道散布性転移巣が周囲肺や他の肺葉にすりガラス影や境界不明瞭な淡い粒状影を形成する．
- 縦隔条件では粘液貯留部はしばしば低濃度となり，造影CTでは内部の正常な肺血管は温存されるため，angiogram signを認める．また空洞を伴う頻度が高い．
- consolidationあるいはすりガラス影の辺縁が，小葉間隔壁で明瞭に境界されることも他の疾患との重要な鑑別点になる．

5. consolidation

D. 周囲散布像（小葉中心性粒状影）を伴う

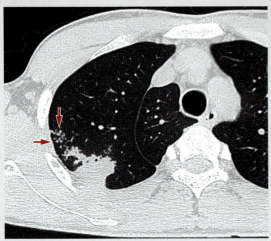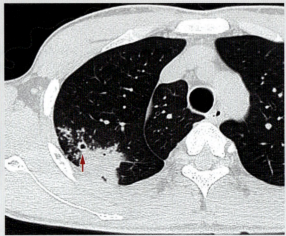

腕頭静脈レベル HRCT（左）：右 S^2_a 末梢に腫瘤状の consolidation と，その腹側に小さいながら濃度の高い粒状影（tree-in-bud pattern）を認める（→）．その分岐状粒状影の一部は胸膜に達している．奇静脈葉を認める．
左図より 5 mm 尾側レベル HRCT（右）：右 S^2_a 末梢に腫瘤状を呈する consolidation と濃度の高い微細粒状影の集簇を認める．空洞を伴った結節も認める（→）．

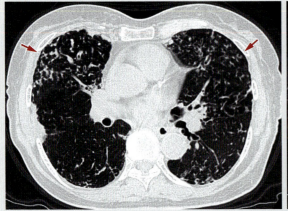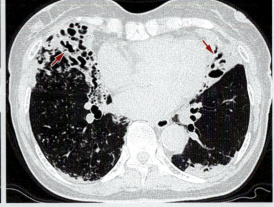

左 B^6_c 分岐部レベル HRCT（左）：中葉および舌区を主として，境界明瞭な分岐状粒状影（tree-in-bud pattern）を認める（→）．気管支壁肥厚および軽度の拡張も認める．
左図より 25 mm 尾側レベル HRCT（右）：中葉および舌区には区域性の consolidation を認め，全体的に容積は減少している．consolidation の内部には，拡張した気管支を認める（→）．consolidation の周囲や右 S^6 には境界明瞭な分岐状粒状影を認める．

結核

☞ ATLAS p30・104・128・187, p290（診断チャート）

- 患者の免疫状態によって多彩な画像所見を呈するが，微細ながらも濃度の高い境界明瞭な分岐状粒状影（tree-in-bud pattern）や空洞病変を認めた場合には常に結核を疑う．
- 二次結核の典型的な HRCT 所見は，①S^1，S^2，S^{1+2} や S^6 が好発部位，②癒合性の辺縁不整な高コントラストの結節や V 字あるいは Y 字状の境界明瞭な分岐状粒状影（tree-in-bud pattern），③空洞を形成する，④区域性の consolidation である．
- 結核性肺炎（乾酪性肺炎）を疑う HRCT は，①肺葉全体に広がる非区域性の consolidation，②内部の不整な空洞形成，③病変の軽微な部位あるいは病変の周囲での tree-in-bud pattern の境界明瞭な分岐状粒状影などである．

非結核性抗酸菌（NTM）症

☞ ATLAS p30, p293（診断チャート）

●肺 *Mycobacterium avium* complex（MAC）症

- 肺 MAC 症は，①上葉を中心に空洞を呈する結核に類似するパターン（線維空洞型）と，②中葉および舌区を中心に，気管支拡張や小結節，境界明瞭な分岐状粒状影を認めるパターン（結節気管支拡張型，80％ 以上）の 2 つに大別される．
- 結節気管支拡張型では中葉および舌区の容積は減少し，consolidation，気管支壁肥厚，気管支拡張を認める．中葉および舌区の consolidation 周囲や病変の軽微な部位には境界明瞭な分岐状粒状影を認める．
- 肺 MAC 症以外の NTM 症の胸部 HRCT 所見も，上記肺 MAC 症の①もしくは②のパターンに分類される．

5. consolidation

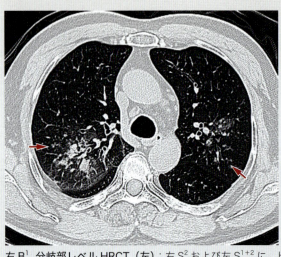 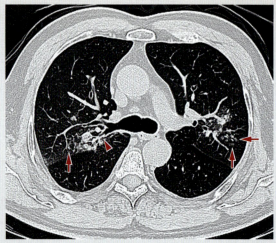

右B¹ᵦ分岐部レベルHRCT（左）：右S²および左S¹⁺²に，比較的限局した区域性のconsolidationおよびすりガラス影を認める．右B²ᵦ壁肥厚が目立っている．周囲には粒状影が散見される．分岐状粒状影（→）の他，淡い粒状影も認められる．気管支拡張所見は認めない．

気管分岐部レベルHRCT（右）：右S²および左S¹⁺²cに区域性consolidationとすりガラス影を認める．気管支（B²）壁肥厚（►）および散見される小葉中心性粒状影（→）も認める．腫大リンパ節や胸水貯留は認めない．典型的な気管支肺炎のCT所見である．

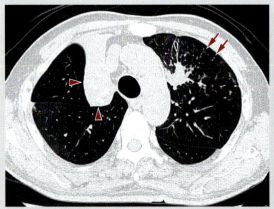 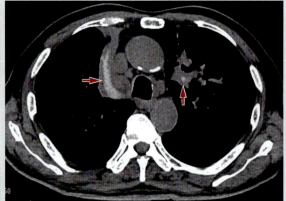

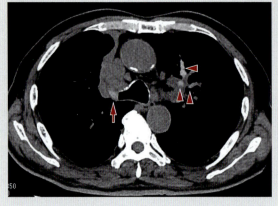

大動脈弓部レベルHRCT（左上）：右上葉は無気肺を呈している（►）．左S³cには結節状のconsolidationを認め，その末梢にはすりガラス影および分岐状粒状影が散見される（→）．

気管分岐部直上レベル単純CT縦隔条件（右上）：右上葉は無気肺となっている．その内部を走行する右上葉支，および左B³c内腔に高濃度構造（粘液栓）が充満している（→）．軽度腫大したリンパ節が散見される．

気管分岐部レベル単純CT縦隔条件（左下）：右上葉入口部に高濃度構造（粘液栓）が充満している（→）．左B³ₐ，B³ᵦ，B³cそれぞれにも高濃度構造（粘液栓）が充満している（►）．

細菌性肺炎
☞ ATLAS p28, p285（診断チャート）

- 小葉中心性分岐状粒状影は肺感染症と非感染症を区別する上で小葉間隔壁肥厚とともに最も重要な所見の1つである．
- 区域性 consolidation（気管支肺炎あるいは肺胞性肺炎の初期）あるいは非区域性 consolidation（肺胞性肺炎）いずれのパターンにおいても，その辺縁に境界明瞭な分岐状粒状影が認められた場合には，積極的に細菌性肺炎を疑うことができる．

- 左図はマイコプラズマ肺炎の症例である．系統的な気管支壁肥厚，小葉中心性粒状影が散見され，粘液栓を伴っておらず，典型的なマイコプラズマ肺炎のCT所見を呈している．

アレルギー性気管支肺アスペルギルス症（ABPA）
☞ ATLAS p32・88・192, p402（診断チャート）

- 胸部単純X線写真では，上肺優位の中枢型気管支拡張を認め，"finger-in-glove" あるいは "gloved finger sign"，練り歯磨き様（toothpaste），逆Y字（inverted Y）などといわれる棍棒状・分岐状の consolidation を認める．
- 胸部HRCTでは，気管支拡張，小葉中心性分岐状粒状影，粘液栓などが高頻度で認められる．その他，モザイクパターンや air trapping などの所見も認められる．
- 縦隔条件の単純CTでは粘液栓は約30%の症例において高濃度を呈し，ABPAに特異的な所見である．

- 左図の症例では，上肺優位，中枢型，gloved finger sign，高濃度を呈する粘液栓，閉塞性細気管支炎を表す小葉中心性分岐状粒状影など，ABPAすべての特徴が含まれている．右上葉は無気肺（reversed S sign）を呈している．

5. consolidation

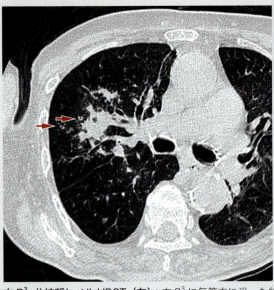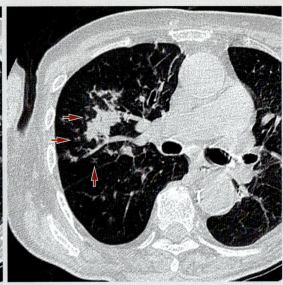

右B³ᵦ分岐部レベル HRCT（左）：右S³に気管支に沿った結節状のconsolidationを認める．周囲やその末梢には境界明瞭な分岐状粒状影を認める（➡）．
左図より2mm尾側レベル HRCT（右）：右S³に結節状を呈するconsolidationを認める．周囲には境界明瞭な分岐状粒状影を認める（➡）．

E. consolidationに小葉間隔壁肥厚を伴う

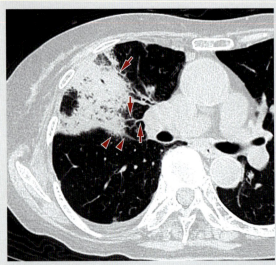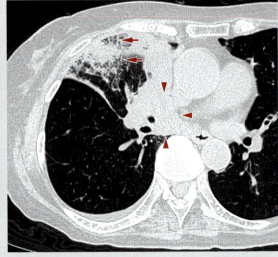

中間気管支幹レベル HRCT（左）：右S³末梢にconsolidationを認める．比較的区域性の病変で，軽度の気管支壁肥厚を伴っているものの，小葉中心性病変は認められない．辺縁には小葉間隔壁肥厚を認める（➡）．また，葉間胸膜の不整な肥厚も認める（▶）．
中葉支分岐部直下レベル HRCT（右）：右S³末梢にconsolidationを認め，その周囲に小葉間隔壁肥厚を認める（➡）．葉間胸膜の肥厚も認める．右少量胸水あり．また，右肺門および縦隔には腫大リンパ節を認める（▶）．

侵襲性肺アスペルギルス症（IPA）
☞ ATLAS p32・84・172・194, p328（診断チャート）

- 気道侵襲性肺アスペルギルス症では，菌体による気道壁の基底膜への浸潤により，細気管支・気管支病変を引き起こし，気管支肺炎と類似した画像所見を呈する．すなわち，区域性 consolidation，気管支壁肥厚および境界明瞭な分岐状粒状影を認める．
- 細菌による（特に Haemophilus influenzae, Moraxella catarrhalis, Staphylococcus aureus）気管支肺炎との鑑別では，これらの細菌による肺炎では単独感染である限り膿瘍あるいは梗塞をきたすことはまれであり，一方，血管侵襲性肺アスペルギルス症においては，造影 CT で菌糸の血管侵襲に伴う出血性梗塞を反映した consolidation 内の造影不良域を認めた場合には両者の鑑別は容易と思われる．
- 結節状の consolidation を認めた場合にも強く IPA を疑うことができる．細菌性肺炎では敗血症性肺塞栓を除いてほとんど認めることはない．

悪性リンパ腫
☞ ATLAS p20・60・72・112・178・188・190・262, p309（診断チャート）

- 左図の症例では肺炎様の consolidation を呈しているが，気管支肺炎としては気管支壁肥厚があまり目立たず，小葉中心性病変が認められない．さらに，小葉間隔壁肥厚を認めることから，感染症の可能性は極めて低いと診断できる．また，悪性リンパ腫では病変に接する葉間胸膜の限局性肥厚所見が認められることがあり，これは特異的な所見として知っておく必要がある．通常の診療で遭遇する細菌性あるいはウイルス性肺炎では，腫大リンパ節を認める頻度は低い．

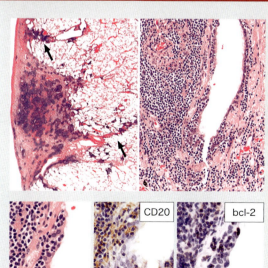

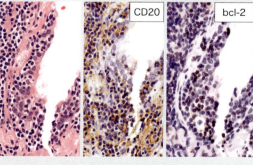

胸膜直下に主病変部が位置し，小葉間隔壁に沿った進展（➡）が認められる（左上）．小型から中型のリンパ球がびまん性に増殖し，気管支上皮内への浸潤 [lymphoepithelial lesion (LEL); 右上] もみられる．上皮内や周囲の異型リンパ球は CD20, bcl-2 が陽性を示す（下）．

5. consolidation

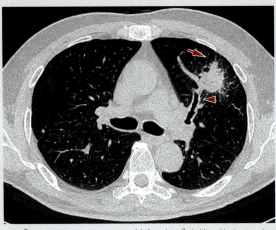 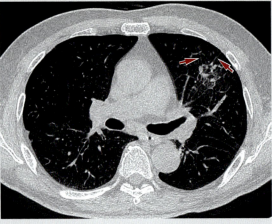

左 B³_b 分岐部レベル HRCT（左）：左 S³ 末梢に約 3 cm 大の腫瘤状の consolidation を認める．周囲にはすりガラス影と小葉間隔壁肥厚を認める（→）が，癌性リンパ管症などで認められるような不整な肥厚ではない．左 B³ の壁はかなり肥厚している（▶）．
左図より約 1 cm 尾側レベル HRCT（右）：左 S³ には（左図の consolidation の下端には）すりガラス影を認め，小葉間隔壁肥厚が目立っている（→）．縦隔・肺門には軽度腫大したリンパ節が認められた（未掲載）．

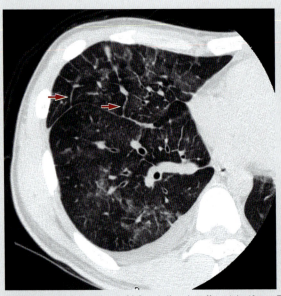 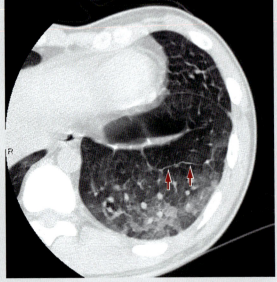

右下肺静脈レベル HRCT（左）：中葉，右下葉にすりガラス影および小葉間隔壁の smooth な肥厚所見（→）を認める．少量の胸水も認める．
左肺底部レベル HRCT（右）：左下葉末梢に非区域性に広がる consolidation およびすりガラス影を認める．小葉間隔壁肥厚も認める（→）．

IgG4 関連疾患
☞ ATLAS p56・228, p426（診断と治療解説）

急性好酸球性肺炎（AEP）
☞ ATLAS p52・118, p304（診断チャート）

5. consolidation

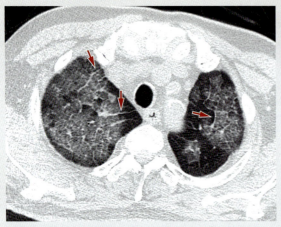 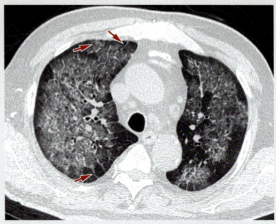

両側肺尖部レベル HRCT（左）：両側肺尖部にはすりガラス影および consolidation を認める．小葉間隔壁肥厚も目立っている（→）．

大動脈弓部下レベル HRCT（右）：両側上葉に末梢が保たれた consolidation およびすりガラス影を認める．辺縁には胸膜に連なる線状影（小葉間隔壁肥厚）が目立ち（→），気管支壁肥厚も認められる．

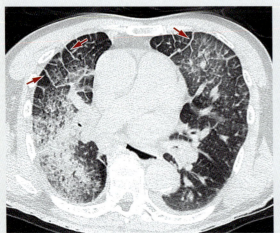 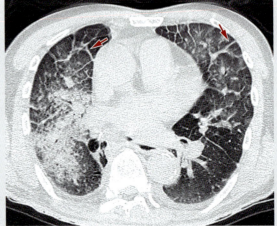

右肺動脈レベル HRCT（左）：両肺に consolidation およびすりガラス影を認める．著明な小葉間隔壁肥厚を認める（→）．肺血管の拡張も認める．

左下肺静脈レベル HRCT（右）：左図と同様，両肺に consolidation およびすりガラス影を認め，著明な小葉間隔壁肥厚を伴っている（→）．心拡大および両側胸水も認める．右下葉の consolidation は，胸膜直下はやや保たれている．左下肺静脈の拡張を認める．

肺出血

☞ ATLAS p46・122・126・162, p359（診断チャート）

- 左図症例の胸部HRCTでは，末梢が保たれたconsolidationおよびすりガラス影，小葉間隔壁肥厚を認め，亜急性期の肺出血として典型的な所見である．急性期の場合には，小葉間隔壁肥厚はほとんど認めず，境界不明瞭な淡い粒状影（小葉中心性）を伴うことが多い．鑑別として肺胞性肺水腫が挙げられる．肺胞性肺水腫のHRCT（後述）では，右優位の両側胸水，静脈および心拡大などの所見が上記所見に加わるため，両者の鑑別は可能と思われる．細菌性肺炎（肺胞性肺炎あるいは気管支肺炎）とはまったく所見が異なる．

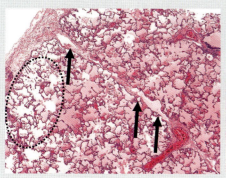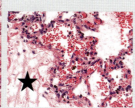

肺胞腔内に多数の出血がみられ，小葉間隔壁は浮腫性の肥厚をきたし（左），隔壁内ではリンパ管の拡張も認められる（左；→）．胸膜直下（左；点線○印）では赤血球の充満が肺実質中央部よりも軽度であり，胸膜のリンパ路へのwash outが推測される．肺胞腔内には多数の赤血球が充満し，★は浮腫状肥厚を呈した小葉間隔壁である（右）．

肺水腫（肺胞性肺水腫）

☞ ATLAS p52・118, p304（診断チャート）

- 造影剤などの薬剤によるショックや心筋梗塞などによる急激な肺水腫では，胸部HRCTでtea-cup sign様の所見を認めることがある．tea-cup signとは，マンモグラフィの読影にて使用される用語で，カルシウムが囊胞内に析出することによりMLO（mediolateral oblique）viewでみられる下方に凸の三日月状の石灰化のことである．これに類似したCT所見を認めることがあるが，石灰化の濃度ではなく（造影剤ショックでは濃度が高い），小葉内に貯留した液体の重力効果を反映して背側の濃度が上昇すること，および背側の著明な小葉間隔壁肥厚による所見と思われる．

- 左図は急性心筋梗塞による肺胞性肺水腫の症例である．小葉間隔壁はsmoothに肥厚している．

5. consolidation

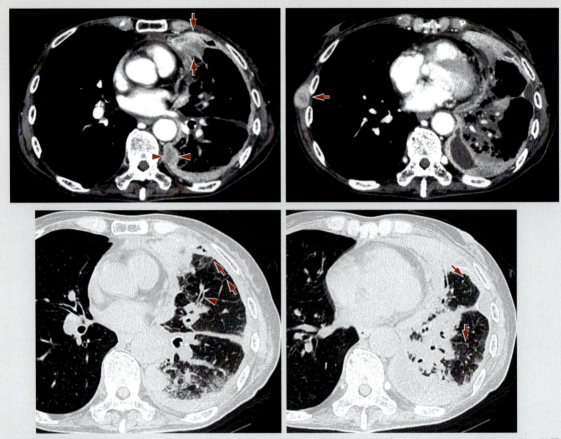

左下肺静脈レベル造影 CT（左上）：舌区末梢には不整に造影される原発巣（肺腺癌）（→）を認める．胸膜は不整に肥厚し，強い造影効果も認める．葉間胸膜も肥厚している．下行大動脈背側の胸膜にも腫瘤形成を認める（▶）．

右下肺静脈レベル造影 CT（右上）：左壁側胸膜は不整に肥厚し，強い造影効果を認める．さらに臓側胸膜も肥厚し，胸膜間に fluid collection を認める．癌性胸膜炎による所見である．左 A^8，A^9，A^{10} 周囲には不整に造影される軟部組織濃度構造を認め，気管支血管束周囲間質への癌浸潤を示唆する所見である．胸椎の骨梁は粗造で，右胸壁にも造影される転移結節を認める（→）．

左上図と同レベル HRCT（左下）：左肺にはすりガラス影および consolidation を認める．舌区には小葉間隔壁肥厚（→）および気管支壁肥厚（▶）を認める．

右上図と同レベル HRCT（右下）：左下葉中枢側には気管支に沿った consolidation を認める．左肺の含気は低下し，すりガラス影および小葉間隔壁肥厚（→）を認める．

癌性リンパ管症

☞ ATLAS p20・58, p309（診断チャート）

5. consolidation

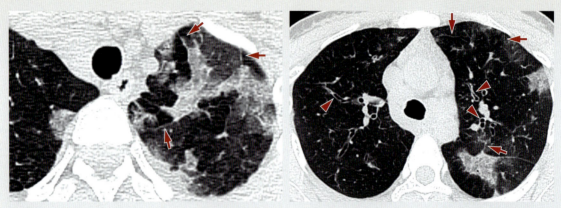

肺尖部レベル HRCT（左）：両側肺尖部に小葉間隔壁で境界された斑状の consolidation およびすりガラス影を認める．著明な小葉間隔壁肥厚（➔）も認める．
気管分岐部直上レベル HRCT（右）：左肺には小葉間隔壁で境界された斑状の consolidation およびすりガラス影を認める．小葉間隔壁肥厚（➔）や気管支壁肥厚所見（▶）も認める．

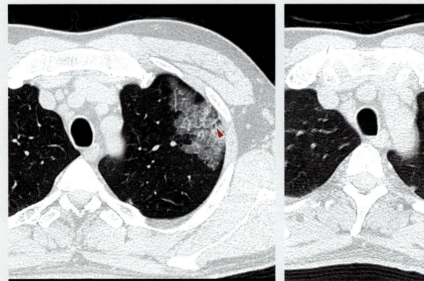
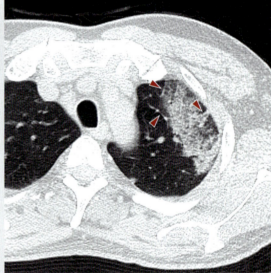

左上葉レベル HRCT（左）：左上葉末梢に非区域性の consolidation を認める．内部には小葉間隔壁肥厚（▶）も認める．
左上葉レベル HRCT（右）：症状の増悪および呼吸困難が出現したため，4日後に胸部 CT が再度施行された．呼吸困難があり，左図と比してやや吸気不足で撮像されている．左上葉末梢に非区域性の consolidation の軽度増悪を認める．内部および辺縁には小葉間隔壁肥厚（▶）が目立ち，汎小葉性の分布も認められる．小葉中心性病変は認めない．

好酸球性多発血管炎性肉芽腫症（EGPA）

☞ **ATLAS** p218, p417（診断と治療解説）

- 左図症例では，小葉間隔壁肥厚を伴った汎小葉性のconsolidationおよびすりガラス影を認める．感染症では説明できない．心拡大はなく，気管支壁肥厚所見も伴うことから，CEPかあるいはEGPAが最も考えやすい．

慢性好酸球性肺炎（CEP）

☞ **ATLAS** p110・146, p349（診断チャート）

- 左図症例は当初，細菌性肺炎が疑われた．抗菌薬に反応なく症状が増悪したため，再度CTが施行された．肺胞性肺炎でも本症例と類似した非区域性のconsolidationを呈することがあるが，その辺縁に小葉間隔壁肥厚を認めることはまれであり，CT上はCEP，COP，EGPAなどが考えられる．

5. consolidation

F. consolidation 内に牽引性気管支拡張を伴う

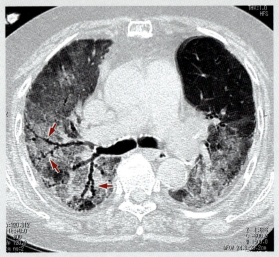 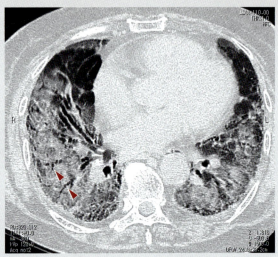

気管分岐部レベル HRCT（左）：両肺背側優位に非区域性の consolidation および reticular opacity を認める．右 B^2 および右 B^3_a の牽引性気管支拡張を認める（→）．病変の比較的軽微な中葉では reticular opacity が主所見で，同部を含めて明らかな気管支肺炎の所見（細気管支病変や気管支壁肥厚）や肺胞性肺炎（膨隆するあるいは非区域性 consolidation）の所見は認めない．ステロイド治療中のため，縦隔脂肪織の増生を認める．

左図より 42 mm 尾側レベル（下葉レベル）HRCT（右）：両下葉ほぼ全体に consolidation および reticular opacity を認め，牽引性気管支拡張も認める（▶）．細菌性あるいは真菌性肺炎の画像所見とはまったく異なる．

びまん性肺胞傷害（DAD）

☞ **ATLAS** p150・154, p370（診断チャート）

- 急性滲出期：両肺にすりガラス影が広がり，背側優位に consolidation を認める．すりガラス影には crazy-paving appearance や小葉間隔壁肥厚を伴うことが多い．
- 亜急性増殖期：両肺すりガラス影や consolidation 内部に牽引性気管支拡張が出現し，容積減少を認める．容積減少の診断は，葉間胸膜や肺動静脈の偏位の有無を以前の HRCT と比較すると判断できる．
- 慢性線維化期：牽引性気管支拡張および容積減少が目立ち，consolidation あるいはすりガラス影内部に小嚢胞構造がみられるようになる．牽引性気管支拡張は気管支の短軸方向の牽引に伴う変化に加え，長軸方向への収縮による拡張（芋虫状，蛇腹状を呈する）を経時的に認める．

- 左図は NSIP 急性増悪の症例である．

病理所見の概略：特徴的な病理組織は，①急性滲出期：硝子膜形成と肺胞上皮細胞や血管内皮細胞の傷害による肺胞内への滲出性変化，②亜急性増殖期（proliferative phase；3〜10 日）：Ⅱ型肺胞上皮細胞の過形成と線維芽細胞増生，③慢性線維化期（fibrotic phase；10 日〜）：膠原線維増生による構造改変と膠原線維沈着による気腔の消失，である．

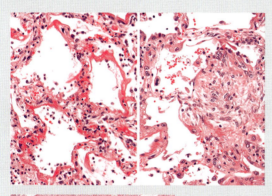

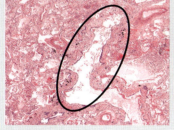
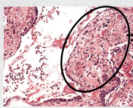

急性滲出期には肺胞内腔側に沿った好酸性の硝子膜の形成がみられる．好中球を中心とした炎症細胞浸潤も認められる（左上）．亜急性増殖期へ移行すると硝子膜の器質化や肺胞壁の線維性肥厚部分がみられる．線維芽細胞が増生し，Masson 体様の線維化を形成している（右上）．さらに慢性線維化期になると，気管支周囲の線維化により牽引性の気管支拡張像が認められる（左下；○印）．気管支壁でも線維化がみられる（右下；○印）．

5. consolidation

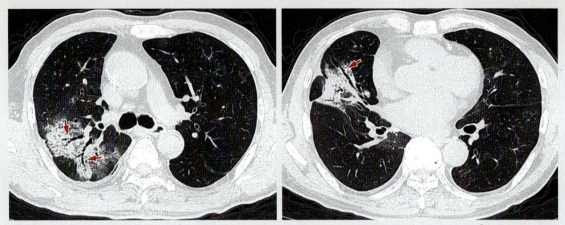

気管分岐部レベルHRCT（左）：右S²には辺縁にすりガラス影を伴ったconsolidationを認める．右B²は蛇腹状に拡張している（牽引性気管支拡張を呈している；→）．

右B⁷分岐部レベルHRCT（右）：中葉には収縮性変化を有する比較的境界明瞭なconsolidationを認める．右B⁵は牽引性気管支拡張を呈している（→）．

G. 移動するconsolidation

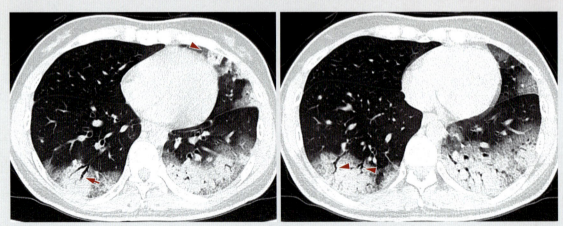

右B⁹ₐ，B⁹ᵦ分岐部レベルHRCT（左）：両側下葉および舌区には非区域性のconsolidationおよびすりガラス影を認める．右B¹⁰には蛇腹状の拡張（牽引性気管支拡張）を認める（→）．明らかな細気管支病変や気管支壁肥厚は認めない．舌区のconsolidationおよびすりガラス影は汎小葉性の広がりを呈し，小葉間隔壁肥厚を認める（▶）．

左図より8mm尾側レベルHRCT（右）：両側下葉および舌区には非区域性のconsolidationおよびすりガラス影（reticular opacity）を認める．右B⁹ₐおよび右B¹⁰ᵦに牽引性気管支拡張を認める（▶）．

特発性器質化肺炎（COP），器質化肺炎（OP）
☞ ATLAS p110・148・182・184, p349（診断チャート）

- ①肺野末梢の非区域性 consolidation やすりガラス影，②気管支血管束に沿った consolidation あるいは結節，③ reversed halo sign などのパターンを認める．
- ①および②のパターンでは細菌性肺炎と診断されることもあり，抗菌薬投与にても改善がみられない場合に疑われることも多い．HRCT では小葉中心性分岐状粒状影の有無，気管支壁肥厚の有無，牽引性気管支拡張の有無，肺容積減少の有無によって細菌性肺炎と区別される．
- ③のパターンを呈する場合は COP として比較的特徴的な所見であり，免疫正常者においては第一に疑うべき所見といえる．

慢性好酸球性肺炎，特発性器質化肺炎

- 両者は類似した画像所見を呈し，鑑別が困難なことも多い．ともに，病変が部分的改善を示すと同時に同様の所見が新たに出現し，移動したようにみえることがある．重要なことは，消褪した病変と同様の病変が出現していることを確認することである．ステロイドに速やかに反応するが，再発もみられる．

●慢性好酸球性肺炎（CEP）
☞ ATLAS p110・142, p349（診断チャート）

- 左図症例は胸部 HRCT 所見より感染症は否定される．鑑別として，COP あるいは mucinous adenocarcinoma が挙げられる．mucinous adenocarcinoma とは経過および臨床所見からの鑑別が可能と思われる．COP との鑑別は困難であるが，本症例は舌区以外に，両側肺底部にも小葉間隔壁肥厚を伴っており（未掲載），CEP がより考えられる．

5. consolidation

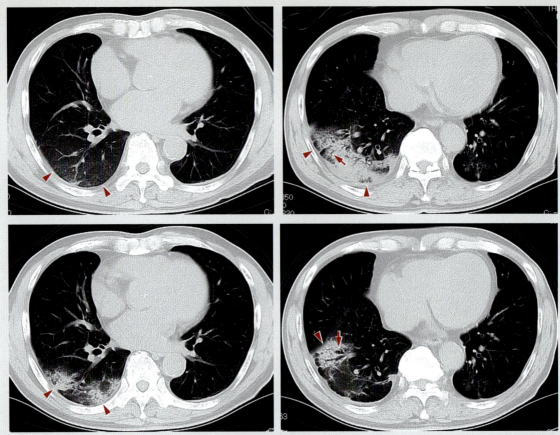

右 B⁷ 分岐部レベル CT（左上）：右 S⁶ にはすりガラス影を認める（▶）．
右 B⁹ₐ，B⁹ᵦ 分岐部レベル CT（右上）：右下葉末梢には非区域性に広がる consolidation を認める（▶）．consolidation 内を走行する気管支はわずかな牽引性拡張を伴っている（→）．
左上図の CT から 2 週間後に撮像された同レベルの CT（左下）：右下葉には非区域性の consolidation およびすりガラス影が出現・増悪している（▶）．
同じく右上図と同レベルの CT（右下）：前回認められた右下葉末梢の consolidation は一部改善し，すりガラス影を呈しているが，右 S⁹ 末梢には新たな consolidation が出現し，牽引性気管支拡張（→）も伴っている．右葉間胸膜の陥凹も認められる（▶）．

文　献

1) Okada F, et al: High-resolution CT findings in Streptococcus milleri pulmonary infection. Clin Radiol **68**: e331-337, 2013
2) Johkoh T, et al: Nonspecific interstitial pneumonia: correlation between thin-section CT findings and pathologic subgroups in 55 patients. Radiology **225**: 199-204, 2002
3) Okada F, et al: Thin-section CT findings of patients with acute Streptococcus pneumoniae pneumonia with and without concurrent infection. Br J Radiol **85**: e357-364, 2012
4) Lee KS, et al: Cryptogenic organizing pneumonia: CT findings in 43 patients. Am J Roentgenol **162**: 543-546, 1994
5) Kim SJ, et al: Reversed halo sign on high-resolution CT of cryptogenic organizing pneumonia: diagnostic implications. AJR Am J Roentgenol **180**: 1251-1254, 2001

●特発性器質化肺炎（COP）
☞ **ATLAS** p110・146・182・184, p349（診断チャート）

- CEPではconsolidationやすりガラス影の周囲や内部に小葉間隔壁肥厚を伴いやすく，上・中肺野が主体なことが多い．COPでは，気管支血管束に沿ったconsolidationや牽引性気管支拡張が目立つ点，下肺野優位のことが多い点，reversed halo signなどはCOPを疑う根拠となるが鑑別困難であることも多い．

- 左図症例右下のHRCTでは右S^9に牽引性気管支拡張を伴ったconsolidation，右S^{10}にすりガラス影を認め，時相のずれがあることから，この1枚の画像から細菌性肺炎の可能性は低いことが分かる．

6) Jederlinic PJ, et al: Chronic eosinophilic pneumonia. A report of 19 cases and a review of the literature. Medicine (Baltimore) **67**: 154-162, 1988
7) Arakawa H, et al: Bronchiolitis obliterans with organizing pneumonia versus chronic eosinophilic pneumonia: high-resolution CT findings in 81 patients. AJR Am J Roentgenol **176**: 1053-1058, 2001
8) Gaeta M, et al: MR white lung sign: incidence and significance in pulmonary consolidations. J Comput Assist Tomogr **25**: 891-896, 2001
9) Larici AR, et al: Lung abnormalities at multimodality imaging after radiation therapy for non-small cell lung cancer. RadioGraphics **31**: 771-789, 2011
10) Vernhet H, et al: Reversible amiodaron-induced lung disease: HRCT findings. Eur Radiol **11**: 1697-1703, 2001

（岡田　文人）

6 びまん性すりガラス影・網状影

A. crazy-paving appearance

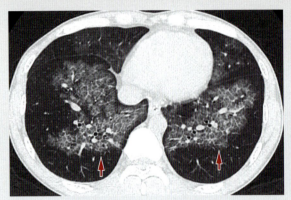
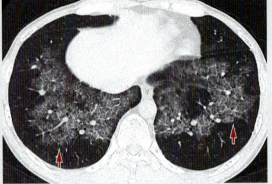

左 B⁹ₐ, B⁹_b 分岐部レベル HRCT（左）：両側下葉中枢側優位に，内部に網状影を伴うすりガラス影（crazy-paving appearance）を認める（→）．周囲の正常肺実質との境界は比較的明瞭である．有意なリンパ節腫大や胸水貯留は認めない．
左図より 18 mm 尾側レベル HRCT（右）：両側肺底部においても crazy-paving appearance を呈するすりガラス影を認める（→）．

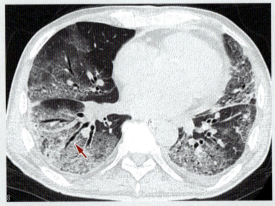
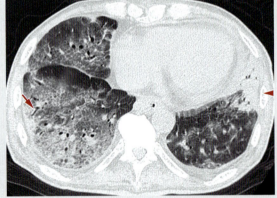

右 B⁷ 分岐部レベル HRCT（左）：両肺非区域性に，網状影を伴うすりガラス影（crazy-paving appearance）を認める．内部に牽引性気管支拡張を伴う（→）．
両側肺底部レベル HRCT（右）：中葉および右下葉を主として crazy-paving appearance を認める．軽度の牽引性気管支拡張を認める（→）．左 S⁸ 末梢には consolidation を認める（▶）．両側少量胸水を認める．

肺胞蛋白症（PAP）

☞ ATLAS p265, p376（診断チャート）

- crazy-paving appearance を呈する代表的疾患である．
- 内部に線状影や網状影を有するすりガラス影，いわゆる crazy-paving appearance が，斑状あるいは地図状に多発して認められる．
- crazy-paving appearance を呈する疾患は多岐にわたり，鑑別としては，薬剤性肺炎，好酸球性肺炎，肺胞出血などが考えられるが，牽引性気管支拡張を認めないことは他の疾患との鑑別に役立つ．
- 呼吸器症状が乏しいなどの臨床所見とあわせて鑑別する必要がある[1-3]．

病理所見の概略：肺胞腔内が PAS 陽性のサーファクタントなどにより充満された状態や，肺胞壁内の浮腫，リンパ球やマクロファージ，液体貯留などの滲出，小葉内のリンパ管の拡張などがみられる．

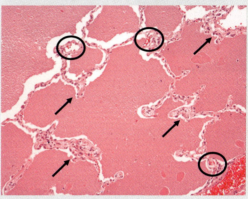

肺胞腔内に均質な好酸性物質を容れている．肺胞壁は部分的に軽度の浮腫状肥厚を呈し（→），一部の肺胞中隔には拡張した静脈（○印）も認められる．

びまん性肺胞傷害（DAD）

☞ ATLAS p144・154, p370（診断チャート）

- crazy-paving appearance は consolidation と併せて急性滲出期の DAD において認められる．牽引性気管支拡張がみられれば，亜急性増殖期への移行が考えられる．

病理所見の概略：急性滲出期において，極めて早期には肺毛細血管のうっ血，間質や肺胞腔内の浮腫がみられ，最も特徴的な所見として肺胞道主体の硝子膜形成があり，その他，肺胞上皮細胞の傷害や剝離がみられる[4,5]．

6. びまん性すりガラス影・網状影

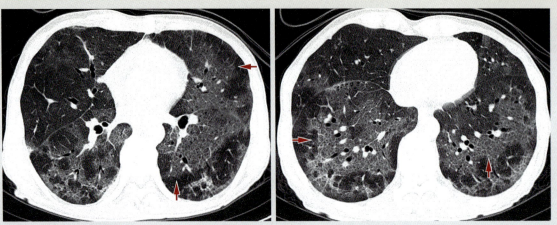

右 B⁷ 分岐部レベル HRCT（左）：両肺に網状影を伴うすりガラス影（crazy-paving appearance）を認める（→）．
左図より 25 mm 尾側レベル HRCT（右）：両肺に網状影を伴うすりガラス影（crazy-paving appearance）を認める（→）．モザイクパターンを呈しているが，すりガラス影（高濃度）の領域と低濃度の領域において血管径に明らかな口径差は認めないことが重要である．

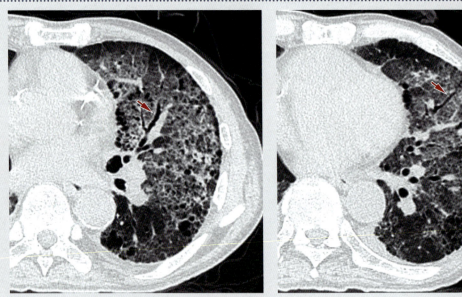

左 B⁴ 分岐部レベル HRCT（左），左 B⁸ 分岐部レベル HRCT（右）：左肺広範囲に crazy-paving appearance を呈するすりガラス影が広がっている．一部にはわずかな牽引性気管支拡張も認められる（→）．左少量胸水を認める．

ニューモシスチス肺炎（PCP）

☞ ATLAS p120・166, p322・359（診断チャート）

- PCPでは両側性，びまん性，左右対称性にcrazy-paving appearanceを認めることがある[6]．
- しばしばモザイクパターンを認める．

病理所見の概略：すりガラス影は肺胞腔内への泡沫状の滲出物を反映し，小葉内および小葉間隔壁肥厚は浮腫や炎症細胞浸潤による間質の肥厚を反映している．

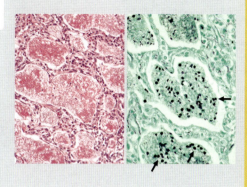

肺胞腔内に好酸性泡沫状の滲出物が充満し，嚢子の部分は抜けているようにみえる（左）．間質にはびまん性にリンパ球・形質細胞浸潤が認められ，浮腫状肥厚を呈している．GMS染色にて陽性を示す球状，三日月状の成熟嚢子が認められる（右；➡）．

ウイルス性肺炎

- サイトメガロウイルスやインフルエンザウイルスなどのウイルス性肺炎でもcrazy-paving appearanceを呈する[7,8]．

●サイトメガロウイルス（CMV）肺炎

☞ ATLAS p26・94・156・174, p376（診断チャート）

- PCP同様，多くの成人において不顕性感染状態にあり，免疫低下状態で再活性化して発症する病態である．
- びまん性の網状影や粒状影，結節影，consolidationがみられる．
- サイトメガロウイルス肺炎と緑膿菌肺炎のHRCT所見の比較検討にて，小葉中心性粒状影，crazy-paving appearance，結節はサイトメガロウイルス肺炎で優位に認められ，緑膿菌肺炎では気管支壁肥厚の頻度が高く，両者の鑑別に有用であると報告されている[8]．

病理所見の概略：気管支壁のうっ血や単核細胞浸潤，肺胞上皮細胞の変性や剥離がみられ，間質にはDADの所見がみられる[4]．

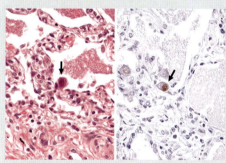

中央部に核内に大きな1個の好酸性封入体を有し，周囲にhaloを示す巨細胞（Cowdry type A）が認められる（左；➡）．肺胞腔内には好酸性・フィブリン様の滲出物がみられ，肺胞壁は肥厚して少数の好中球・リンパ球浸潤がみられる（左）．抗サイトメガロウイルス抗体を用いた免疫染色で陽性染色が確認できる（右；➡）．

●インフルエンザウイルス肺炎

- びまん性あるいは斑状のすりガラス影を呈し，crazy-paving appearanceもみられる．
- インフルエンザウイルス肺炎は，同時期あるいは感染後に細菌性肺炎を合併しやすいことがよく知られている．季節性インフルエンザウイルス肺炎と肺炎球菌肺炎のHRCT所見の比較検討にて，インフルエンザウイルス肺炎では肺炎球菌肺炎よりすりガラス影やcrazy-paving appearanceが優位に認められ，粘液栓を伴わず，両者は区別可能であると報告されている[9]．

6. びまん性すりガラス影・網状影

B. 陰影内に牽引性気管支拡張を伴う

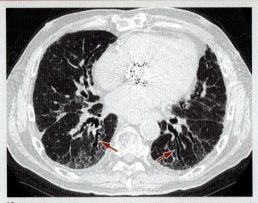
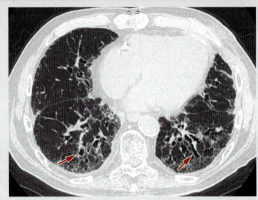

両 B^{10} 分岐部レベル HRCT（左）：両側下葉を主として，気管支に親和性を有するすりガラス影を認める．また，数珠状に拡張した気管支（牽引性気管支拡張）が認められる（➡）．
左図の 2 cm 尾側レベル HRCT（右）：両側下葉優位に気管支に沿った網状影を認め，内部に気管支拡張を認める（➡）．少量胸水もみられる．明らかな honeycombing 形成は認めない．

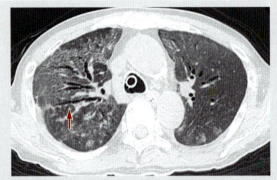
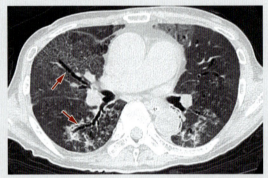

気管分岐部直上レベル HRCT（左）：両肺びまん性（右側優位）にすりガラス影を認め，一部には consolidation も伴っている．右 B^2_b（➡），B^3_a，B^3_b の牽引性気管支拡張が目立つ．
右 B^6 分岐部レベル HRCT（右）：両肺びまん性（右側優位）にすりガラス影を認め，右 B^4 および B^6（➡）の牽引性気管支拡張が目立つ．両側 S^6 には区域性の consolidation および小葉中心性分岐状粒状影も認める．おそらく気管支肺炎が合併しているものと考えられる．

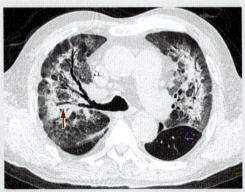
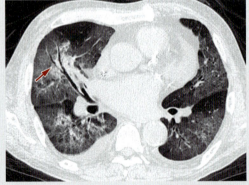

右上葉支分岐部レベル HRCT（左）：両側上葉中枢側優位にすりガラス影と consolidation を認め，内部に拡張した気管支（牽引性気管支拡張）を認める（➡）．
右 B^4，B^5 分岐部レベル HRCT（右）：中葉および右下葉中枢側優位にすりガラス影および consolidation を認める．牽引性気管支拡張（➡）および両側胸水を認める．

呼吸器疾患のCT画像パターンアトラス

非特異性間質性肺炎（NSIP）

☞ **ATLAS** p108, p339（診断チャート）

- 炎症細胞浸潤あるいは線維化の程度によって画像所見は様々であるが，病変は比較的均一，びまん性に分布するため，画像上も病変の時相は均一で，分布や病勢も類似している．
- HRCT所見の特徴は，両側下葉左右対称性，両側性のすりガラス影を呈し，牽引性気管支拡張を伴う．気管支拡張や網状影は線維化の程度と相関する．

病理所見の概略：組織学的には，肺胞壁などの間質に，リンパ球主体の炎症細胞浸潤や線維化による肥厚を認め，肺の基本構造は比較的保たれる．

びまん性肺胞傷害（DAD）

☞ **ATLAS** p144・150, p370（診断チャート）

- 亜急性増殖期・慢性線維化期では，急性滲出期でもみられる網状影やconsolidationに加えて構造改変や気管支拡張，細気管支拡張がみられ，発症からの時間経過，すなわち線維化の程度が進行するほど高度となる．
- 左図は基礎疾患のない健康な男性に発症した急性間質性肺炎（AIP）の症例である．

病理所見の概略：組織学的に，亜急性増殖（ないし器質化）期ではⅡ型肺胞上皮細胞の増生，線維芽細胞の増生，肺胞腔内の線維化がみられ，慢性線維化期では多量の線維芽細胞や膠原線維の沈着による広範な線維化がみられる[4]．

薬剤性肺障害

☞ **ATLAS** p226, p424（診断と治療解説）

- 薬剤性肺障害は，薬剤以外の原因による呼吸器疾患との類似性に基づいて，重篤で予後不良なDAD（AIP）型と，それ以外の非DAD型として過敏性肺炎（HP）類似型，器質化肺炎（OP）類似型などいくつかの臨床病型に分類される．
- DAD型の薬剤性肺障害のHRCTでは，滲出期であれば，びまん性あるいは斑状のすりガラス影やconsolidationがみられ，線維化が進行する器質化期であれば構造の改変，気管支拡張も認められる．

6. びまん性すりガラス影・網状影

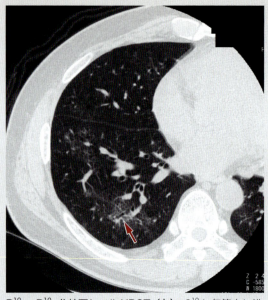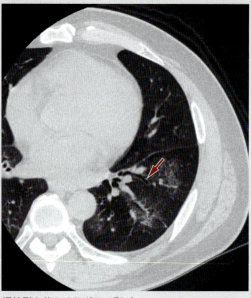

右 B^{10}$_a$, B^{10}$_b$ 分岐下レベル HRCT（左）: S^{10} に気管支に沿った網状影を伴うすりガラス影（crazy-paving appearance）を認める．わずかな牽引性気管支拡張を伴っている（→）．

左 B^9, B^{10} 分岐部レベル HRCT（右）: 左下葉気管支周囲に網状影を伴うすりガラス影（crazy-paving appearance）を認める．牽引性気管支拡張を伴っている（→）．明らかな consolidation は認めない．典型的なウイルス性肺炎の CT である．

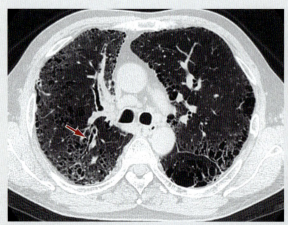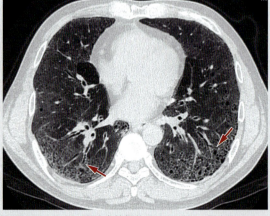

右 B^3$_b$ 分岐部レベル HRCT（左）: 両肺胸膜直下に気腫性変化を認める．また，両肺末梢優位にすりガラス影を認める．軽度の気管支拡張（→）や壁肥厚もみられる．左 S^6 には拡張した気腔形成（気腫性変化）が目立つ．

右 B^8 分岐部レベル HRCT（右）: 左右対称性に，両側下葉胸膜直下を主としてすりガラス影と拡張した気腔を認める．また，わずかな牽引性気管支拡張もみられる（→）．

ウイルス性肺炎

☞ **ATLAS** p26・94・152・174, p376（診断チャート）

- 重症化したウイルス性肺炎では DAD を生じる.
- サイトメガロウイルス肺炎では，すりガラス影（網状影）や consolidation，結節影，境界不明瞭な小葉中心性粒状影や気管支拡張などが認められる[7].

- 左図症例はサイトメガロウイルス肺炎である.

病理所見の概略：高齢者や免疫不全患者では急速な肺炎の進行が生じることがあり，このような場合，病理学的に，間質性のリンパ球浸潤や肺出血，浮腫などから形成されるDADがみられる.

剝離性間質性肺炎（DIP）

☞ **ATLAS** p74, p322（診断チャート）

- 肺胞腔内に充満したマクロファージを反映して，時相の一致したすりガラス影を両側下葉，末梢優位に左右対称性に認めることが多い[10].
- 線維化を反映して，牽引性気管支拡張や囊胞性変化を認めることも特徴である.

肺胞腔内に小胞巣状の細胞集塊が認められ，背景の肺実質は軽度の気腫性変化を示している（左）．病変部の肺胞腔内に多数のマクロファージがみられ，肺胞壁の軽度の線維化，炎症細胞浸潤を伴っている（右）.

病理所見の概略：主な組織学的特徴として，PAS陽性物質顆粒と褐色色素をもつマクロファージの肺胞腔内への滲出がみられ，病変は比較的均一，びまん性で，胸膜側から肺内側に均一な線維化,軽度の構造改変がみられる[10].

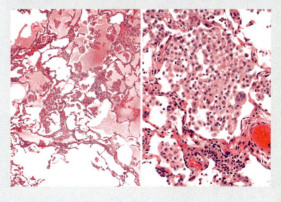

6. びまん性すりガラス影・網状影

C. honeycombing

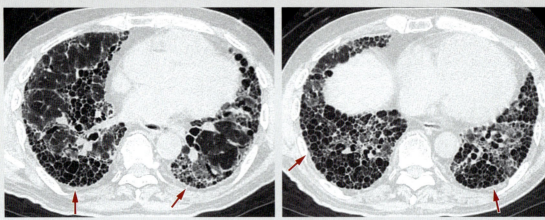

右 B^8 分岐部レベル HRCT（左）：両肺末梢胸膜直下に囊胞が集簇し，層を形成した honeycombing の所見を認める（→）．また，両肺にはすりガラス影を認める．
左図より 20 mm 尾側レベル HRCT（右）：中葉，舌区，両下葉末梢に honeycombing を認める（→）．

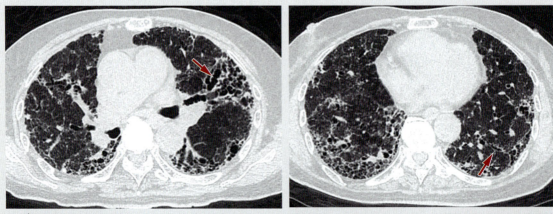

左 B^4 分岐部レベル HRCT（左）：両側上葉優位の胸膜直下や気管支周囲に比較的サイズの揃った囊胞集簇を認め，囊胞壁の肥厚や周囲にすりガラス影を伴い，小葉中心性に分布する粒状影もみられる．牽引性気管支拡張もみられる（→）．
左図より 45 mm 尾側レベル HRCT（右）：両側下葉胸膜直下優位に比較的サイズの揃った囊胞状構造を認め，軽度の牽引性気管支拡張もみられる（→）．また，小葉中心性に分布する粒状影もみられる．

特発性肺線維症（IPF），通常型間質性肺炎（UIP）

☞ p384（診断チャート）

- 典型的な HRCT 所見として，胸膜下，肺底部優位の網状影と honeycombing がみられ，牽引気管支拡張もみられる [11-13]．
- honeycombing における病理学的所見と画像所見はかならずしも一致しない．多層性のみならず，単層性の囊胞集簇も honeycombing として捉える必要があり，UIP の診断において重要である．

病理所見の概略：honeycombing は，多数の囊胞状気腔を含む，破壊され線維化した肺組織からなり，肺構造は破壊されている．CT で認められる honeycombing を形成する囊胞構造には，末梢細気管支や肺胞管の拡張，肥厚した肺胞隔壁の折りたたみで囲まれた部位や，牽引性気管支拡張の横断像が混在しており，UIP では主に，肥厚した肺胞隔壁の折りたたみで囲まれた部位である真の蜂巣囊胞がみられる．

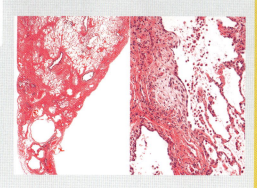

胸膜直下優位に斑状の病変が認められる．全体としては時相が不均一であり，線維化の強い部分と線維化の乏しい部分が認められる．下方では honeycombing の構造を形成している（左）．線維化の強い部分と線維化の乏しい部分の境界部を中心として，幼若な線維結合織（fibroblastic foci）が認められ，少数のリンパ球浸潤を伴っている（右）．

慢性過敏性肺炎（CHP）

☞ p384（診断チャート）

- 慢性期の過敏性肺炎は線維化をきたすため，UIP と病理学的に類似し，画像上も鑑別困難な場合がある．
- HRCT 所見上，小葉中心性の粒状影やすりガラス影が上葉優位に認められる．線維化を反映して，牽引性気管支拡張や honeycombing もみられる．
- Silva らは，CHP と UIP，NSIP の画像評価を行い，それぞれ CHP と比較して，UIP では下葉優位の分布を示し，小葉中心性粒状影が乏しい点，NSIP では胸膜直下が保たれ，honeycombing がみられない点を鑑別点として挙げている [15]．

病理所見の概略：慢性過敏性肺炎では，UIP でみられる胸膜直下や傍隔壁の線維化に加え，末梢気道に沿った線維化（細葉中心性線維化），小葉や隣接する呼吸細気管支の間（架橋線維化）などに線維化がみられる [14]．

6. びまん性すりガラス影・網状影

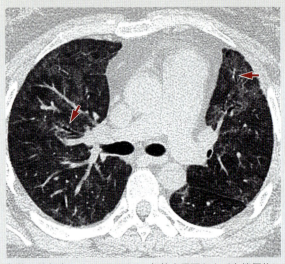
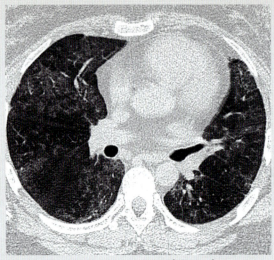

気管分岐部直下レベルHRCT：気管支周囲および末梢優位にすりガラス影や網状影を認める．右 B^3_a や左 B^3_c では軽度の拡張を認める（→）．また，右 S^3_b 末梢には小葉間隔壁肥厚も認める．

中間気管支幹レベルHRCT：両肺末梢優位にすりガラス影や網状影を認める．本症例では明らかな honeycombing は認めない．

［聖マリアンナ医科大学放射線医学講座 松下彰一郎先生のご厚意により掲載］

D. 小葉中心性粒状影を伴う（ill-defined nodules）

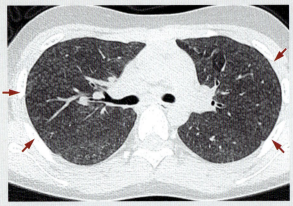
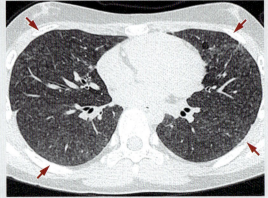

B^3 分岐部レベル HRCT（左）：両肺の濃度はびまん性に上昇し，境界不明瞭な淡い粒状影が散見される（→）．

B^8 分岐部レベル HRCT（右）：左図と同様，両肺にすりガラス影が広がり，境界不明瞭な淡い粒状影が散見される（→）．

Hermansky-Pudlak 症候群（HPS）
☞ p384（診断チャート）

- Hermansky-Pudlak 症候群は，間質性肺炎を合併する頻度が高く，30歳以降に呼吸困難・咳嗽を主訴に発症し，治療抵抗性に進行する．
- HRCT 所見では，初期には小葉間隔壁肥厚やすりガラス影，軽度の網状影がみられ，進行すると高度の網状影，気管支拡張や胸膜下嚢胞，気管支血管束の肥厚がみられる．これらは中下葉優位，末梢優位に認められ，進行すると中枢側へも進展する[16]．中谷らは，剖検例でびまん性，高度な線維化がみられ，honeycombing 様変化がみられたと報告している[17]．

病理所見の概略：肺胞隔壁や気管支周囲間質に，びまん性広範囲の線維化がみられる．

過敏性肺炎（HP）
☞ ATLAS p42, p299（診断チャート）

- 亜急性期の過敏性肺炎の HRCT 所見としては，斑状あるいはびまん性のすりガラス影，小葉中心性の境界不明瞭な淡い粒状影，モザイクパターンが挙げられる[18, 19]．

病理所見の概略：すりガラス影は，びまん性のリンパ球性間質性肺炎を反映し，境界不明瞭な小葉中心性の粒状影は，細胞性の細気管支炎，気管支周囲の間質の炎症，限局的な器質化肺炎を反映していると考えられる．

6. びまん性すりガラス影・網状影

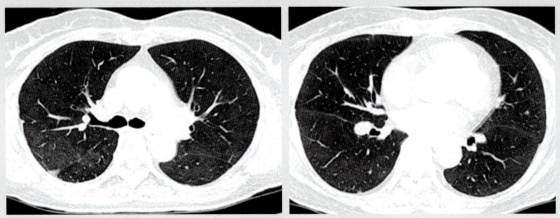

右 B^2,B^3 分岐部レベル HRCT(左),B^7 分岐部レベル HRCT(右):両肺にすりガラス影が広がり,境界不明瞭な淡い粒状影も認める.

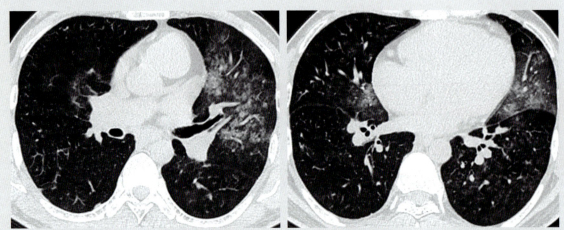

左 B^4 分岐部レベル HRCT(左):左上葉中枢側にすりガラス影が広がり,小葉中心性に分布する淡い粒状影も認められる.
左 B^8 分岐部レベル HRCT(右):中葉および舌区を主体として,比較的中枢側優位にすりガラス影を認める.また境界不明瞭な淡い粒状影(小葉中心性)を認める.

血管内リンパ腫

☞ **ATLAS** p50・272,p299（診断チャート）

- HRCT では，両側性のびまん性すりガラス影や小葉中心性の境界不明瞭な淡い粒状影を認める[20]．
- 明らかな異常を指摘できないこともある．

病理所見の概略：すりガラス影は，腫瘍細胞で充満された毛細血管や細動脈などにより腫大した肺胞隔壁や血管周囲腔を反映しているものと考えられる．

肺出血

☞ **ATLAS** p46・122・126・138,p359（診断チャート）

- 肺出血の原因は様々で，患者の免疫状態や基礎疾患によって考える病態は異なる．
- HRCT ではびまん性すりガラス影を呈し，胸膜直下が保たれることが多い．出血の程度や時期によって異なり，小葉中心性に境界不明瞭な淡い粒状影を認める場合や，crazy-paving appearance を呈することもある．免疫不全患者における肺出血では，初期には両側性，中下葉優位に網状影がみられ，急速に進行し，両側びまん性 consolidation を呈することがある[21]．

病理所見の概略：肺胞腔内の出血や，肺胞腔内や間質にヘモジデリンを有するマクロファージがみられる．

6. びまん性すりガラス影・網状影

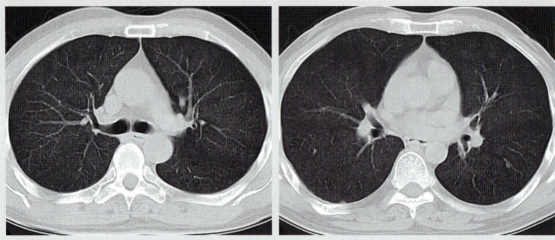

右 B³ 分岐部レベル CT（左），中葉支分岐部レベル CT（右）：両肺にびまん性すりガラス影を認める．また，淡い小葉中心性粒状影が散見される．

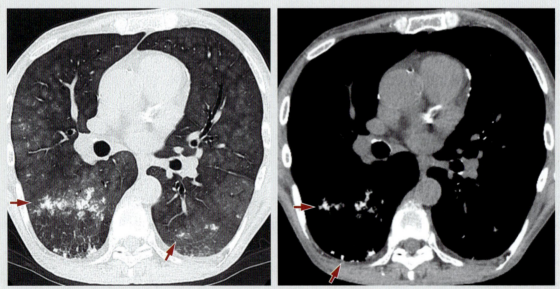

左 B⁴ 分岐部レベル HRCT（左）：両肺にびまん性すりガラス影を認め，小葉中心性の粒状影も散見される．一部濃度の高い粒状影の集簇も認められる（→）．小葉辺縁には病変が乏しい．
左図と同レベル単純 CT 縦隔条件（右）：右 S⁶ には石灰化濃度を呈する領域を認め，右下葉胸膜直下にも石灰化を認める（→）．皮下および大動脈の血管壁に石灰化を認める．

溶接工肺

☞ **ATLAS** p48, p299（診断チャート）

- 上・中肺野あるいは両肺びまん性に小葉中心性の淡い粒状影が認められる．亜急性過敏性肺炎の HRCT 所見と類似しているが，臨床症状・所見が異なる．

病理所見の概略：肺胞腔内に，褐色の異物（ヘモジデリン）を貪食した肺胞マクロファージを多数認める．進行すると間質に入り込み，間質の肥厚や線維化を生じる[22]．

異所性肺石灰化

☞ **ATLAS** p44・212・266, p299（診断チャート）

- 境界不明瞭な小葉中心性粒状影を認め，consolidation，石灰化結節などを呈することもある．
- 肺野病変の石灰化の程度が強ければ縦隔条件でも確認できるが，できない場合でも皮下や縦隔の血管壁に年齢相応以上の石灰化が認められる場合には診断の有力な根拠となる．
- 骨シンチグラフィは早期でも肺野への蓄積がみられ，診断に有用である．

病理所見の概略：肺での異所性石灰化は肺胞隔壁に生じ，その他，肺動静脈，気管支壁にも認められる．カルシウム沈着が間質の線維化をきたし，呼吸器症状を発症することがある[23]．

6. びまん性すりガラス影・網状影

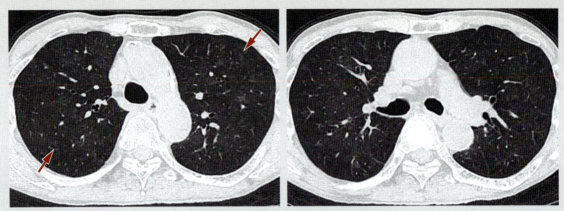

大動脈弓部レベル HRCT（左）：両肺に境界不明瞭な淡い小葉中心性粒状影が散見される（→）．
左肺動脈レベル HRCT（右）：左図と同様，両肺にびまん性すりガラス影を認め，境界不明瞭な淡い小葉中心性粒状影が散見される．

E. モザイクパターンを伴う

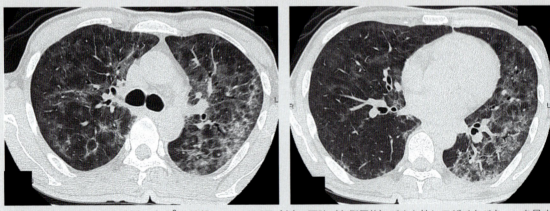

気管分岐部レベル HRCT（左），左 B^8 分岐部レベル HRCT（右）：両肺（左側優位）びまん性にモザイクパターンを呈する網状影を認める．

呼吸細気管支炎関連間質性肺疾患（RB-ILD）

☞ ATLAS p44, p299（診断チャート）

- 呼吸細気管支炎（RB）は喫煙者に高頻度で認められる．RBは通常無症状であるが，周囲間質にも炎症をきたし症状を呈するようになったものがRB-ILDと称される．
- 上肺優位に境界不明瞭な淡い小葉中心性粒状影，すりガラス影，中心性気腫，網状影などがみられる．牽引性気管支拡張やhoneycombingはほぼみられない．

病理所見の概略：細気管支周囲の肺胞マクロファージの集積，間質の軽度線維化がみられ，呼吸細気管支壁や周囲の肺胞壁にも不規則に線維化がみられる[13]．

ニューモシスチス肺炎（PCP）

☞ ATLAS p120・152, p322・359（診断チャート）

- PCPでは，両肺野の内側を主とするびまん性のすりガラス影やconsolidationが特徴的であるが，斑状・地図状のすりガラス影が正常肺実質と直線状に明瞭に境界されるモザイクパターンも特徴的所見として挙げられる[6]．

6. びまん性すりガラス影・網状影

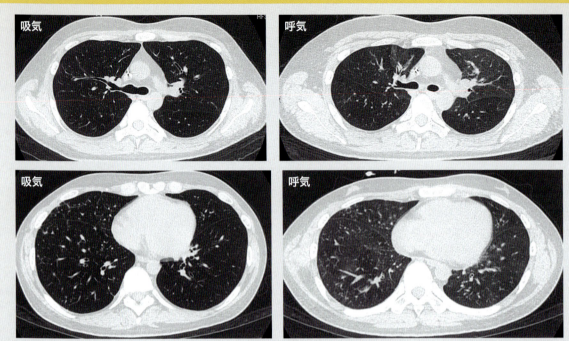

左 B^{1+2} 分岐部レベル HRCT（吸気時；左上），左上図とほぼ同レベル HRCT（呼気時；右上），左 B^{10}_a, B^{10}_b 分岐部レベル HRCT（吸気時；左下），左下図と同レベル HRCT（呼気時；右下）：左図の吸気時 CT では，両肺の過膨張と血管径の狭小化を認める．右図の呼気時 CT では，吸気時 CT と同程度の吸収値を示す領域が広がっている．

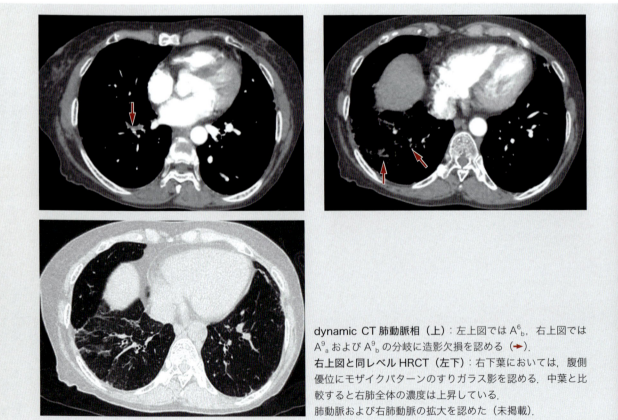

dynamic CT 肺動脈相（上）：左上図では A^6_b，右上図では A^9_a および A^9_b の分岐に造影欠損を認める（→）．
右上図と同レベル HRCT（左下）：右下葉においては，腹側優位にモザイクパターンのすりガラス影を認める．中葉と比較すると右肺全体の濃度は上昇している．
肺動脈および右肺動脈の拡大を認めた（未掲載）．

閉塞性細気管支炎（移植後）
☞ ATLAS p202・274, p408（診断と治療解説）
- HRCT所見では肺の過膨張と肺血管の狭小化が典型的である．
- 正常の呼気時CTでは肺野の吸収値が吸気時CTと比較して上昇するが，air trappingが存在する場合には，吸気時CTと同程度の吸収値（低濃度）を示し，その領域の面積はほとんど変化がみられない[24]．
- したがって，骨髄移植後の患者では，閉塞性細気管支炎を疑う場合，吸気時のみならず呼気時のCTも撮像する必要がある．

病理所見の概略：病理学的に，気管支周囲に炎症細胞浸潤を認め，閉塞性の細気管支炎がみられる．

慢性血栓塞栓性肺高血圧症
☞ p392（診断チャート）
- 胸部造影CTでは，肺動脈内に器質化した血栓を示す造影欠損域やそれによる内腔の狭小化がみられる．
- HRCTでは，モザイク灌流（mosaic perfusion）が高率にみられ，特徴的所見と考える．

病理所見の概略：弾性および筋性肺動脈に，器質化あるいは再開通した血栓がみられることに加えて，小細動脈に変性がみられる．これは血栓に伴って2次性に生じた血管の伸展や肺動脈圧上昇，炎症，サイトカインなどによる動脈の変化と考えられ，非閉塞血管にも生じる．

6. びまん性すりガラス影・網状影

文 献

1) Johkoh T, et al: Crazy-paving appearance at thin-section CT: spectrum of disease and pathologic findings. Radiology **211**: 155, 1999
2) Murayama S, et al: "Crazy paving appearance" on high resolution CT in various diseases. J Comput Assist Tomogr **23**: 749, 1999
3) Rossi SE, et al: Crazy-paving pattern at thin-section CT of the lungs: radiologic-pathologic overview. RadioGraphics **23**: 1509, 2003
4) Ichikado K, et al: Hyperoxia-induced diffuse alveolar damage in pigs: correlation between thin-section CT and histopathologic findings. Radiology **216**: 531, 2000
5) Ichikado K, et al: Acute interstitial pneumonia: comparison of high-resolution computed tomography findings between survivors and nonsurvivors. Am J Respir Crit Care Med **165**: 1551, 2002
6) Kuhlman JE, et al: Pneumocystis carinii pneumonia: spectrum of parenchymal CT findings. Radiology **175**: 711, 1990
7) Kim EA, et al: Viral pneumonias in adults: radiologic and pathologic findings. RadioGraphics **22**: 137, 2002
8) Omeri AK, et al: Comparison of high-resolution computed tomography findings between Pseudomonas aeruginosa pneumonia and Cytomegalovirus pneumonia. Eur Radiol **24**: 3251-3259, 2014
9) Ono A, et al: A comparative study of thin-section CT findings between seasonal influenza virus pneumonia and Streptococcus pneumoniae pneumonia. Br J Radiol **87**: 20140051, 2014
10) Hartmann TE, et al: Desquamative interstitial pneumonia: thin-section CT findings in 22 patients. Radiology **187**: 787, 1993
11) Kadoch MA, et al: Idiopathic interstitial pneumonias: a radiology-pathology correlation based on the revised 2013 American Thoracic Society-European Respiratory Society classification system. Curr Probl Diagn Radiol **44**: 15, 2015
12) Watadani T, et al: Interobserver variability in the CT assessment of honeycombing in the lungs. Radiology **266**: 936, 2013

13) Raghu G, et al: An official ATS/ERS/JRS/ALAT Statement: idiopathic pulmonary fibrosis: evidence-based guidelines for diagnosis and management. Am J Respir Crit Care Med **183**: 788, 2011
14) Takemura T, et al: Pathological differentiation of chronic hypersensitivity pneumonitis from idiopathic pulmonaryfibrosis/usual interstitial pneumonia. Histopathology **61**: 1026, 2012
15) Silva CI, et al: Chronic hypersensitivity pneumonitis: differentiation from idiopathic pulmonary fibrosis and nonspecific interstitial pneumonia by using thin-section CT. Radiology **246**: 288, 2008
16) Avila NA, et al: Hermansky-Pudlak syndrome: radiography and CT of the chest compared with pulmonary function tests and genetic studies. Am J Roentgenol **179**: 887, 2002
17) 中谷行雄ほか：Hermansky-Pudlak 症候群．日胸臨 **62**：210，2003
18) Silva CI, et al: Hypersensitivity pneumonitis: spectrum of high-resolution CT and pathologic findings. Am J Roentgenol **188**: 334, 2007
19) Okada F, et al: Clinical/pathologic correlations in 553 patients with primary centrilobular findings on high-resolution CT scan of the thorax. Chest **132**: 1939-1948, 2007
20) Cha MJ, et al: Pulmonary intravascular lymphomatosis: clinical, CT, and PET findings, correlation of CT and pathologic results, and survival outcome. Radiology **280**: 602, 2016
21) Primack SL, et al: Diffuse pulmonary hemorrhage: clinical, pathologic, and imaging features. Am J Roentgenol **164**: 295, 1995
22) 吉井千春ほか：溶接工肺—溶接ヒュームによる肺障害—．J Aerosol Res **20**: 238, 2005
23) Johkoh T, et al: Metastatic pulmonary calcification: early detection by high-resolution CT. J Comput Assist Tomogr **17**: 471, 1993
24) Tanaka N, et al: HRCT findings of chest complications in patients with leukemia. Eur Radiol **12**: 1512, 2002

（中山　朋子，岡田　文人）

7 CT sign

A．CT halo sign／a．感染

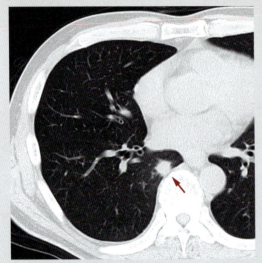
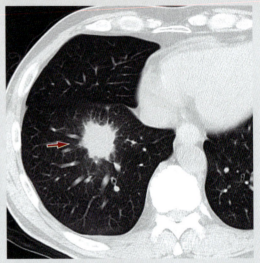

右B⁸分岐部レベルHRCT（左），右下葉レベルHRCT（右）：右S⁷に結節，右S⁸に腫瘤様病変を認める（→）．辺縁は不整で，その周囲に境界不明瞭なすりガラス影が取り囲んでいる（CT halo sign）．

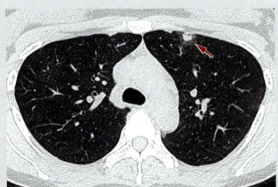
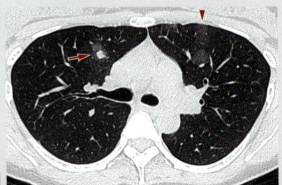

大動脈弓部レベルHRCT（左），気管分岐直下レベルHRCT（右）：両上葉に周囲にすりガラス影（CT halo sign）を伴う不整形結節を認める（→）．左S³ᵦには汎小葉性のすりガラス影を認める（▶）．

真菌症

●侵襲性肺アスペルギルス症（IPA）
☞ ATLAS p32・84・134・194, p328（診断チャート）

- 血管侵襲性肺アスペルギルス症でみられる所見であるが，他にムーコル症やカンジダ症などでも認められる．特に日和見感染が疑われる状況下では真菌感染の発症早期を疑う所見として重要である．

- 左図症例では免疫低下状態であるという患者背景があり，CT halo sign を伴う結節が多発性に認められた．まずは真菌感染を疑う所見である．

病理所見の概略：真菌の肺血管への浸潤・塞栓に伴う凝固壊死により生じるが，中心部結節は壊死巣と菌塊を含む病巣に相当し，周囲のすりガラス影は凝固壊死巣の輪郭と出血巣に相当するとされる．

寄生虫症（幼虫移行症）
☞ ATLAS p92・212, p328（診断チャート）

●幼虫移行症
- halo を伴う複数の小結節を胸膜直下や末梢優位に認めることが多い．
- 経過中に肺病変の消褪や新規病変の出現をみることもある．結節の部分は壊死組織や虫体と周囲に形成された好酸球性肉芽腫に相当し，すりガラス影の部分は好酸球やその他の炎症細胞浸潤によると推測される[1]．

- 左図症例はブタ回虫幼虫移行症である．

7. CT sign

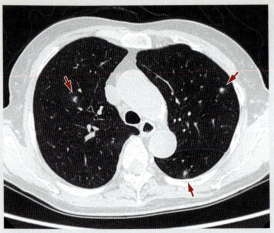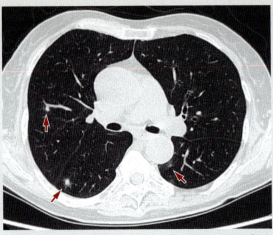

大動脈弓直下レベル HRCT（左），中間気管支幹レベル HRCT（右）：両肺には周囲にすりガラス影（CT halo sign）を伴う結節を多数認める（→）．分布はランダムである．

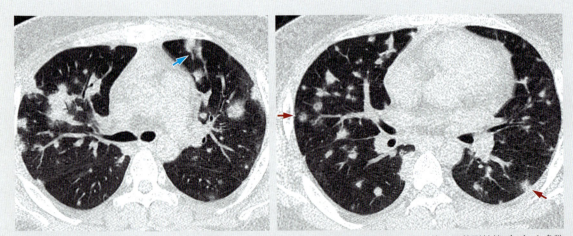

気管分岐部レベル HRCT（左），左 B⁴ 分岐部レベル HRCT（右）：両肺に CT halo sign を伴う不整形結節（→）を多数認める．一部は胸膜を底辺とする楔状の形態を呈する．結節と連続するやや拡張した肺静脈（feeding vessel sign；→）も確認できる．

ウイルス性肺炎

☞ ATLAS p26・94・152・156, p376（診断チャート）

- ウイルス性肺炎の主な CT 所見はすりガラス影であり，diffuse alveolar damage（DAD；肺胞内出血とフィブリン析出・硝子膜形成）を反映している．
- 水痘・帯状疱疹ウイルス肺炎やサイトメガロウイルス肺炎などで halo を伴う多発結節がみられることがある．
- 結節は血行性感染を反映して，ランダム分布に認められる．
- 水痘・帯状疱疹ウイルス肺炎では石灰化が残ることがある．

- 左図症例は水痘肺炎である．

敗血症性肺塞栓症（septic emboli）

☞ ATLAS p90, p328（診断チャート）

- 細菌感染において，CT halo sign を伴う結節は敗血症性肺塞栓症とノカルジア症以外ではほとんど認められない．
- 初期は辺縁不明瞭なすりガラス影を伴った陰影を呈し，治癒過程に伴い辺縁が徐々に明瞭化し，空洞を生じうる．
- feeding vessel sign（結節の中心部に向かってやや拡張した肺血管が連続する所見）がしばしば認められる．観察される拡張した血管の多くは肺静脈である．feeding vessel sign は，結節の原因が血管病変に関連のある疾患（多発血管炎性肉芽腫症などの血管炎）などでも認められる．

7. CT sign

A. CT halo sign／b. 非感染（腫瘍）

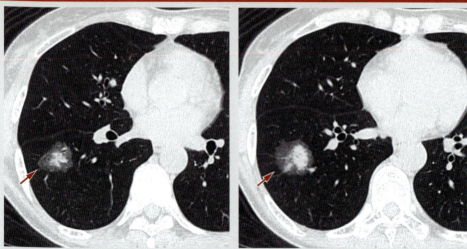

右B⁷分岐部直上レベルHRCT（左），右B⁸分岐部レベルHRCT（右）：病変の中心部は濃く，辺縁に境界明瞭なすりガラス影を伴う（→）．他の疾患でみられるCT halo signと異なり，輪郭が明瞭で辺縁は分葉状を呈し，lepidic patternを伴う肺腺癌を強く疑う所見である．

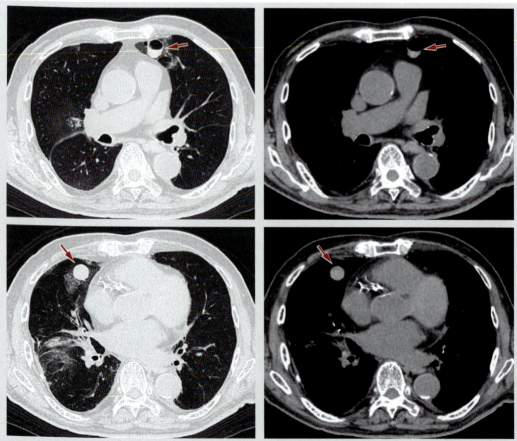

中間気管支幹レベルHRCT（上）；肺野条件（左上），単純CT縦隔条件（右上），右B⁷分岐部レベルHRCT（下）；肺野条件（左下），単純CT縦隔条件（右下）：左S³ᵦ末梢に薄壁空洞結節を認め，内部にfluid貯留を認める．fluidの吸収値は高く（→），空洞内出血が疑われる．周囲にすりガラス影（CT halo sign）を伴う．右肺S⁵末梢に円形結節を認め，周囲にすりガラス影（CT halo sign）を伴う（→）．縦隔条件にて結節の吸収値は高く，出血を伴っていると思われる（→）．

原発性肺癌

☞ p396（診断チャート）

- 原発性肺癌のうち CT halo sign は主に腺癌において認められる．すりガラス影の辺縁部は比較的境界明瞭で辺縁が凸の形状を呈し，炎症性結節や器質化病変との重要な鑑別点になる．
- 部分的に solid な部分を有する adenocarcinoma in situ（AIS），minimally invasive adenocarcinoma（MIA）や lepidic predominant invasive adenocarcinoma で認められる．

病理所見の概略：すりガラス影の部分は，既存の肺胞壁に沿って肺胞上皮を置換するように，腫瘍細胞が増殖する（lepidic growth pattern）領域に相当する．その他，出血を伴うような肺癌においても認められる．

転移性肺腫瘍

☞ ATLAS p22・94, p282（診断チャート）

- 転移性肺腫瘍でも CT halo sign を認める．結節は血行性のランダム分布を呈する．
- 血管肉腫や絨毛癌，悪性黒色腫などの富血管性・血管侵襲性の強い肺転移では，転移巣周囲の出血を反映したすりガラス影が認められる．また，膵癌や胆管細胞癌などにおいても認められ，粘液産生や周囲肺胞領域の腫瘍の置換性増殖を反映していると考えられる．

- 左図は頭頂部皮膚血管肉腫の肺転移の症例である．

7. CT sign

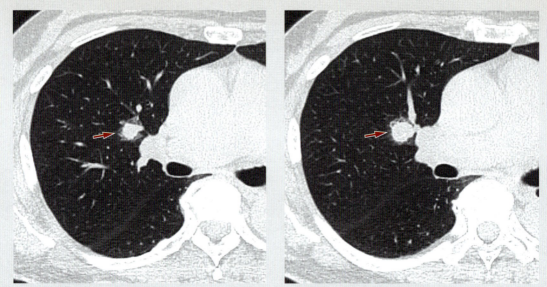

中間気管支幹レベル HRCT：右 S^3 に境界明瞭で辺縁やや不整な結節を認める（→）．周囲にすりガラス影（CT halo sign）を伴う．

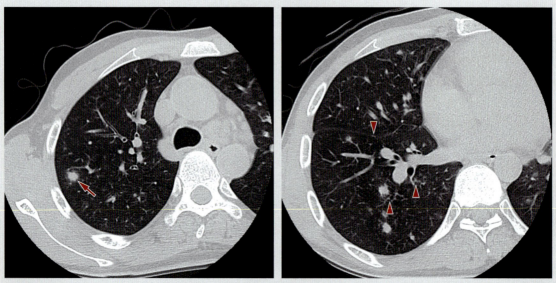

気管分岐直上レベル HRCT（左），右下肺静脈レベル HRCT（右）：両肺に CT halo sign を伴う多発結節（→）を認める（左肺は非掲載）．微細粒状影が，葉間胸膜上や小葉間隔壁に接して多数認められる（▶）．

硬化性血管腫

☞ p396（診断チャート）

- 孤立性結節・腫瘤として認められる．
- halo sign は約 20％ に認められる．
- halo sign は腫瘍周囲への出血の広がりを反映しているとされる．血管腫様硬化性成分が多い病変ではよく造影される．結節内にスリット状の空洞（meniscus sign）をきたしたり，周囲に気腫状変化をきたすこともよく知られている．腫瘍からの出血と末梢気道の破壊によるチェックバルブ機構によると推察される[2]．

病理所見の概略：組織学的に充実性（solid），乳頭状（papillary），出血性（hemangiomatous），血管腫様硬化性（sclerotic）の 4 つのパターンに分けられ，大抵はその 3 つ以上が混在している．

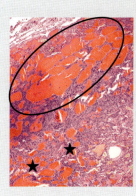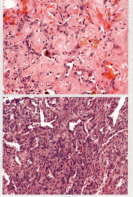

肺実質内に境界明瞭な結節性病変が認められ，結節の辺縁では腫瘍を取り囲むように出血が目立つ（左；楕円）．海綿状血管腫様の構造を呈し，血液成分が目立つ（出血性パターン；左図の★部）．内部では硝子化した間質に埋もれるような星芒状細胞の網目状構造（硬化性パターン；右上）がみられる．比較的均一な多稜形の上皮様細胞が密に増殖している（充実性パターン；右下）．乳頭状パターンの目立つ症例もある．

悪性リンパ腫

☞ **ATLAS** p20・60・72・112・134・188・190・262, p309（診断チャート）

- すりガラス影を伴った単発あるいは多発結節として認められる．

- 左図は未分化大細胞型リンパ腫の症例である．他の疾患でみられる CT halo sign と異なり，輪郭が比較的明瞭で辺縁は分葉状を呈し，lepidic pattern を伴う肺腺癌に類似した所見であるが，結節の他にも微細粒状影がリンパ路に沿う分布を呈しており，リンパ増殖性疾患を疑うべき所見といえる．

病理所見の概略：すりガラス影の部分は，腫瘍細胞の浸潤の程度が軽く肺胞の含気がある程度保たれている部分に相当する．

7. CT sign

A. CT halo sign / b. 非感染（炎症）

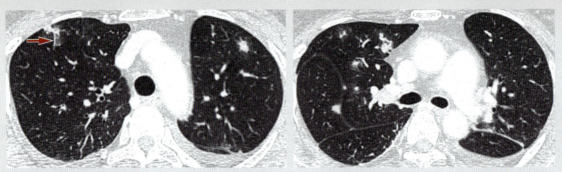

大動脈弓レベル HRCT（左），気管分岐直下レベル HRCT（右）：両肺に CT halo sign を伴う結節を多数認める．結節はランダムに分布している．一部は拡張した血管（静脈）が結節と連続（feeding vessel sign）している（→）．左少量胸水を認める．

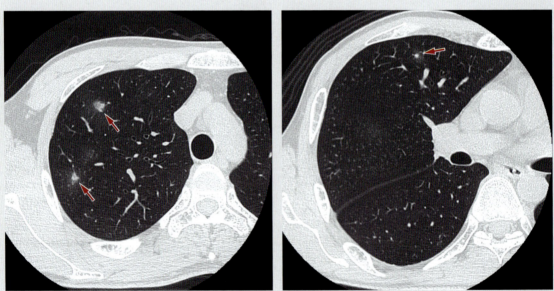

大動脈弓部レベル HRCT（左），中間気管支幹レベル HRCT（右）：両肺（左肺は非掲載）に斑状すりガラス影，CT halo sign を伴う小結節（→）を多発性に認める．

多発血管炎性肉芽腫症（GPA）

☞ **ATLAS** p98・222，p334（診断チャート）

- 多発性，両側性の結節・腫瘤が認められ，比較的気管支血管束に沿って分布する．結節の周囲には出血・炎症細胞浸潤を反映してすりガラス影を伴う．結節の一部には壊死に伴って空洞がみられたり，feeding vessel sign も認められる．

好酸球増多症

☞ **ATLAS** p54，p304（診断チャート）

- すりガラス影を伴った多発結節や consolidation として認められることがあり，すりガラス影は，好酸球・炎症細胞の浸潤の程度が低い部分に相当し，経過中に消褪・新規病変の出現がみられる．
- 別のパターンの CT 所見としては smooth な小葉間隔壁肥厚を伴ったすりガラス影も認められる．

7. CT sign

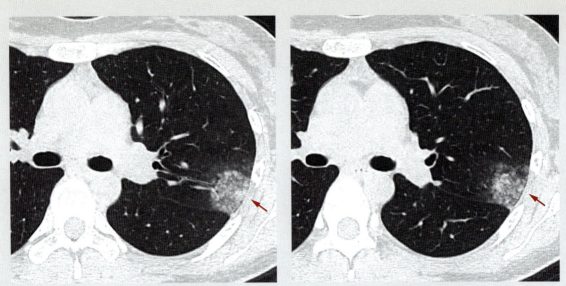

左 B¹⁺²c 分岐部レベル HRCT（左），左 B³ 分岐部レベル HRCT（右）：左 S¹⁺²c 末梢に周囲にすりガラス影を伴う consolidation を認める（→）．4ヵ月後にも同じ部位に同様の所見を認めた．陰影部の収縮性変化には乏しい．

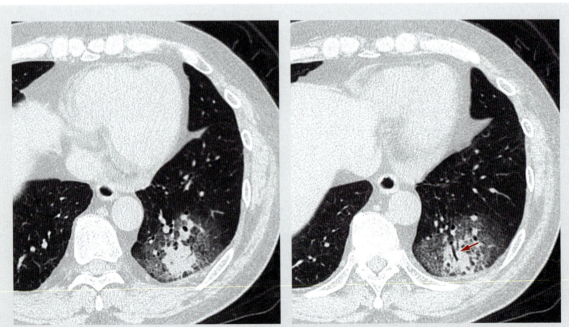

左下葉レベル HRCT：左 S¹⁰ 末梢に円形の consolidation を認める．consolidation 内には気管支透亮像を伴い，軽度の気管支拡張がみられる（→）．また，周囲にはすりガラス影を伴う．細気管支病変（小葉中心性分岐状粒状影）は認めない．

肺子宮内膜症

☞ p396（診断チャート）

- 異所性子宮内膜はCTで確認できないことが多いが，小さな血腫の部分が高濃度結節として確認できることもある．また，出血を生じると肺胞への出血の広がりがすりガラス影として確認される．
- 生理周期に一致して同部位に同様な所見を繰り返し認めることができれば強く疑う．

特発性器質化肺炎（COP）

☞ ATLAS p110・146・148・184，p349（診断チャート）

- 胸膜下もしくは気管支血管周囲優位に区域性あるいは非区域性のconsolidationがみられる．
- すりガラス影は60％以上の頻度でconsolidationの周辺部に認められる．
- consolidation内ではair bronchogramや軽度の牽引性気管支拡張もみられる．末梢気腔内の器質化した線維化と間質への炎症細胞浸潤を反映している．
- 小葉中心性分岐状粒状影がないこと，牽引性気管支拡張を認めることが，気管支肺炎や肺胞性肺炎との鑑別点である．

7. CT sign

B. reversed halo sign

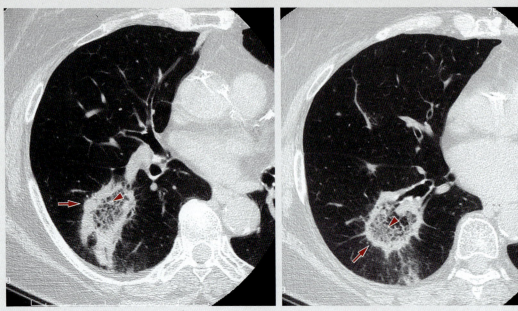

右B⁴分岐部レベル HRCT（左），右B⁸分岐部レベル HRCT（右）：右下葉気管支周囲に，辺縁にリング状の consolidation がみられ（→），中心部にはすりガラス影を認め（▶），いわゆる reversed halo sign を呈している．

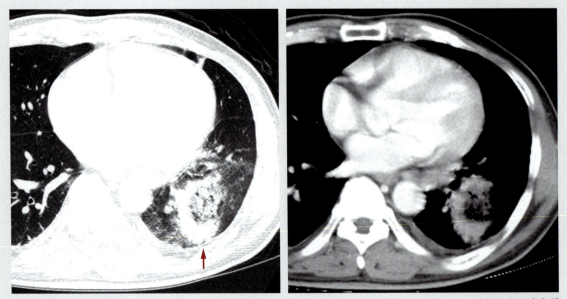

左下葉レベル CT 肺野条件（左），造影 CT 縦隔条件（右）：左下葉に辺縁にリング状の consolidation がみられ，中心部にはすりガラス影を呈する reversed halo sign を認める（→）．少量胸水も認められる．両肺に CT halo sign を伴う結節を多数認めた（非掲載）．

免疫能正常：特発性器質化肺炎（COP）

☞ ATLAS p110・146・148・182, p349（診断チャート）

- reversed halo sign は 2003 年に Kim らにより，特発性器質化肺炎に特異的な所見として報告された．特発性に関わらず，器質化肺炎を示唆する診断的価値が高い所見であるが，その他の疾患でも多くの報告がある[3]．
- reversed halo sign は病変の治癒過程の一時相を反映しているとされる．井上らは，結節病変が周辺部へ拡大するとともに時相の古い中心部が軽快しすりガラス影に変化することで，reversed halo sign が形成され，その後リング状陰影はさらに拡大しながら消褪する COP の画像経過を報告しており，時相の古い器質化病変から徐々に軽快するとともに新たな器質化病変が出現することで生じると考察している[4]．

病理所見の概略：辺縁のリング状濃度上昇域は気腔内器質化病変に，中心部のすりガラス影部分は肺胞隔壁へのリンパ球浸潤に相当するとされる．

免疫能低下：ムーコル症

☞ ATLAS p90, p328（診断チャート）

- reversed halo sign は免疫低下状態では血管侵襲性真菌症において認められる．侵襲性肺アスペルギルス症でも認められるが，侵襲性肺ムーコル症で認められる頻度が高く，免疫低下患者でこのサインが認められた場合には，まず侵襲性肺ムーコル症を考える．
- reversed halo sign のすりガラス影は凝固壊死と残存する気腔からなり，辺縁のリング状濃度上昇域は液状化と肉芽腫や器質化などの炎症性反応に相当するとされる．
- 病初期には認められず，骨髄機能回復期の免疫再構築反応によると考えられる[5]．

7. CT sign

C. galaxy sign

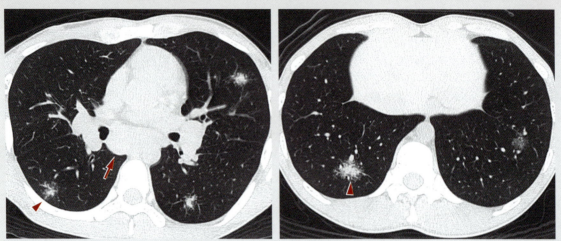

中葉支・下葉支分岐部レベル HRCT（左），肺底部レベル HRCT（右）：舌区や両下葉に微細粒状影が集簇する所見を認める（galaxy sign；▶）．微細粒状影の粒の大きさは比較的揃っている．また，縦隔・肺門リンパ節腫大もみられる（➡）．

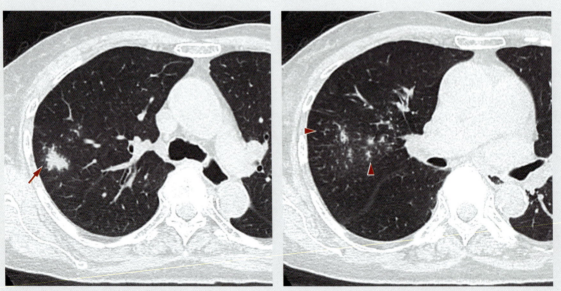

気管分岐部レベル HRCT（左），中間気管支幹レベル HRCT（右）：右 S^3_a 末梢に微小結節が集簇した結節（galaxy sign；➡）を認める．その周囲では区域性に気管支に沿って小葉中心性の分岐状粒状影（tree-in-bud pattern）を認める（▶）．粒状影は小さいわりに濃い陰影を呈している．病変は S^2 と S^6（非掲載）にも認められ，結核の好発部位に存在する．

サルコイドーシス

☞ **ATLAS** p18・56・80・263, p279（診断チャート）

病理所見の概略：病理学的には無数の肉芽腫の集塊であり，結節辺縁ほど肉芽腫は疎らに分布する．

- galaxy sign は Nakatsu らが肺サルコイドーシスの所見として記載した報告が最初であり，比較的疾患特異性の高いサインである[6]．
- サルコイドーシスの非乾酪性肉芽腫は組織学的に 0.4 mm 以下のものが多く，比較的大きさの揃った粒が集簇した形態となる．
- サルコイドーシスでは多発性のことが多く，他にもリンパ路に沿った（気管支血管束や葉間胸膜に接した）微細結節が上葉・中葉優位に認められる[6]．

結 核

☞ **ATLAS** p30・104・128・130, p290（診断チャート）

- サルコイドーシスの病変と類似しており，両者の鑑別が難しい場合があるが，結核は単発のことが多く，結節周囲に tree-in-bud pattern の粒状影が併存していること，好発部位が上葉背側や S6 であること，さらに葉間胸膜などのリンパ路に沿った病変が認められないなどの特徴が挙げられる[7]．
- リンパ節腫大がある場合では，サルコイドーシスのリンパ節は比較的均一に造影され，結核では乾酪壊死を反映してリンパ節の造影効果が不良である点などが鑑別点となりうる．

7. CT sign

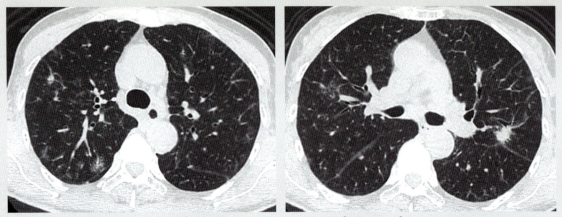

気管分岐直上レベルHRCT（左），左B^3_b分岐部レベルHRCT（右）：右S^2および左S^3に粒状影が集簇した結節（galaxy sign）を認める．その他にも広義間質（小葉間隔壁や葉間胸膜など）の肥厚を認め，リンパ路に沿った分布を呈している．

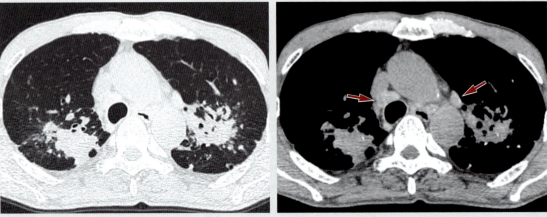

大動脈弓下部レベルHRCT肺野条件（左），単純CT縦隔条件（右）：両側上葉背側に結節が集簇して形成された塊状影（大陰影，PMF）を認める．galaxy signを呈する他の疾患よりも結節の粒は比較的大きい．上葉優位に形成され，陰影の濃度値は縦隔条件でやや高く，石灰化も伴う．石灰化を伴った濃度の高い縦隔・肺門リンパ節腫大（→）もみられる．

悪性リンパ腫（MALTリンパ腫）

☞ ATLAS p20・60・72・112・134・178・190・262, p309（診断チャート）

- 悪性リンパ腫の画像所見は極めて多彩である．単発あるいは多発結節，腫瘤，非区域性のconsolidation やすりガラス影を呈し，しばしば広義間質（気管支血管束や小葉間隔壁）の肥厚を伴う．
- 結節や腫瘤を示す症例では，病変の周囲にリンパ路に沿うような分布を示す粒状影を伴い，galaxy sign を呈することがある．
- 左図は MALT リンパ腫の症例である．

珪　肺

☞ ATLAS p18・64・98, p279（診断チャート）

- 病変の進行とともに粒状影が癒合し，大陰影［進行性塊状線維化巣，progressive massive fibrosis（PMF）とも呼ばれる］を形成すると，galaxy sign に類似した所見となる．
- 両側上肺野中間層背側優位に左右対称性にみられ，周囲肺野に構造改変を伴い，比較的高濃度で石灰化を伴うことも多いことから，鑑別は比較的容易である．

7. CT sign

D. angiogram sign

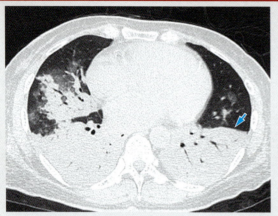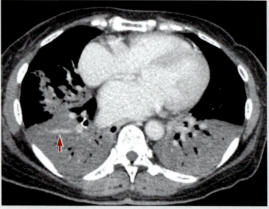

右 B^8 分岐部レベル HRCT 肺野条件（左），造影 CT 縦隔条件（右）：中葉および両下葉に consolidation を認める．大量に貯留する分泌物を反映して容積の増大があり，胸膜が圧排進展される所見（bulging fissure sign；➡）を認める．肺胞性肺炎を疑う所見である．また consolidation の部分は貯留した分泌液・滲出液を反映して造影効果は乏しく，内部の正常肺血管が増強して描出される所見（angiogram sign；➡）がみられる．

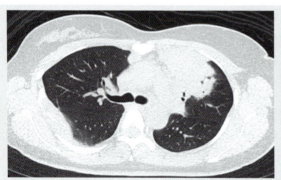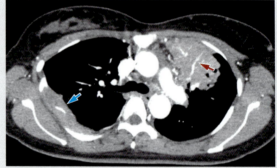

気管分岐部レベル HRCT（左），造影 CT 縦隔条件（右）：左 S^3 に consolidation を認め，内部にはやや口径不整のある肺動脈が貫通する所見（angiogram sign）を認める（➡）．既存の肺構造を比較的保ちながら腫瘍が進展していることを反映している．右胸壁にも骨破壊を伴う腫瘤を認める（➡）．

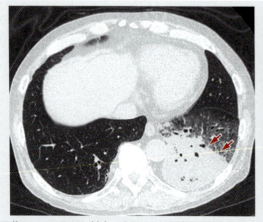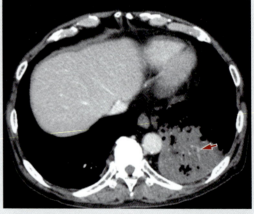

左下葉レベル HRCT（左），造影 CT 縦隔条件（右）：左下葉に内部に air bronchogram を伴う consolidatoin を認め，周囲にすりガラス影を伴う．造影にて内部に血管の描出（angiogram sign；➡）を認める．consolidation が境界明瞭に小葉間隔壁で境されて直線状にみられる（➡）ことからも，肺胞性肺炎よりも肺癌（invasive mucinous adenocarcinoma）を優位に考える．

肺胞性肺炎

☞ **ATLAS** p108, p349（診断チャート）

- 肺構造が破壊されない，あるいは混合感染などによって膿瘍形成を伴わない限り，angiogram sign が認められる．

- 左図症例は肺炎球菌肺炎．

悪性リンパ腫

☞ **ATLAS** p20・60・72・112・134・178・188・262, p309（診断チャート）

- CT 所見は多彩で，単発性や多発性の結節，腫瘤あるいは consolidation などを呈することが多いが，既存の肺構造を比較的保ちながら腫瘍浸潤がみられることを反映して，consolidation 内に angiogram sign や air bronchogram を伴う．
- その他，結節や consolidation 周囲にすりガラス影や広義間質（気管支血管束や小葉間隔壁）の肥厚なども，悪性リンパ腫を疑う重要な所見である．

- 左図症例はホジキンリンパ腫．

肺癌（invasive mucinous adenocarcinoma）

☞ **ATLAS** p76・112・128, p349（診断チャート）

- 当初，Im らにより angiogram sign は invasive mucinous adenocarcinoma に特徴的な所見として報告された．この際，consolidation の低濃度域にも言及しており，肺胞腔へのがん細胞と粘液貯留を反映して，胸壁の筋肉と比較して CT 値が低いことを述べている．
- その他，consolidation 内に air bronchogram や空洞形成も認めることが多く，気道散布性転移巣が周囲や他の肺葉にすりガラス影や小葉中心性粒状影としてみられることも特徴である．

7. CT sign

E. gloved finger sign

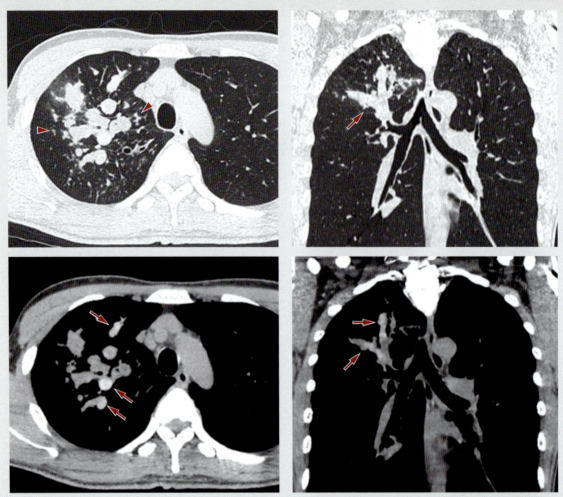

大動脈弓部レベルHRCT（左上），同冠状断再構成画像（右上），単純CT縦隔条件（左下），同冠状断再構成画像（右下）：右上葉気管支は中枢側優位に拡張があり，粘液栓を伴う．あたかも手袋をはめた指のような所見（gloved finger sign；→）を呈している．末梢には分岐状粒状影を伴う（▶）．単純CT縦隔条件にて，粘液栓の濃度値は高い（→）．

アレルギー性気管支肺真菌症
［アレルギー性気管支肺アスペルギルス症（ABPA），アレルギー性気管支肺真菌症（ABPM）］

☞ **ATLAS** p32・88・132，p402（診断チャート）

- gloved finger sign は疾患特異性の高い所見であり，病変は主に上葉に生じ，中枢の気管支が粘液栓による拡張を呈する．粘液栓の 30% は縦隔条件（単純 CT）で粘液中のカルシウムや金属イオンの影響で高濃度となり，この所見も ABPA を強く疑う所見である．
- 末梢肺には consolidation や分岐状粒状影を伴う．

病理所見の概略：粘液栓は好酸球が豊富で，粘液栓内で真菌の増殖が認められる．粘液栓が陥頓した気管支壁には形質細胞やリンパ球・好酸球浸潤が認められ，気管支壁の脆弱化や粘液栓の増大により気管支拡張を生じる[8]．

7. CT sign

F. air-crescent sign/ meniscus sign

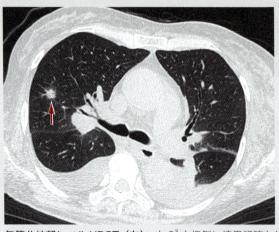 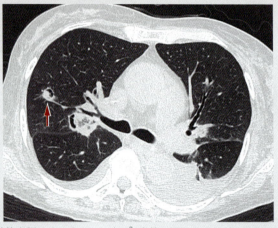

気管分岐部レベルHRCT（左）：右S^3中枢側に境界明瞭な結節を認める．さらに，右S^3_a末梢に周囲にすりガラス影を伴った（CT halo sign）小結節（→）を認める．左優位両側胸水あり．
抗真菌薬投与7日後の気管分岐部レベルHRCT（右）：右S^3中枢側の結節および右S^3_a末梢の小結節（→）には三日月状の透亮像（air-crescent sign，meniscus sign）を認める．右胸水は減少している．

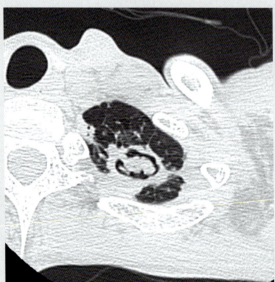 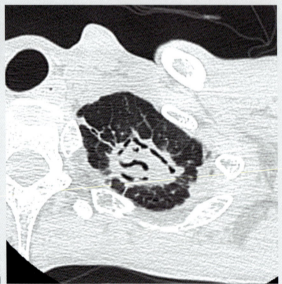

左肺尖部HRCT：左肺尖部に壁が不整に厚い空洞性病変を認め，内部に壊死物質・菌球と思われる結節状構造物を認める．空洞内の辺縁には三日月状の透亮像（meniscus sign）を認める．

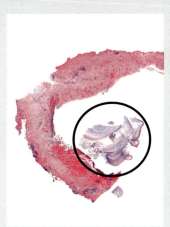
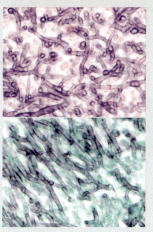

厚い嚢胞壁を有し，嚢胞壁には肉芽組織様の炎症像がみられる．嚢胞内腔に菌球として菌塊が認められる（左；〇印）．強拡大にて，Y字型に分岐し隔壁を有するアスペルギルスの菌体が認められる（右上）．GMS染色にて陽性を示す（右下）．

肺アスペルギルス症

- air-crescent sign / meniscus sign は真菌感染，特に肺アスペルギルス症においてしばしば認められるサインであるが，サインの成り立ちと臨床的意義がまったく異なる病態（侵襲性肺アスペルギルス症，慢性肺アスペルギルス症）のいずれの場合においても用いられる．

●侵襲性肺アスペルギルス症（IPA）
☞ ATLAS p32・84・134・172，p328（診断チャート）

- 侵襲性肺アスペルギルス症において，CT halo sign よりも2〜3週間遅れて認められる（宿主の好中球回復期）．好中球から分泌される酵素による組織融解により，結節内に遍在性に空洞が形成されてくる．
- 侵襲性肺アスペルギルス症で認められるこの sign は，予後良好な徴候であるとされる．

- 左図症例は成人T細胞性白血病の治療中に発生した侵襲性肺アスペルギルス症．

●慢性肺アスペルギルス症（CPA）
☞ ATLAS p86・210，p328（診断チャート）

- air-crescent sign / meniscus sign を呈するのは単純性肺アスペルギローマ（SPA）と慢性空洞性肺アスペルギルス症（CCPA）である．
- 既存の気腫性空洞や陳旧性結核などの線維空洞病変内に菌球（aspergilloma，fungus ball，mycetoma）が形成され，空洞壁との間に三日月状の透亮像を認める．菌球と空洞壁との連続性はなく，体位変換での菌球の移動が観察される．空洞内の液体貯留は感染を合併しない限りほとんどみられない．

- 左図症例は慢性空洞性肺アスペルギルス症．

7. CT sign

G. Swiss cheese appearance

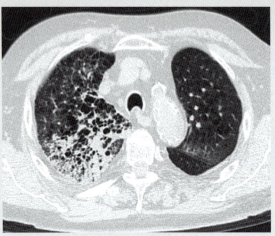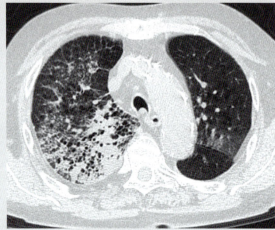

腕頭静脈レベル HRCT（左），大動脈弓部レベル HRCT（右）：右上葉に非区域性に広がる consolidation を認め，肺胞性肺炎パターンを呈している．背景の肺に気腫性変化がみられ，consolidatoin 内に円形の透亮像が虫食い状に認められ，Swiss cheese appearance を呈している．

文 献

1) Okada F, et al: Pulmonary computed tomography findings of visceral larva migrans caused by Ascaris suum. J Comput Assist Tomogr **31**: 402-408, 2007
2) Shin SY, et al: Pulmonary sclerosing pneumocytoma of the lung: CT characteristics in a large series of atertiary referral center. Medicine **94**: e498, 2015
3) Kim SJ, et al: Reversed halo sign on high-resolution CT of cryptogenic corganizing pneumonia: diagnostic implications. AJR Am J Roentgenol **180**: 1251-1254, 2003
4) 井上幸久ほか：Reversed halo sign を呈する特発性器質化肺炎の臨床的検討．日呼吸会誌 **49**：75-80，2011

肺気腫合併肺炎

☞ **ATLAS** p80, p322（診断チャート）

- 気腫性変化の強い肺に肺炎（肺胞性肺炎をきたす原因微生物による肺炎）が合併すると，気腫の部分には滲出液が充満せず，consolidation 内に虫食い状の小円形透亮像が認められ，Swiss cheese appearance を呈する．滲出液の軽微な部分では，間質性肺炎に類似する場合がある．

- 左図症例はレジオネラ肺炎．

5) Okubo Y, et al: Pathophysiological implication of reversed CT halo sign in invasive pulmonary mucormycosis: a rare case report. Diagn Pathol **8**: 82, 2013
6) Nakatsu M, et al: Large coalescent parenchymal nodules in pulmonary sarcoidosis: "sarcoid galaxy" sign. AJR Am J Roentgenol **178**: 1389-1393, 2002
7) Heo JN, et al: Pulmonary tuberculosis: another disease showing clusters of small nodules. AJR Am J Roentgenol **184**: 639-642, 2005
8) 蛇沢　晶ほか：手術例からみたアレルギー性気管支肺アスペルギルス症・真菌症の病理形態学的研究．日呼吸会誌 **36**：330-337，1998

（小野　麻美）

8 画像パターンで一発診断可能な疾患

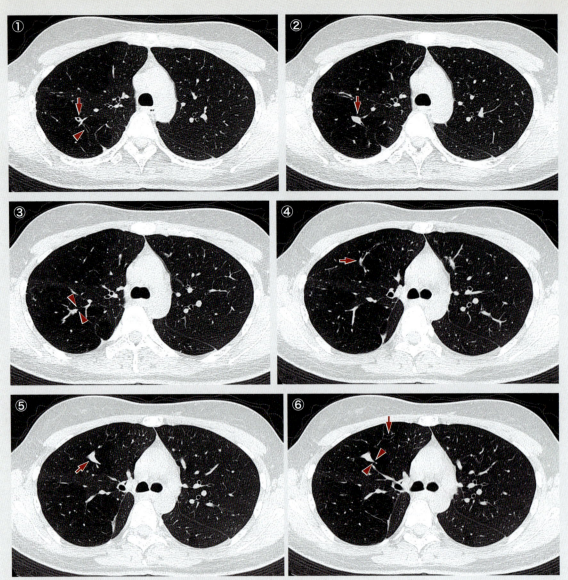

① 大動脈弓部レベル HRCT：右上葉は対側と比較して肺野の濃度が低く，同領域の血管径の狭小化も認められる．右 B^2_a の壁肥厚あり（→）．その末梢の気管支は軽度拡張している（▶）．
② ①より 2 mm 尾側レベル HRCT：右 B^2_a 内腔は粘液栓が充満している（→）．
③ ②より 4 mm 尾側レベル HRCT：右 B^2_a は粘液栓を認めた中枢側で途絶している（▶）．
④ 気管分岐部レベル HRCT：①〜③と同様，右上葉は対側と比較して肺野の濃度が低く，血管径も狭小化している．右 B^2_b の軽度壁肥厚および粘液栓を認める（→）．右 B^2_b は分岐部異常および走行異常を認める．
⑤ ④より 2 mm 尾側レベル HRCT：右 B^2_b 内腔には粘液栓が充満し，拡張している（→）．
⑥ ⑤より 1 mm 尾側レベル HRCT：右 B^2_b は粘液栓を認めた中枢側で途絶している（▶）．B^2_b の末梢は拡張している（→）．

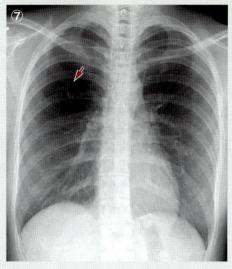
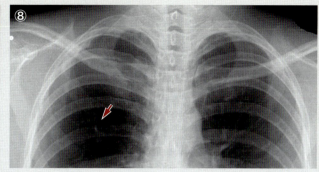

⑦ 胸部単純X線写真正面像：右上肺野は対側と比較して透過性が亢進し，血管影が目立たず，棍棒状の構造を認める（→）．
⑧ ⑦の拡大像

気管支閉鎖症

☞ p407（診断と治療解説）

- 胎生期の虚血や瘢痕化によって気管支の一部が閉鎖したものである．左上葉に好発する．その末梢（閉塞部より末梢）の構造は正常であり，拡張した気管支内に粘液栓を伴う．末梢の肺実質は Kohn 孔などの側副路を介して周囲からの空気の流入に伴って過膨張を呈する．
- 胸部単純 X 線写真で気管支閉鎖領域は，左右非対称性の透過性亢進領域として認められる．
- 気管支閉鎖は特徴的な画像所見を呈するため，胸部 CT で容易に診断できる．
- ただし，congenital pulmonary airway malformation（CPAM）type 2 に気管支閉鎖が合併することがあり，両者の鑑別が必要な場合もある．周囲の肺実質に 0.5〜2 cm の囊胞性構造があれば CPAM type 2 を疑う．
- 胸部単純 X 線写真では，左右非対称性の透過性亢進を認める疾患の鑑別診断となる．左右非対称性の透過性亢進領域を認める疾患として，
  ①胸壁の異常：Poland 症候群
  ②肺実質の異常：気管支閉鎖症，congenital pulmonary airway malformation（CPAM），congenital lobar emphysema，Swyer-James 症候群，無気肺など
  ③肺血管異常：肺動脈欠損，pulmonary artery sling，Scimitar 症候群，高安病など
  ④中枢気道病変：異物，気管支内腫瘍
  などがある．

- 左図症例は右上葉に認められた気管支閉鎖症である．過膨張を呈する（濃度の低下域）部位に着目すると，CT では棍棒状の構造（粘液栓）を認める．さらにその末梢側の気管支は拡張し，中枢側の気管支は同定することができない（途絶している）ことから診断可能となる．

8. 画像パターンで一発診断可能な疾患

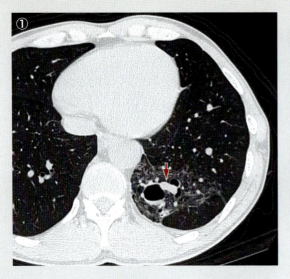
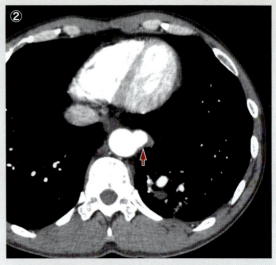
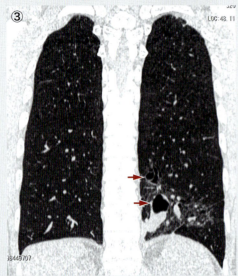
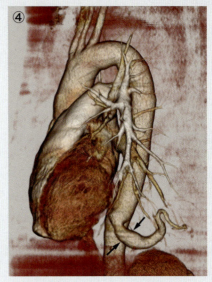

① 左下葉レベル HRCT：左下葉には集簇する囊胞性構造と拡張した異常血管（➡）を認める．周囲にはすりガラス影を認める．
② ①より約 15 mm 尾側レベル造影 CT：下行大動脈から拡張した異常血管が分岐している（➡）．
③ MPR 冠状断像：左下葉には多数の囊胞性構造を認め（➡），周囲にはすりガラス影を認める．
④ VR 画像：下行大動脈から屈曲蛇行した異常血管が分岐しているのがよく分かる（➡）．

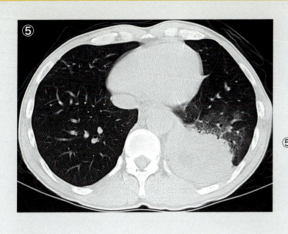

⑤ 1年前に肺炎と診断されたときの胸部CT：左下葉に腫瘤状のconsolidationを認める．内部にはair bronchogramは認めない．周囲にはすりガラス影を伴っている．同じ部位（特に左S^{10}）に繰り返す肺炎を生じる場合には，肺分画症を念頭に置く．

肺分画症

☞ p408（診断と治療解説）

- 肺葉外分画症と肺葉内分画症に分類されるが，両者ともに左S^{10}に好発し，肺葉内分画症では多房性嚢胞性病変として，肺葉外分画症では軟部腫瘤性病変として認められる．
- 供給血管はともに大動脈から分岐し（肺葉外分画症ではまれに肺動脈から分岐する），流出静脈は，肺葉内分画症では肺静脈，肺葉外分画症では奇静脈や下大静脈などに流出する．
- 胸部造影CTで供給血管をみつけること，正常気管支との交通がないことを確認すれば診断は確定する．
- 肺葉外分画症ではまれではあるが，捻転や出血性梗塞を合併した症例報告がある．分画肺の捻転と解除を反映して間欠的な疼痛を訴える．妊娠出産後や外傷後に発生することが多い．出産後に挙上していた横隔膜が尾側に移動するため，その過程において捻転すると考えられ，外傷後の発症は脆弱な血管が破綻して梗塞に陥ることによると考えられる．
- 鑑別として，肺底区大動脈起始症（systemic arterial supply to normal basal segments of the lung）が挙げられる．肺底区大動脈起始症も左S^{10}に好発し，大動脈からの異常動脈を認めることは同様であるが，分画肺はなく，気管支分岐異常がないことで肺分画症と区別される．

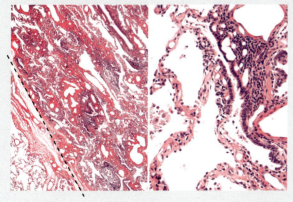

比較的境界明瞭に分画肺（左図の点線より右上）と正常肺（左図の点線より左下）が分けられている．分画肺においては壁の肥厚した血管，線維化が目立ち，リンパ球浸潤を伴っている（左）．肺胞壁は軽度の線維性肥厚を呈し，細気管支周囲に密なリンパ球浸潤が認められる（右）．

8. 画像パターンで一発診断可能な疾患

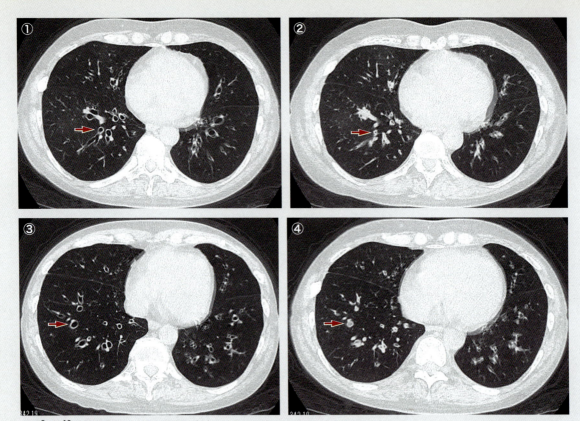

右 B^9，B^{10} 分岐部直下レベル HRCT（上）
① 吸気 HRCT：両側下葉気管支を主として気管支拡張と軽度の気管支壁肥厚を認める（➡）．両肺ともやや過膨張を呈している．右肋骨骨折あり．
② 呼気 HRCT：呼気にて拡張した気管支内腔の狭小化を認める（➡）．両肺の容積は吸気と比較してわずかに減少しているものの，肺野の濃度上昇はほとんど認められない．

右 B$^{10}{}_a$，B$^{10}{}_b$ 分岐部直下レベル HRCT（上図より約 2 cm 尾側レベル）
③ 吸気 HRCT：右下葉気管支を主として気管支拡張と気管支壁肥厚を認める（➡）．右下葉はやや過膨張である．血管の狭小化が目立っている．
④ 呼気 HRCT：呼気にて拡張が認められた気管支内腔は狭小化している（➡）が，肺野の濃度上昇はほとんど認められない．モザイクパターンは目立たず，高度の air trapping が示唆される．

閉塞性細気管支炎

☞ **ATLAS** p168・274, p408（診断と治療解説）

- 胸部単純 X 線写真では，典型的には過膨張所見を呈するが，異常所見を認めないことも多い．
- 胸部 HRCT では，①両肺の血管狭小化を伴った濃度低下，②気管支拡張と気管支壁肥厚，③モザイクパターンと air trapping を認める．
- 閉塞性細気管支炎が進行すると，血管の狭小化が高度となり，モザイクパターンが目立たなくなる．広範囲に air trapping が生じているため，呼気 CT では両肺の濃度上昇はほとんどみられなくなる．

- 左図症例は骨髄移植後に発症した閉塞性細気管支炎である．

[Memo]

モザイクパターンとは，胸部 HRCT で斑状・地図状の低吸収・高吸収域を呈する所見である．その原因として，肺血管病変（肺血栓塞栓症），細気管支病変（COPD，気管支喘息，閉塞性細気管支炎），肺実質病変［過敏性肺炎，ニューモシスチス肺炎（PCP），剥離性間質性肺炎（DIP），サルコイドーシスなど］に分類されるが，肺血管病変と細気管支病変は混在することがある．相対的に低吸収を呈する領域に着眼して，血管が狭小化している場合はモザイク灌流（mosaic perfusion）と考え，肺血管病変か細気管支病変の存在を疑う．血管病変によるモザイク灌流の場合には，区域性あるいは非区域性に広がるモザイクパターン（低吸収域）を呈することが多く，細気管支病変によるモザイク灌流では小葉性のモザイクパターン（低吸収域）を呈することが多い．さらに，深呼吸 CT で air trapping（呼気 CT で吸収値の上昇がない，あるいは乏しい）の有無を検索することにより，気道病変の有無をみつけることが可能である．一方，肺実質病変の場合には，肺低吸収域において血管の狭小化が認められない．肺実質病変のモザイクパターンでは，高吸収域（すりガラス影や consolidation）の領域が病変部位である．

8. 画像パターンで一発診断可能な疾患

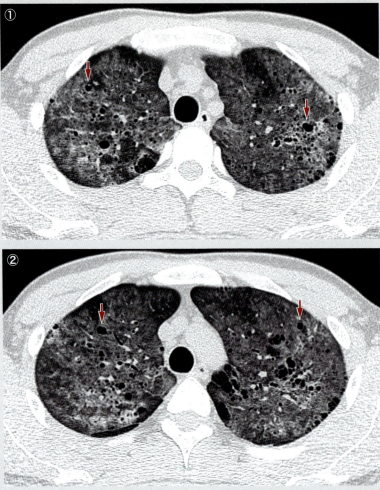

① 腕頭静脈レベル HRCT：両肺にすりガラス影が広がっている．内部には大小不揃いの囊胞性構造が散見される（→）．気管支壁肥厚などは認めない．
② 大動脈弓上部レベル HRCT：両肺にすりガラス影を認め，一部には consolidation も認められる．内部には薄壁囊胞性構造が散見される（→）．

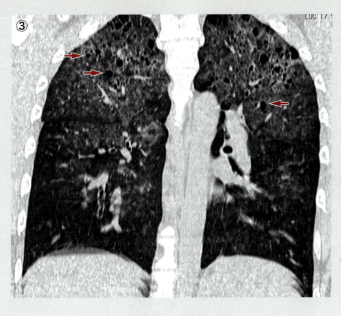

③ MPR 冠状断像下行大動脈レベル：両肺にすりガラス影を認め，大きさが不揃いの薄壁嚢胞性構造を上肺優位に認める（➡）．

HIV 感染に合併したニューモシスチス肺炎（PCP）

☞ **ATLAS** p78, p322（診断チャート）

- 上肺優位のびまん性すりガラス影が最も高頻度で認められる所見であり，小葉中心性粒状影や気管支壁肥厚，ランダム分布を呈する粒状影の頻度は少ない．
- 両肺末梢が保たれる consolidation も特徴的所見の 1 つである．
- 両側上葉に認められるすりガラス影や consolidation 内に左右非対称性の拡張した気腔，薄壁嚢胞構造の出現を認めれば，HIV 感染に合併した PCP を強く疑う．他の感染症では認められない．

病理所見の概略：肺胞壁肥厚を伴う肺胞内の好酸性・泡沫状の滲出性病変が特徴的とされているが，これは AIDS 患者に多い．また，硝子膜を伴う diffuse alveolar damage（DAD）もよく認められる所見であるが，化学療法後や移植後など非 AIDS 症例に多いとされている．

8. 画像パターンで一発診断可能な疾患

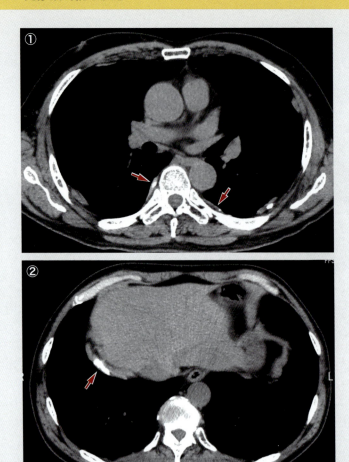

① 中間気管支幹レベル単純 CT 縦隔条件：胸壁背外側および傍椎体領域（➡）に限局性で板状の胸膜肥厚を認め，一部に石灰化を伴っている．
② 横隔膜レベル単純 CT 縦隔条件：右横隔膜ドーム部に，板状に肥厚し，石灰化伴った胸膜肥厚を認める（➡）．胸水貯留は認めない．

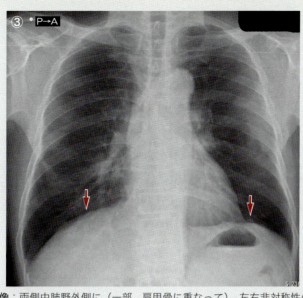

③ 胸部単純X線写真正面像：両側中肺野外側に（一部，肩甲骨に重なって），左右非対称性の透過性低下域を認める．一部では境界が明瞭な線状影としても認められる．両側横隔膜面は不整である（→）．

胸膜プラーク（アスベスト関連胸膜病変）

☞ p409（診断と治療解説）

- 限局性・板状の胸膜肥厚所見であり，その大部分は壁側胸膜に生じるが，まれに葉間胸膜など臓側胸膜にも生じることがある．
- 通常，両側性で左右同程度の胸膜肥厚および石灰化所見を認めるが，左右非対称例や片側例をみることもある．
- 厚さは多彩ではあるが1〜5 mm程度のものが多い．
- 好発部位は，胸壁背外側第7〜10肋骨レベル，外側第6〜9肋骨レベル，横隔膜ドーム部，傍椎体領域である．特に，横隔膜ドーム部病変はアスベスト曝露に特異的であり，胸膜肥厚・石灰化をきたす結核などの他の疾患との鑑別に有用である．
- 肺尖部には通常胸膜プラークは認められない．
- 胸部単純X線写真では非石灰化プラークは描出されにくいため，正確な診断には胸部CTが必要不可欠である．
- アスベスト関連の病変として，中皮腫もよく知られている．胸部単純X線写真および胸部CTにおいて，病変は片側に存在し，80％以上に胸水を伴う．縦隔側胸膜の不整・肥厚所見は，胸膜中皮腫を早期診断する上で重要である．

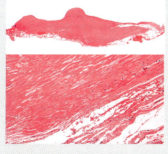

胸膜が肥厚し，肥厚部では硝子化した膠原線維の増生がみられる．炎症細胞浸潤はなく，細胞成分はほとんどない．

8. 画像パターンで一発診断可能な疾患

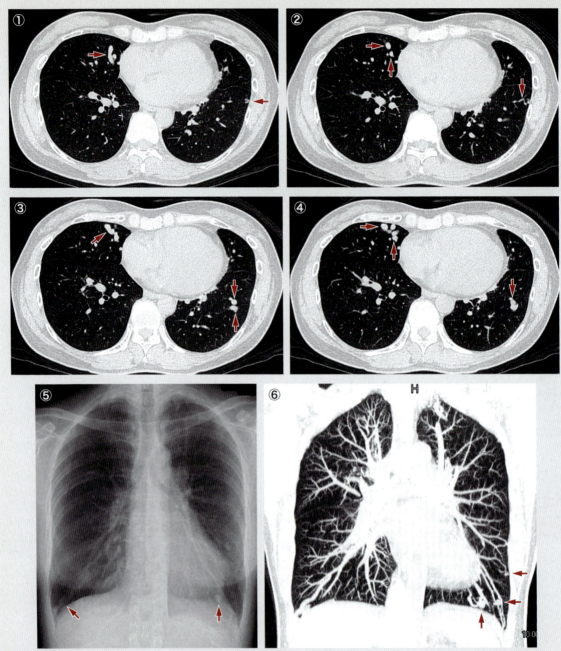

①〜④ 両側下葉レベル HRCT：右 S^5 および左 S^8，S^9 に拡張した血管（流入動脈および流出静脈）を認める（→）．
⑤ 胸部単純 X 線写真正面像：左肺尖部や両側下肺野に拡張した血管や結節状構造を認める（→）．
⑥ MIP 画像：両側下葉を主として，多数の拡張した流入動脈および流出静脈を認める．シャント部位の瘤状の拡張（venous sac）も認められる（→）．

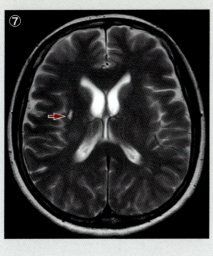

⑦ MRI（T2強調画像）水平断像：基底核や放線冠に陳旧性梗塞が認められた（→）．

肺動静脈瘻（PAF），肺動静脈奇形（PAVM）

☞ p410（診断と治療解説）

● Rendu-Oslar-Weber 病
- PAVM の 80％ 以上は先天的な要因を有しており，そのほとんどは遺伝性出血性末梢血管拡張症（HHT）である．
- 胸部単純 X 線写真や胸部 CT で，拡張した流入動脈および流出静脈とそれらの連続を認めることができれば確定する．
- シャント部位の瘤状の拡張（venous sac）もしばしばみられる．
- 診断に際し，造影剤の使用は不要である．

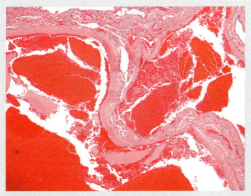

肺実質内に蛇行した血管が認められ，部分的に嚢胞状に拡張している．やや壁の肥厚した部分や菲薄化した部分が認められ，内腔には多量の赤血球を容れている．動脈・静脈の判定は困難である．

8. 画像パターンで一発診断可能な疾患

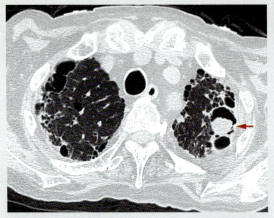
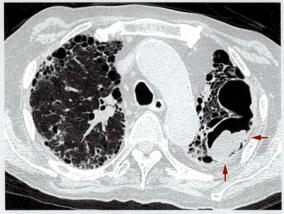
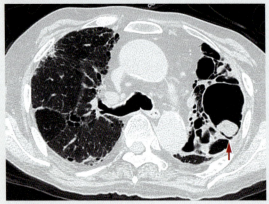

肺尖部レベル HRCT（左上）：両側肺尖部に拡張した気腔を認める．左肺尖部には拡張した気腔内に菌球と思われる類円形の結節状構造を認める（→）．
大動脈弓部レベル HRCT（右上）：左 S^{1+2}_c 末梢の拡張した別の気腔内にも癒合した菌球形成を認める（→）．
気管分岐部レベル HRCT（左下）：左 S^3_a 末梢の拡張した気腔内にも菌球形成を認める（→）．拡張した気腔壁は肥厚している．他の部位においても同様な菌球形成を認めた（未掲載）．

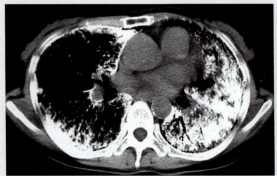
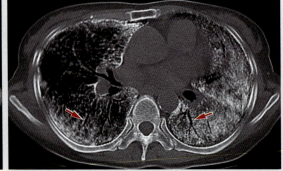

右 B^6 分岐部レベル単純 CT 縦隔条件（左）：両肺（左優位）の末梢優位に，肋骨と同程度の濃度を呈する石灰化所見を認める．縦隔・肺門リンパ節には石灰化は認めない（未掲載）．
左図と同レベル単純 CT 骨条件（右）：両肺に広がる高吸収域の内部には牽引性に拡張した気管支を認める（→）．

慢性肺アスペルギルス症（CPA）
☞ ATLAS p86・194，p328（診断チャート）

- 慢性進行性肺アスペルギルス症（CPPA）のうち，一発診断可能な疾患は単純性肺アスペルギローマ（SPA）と慢性空洞性肺アスペルギルス症（CCPA）である．
- 陳旧性肺結核，気管支拡張症，特発性肺線維症，慢性過敏性肺炎，肺気腫，術後肺などのように，既存の肺構造の改変・破壊を伴った部位に発症する．
- 胸部 HRCT では，破壊を伴い拡張した気腔内に類円形の菌球（fungus ball）の形成を認める．air-crescent sign や meniscus sign は有名である．
- 体位変換で空洞内部の結節の移動が認められた場合，SPA あるいは CCPA を強く疑うことができる．
- 最近，Sato らは CPA 患者において喀血を予知することができる scab-like sign を報告した[1]．

- 左図症例は CCPA である．

肺胞微石症
☞ p412（診断と治療解説）

- 胸部単純 X 線写真では，病変初期（主に小児期）ではびまん性すりガラス影を認める．病変が進行すると，微石の opacity が明瞭となり，吹雪様陰影（snow storm appearance），砂嵐様陰影（sand storm appearance），vanishing heart phenomenon（心陰影が消失する），black pleural line（微石陰影と肋間との間に透過性亢進した線状影を認める）などの所見を認めるようになる．
- 胸部 CT では微石を反映した特徴ある石灰化所見を両肺に認める．
- 石灰化は気管支血管束，小葉間隔壁，胸膜などの広義間質に強く認められ，さらに進行すると線維化により牽引性気管支拡張や容積減少を認め，ときに拡張した気腔を形成することもある[2,3]．

病理所見の概略：肺胞内に特徴のある年輪状の層状構造を呈する微石の形成と胞隔炎を認め，病変の進行に伴って間質に線維化をきたすようになる．

8. 画像パターンで一発診断可能な疾患

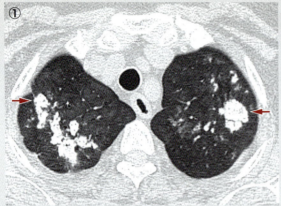
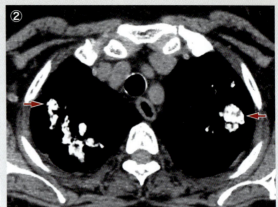
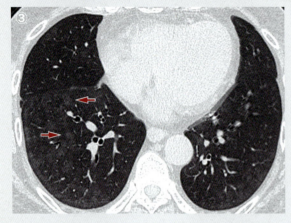

① 肺尖部レベル HRCT：両側肺尖部には二次小葉辺縁が保たれたすりガラス影が広がっている．両肺には大小いびつな石灰化結節も認める（→）．
② ①と同レベル単純 CT 縦隔条件：石灰化結節が明瞭である．
③ 右 B⁹，B¹⁰ 分岐部レベル HRCT：右下葉を主としてすりガラス影を認める（→）が，肺尖部（上葉）と比較して淡く軽微である．石灰化結節は認めない．

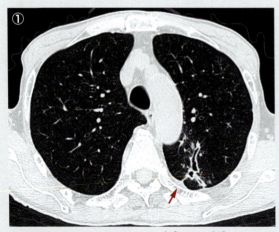
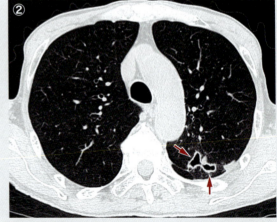

① 大動脈弓部レベル HRCT：左 S^{1+2}_b から S^{1+2}_c にかけて，部分的な胸膜肥厚（→）に連なる索状構造と，壁の厚い不整な管腔構造を認める．周囲にはわずかな濃度上昇域を伴っている．
② ①より 7 mm 尾側レベル HRCT：左 S^{1+2} 末梢に虫道と思われる管腔構造を認める（→）．左葉間胸膜に軽度の引きつれ所見あり．

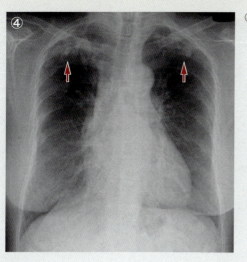

④ 胸部単純X写真正面像：両側肺尖部に石灰化濃度を呈するconsolidationを認める（→）．軽度の心拡大あり．

異所性肺石灰化

☞ ATLAS p44・164・266, p299（診断チャート）

- 典型的な胸部HRCTとしては"両側上肺優位の境界不明瞭な淡い小葉中心性粒状影"である．ときに，びまん性あるいは斑状のすりガラス影として表現され，過敏性肺炎や溶接工肺などと類似した所見を呈する．
- 血管壁の石灰化（年齢相当以上）や皮下組織の石灰化などを認めた場合，患者背景を考慮すると診断に苦慮することはない．また，骨シンチグラフィでの肺への集積が決め手となる．

- 左図症例では両肺びまん性にすりガラス影を認めるが，上肺優位であること，小葉間隔壁周囲は病変が軽微なこと，石灰化結節も伴っていること，単純CT縦隔条件で血管壁に年齢相当以上の石灰化を認めること（未掲載）などから異所性肺石灰化を強く疑うことができる．さらに，CTの依頼書に「腎不全患者である」との情報があれば，呼吸症状がないこと，職歴を確認することによりあえて鑑別診断を挙げる必要はなくなる．

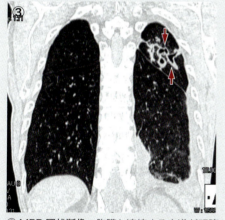

肺吸虫症

☞ ATLAS p92・172, p328（診断チャート）

● ウエステルマン肺吸虫症

- 急性期・亜急性期の胸部HRCTでは，胸水，胸膜肥厚，気胸，周囲にすりガラス影（halo）を伴った結節，侵入した胸膜から連続する虫道（migration track），小葉間隔壁肥厚などの所見を認める[4,5]．特に，不整な結節と部分的に肥厚した胸膜に連続する虫道は，虫体の移動に伴う特異的な所見である．
- 一方，慢性期には虫嚢が形成されているため，不整形の結節・腫瘤を認め，内部に空洞や壊死，淡い石灰化を伴うことが多い．

③ MPR冠状断像：胸膜と連続する虫道が明瞭に描出されている（→）．周囲にはすりガラス影を伴っている．少量の胸水も認める．

8. 画像パターンで一発診断可能な疾患

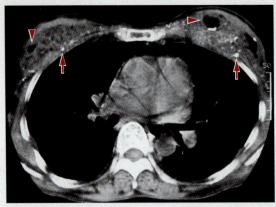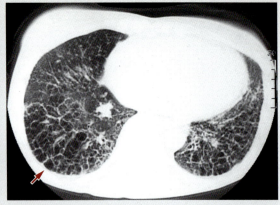

右B⁶分岐部レベル単純CT縦隔条件（左）：両側乳房の濃度は非常に不均一で，微細な高濃度域（→）や脂肪濃度構造（▶）を認める．縦隔に腫大リンパ節を認めた（未掲載）．
両側肺底部レベルCT（右）：両側下葉末梢にhoneycombing形成を認める（→）．

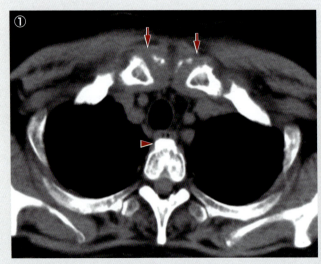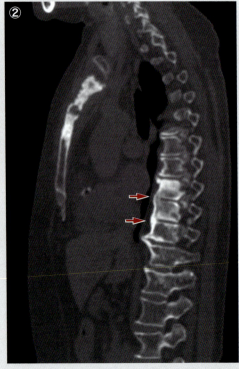

① 単純CT縦隔条件横断像：胸鎖関節の腫脹および骨性膨隆を認める（→）．胸椎前縁の靱帯骨化も認められる（▶）．
② 再構成CT画像矢状断像：複数の胸椎において，終板辺縁のびらんと骨硬化，層状の靱帯骨化（→）が認められる．胸骨および胸骨柄接合部には骨肥厚，骨硬化，骨棘を伴った骨侵食を認める．

豊胸術後のヒトアジュバント病
☞ p412（診断と治療解説）

- 縦隔・肺門リンパ節腫大が最も多く，次いで両肺の網状影（UIP pattern あるいは NSIP pattern）などの所見を認める．
- これらの所見自体は非特異的ではあるが，豊胸術後で腫大リンパ節を伴った間質性肺炎や，注入物質の漏出や周囲肉芽腫形成などを疑う所見が得られた場合，積極的に疑うことが可能である．

病理所見の概略：注入部位や所属リンパ節において，非乾酪性類上皮肉芽腫を認め，肉芽腫内に異物を貪食する異物型巨細胞を認める．

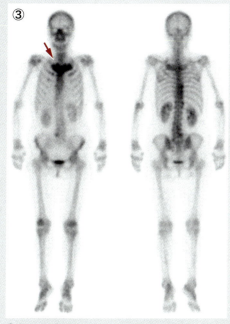

③ 骨シンチグラフィ：胸鎖関節から胸骨上部の著明な集積を認める（→）．胸椎にも異常集積を認める．

［聖マリアンナ医科大学放射線医学講座 松下彰一郎先生のご厚意により掲載］

SAPHO 症候群
☞ p414（診断と治療解説）

- SAPHO 症候群は，特徴である Synovitis（滑膜炎），Acne（ざ瘡），Pustulosis（膿疱症），Hyperostosis（骨化過剰症），Osteitis（骨炎）の頭文字をとって命名された．
- 骨関節炎と無菌性皮膚疾患の関連が強く，関節炎としては末梢関節炎の他に，胸鎖・胸肋関節炎および異常骨化が特徴的で，これに加えて脊椎や仙腸関節炎なども出現し，HLA-B27 や炎症性腸疾患とも関連する可能性が示唆されている．
- 最も頻度が高い症状は前胸壁の痛みで，胸鎖・胸肋関節炎は 80〜90％ に認められる．
- 胸部単純 X 線写真や胸部 CT では，同関節部の骨化が目立ち，腫脹および骨性膨隆を認める．

8. 画像パターンで一発診断可能な疾患

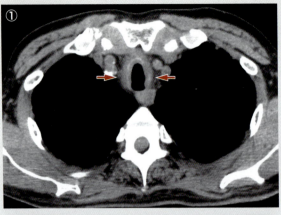
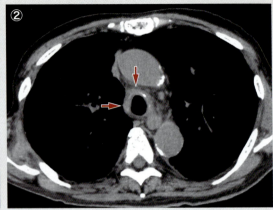
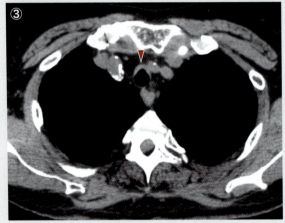

① 右鎖骨下動脈分岐部レベル単純CT縦隔条件：気管支後壁（膜様部）を除いて，著明な気管支壁肥厚を認める（→）．
② 大動脈弓下部レベル単純CT縦隔条件：気管支後壁を除いて著明な気管支壁肥厚を認める（→）．縦隔に軽度腫大したリンパ節を認める．
③ ①とほぼ同レベル単純CT縦隔条件（約2年後）：気管支前壁には軽度の壁肥厚が残存するが（→），①と比較して，治療によりかなり改善している．

文献

1) Sato H, et al: The scab-like sign: a CT finding indicative of haemoptysis in patients with chronic pulmonary aspergillosis? Eur Radiol 28: 4053-4061, 2018
2) Debnis O, et al: High resolution computed tomographic features of pulmonary alveolar microlithiasis. Eur Radiol 55: 452-460, 2005
3) Smukawa H, et al: Pulmonary alveolar microlithiasis: CT and pathologic findings in 10 patients. Monaldi Arch Chest Dis **63**: 59-64, 2005

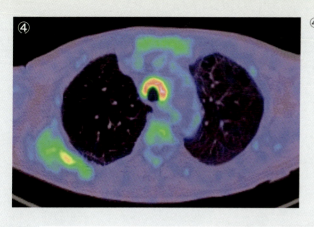

④大動脈弓上部レベル FDG-PET：気管支後壁を除いて気管支に著明な集積を認める．

再発性多発軟骨炎

☞ p415（診断と治療解説）

- 胸部 CT 所見は，気道病変の評価に非常に重要であり，特異的な所見を認める．
- 気管・気管支壁肥厚は，気管軟骨の存在する気管前壁と側壁の平滑な壁肥厚所見として認められる．石灰化を伴う場合もある．
- 軟骨の存在しない後壁（膜様部）には原則として病変は認めない（壁肥厚がない）ことが重要であるが，進行例では後壁に及ぶ[6]．
- 呼気 CT で著明な気管・気管支の虚脱と肺野において air trapping も認められる．
- びまん性気道狭窄あるいは気管支壁肥厚をきたす疾患の鑑別として，多発血管炎性肉芽腫症（GPA），気管気管支骨軟骨形成症，気管気管支アミロイドーシス，気管気管支乳頭症，炎症性腸疾患，IgG4 関連疾患，悪性リンパ腫などが挙げられる[7,8]．なお，比較的中枢の気管支壁肥厚をきたす感染症として重要なものは結核とアスペルギルス症である．

4) Kim TS, et al: Pleuropulmonary paragonimiasis: CT findings in 31 patients. AJR Am J Roentgenol **185**: 616-621, 2005
5) Kuroki M, et al: High-resolution computed tomography findings of P. wastermani. J Thorac Imaging **20**: 210-213, 2005
6) Lin ZQ, et al: Pulmonary CT findings in relapsing polychondritis. Acta Radiol **51**: 522-526, 2010
7) Prince JS, et al: Nonneoplastic lesions of the tracheobronchial wall: radiographic findings with bronchoscopic correlation. RadioGraphics **22**: S215-230, 2002
8) Sato H, et al: Chest high resolution computed tomography findings in 601 patients with inflammatory bowel diseases. Acad Radiol **25**: 407-414, 2018

（岡田 文人）

9 画像パターンが多彩で鑑別が困難な疾患

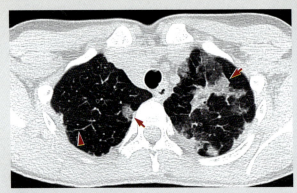

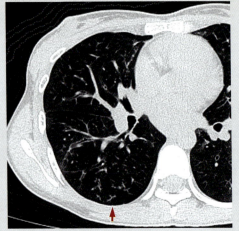

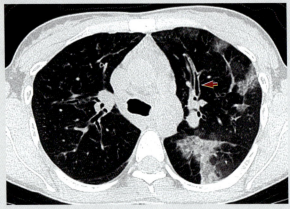

両側肺尖部 HRCT（左上）：両側上葉には，小葉間隔壁で境界された consolidation およびすりガラス影を認める（→）．著明な小葉間隔壁肥厚も認める（▶）．

左 B^3_b 分岐部レベル HRCT（左下）：左 S^3 および左 S^6 に consolidation およびすりガラス影を認める．左 S^6 には，小葉間隔壁肥厚も認める．左 B^3_b（→），右 B^2，B^3 の壁肥厚あり．

右 B^6 分岐部レベル HRCT（右）：右 B^6_b は系統的に肥厚し，末梢においては境界明瞭な分岐状粒状影も認める（→）が，粘液栓は認めない．

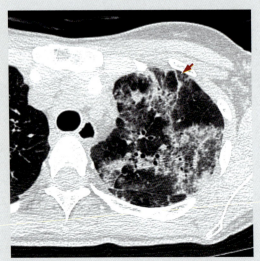

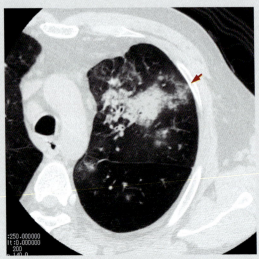

左上葉レベル HRCT：左上葉に consolidation およびすりガラス影を認める．小葉間隔壁肥厚（→）や気管支壁肥厚も認める．

大動脈弓部レベル HRCT：左上区に腫瘤状の consolidation とすりガラス影を認める．辺縁には小葉間隔壁肥厚を伴ったすりガラス影を認める（→）．B^{1+2} および B^3 壁肥厚も目立つ．

（臨床所見が非常に重要となる疾患）

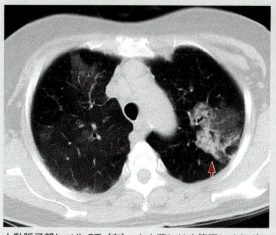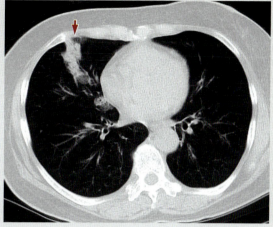

大動脈弓部レベルCT（左）：右上葉には広範囲にすりガラス影が広がっている．左上葉には一部小葉間隔壁で境界されたconsolidationおよびすりガラス影を認める（→）．
右B⁸分岐部レベルCT（右）：両肺において気管支壁肥厚を認める．右S^5末梢にはconsolidationを認める（→）．
［兵庫県立淡路医療センター放射線科 濱中章洋先生のご厚意により掲載］

好酸球性多発血管炎性肉芽腫症（EGPA）
☞ ATLAS p142, p417（診断と治療解説）

- 胸部HRCT所見は多彩で，区域性あるいは非区域性consolidation，すりガラス影，reversed halo sign，小葉中心性粒状影などを認め，非特異的な所見が多い．
- しかし，著明な好酸球浸潤を反映して，小葉間隔壁肥厚および気管支壁肥厚を約半数に認め[1~5]，さらに汎小葉性分布を呈することも多い．
- 通常，気管支喘息の胸部HRCTでは，気管支壁肥厚と肺過膨張を認めることはあるが，肺実質には明らかなconsolidationや小葉間隔壁肥厚などの所見は認めない．ゆえに，気管支喘息，多発性単神経炎などの臨床所見に加えて，汎小葉性のconsolidationや小葉間隔壁肥厚などのCT所見が認められた場合にはEGPAを強く疑う必要がある．

病理所見の概略：EGPAの病理組織像は，好酸球浸潤を伴った細小血管の肉芽腫性血管炎あるいはフィブリノイド血管炎である．

9. 画像パターンが多彩で鑑別が困難な疾患（臨床所見が非常に重要となる疾患）

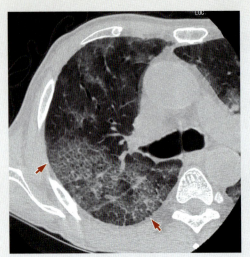

肺出血（気管分岐部レベル HRCT）：右 S^2 および S^6 に reticular opacity を認める（→）．一部には小葉間隔壁肥厚を伴っている．

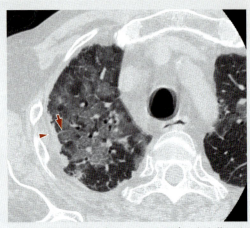

肺出血（大動脈弓上部レベル HRCT）：右上葉にすりガラス影が広がり，小葉間隔壁肥厚（→）も目立っている．胸膜肥厚あり（▶）．

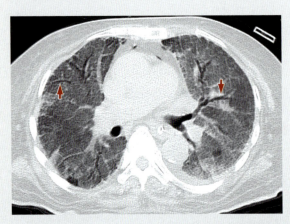

DAD（左 B^6 分岐部レベル HRCT）：両肺に reticular opacity が広がっている．内部には牽引性気管支拡張を認める（→）．左少量胸水を認める．

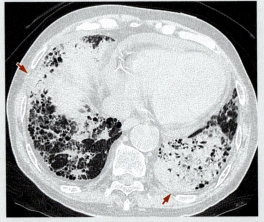
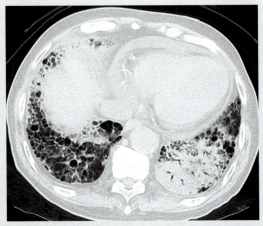

UIP pattern＋肺出血［両側肺底部レベル HRCT（左）］：両側下葉には牽引性気管支拡張を伴った間質性変化を認める．右中・下葉および左下葉には consolidation（→）やすりガラス影を認め，剖検によって出血と診断された．
左図より 7 mm 尾側レベル HRCT（右）：両側下葉には honeycombing 形成を認める（UIP pattern）．

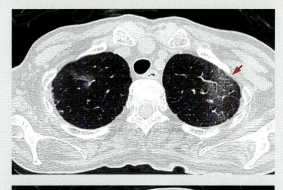
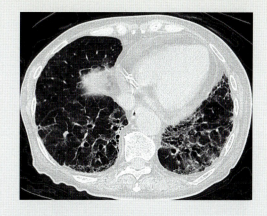
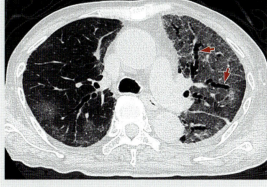

肺出血［両側肺尖部 HRCT（左上）］：左肺尖部にすりガラス影を認める（→）．内部には小葉間隔壁肥厚も認める．気管支検査にて肺出血と診断された．
NSIP pattern［両側下葉レベル HRCT（右）］：両側下葉には気管支に沿ったすりガラス影を認め，牽引性気管支拡張を伴っている（NSIP pattern）．
NSIP pattern の急性増悪［約 1 週間後の左 B^3_b 分岐部レベル HRCT（左下）］：呼吸困難が進行したため緊急で CT が撮像された．両肺にすりガラス影を認め，著明な牽引性気管支拡張を認める（→）．少量の左胸水も認める．

顕微鏡的多発血管炎（MPA）

☞ p419（診断と治療解説）

- MPA の肺病変の合併は約 25〜70％に認められ，主に肺胞出血と間質性肺炎である．
- 胸部 HRCT では，肺出血を反映して両肺びまん性すりガラス影，consolidation，境界不明瞭な淡い粒状影，小葉間隔壁肥厚などを認める．
- 通常型間質性肺炎（UIP）pattern や非特異性間質性肺炎（NSIP）pattern の間質性変化，びまん性肺胞傷害（DAD）を反映した牽引性気管支拡張を伴ったすりガラス影や consolidation なども認める[1,6,7]．鑑別すべき疾患は特発性・二次性を含めすべての間質性肺炎を生じる疾患である．興味深いのは特発性肺線維症（IPF）の 5〜90％が ANCA 陽性を示すことである．

9. 画像パターンが多彩で鑑別が困難な疾患(臨床所見が非常に重要となる疾患)

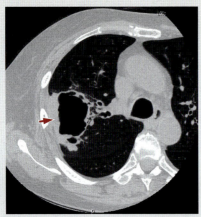

右 B^2_b 分岐部レベル HRCT:右 S^2_b, S^3_a 末梢に比較的境界明瞭な空洞結節を認める(→).周囲にわずかなすりガラス影を伴っている.空洞壁はやや不整である.B^2 および B^3 壁肥厚を認めるが,周囲に細気管支病変(小葉中心性粒状影)は認めない.

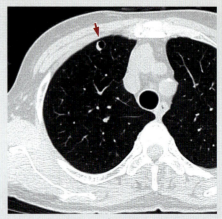

右上葉レベル HRCT:右 S^1_b 末梢に境界明瞭な結節を認め,偏心性の空洞を伴っている(→).

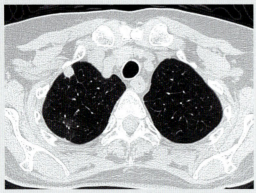

右肺尖部 HRCT:右 S^1 末梢に境界明瞭な結節を認める.また背側には境界不明瞭なすりガラス影も認める.

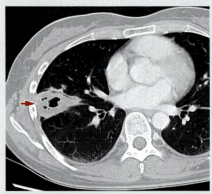

右 B^8 分岐部レベル HRCT:右 S^3_a 末梢に胸膜に接した比較的境界明瞭な空洞結節を認める(→).空洞壁は厚く,壁は不整である.

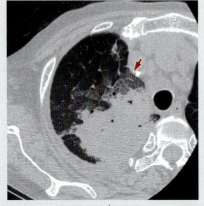

腕頭静脈レベル HRCT:右 S^1 に腫瘤状の consolidation を認める.その腹側には小葉間隔壁肥厚を伴ったすりガラス影(出血を反映していると考えられる)が広がっている(→).

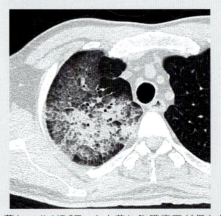

右上葉レベル HRCT:右上葉に胸膜直下が保たれた consolidation およびすりガラス影を認める.小葉間隔壁肥厚も目立つ.また境界不明瞭な淡い粒状影も認められ,出血と診断可能である.

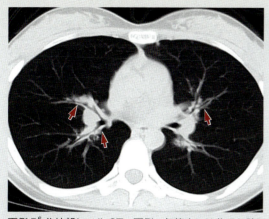

両側 B^6 分岐部レベル CT：両側の気管支には著明な壁肥厚を認める（→）．左 S^4_b 末梢には小結節を認める．
［聖マリアンナ医科大学放射線医学講座　松下彰一郎先生のご厚意により掲載］

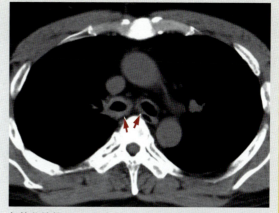

気管分岐部 1 cm 下方レベル単純 CT 縦隔条件：両側主気管支は全周性壁肥厚を呈している（→）．腫大リンパ節は認めない．
［聖マリアンナ医科大学放射線医学講座　松下彰一郎先生のご厚意により掲載］

多発血管炎性肉芽腫症（GPA）

☞ **ATLAS** p98・180，p334（診断チャート）

- 最も多い胸部 HRCT 所見は，結節あるいは腫瘤（約 90%）であり，内部には空洞（17〜25%），辺縁には出血を反映してすりガラス影（CT halo sign；15%）を伴う[2,3,8,9]．多くは両側，多発性で胸膜直下に認めることが多い．
- 頻度は低いながら，気管・気管支病変も認められる．声門下狭窄の頻度が最も高く，胸部 CT では全周性の壁肥厚や狭窄を認める．びまん性壁肥厚・狭窄を認めた場合には，再発性多発軟骨炎，アミロイドーシス，気管気管支骨軟骨形成症などとの鑑別が必要となるが，膜様部（後壁）にも病変が認められることや石灰化を欠くことなどが鑑別点になる．

[Memo]

壁の厚い不整な空洞壁を認めることが多いが，p222 の右上の図のような壁の薄い空洞を呈することもある．さらに非区域性に広がる大きな consolidation（胸膜に沿って広がる境界明瞭ですりガラス影を伴わない consolidation）を呈し，内部に大きな空洞を呈するような所見を呈することがある．周囲に細気管支病変を伴わない空洞病変をみた場合，GPA を鑑別に挙げる必要がある．

9. 画像パターンが多彩で鑑別が困難な疾患（臨床所見が非常に重要となる疾患）

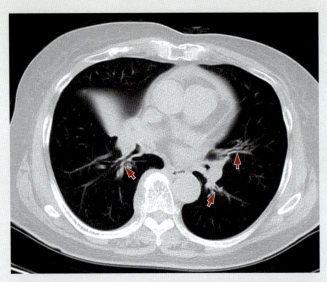

クローン病（右 B^6 分岐部レベル CT）：両側 B^6 および左 B^4 壁肥厚所見が目立っている（→）．中葉は無気肺を呈している．

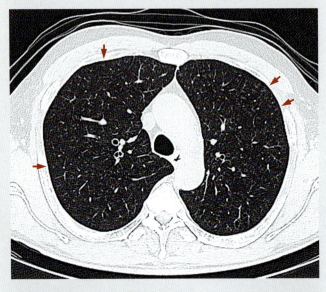

クローン病（大動脈弓部レベル HRCT）：両肺びまん性に淡い粒状影が散見される（→）．

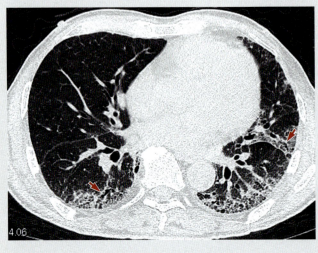

潰瘍性大腸炎（右 B^8 分岐部レベル HRCT）：両側下葉および左 S^5 に気管支に沿った間質性変化を認める．牽引性気管支拡張も認められる（→）．

クローン病や潰瘍性大腸炎などに伴う肺病変

☞ p422（診断と治療解説）

- 気管支拡張，気管支壁肥厚，小葉中心性粒状影などの気管・気管支病変が主な所見である[10,11]．その他，器質化肺炎が知られている．
- 他にもNSIPなどの間質性肺炎，好酸球性肺炎，結節，胸水や心嚢水などの病理所見が報告されている[10,11]ことから，実際には多彩な胸部HRCT所見が認められると考えられる．
- 最近Satoらは601例の炎症性腸疾患（潰瘍性大腸炎350例，クローン病251例）における胸部CT所見について報告した．淡く境界不明瞭な小葉中心性粒状影と気管支壁肥厚を認める頻度が高く，クローン病では潰瘍性大腸炎と比較して気管支壁肥厚が有意に高頻度で認められた[12]．

9. 画像パターンが多彩で鑑別が困難な疾患（臨床所見が非常に重要となる疾患）

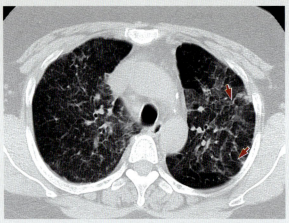

メトトレキサートによる肺障害（大動脈弓下部CT）：両側上葉にすりガラス影を認める．左上葉には小葉間隔壁肥厚を認め（➡），右肺においては微細な粒状影を認める．気管支壁も軽度肥厚している．

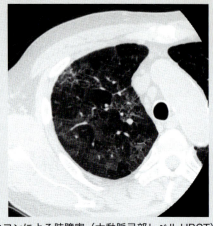

ウコンによる肺障害（大動脈弓部レベルHRCT）：右上葉に小葉間隔壁で境界されたすりガラス影を認める．小葉間隔壁も軽度肥厚している．

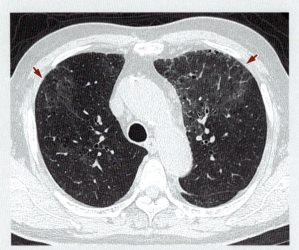

エベロリムスによる肺障害（大動脈弓部レベルHRCT）：両肺にすりガラス影が広がっている（➡）．左S^3。末梢では小葉間隔壁肥厚も認める．このパターンのCT所見はニューモシスチス肺炎（PCP）との鑑別が困難である．肺気腫あり．

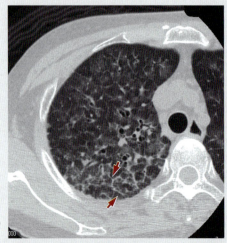

ブシラミンによる肺障害（右上葉レベルHRCT）：右上葉にすりガラス影が広がり，内部には小葉間隔壁肥厚（➡）や気管支壁肥厚などの広義間質肥厚所見が認められる．リンパ増殖性疾患との鑑別が必要となる．

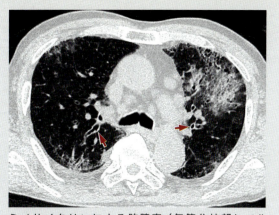
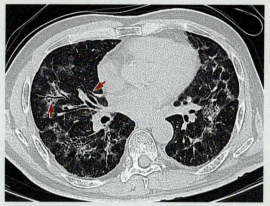

ミノサイクリンによる肺障害（気管分岐部レベルHRCT）：全体的に両肺野の濃度は上昇し，左S^3や右S^2などにconsolidationやすりガラス影が目立っている．わずかな牽引性気管支拡張と気管支壁肥厚を認める（→）．

クロピドグレルによる肺障害（右B^4，B^5分岐部レベルHRCT）：両肺に気管支に親和性を有するconsolidationやすりガラス影を認め，牽引性気管支拡張や気管壁肥厚も認める（→）．薬剤性肺障害を第一に疑うことのできるCTパターンである．

薬剤性肺障害

☞ **ATLAS** p154, p424（診断と治療解説）

- びまん性肺胞傷害（DAD）型，器質化肺炎（OP）類似型，非特異的間質性肺炎（NSIP）類似型，過敏性肺炎（HP）類似型，急性好酸球性肺炎（AEP）類似型などがある．最も重要なことは予後不良であるDAD型を適切に診断することである．
- 両肺すりガラス影を認めた場合（過敏性肺炎類似型，あるいはDAD型）では，PCPやサイトメガロウイルス肺炎などとの鑑別が必要であり，特にPCPとの鑑別が最も重要である．両者の鑑別点として，薬剤性肺障害の場合には，PCPと比較して，病変の進行に伴って牽引性気管支拡張が顕著になることが鑑別に役立つ．
- 器質化肺炎類似型では，区域性のconsolidationを認めた場合には頻度的に細菌性肺炎（細気管支病変や気管支壁肥厚を認め，牽引性気管支拡張は認めないなど）との鑑別が必要であり，また膠原病や血管炎などの基礎疾患があればそれに由来する間質性肺炎（器質化肺炎）の可能性も考えられる．
- 急性好酸球性肺炎類似型では，間質性・肺胞性肺水腫，リンパ増殖性疾患，癌性リンパ管症などの疾患との鑑別が必要である．

9. 画像パターンが多彩で鑑別が困難な疾患（臨床所見が非常に重要となる疾患）

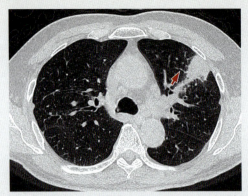

solid nodular type（気管分岐部直上レベル HRCT）：左 S^3 末梢に約 2.5 cm 大の比較的境界明瞭な腫瘤性病変を認める．周囲には小葉間隔壁肥厚も認める（→）．

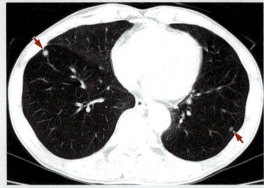

solid nodular type（右 B^{9-10} 分岐部レベル CT）：右 S^8 および左 S^9 末梢に境界明瞭な小結節を認める（→）．周囲に粒状影など散布性病変は認めない．その他にも両肺に同様な結節を数個認めた（未掲載）．

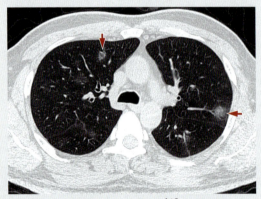

round-shaped GGO type（左 B^{1+2} 分岐部レベル HRCT）：両肺に境界不明瞭な淡い結節およびすりガラス影を認める（→）．上皮内腺癌（AIS）や異型腺腫様過形成（AAH）との鑑別が必要であるが，すりガラス結節の境界が不明瞭なことから AIS や AAH の可能性は下がると思われる．nodular lymphoid hyperplasia などとの鑑別は困難である．なお，右肺は不全分葉である．

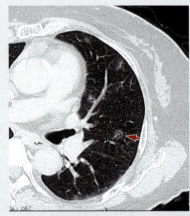

round-shaped GGO type（左 B^6 分岐部直上レベル HRCT）：左上葉に数個のすりガラス結節を認める．辺縁は不明瞭で内部に拡張した気腔を伴っている（→）．腺癌との鑑別は困難である．

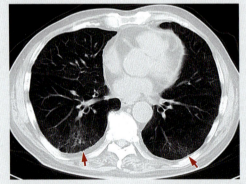

alveolar interstitial type（NSIP pattern）（右 B^9，B^{10} 分岐部レベル CT）：両側下葉に気管支に沿った reticular opacity を認める（→）．内部には牽引性気管支拡張を認める．

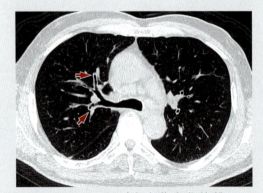

bronchovascular type（右上葉支分岐部レベル HRCT）：右 B^2 および B^3 の壁肥厚所見を認める（→）．左 B^{1+2} および左 B^3 の壁肥厚も認める．

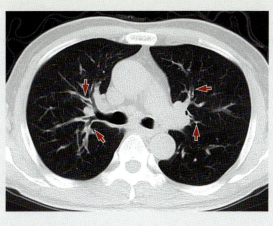

bronchovascular type（右 B^2, B^3 分岐部レベル HRCT）：右 B^2 および右 B^3，左 $B^{1+2}{}_c$ および左 $B^3{}_b$ 壁肥厚が目立っている（➡）．末梢には細気管支病変やすりガラス影は認めない．

[兵庫県立淡路医療センター 濱中章洋先生のご厚意により掲載]

病理所見の概略：病理組織像では他の部位の IgG4 関連疾患と同様，著明なリンパ球や形質細胞が，主として気管支血管束周囲，小葉間隔壁や胸膜などの広義間質，すなわちリンパ路に沿って認められる．

IgG4 関連疾患（IgG4-RD）

☞ **ATLAS** p56・136, p426（診断と治療解説）

- 胸部 CT では，病理組織像を反映して，すりガラス影，気管支血管束肥厚，小葉間隔壁肥厚などの所見を高頻度で認め，約半数で縦隔・肺門に腫大リンパ節を認める．まれではあるが，拡張した気腔構造を認めることがある．
- Inoue らは IgG4 関連疾患の HRCT 所見について，① solid nodular type，② round-shaped GGO type，③ alveolar interstitial type，④ bronchovascular type の 4 つに分類して報告している[13]．

① solid nodular type：以前，炎症性偽腫瘍として報告されていたものが含まれる．孤立性の結節（ときに多発する結節）を呈し，辺縁には spicula を伴うことがあり，原発性肺癌との鑑別は困難である．結節の辺縁に小葉間隔壁肥厚などの微細な線状構造が認められた場合には，原発性肺癌より IgG4 関連疾患 nodular type が考えやすい．病理学的には多数のリンパ球や形質細胞とともに線維化を認めている．

② round-shaped GGO type：単発あるいは多発するすりガラス結節を認める．lepidic predominant adenocarcinoma や nodular lymphoid hyperplasia などと鑑別が必要である．

③ alveolar interstitial type：両側下葉優位で牽引性気管支拡張を伴った NSIP pattern の間質性肺炎を認める．

④ bronchovascular type：最も高頻度で認められるタイプであり，気管支血管束および小葉間隔壁の肥厚所見を認める．HRCT 上ではリンパ増殖性疾患，クローン病や潰瘍性大腸炎など炎症性腸疾患，GPA，薬剤性肺障害などの疾患との鑑別が必要となる．

9. 画像パターンが多彩で鑑別が困難な疾患（臨床所見が非常に重要となる疾患）

文 献

1) Ando Y, et al: Thoracic manifestation of myeloperoxidase-antineutrophil cytoplasmic antibody (MPO-ANCA)-related disease. J Comput Assist Tomogr **28**: 710-716, 2004
2) Chung MP, et al: Imaging pulmonary vasculitis. Radiology **255**: 322-341, 2010
3) Frazier AA, et al: Pulmonary angiitis and granulomatosis: radiologic-pathologic correlation. Radiographics **18**: 687-710, 1998
4) Silva CL, et al: A Churg-Strauss syndrome: high resolution CT and pathologic findings. J Thorac Imaging **20**: 74-80, 2005
5) Kim YK, et al: Pulmonary involvement in Churg-Strauss syndrome: an analysis of CT, clinical, and pathologic findings. Eur Radiol **17**: 3157-3165, 2007
6) Homma S, et al: Pulmonary involvement in ANCA-associated vasculitis from the view of the pulmonologist. Clin Exp Nephrol **17**: 667-671, 2013

7) Chung MP, et al: Imaging pulmonary vasculitis. Radiology **255**: 322-341, 2010
8) Lee KS, et al: Thoracic manifestation of Wegener's granulomatosis: CT findings in 30 patients. Eur Radiol **20**: 1623-1635, 2000
9) Martinez F, et al: Common and uncommon manifestations of Wegener granulomatosis at chest CT: radiologic-pathologic correlation. Radiographics **32**: 51-69, 2012
10) Desai SJ, et al: Diffuse panbronchiolitis preceding ulcerative colitis. Chest **45**: 1342-1344, 1989
11) Camus P, et al: The lung in inflammatory bowel disease. Medicine **72**: 151-183, 1993
12) Sato H, et al: Chest high resolution computed tomography findings in 601 patients with inflammatory bowel diseases. Acad Radiol **25**: 407-414, 2018
13) Inoue D, et al: Immunoglobulin G4-relaed lung disease: CT findings with pathologic correlations. Radiology **251**: 260-270, 2009

（岡田　文人）

（アトラスの病理学部分担当：西田　陽登，小山　雄三，草場　敬浩，横山　繁生，駄阿　勉）

I

CTの基本的な理解
画像パターンとその考え方

Ⅰ章　CT の基本的な理解：画像パターンとその考え方

CT の基本的理解

A　胸部 CT の読影に必要な解剖

　下気道は気管から主気管支（第 1 次）に分岐後，肺内において葉気管支，区域気管支，亜区域気管支に分岐する．区域枝から亜々区域枝では気管支壁に軟骨や気管支腺が存在するが，直径 2 mm になると軟骨や気管支腺を有しない膜性細気管支に移行する．膜性細気管支は平均して第 7 次分枝，終末細気管支は第 16 次分枝に相当する．呼吸細気管支は第 17～19 次に相当し，さらに 3 分岐して肺胞管，肺胞囊，肺胞へと至る（**図 1**）．これらの主軸枝以外の分岐で重要な枝が娘枝（側枝）である．伊藤によれば，娘枝は 3・4・5 次気管支からほぼ直角に分岐することが多く，その直径は親枝の約 1/2 である．その娘枝末梢においても主軸枝と同様，二次小葉（小葉と同義語と考えてよい）が存在し，肺野中枢部の末梢肺病変を理解する上で非常に重要である．細葉入口部までの肺胞が開口しない細気管支を膜性細気管支と称し，その最末端（第 16 次分枝）が終末細気管支（直径約 0.5 mm）である．

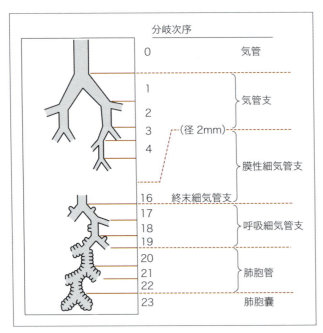

図 1　気管支の分岐

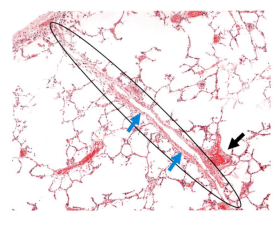

図2 小葉間隔壁
胸膜と連続した小葉間隔壁（○印），隔壁内にはリンパ管（→）が認められ，静脈が接している（➜）．

　二次小葉内に含まれる終末細気管支数（細葉数）は通常2〜6本（平均4本）である．言い換えれば二次小葉は平均4個の細葉から構成されている．Reidの二次小葉は3〜5本の終末細気管支の集簇を表しており，それらの大きさも約1cmと均一である．一方，Millerの二次小葉は小葉間隔壁に囲まれた（境された）領域である．小葉間隔壁には肺静脈や比較的大きなリンパ管が走行しており，末梢では胸膜に連続している（**図2**）．Millerの二次小葉の大きさは不揃いで，しばしば内部に複数のReidの二次小葉を含む．

B　胸部CTの読影ポイント

　高分解能CT（high-resolutional CT：HRCT）を読影する際にはMillerの二次小葉を念頭に置いた方が病変の広がりや鑑別診断を行う際に有用である（**図2**）．なお，小葉間隔壁は通常約0.05 mmであり，HRCTではほとんど描出されない．

　HRCT（**図3**）で描出される気道は直径2 mm，壁の厚さが外径の10%以下のものまでであり，おおよそ肺野の中間層に位置する亜々区域枝レベルに相当する．ゆえに，直径2 mmの膜性細気管支から末梢気道はHRCTでは通常確認することができない．言い換えると，細気管支は何らかの病変（気管支壁の炎症細胞浸潤，線維化，気管支の拡張や内腔の充填化）が加わることによってHRCTで指摘することができる（顕在化する）ようになる．病変が存在しない細気管支はHRCTでは認識できないため，伴走する肺動脈を頼りに推測することになる．HRCTで描出される肺動脈先端は終末細気管支（第16次分枝）あるいは1次呼吸細気管支（第17次分枝）に相当するといわれており，細葉中心にほぼ一致する．小葉は末梢の胸膜直下では，胸膜や小葉間隔壁に囲まれた構造であり，肺内層では（最外の小葉より中枢側では）胸膜がなく，その代わりに気管支や肺動脈，肺静脈が小葉辺縁を構成する．すなわち，肺静脈，小葉間隔壁，胸膜，二次小葉よりも中枢側を走行する気管支・肺動脈は二次小葉の辺縁を構成し，"小葉辺縁構造"と呼ばれる．"小葉辺縁"はびまん性粒状影を呈する疾患の鑑別の他，同部に線維化を形成するIPF/UIP（特発性肺線維症／通常型間質性肺炎）においても病変の理解や所見を把握する上で重要な構造である．

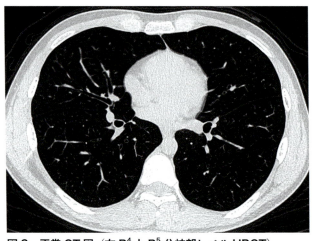
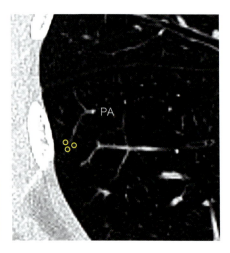

図3 正常CT図（右B^4とB^5分岐部レベルHRCT）
右S^6末梢の拡大図にて，胸膜直下に終末細気管支に伴走する肺動脈が確認できる．同レベルの気管支はみえない．その先端周囲が小葉中心（黄色〇印）に相当する．胸膜や小葉間隔壁からは約2.0〜2.5 mmの距離がある．

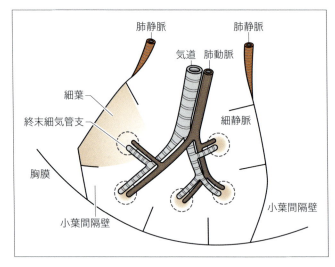

図4 二次小葉，細葉，小葉中心
1 mm程度の径を有する小葉気管支は，小葉内で3〜5本の終末細気管支に分岐する．この終末細気管支の支配領域が細葉（図の茶色の領域）である．小葉中心部は，終末細気管支〜第1次呼吸細気管支の周辺（点線丸）に相当する．細葉間には，細葉間の細静脈が走行する．

　細葉中心部あるいは細葉中心性病変は小葉辺縁構造から常に約2.0〜2.5 mmの一定の距離を有している．HRCT所見で使用される"小葉中心性"という言葉は終末細気管支〜第1次呼吸細気管支の先端周囲の領域を示している（**図4**）．すなわち小葉中心部とは，小葉の中心部ではなく小葉内に複数存在し，小葉内に平均4つ存在する細葉中枢側に偏在している．ゆえに，小葉中心部とは正確には細葉中心部（中枢側）が正しい表現であるが，小葉中心という言葉が普及しているため，本書では小葉中心という言葉を使用して解説を行う（ただし，結核においては細葉中心という言葉を使用することに注意していただきたい）．

（岡田　文人）

Ⅰ章　CTの基本的な理解：画像パターンとその考え方

1 びまん性粒状影

　Fleischner Society では粒状影（micronodules）は3 mm 未満，結節（nodule）は3〜30 mm，腫瘤（mass）は30 mm を超えるものと記載されている．粟粒結節も3 mm 以下で miliary pattern として解説され，後に述べる粟粒結核を想定した用語とされている．サイズの揃った3 mm 以下の粒がランダム（既存の肺構造に無関係）に分布しているときには粟粒型として扱う．また，過敏性肺炎などに認められる淡い粒状影については，気道散布性結核などと異なり，病変の強弱によりその粒状影のサイズは異なってくるので，一括して境界不明瞭な淡い粒状影（ill-defined centrilobular nodules）として取り扱う．

　図 1-a に簡単な二次小葉を示した．HRCT で両肺にびまん性粒状影を認めた場合，様々な疾患が鑑別として挙げられる．しかしながら，**図 1** に示した病変の分布を参考に読影すれば，正確な診断にたどり着くことができる．鑑別を行う上で，重要なことは粒状影の病変の分布であり，大きく①気管支血管束周囲＋小葉辺縁分布（リンパ路；**図 1-b**），②ランダム分布（血行性；**図 1-c**），③小葉（細葉）中心性分布（**図 1-d, e**）に分類される．これらの鑑別は非常に重要であり，感染性疾患か，肉芽腫性疾患か，腫瘍性疾患などを鑑別することに役立つ．これらの鑑別点（読影方法）は，粒状影が胸膜（特に葉間胸膜がみつけやすい）に存在するか否かを判断することから始まる．上記の①と②は胸膜に病変を認めるが，③は認められない（胸膜から2〜2.5 mm 離れているはずである）．肺内に散見される病変（粒状影）が胸膜に病変にも認められた場合，その粒状影が気管支血管束優位か，肺構造に無関係か否かによって，①と②は区別されうる．簡単に言えば，気管支周囲や葉間胸膜に優位に粒状影が多く認められれば①と診断して間違いない．②はまったく病変の優位性がない．

A　胸膜・葉間に接している（リンパ路・血行性）

a　気管支血管束周囲＋小葉辺縁分布（リンパ路；図 1-b）

　粒状影は，小葉中心性病変で認められるような分岐状影を呈することはなく，1つ1つの粒状影の濃度が比較的高く（高コントラスト），境界明瞭である．気管支血管束や胸膜（特に葉間胸膜），小葉間隔壁に沿って粒状影を認める．代表的な疾患は，サルコイドーシス，珪肺，悪性リンパ腫，癌性リンパ管症，HTLV-1 関連気道病変である．もちろん悪性腫瘍の胸膜播種でも胸膜に粒状影を認めるが，左右非対称でしばしば局所的であり，"び

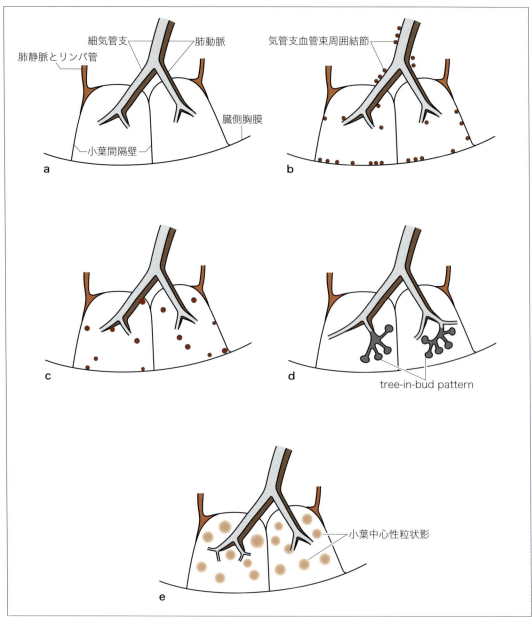

図1 二次小葉
a：正常解剖
b：気管支血管束周囲+小葉辺縁分布（リンパ路）
c：ランダム分布（血行性）
d：小葉（細葉）中心性（境界明瞭な分岐状粒状影）
e：小葉（細葉）中心性（境界不明瞭な淡い粒状影）

まん性"とはいえないので本項からは省いている．

- サルコイドーシス ☞ **ATLAS** p18, p279
- 珪肺 ☞ **ATLAS** p18, p279
- 癌性リンパ管症 ☞ **ATLAS** p20, p309
- 悪性リンパ腫 ☞ **ATLAS** p20, p309
- HTLV-1（human T-lymphotropic virus type 1）関連気道病変（HAB） ☞ **ATLAS** p22, p293

b ランダム分布（血行性；図1-c）

肺構造との関連がみられない分布で，血行性の病変である．"砂をまき散らした"ような所見を呈し，もちろん胸膜にも認められるが，肺野の部位によって優位にあるいは集簇して認められるわけではない．比較的大きさが揃い，濃度が高く（高コントラスト），境界明瞭な粒状影である．代表的な疾患としては血行性肺転移，粟粒結核，粟粒型（播種性）真菌症の他，ウイルス性肺炎などでも認められる．これらの鑑別には，臨床所見が重要であるが，HRCTによる鑑別点としては，結節周囲のすりガラス影（halo sign）の有無，結節の大きさと大きさの均一性，結節の数，急性呼吸促迫症候群（acute respiratory distress syndrome：ARDS）の合併などが挙げられる．

- 血行性肺転移 ☞ **ATLAS** p22, p282
- 粟粒結核 ☞ **ATLAS** p24, p282
- 粟粒型（播種性）真菌症 ☞ **ATLAS** p24, p328
- サイトメガロウイルス（CMV）肺炎 ☞ **ATLAS** p26, p376
- 水痘肺炎 ☞ **ATLAS** p26, p282

B 胸膜・葉間に接していない［小葉（細葉）中心性分布；図1-d, e］

小葉中心性病変のHRCT所見は大きく分けて，a：境界明瞭な分岐状粒状影（**図1-d**），b：境界不明瞭な淡い粒状影（**図1-e**）の2つに分類される[1]．

小葉（細葉）中心性病変は終末細気管支から第1次呼吸細気管支の先端，およびその周囲の肺胞領域の病変である．小葉中心性病変と診断する重要な根拠として，胸膜，小葉間隔壁，肺静脈などの小葉辺縁構造と病変が一定の距離を保ち，病変部と小葉辺縁構造の間には正常な肺野が存在するという所見である．一方，細気管支病変を表す言葉として，tree-in-bud pattern（appearance）という表現がある．伊藤は，tree-in-bud patternと小葉中心性粒状影との違いを次のように記載している[2]．

①小葉中心性粒状影は終末細気管支ないし呼吸細気管支とその周囲実質に連続する炎症組織から構成されるが，tree-in-bud patternは呼吸細気管支あるいは肺胞管の内腔の充満

②小葉中心性粒状影は細気管支の径より大きいが，tree-in-bud pattern は呼吸細気管支や肺胞管の径を超えない．

③小葉中心性粒状影は胸膜などの細葉辺縁に接しないが，tree-in-bud pattern は接することが可能である．すなわち，tree-in-bud pattern の呼吸細気管支内の病変を小葉中心性と呼ぶことは正しいが（小葉中心性病変を含むことはあるが），tree-in-bud pattern ＝小葉中心性粒状影とはいえない．

しかしながら，tree-in-bud pattern は小葉中心性粒状影の1つとしてあまりにも広く認識されているため，本項では小葉中心性分岐状粒状影と同義語として取り扱う．

a 境界明瞭な分岐状粒状影（図1-d）

分岐状粒状影とは，終末細気管支から第1次呼吸細気管支を主座とする分岐状粒状影，および呼吸細気管支あるいは肺胞管の内腔の充満像（本来の tree-in-bud pattern）を指す．これは次の"淡く境界不明瞭な粒状影"と異なり，比較的濃度が高く，分岐状（木の芽状）を呈する粒状影のことである．細菌性細気管支炎，結核，非結核性抗酸菌症，真菌症，びまん性汎細気管支炎，誤嚥性肺炎，HTLV-1関連気道病変，濾胞性細気管支炎，嚢胞性線維症など様々な疾患で認められるが，まずは感染症を第一に考えるべき所見である．病理学的には，細気管支壁への炎症細胞浸潤などに伴う壁肥厚と内腔の拡張（壊死物質や粘液などの充満による）を認め，これらの病理所見を反映してHRCTでは，比較的境界明瞭な（病変が軽微な際には不明瞭になる）分岐状粒状影を呈することになる．

- 細菌性細気管支炎　☞ **ATLAS** p28, p285
- 結核　☞ **ATLAS** p30, p290
- 非結核性抗酸菌（nontuberculous mycobacterial：NTM）症／*Mycobacterium avium* complex（MAC）症　☞ **ATLAS** p30, p293
- 真菌症　☞ **ATLAS** p32, p328・402
- びまん性汎細気管支炎（diffuse panbronchiolitis：DPB）　☞ **ATLAS** p34, p293
- 嚥下性肺炎（細気管支炎）　☞ **ATLAS** p34, p285
- HTLV-1関連気道病変（HAB）　☞ **ATLAS** p36, p293
- 濾胞性細気管支炎（follicular bronchiolitis：FB）　☞ **ATLAS** p36, p293
- 嚢胞性線維症（cystic fibrosis：CF）　☞ **ATLAS** p38, p293
- primary ciliary dyskinesia（PCD）／Kartagener 症候群　☞ **ATLAS** p38, p293
- pulmonary tumor thrombotic microangiopathy（PTTM，肺動脈内腫瘍塞栓症）　☞ **ATLAS** p40, p289

b 境界不明瞭な淡い粒状影（図1-e）

　両肺びまん性に散見される境界不明瞭な淡い小葉中心性粒状影を呈する疾患の病態は大きく2つに分類される[1]．1つは吸引（吸入）に伴う病態で，もう1つは沈着に伴う病態である．吸引（吸入）に伴う病態として，過敏性肺炎，溶接工肺，リポイド肺炎，呼吸細気管支炎を伴う間質性肺疾患（RB-ILD），沈着に伴う病態として，肺出血，異所性肺石灰化などが挙げられる．血管内リンパ腫（intravascular lymphoma：IVL）や肺癌（invasive mucinous adenocarcinoma）でも淡く不明瞭な粒状影を認めることがある．その他の疾患として，炎症性腸疾患（潰瘍性大腸炎やクローン病），pulmonary capillary hemangiomatosis，薬剤性肺障害などでも認められることがある．しかし，感染症やこれら以外の腫瘍性病変は考えにくい．病理学的には，"境界明瞭な分岐状粒状影"を呈する疾患と異なり，気管支壁への炎症細胞浸潤は軽微で，内腔の拡張（壊死物質や粘液などの充満による）は伴わないため，分岐状粒状影の形態を呈することなく，境界不明瞭な淡い粒状影を認める．さらに，呼吸細気管支周囲への病変の広がりを反映して，"境界明瞭な分岐状粒状影"よりもサイズが大きく，先の尖った鉛筆で輪郭を縁取ることが困難な淡く不明瞭な粒状影を呈する．マイコプラズマ肺炎では典型像として"境界明瞭な分岐状粒状影"を認めるが，急性〜亜急性期疾患であること，そして壊死物質や粘液などの充満を伴わない（臨床的には乾性咳嗽）ことから，細気管支壁への炎症細胞浸潤が軽微な部位では"淡く不明瞭な粒状影"を呈することがある．

- 過敏性肺炎（hypersensitivity pneumonitis：HP）　☞ **ATLAS** p42，p299
- 呼吸細気管支炎関連間質性肺疾患（respiratory bronchiolitis-associated interstitial lung disease：RB-ILD）　☞ **ATLAS** p44，p299
- 異所性肺石灰化　☞ **ATLAS** p44，p299
- 肺出血　☞ **ATLAS** p46，p359
- 肺 Langerhans 細胞組織球症（pulmonary Langerhans cell histiocytosis：PLCH）　☞ **ATLAS** p46，p314
- 溶接工肺　☞ **ATLAS** p48，p299
- リポイド肺炎　☞ **ATLAS** p48，p361
- 血管内リンパ腫　☞ **ATLAS** p50，p299

文献

1) Okada F, et al: Clinical/Pathological correlation in 553 patients with primary centrilobular findings on high-resolution scan of the thorax. Chest **132**: 1939-1948, 2007
2) 伊藤春海：肺炎の画像診断のポイント：小葉中心性粒状影—呼吸細気管支と周囲肺実質を結ぶ病変．肺炎の画像診断と最新の診療，藤田次郎（編），医薬ジャーナル社，東京，p155-169，2008

　　　　　　　　　　　　　　　　　　　　　　　　　　　　　　　　（佐藤　晴佳，岡田　文人）

Ⅰ章 CTの基本的な理解：画像パターンとその考え方

2 広義間質を主座とする病変

　肺において，実質とはⅠ型・Ⅱ型肺胞上皮および肺胞腔を意味する．狭義間質とは肺胞壁の肺胞上皮と毛細血管を除いた領域に相当し，広義間質とは気管支肺動脈周囲間質，肺静脈周囲間質，胸膜下間質および小葉間隔壁に相当する．広義間質には肺静脈や豊富なリンパ管のネットワークが混在している．同部を病変の主座とする疾患は多数存在するが，主として後述の疾患が挙げられる．これらの疾患では，**図1**で示した通り気管支肺動脈周囲間質肥厚と小葉間隔壁肥厚を同時に認めることが多いが，細菌性肺炎においては気管支壁肥厚を認めるものの小葉間隔壁肥厚を認める頻度は1割に満たず，細菌性肺炎とこれらの疾患との鑑別に有用となる．

A smoothな気管支血管束・小葉間隔壁の肥厚

- 肺水腫（間質性肺水腫）　☞ **ATLAS** p52, p304
- 急性好酸球性肺炎（acute eosinophilic pneumonia：AEP）　☞ **ATLAS** p52, p304
- 好酸球増多症　☞ **ATLAS** p54, p304
- 慢性活動性EBウイルス感染症（chronic active Epstein-Barr virus infection：CAEBV）　☞ **ATLAS** p54, p304
- ツツガムシ病　☞ p304
- マラリア　☞ p304

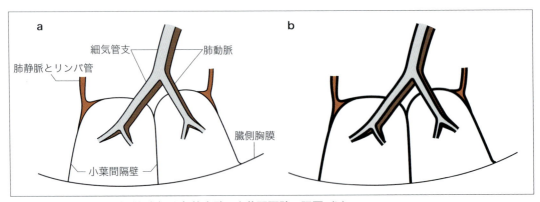

図1　二次小葉の正常解剖（a）と気管支壁・小葉間隔壁の肥厚（b）

B 小葉間隔壁の肥厚＋nodule（しばしば腫大リンパ節を伴う）

- サルコイドーシス　☞ **ATLAS** p56，p279
- 癌性リンパ管症　☞ **ATLAS** p58，p309
- リンパ増殖性疾患　☞ **ATLAS** p60，p309
- IgG4関連疾患　☞ **ATLAS** p56，p426
- multicentric Castleman病（MCD）　☞ **ATLAS** p62，p309
- 珪肺　☞ **ATLAS** p64，p279

（岡田　文人）

Ⅰ章　CT の基本的な理解：画像パターンとその考え方

3　囊　胞

　肺の囊胞構造は，先天性や後天性，炎症や外傷に起因するものなど，様々な病態で観察されうる．肺野にみられる穴が開いたような気腔のことを囊胞と表現するが，Fleischner Society によれば，囊胞（cyst）とは「周囲の正常肺とは明確に境界された，厚さ 2 mm より薄い明瞭な壁をもつ類円形の空気を含む病変」と定義される．一方，囊胞とは区別して使用される空洞（cavity）とは「consolidation をきたす肺病変や結節や腫瘤のなかの空気を含んだ空間」と定義され，空洞は病変部の壊死巣と気管支が交通し，壊死物質が排泄されることにより生じる[1]．

　以下は，多発性に囊胞（囊胞疑似病変を含む）を有し，それらの大きさ・分布・壁の厚さや形状，合併症の有無などの特徴を理解することで，診断に近づくことができる疾患である．

A　囊胞が主体

- 肺気腫　☞ **ATLAS** p66, p314
- 肺 Langerhans 細胞組織球症（PLCH）　☞ **ATLAS** p68, p314
- 肺リンパ脈管筋腫症（lymphangioleiomyomatosis：LAM）　☞ **ATLAS** p68, p314
- Birt-Hogg-Dubé（BHD）症候群　☞ **ATLAS** p68, p314
- アミロイドーシス　☞ **ATLAS** p70, p334
- Sjögren 症候群　☞ **ATLAS** p70, p314
- 気囊腫（pneumatocele）　☞ **ATLAS** p72, p314

B　consolidation やすりガラス影に付随する

　囊胞のみでみられることは少なく，囊胞性病変の周囲や他部位に consolidation やすりガラス影が認められることが多い．その他の所見やその分布・性状なども評価することで診断に近づける．

- MALT リンパ腫（悪性リンパ腫）　☞ **ATLAS** p72, p309
- multicentric Castleman 病（MCD）　☞ **ATLAS** p74, p309

B. consolidation やすりガラス影に付随する

- 剥離性間質性肺炎（desquamative interstitial pneumonia：DIP）　☞ **ATLAS** p74, p322
- air space enlargement with fibrosis（AEF）　☞ **ATLAS** p76, p323
- 肺癌（invasive mucinous adenocarcinoma）　☞ **ATLAS** p76, p349
- lepidic predominant adenocarcinoma　☞ **ATLAS** p78, p323
- HIV 感染に合併したニューモシスチス肺炎（pneumocystis pneumonia：PCP）　☞ **ATLAS** p78, p322
- 肺気腫合併肺炎（Swiss cheese appearance）　☞ **ATLAS** p80, p322
- サルコイドーシス　☞ **ATLAS** p80, p279

その他，Ehlers-Danlos 症候群や Marfan 症候群などの結合織の異常を伴う疾患群においても嚢胞性病変を consolidation や索状構造などとともに認めることがある．

文　献

1) Hansell DM, et al: Fleischner society: glossary of terms for thoracic imaging. Radiology **246**: 697-722, 2008

（小野　麻美）

Ⅰ章　CT の基本的な理解：画像パターンとその考え方

4 多発結節

結節とは通常 3〜30 mm の大きさの病変を指す．多発結節を呈する疾患は多岐にわたるが，結節の大きさや性状，分布の特徴，疾患の病態を理解し，患者の免疫状態も把握して，画像を評価することが診断へと繋がる．

多発結節をきたしうる代表的な疾患は，感染性と非感染性に分けられる．

A 感 染

- 粟粒結核　☞ **ATLAS** p82, p282
- 真菌症
  - 肺クリプトコックス症　☞ **ATLAS** p82, p328
  - 肺アスペルギルス症　☞ **ATLAS** p84〜88, p328
    侵襲性肺アスペルギルス症（invasive pulmonary aspergillosis：IPA），単純性肺アスペルギローマ（simple pulmonary aspergilloma：SPA），慢性進行性肺アスペルギルス症（chronic progressive pulmonary aspergillosis：CPPA），アレルギー性気管支肺アスペルギルス症（allergic bronchopulmonary aspergillosis：ABPA）．
  - カンジダ症　☞ **ATLAS** p88, p328
  - ムーコル症　☞ **ATLAS** p90, p328
- 敗血症性肺塞栓症（septic emboli）　☞ **ATLAS** p90, p328
- 寄生虫（幼虫移行症，肺吸虫症）　☞ **ATLAS** p92, p328
  - ウエステルマン肺吸虫症
- ノカルジア症　☞ **ATLAS** p92, p328
- ウイルス性肺炎［サイトメガロウイルス（CMV）など］　☞ **ATLAS** p94, p376

B 非感染

- 転移性肺腫瘍　☞ **ATLAS** p94, p282
- アミロイドーシス（石灰化結節）　☞ **ATLAS** p96, p334
- リウマチ結節　☞ **ATLAS** p96, p334
- 多発血管炎性肉芽腫症（granulomatosis with polyangiitis：GPA）　☞ **ATLAS** p98, p334

- 珪肺　☞ **ATLAS** p98, p279
- multifocal micronodular pneumocyte hyperplasia (MMPH)　☞ **ATLAS** p100, p334
- 肺髄膜腫様結節 (minute pulmonary meningothelial-like nodules : MPMNs)
　☞ **ATLAS** p100, p334
- 肺類上皮血管内皮腫 [pulmonary epithelioid hemangioendothelioma (PEH), 旧 intravascular bronchioalveolar tumor (IVBAT)]　☞ **ATLAS** p102, p334

その他，肺 Langerhans 細胞組織球症 (PLCH)，リンパ腫様肉芽腫症 (LYG) を含めたリンパ増殖性疾患などでも多発結節を認める．

〔小野　麻美〕

Ⅰ章　CTの基本的な理解：画像パターンとその考え方

5　consolidation

　　consolidation は浸潤影や均等影などと訳されており，統一した日本語表現はないため本項では consolidation という用語をそのまま用いて解説を行う．
　病理学的に，肺胞が広範囲に虚脱し内腔に含気が消失した状態，肺胞腔内に滲出液や出血などの液体が貯留した状態，炎症細胞や腫瘍細胞による置換や線維化病変などを示す．感染性疾患，腫瘍性疾患，間質性肺炎，リンパ増殖性疾患，職業性病変，アレルギー性病変，肺出血，肺水腫，さらには寄生虫病変に至るまで，ほとんどすべての疾患において胸部 HRCT で consolidation を認めることから，consolidation 自体は診断の鑑別に有用ではない．しかし，広がりが区域性か非区域性か，consolidation 内部の性状，辺縁の随伴所見，肺野外層が保たれているか否か，さらには経時的変化などにより，診断に有用な情報が得られることもかなり多いため，鑑別診断の重要な所見になりうる病変の分布（広がり），内部濃度，空洞，周囲散布病変，小葉間隔壁肥厚，牽引性気管支拡張，病変の移動などの付随所見に基づいて鑑別を行う．
　なお，牽引性気管支拡張（traction bronchiectasis）は，慢性病変［特発性肺線維症（IPF）や非特異性間質性肺炎（NSIP）など］において認められる非可逆性の拡張した気管支を表す場合のみ "牽引性気管支拡張" を使用するのが適切であるが，現状は急性呼吸促迫症候群（ARDS）や急性間質性肺炎（AIP），特発性器質化肺炎（COP），薬剤性肺障害などの急性・亜急性病変を含めて，可逆性気管支拡張に対しても広く使用されている．したがって本項においては，慢性気道病変に伴う気管支拡張と対比させるため，容積減少に伴う気管支拡張を "牽引性気管支拡張" と表現していることにご理解いただきたい．
　必要に応じて，冠状断像や矢状断像の再構成も病変の分布や広がりなど全体像を読影する際にはとても有用である．造影剤の使用も，肺炎などを含めて多くの疾患の診断には不要であると考えるが，膿瘍形成の確認や腫瘍性疾患との鑑別，悪性病変の病期診断などの際には有用である．

A　分布による分類

　　2013年版画像診断ガイドライン（日本医学放射線学会および日本放射線科専門医会・医会）で記載されている通り，区域気管支を中心とした区域性 consolidation は，感染症に比較的特徴的な所見である．肺梗塞でも同様な所見を呈するが，造影効果が乏しい点が両者の鑑別になる．

区域性 consolidation を HRCT でみた場合，頻度的にまずは *Mycoplasma pneumoniae* や *Haemophilus influenzae*（インフルエンザ菌）などの原因微生物による気管支肺炎（小葉性肺炎）を疑うべきである．一方，*M. pneumoniae* や *H. influenzae* などの原因微生物による肺炎では，終末細気管支や呼吸細気管支などの末梢気道粘膜が傷害され，好中球など多くの炎症細胞浸潤を認めるが滲出液は少ないため，終末細気管支や呼吸細気管支周囲に病変は限局し，区域性 consolidation を呈する．*Streptococcus pneumoniae*（肺炎球菌）や *Klebsiella pneumoniae* などの肺胞性肺炎（大葉性肺炎）を生じる原因微生物による肺炎では，細胞成分が乏しい多量の滲出液が産生され，Kohn 孔などの側副換気路や末梢の既存する気道を介して周囲へと速やかに広がっていくため，非区域性 consolidation を呈することになる．しかし，これらの肺胞性肺炎を引き起こす原因微生物による感染も，病変の初期には気管支肺炎の所見（区域性 consolidation）を呈する．

　肺胞性肺炎の初期病変との鑑別は，「境界明瞭な分岐状粒状影」の項（☞ p240）に述べたように，気管支壁肥厚や小葉中心性粒状影が，気管支肺炎を発症する原因微生物による肺炎において高頻度に認められるため，それらの所見に注目する．もちろん，結核や非結核性抗酸菌症などの気道上皮を病変の主座とする微生物なども同様の区域性の分布を呈する．また，高齢者に認められる肺炎の多くは口腔内分泌物の吸引による誤嚥性肺炎であり，気管支肺炎のパターンを呈する．

　その他に非区域性 consolidation を呈する疾患として特発性器質化肺炎，急性および慢性好酸球性肺炎，悪性リンパ腫，肺癌（invasive mucinous adenocarcinoma），肺挫傷，ウイルス性肺炎，肺水腫，肺出血など多彩な疾患で認められ，他の付随所見とともに臨床所見を含めて鑑別を行うことが重要である．また，放射線肺炎では放射線照射部位に一致した領域性の consolidation を認め，肺胞性肺水腫や急性好酸球性肺炎などでは末梢が保たれた（spare された）consolidation を呈する．

a 区域性

- 気管支結核　☞ **ATLAS** p104，p290
- 気管支肺炎　☞ **ATLAS** p104，p339
- 肺梗塞　☞ **ATLAS** p106，p339
- 非特異性間質性肺炎（non-specific interstitial pneumonia：NSIP），膠原病に伴う間質性肺炎（NSIP pattern）　☞ **ATLAS** p108，p339

b 非区域性

- 肺胞性肺炎　☞ **ATLAS** p108，p349
- 特発性器質化肺炎（cryptogenic organizing pneumonia：COP）　☞ **ATLAS** p110，p349
- 慢性好酸球性肺炎（chronic eosinophilic pneumonia：CEP）　☞ **ATLAS** p110，p349

- 肺癌（invasive mucinous adenocarcinoma） ☞ **ATLAS** p112，p349
- 悪性リンパ腫 ☞ **ATLAS** p112，p309
- 肺挫傷 ☞ **ATLAS** p114，p349

c 領域性

- 放射線肺炎 ☞ **ATLAS** p116，p358

d 末梢がspareされる（リンパ路による排泄が関係）

　肺胞性肺水腫，急性好酸球性肺炎，びまん性肺出血，ニューモシスチス肺炎，珪肺などにほぼ限られる．胸部HRCTで肺野外層（末梢，胸膜直下）が保たれる（病変が少ない）原因としては，リンパ路およびその流れが関与している．肺のリンパ管は主に2系統あり，気管支・肺動脈周囲の分布するリンパ管（細動脈レベルまで）と，胸膜下，小葉間および肺静脈周囲に分布するリンパ管（小葉内細静脈レベルまで存在する）がある．気管支・肺動脈および肺静脈に沿ったリンパ管は，どちらも肺門側に向かう求心性経路が主体である．一方，胸膜直下において，小葉内細静脈に沿ったリンパ流は，細静脈と同様に胸膜側に遠心性に流れ，その後は胸膜リンパ管と同様に集合リンパ管を経て，最終的には肺静脈に沿って求心性に肺門側に流れる経路をとる．リンパ路にはポンプ機能がなく，肺動脈圧と呼吸運動がリンパの還流に重要な役割を果たしている．上肺野では下肺野よりもリンパ流は遅く，さらに胸郭の動き（背側部で運動量が少ない）により，前胸部より背側部でリンパ流が遅い．したがって結核や珪肺では，微生物や異物が除去されにくい上葉背側優位に病変の主座が形成される．

　本項で挙げた疾患において，上述したように胸膜直下では求心性と遠心性の2系統が存在すること（呼気相でポンプ効果が肺外層で顕著であること）と，胸郭運動により外層ではリンパ流が多いため速やかに除去されることにより，「末梢がspareされるconsolidation」という特徴的な所見を呈すると思われる．肺胞性肺水腫では，他の疾患と異なり短時間の経過で増悪・改善を認める．

- 肺胞性肺水腫 ☞ **ATLAS** p118，p304
- 急性好酸球性肺炎（acute eosinophilic pneumonia：AEP） ☞ **ATLAS** p118，p304
- 肺出血 ☞ **ATLAS** p122，p359
- non-HIVニューモシスチス肺炎（pneumocystis pneumonia：PCP） ☞ **ATLAS** p120，p359

B 内部濃度による分類

a 低濃度

- リポイド肺炎　☞ **ATLAS** p122, p361

b 高濃度

- アミオダロン肺障害　☞ **ATLAS** p124, p361
- 肺出血　☞ **ATLAS** p126, p359

C 空洞（あるいは造影不良域）を伴う

　既存の肺野に嚢胞性病変（気腫性変化など）がある場合を除き，肺膿瘍，乾酪性肺炎（結核性肺炎），PCP（☞ **ATLAS** p120）を含めた真菌感染，肺癌（invasive mucinous adenocarcinoma），リンパ増殖性疾患（☞ **ATLAS** p60），肺挫傷（☞ **ATLAS** p114）などで認められる．

- 肺膿瘍　☞ **ATLAS** p126, p364
- 乾酪性肺炎（結核性肺炎）　☞ **ATLAS** p128, p290
- 肺癌（invasive mucinous adenocarcinoma）　☞ **ATLAS** p128, p349

D 周囲散布像（小葉中心性粒状影）を伴う

　consolidation 周囲に小葉中心性粒状影（境界明瞭な分岐状粒状影）を認めれば，結核，非結核性抗酸菌症，細菌性肺炎，アレルギー性気管支肺アスペルギルス症（ABPA）や侵襲性肺アスペルギルス症（IPA），誤嚥性肺炎などを疑う．

- 結核　☞ **ATLAS** p130, p290
- 非結核性抗酸菌症［nontuberculous mycobacterial（NTM）症］　☞ **ATLAS** p130, p293
- 細菌性肺炎　☞ **ATLAS** p132, p285
- アレルギー性気管支肺アスペルギルス症（allergic bronchopulmonary aspergillosis：ABPA）　☞ **ATLAS** p132, p402
- 侵襲性肺アスペルギルス症（invasive pulmonary aspergillosis：IPA）　☞ **ATLAS** p134, p328

E consolidation に小葉間隔壁肥厚を伴う

　臨床の現場で最も高頻度で遭遇する細菌性肺炎（気管支肺炎，肺胞性肺炎）の胸部HRCTでは，区域性あるいは非区域性 consolidation を認めるが，その内部あるいは辺縁に小葉間隔壁肥厚を認める頻度は低く（10%以下），少なくとも主所見にならない．さらに病変（consolidation）の乏しい，あるいは認められない正常領域には小葉間隔壁肥厚を認めることはまずない．PCP を含めた真菌感染などでも頻度はまれである．すなわち，小葉間隔壁肥厚は前述の小葉中心性粒状影とともに，感染症と非感染症の鑑別に重要な胸部 HRCT 所見である．ただし例外として，ツツガムシ病，慢性活動性 Epstein-Barr（EB）ウイルス感染，マラリア感染が挙げられる．これらの疾患では，感染により allergic change や肺水腫をきたすために小葉間隔壁肥厚を認めるのでまれではあるが知っておきたい．

- 悪性リンパ腫　☞ **ATLAS** p134, p309
- IgG4 関連疾患　☞ **ATLAS** p136, p426
- 急性好酸球性肺炎（AEP）　☞ **ATLAS** p136, p304
- 肺出血　☞ **ATLAS** p138, p359
- 肺水腫（肺胞性肺水腫）　☞ **ATLAS** p138, p304
- 好酸球性多発血管炎性肉芽腫症（EGPA）　☞ **ATLAS** p142, p417
- 癌性リンパ管症　☞ **ATLAS** p140, p309
- 慢性好酸球性肺炎（CEP）　☞ **ATLAS** p142, p349

F consolidation 内に牽引性気管支拡張を伴う

　病変部の線維化あるいは器質化が生じていることを示す重要な所見であり，consolidation を鑑別する上で，また治療法を選択する上で有要な所見である．周囲肺実質の線維化などに伴う容積減少による気管支の牽引性拡張で，気管支内腔は口径不整で，芋虫状・蛇腹状に拡張する．ARDS，間質性肺炎の急性増悪，薬剤性肺障害などの病理学的に DAD を呈する疾患や，特発性器質化肺炎，肺炎後などの器質化病変や肺出血後などの病態などで認められる．一方，細菌性肺炎（器質化を伴っていない時期）などでは認められることはほとんどないので，治療方法を選択する上で非常に重要な所見となる．ARDS や間質性肺炎の急性増悪，術後性間質性肺炎などによる牽引性気管支拡張の場合には，consolidation の周囲にはしばしばすりガラス影と crazy-paving appearance（☞ p254）を認める．リンパ節腫大も伴うことが多い．

- びまん性肺胞傷害（diffuse alveolar damage：DAD）　☞ **ATLAS** p144, p370
- 特発性器質化肺炎（COP），器質化肺炎（OP）　☞ **ATLAS** p146, p349

G. 移動する consolidation

　慢性好酸球性肺炎，特発性器質化肺炎，幼虫移行症などでよく認められる．特に前二者は細菌性肺炎として診断される場合も多く，画像所見が重要である．肺癌（invasive mucinous adenocarcinoma）では，粘液や腫瘍などの経気道的な排泄や転移により，病変の部分的改善と同時に新たな小葉中心性粒状影や consolidation，すりガラス影を認めることもある．

- 慢性好酸球性肺炎（CEP），特発性器質化肺炎（COP）　☞ **ATLAS** p146, p349
- 寄生虫症（幼虫移行症）　☞ p328

（岡田　文人）

6 びまん性すりガラス影・網状影

びまん性すりガラス影・網状影を呈する病態は，感染から非感染状態など様々で，患者の免疫状態などによっても鑑別すべき疾患は異なり，診断に苦慮することが多い．画像診断においては，その分布や付随する所見を捉えた上で，臨床的背景を踏まえて鑑別を進めることが重要である．

すりガラス影とは，胸部HRCTにおいて，気管や血管構造が確認できる程度の肺野の濃度上昇を表している[1]．カタカナの「スリガラス」ではなく，ひらがなを交えた「すりガラス」が正確な表記とされている．

すりガラス影は，肺胞腔内の含気が軽度に減少した状態や，液体や細胞，その他の物質による気腔の充満，肺胞壁肥厚や間質の肥厚などによって生じる．網状影は，小葉間隔壁の肥厚，小葉内隔壁や間質の肥厚，腺房における気腔内の沈着物などによって形成される[2]．すりガラス影・網状影は，血流やリンパ流の障害などの間質性病変，肺胞腔内への滲出液貯留などの肺胞性病変のいずれでも生じ，様々な病態が混在して形成される．

A　crazy-paving appearance

crazy-paving appearance とは，すりガラス影を背景として，肥厚した小葉間隔壁や小葉内の線状構造がみられる所見で，不均一な形状が敷石に類似してみえる．正常の肺実質との境界は比較的明瞭で，地図状を呈する[1]．crazy-paving appearance と小葉間隔壁肥厚とは異なるため，正確に区別しておく必要がある．肺胞蛋白症の他，急性呼吸促迫症候群（ARDS）や肺胞出血，薬剤性肺障害，サイトメガロウイルスやインフルエンザウイルスなどのウイルス性肺炎でも認められる．

- 肺胞蛋白症（pulmonary alveolar proteinosis：PAP）　☞ **ATLAS** p150, p376
- びまん性肺胞傷害（diffuse alveolar damage：DAD）　☞ **ATLAS** p150, p370
- ニューモシスチス肺炎（pneumocystis pneumonia：PCP）　☞ **ATLAS** p152, p322・359
- ウイルス性肺炎　☞ **ATLAS** p152, p376
  - ・サイトメガロウイルス肺炎
  - ・インフルエンザウイルス肺炎

B 陰影内に牽引性気管支拡張を伴う

牽引性気管支拡張（traction bronchiectasis）とは，周囲肺実質の線維化などによって生じた不規則に拡張した気管支を示す[1]．

- 非特異性間質性肺炎（non-specific interstitial pneumonia：NSIP） ☞ **ATLAS** p154, p339
- びまん性肺胞傷害（DAD） ☞ **ATLAS** p154, p370
- 薬剤性肺障害 ☞ **ATLAS** p154, p424
- ウイルス性肺炎 ☞ **ATLAS** p156, p376
- 剝離性間質性肺炎（desquamative interstitial pneumonia：DIP） ☞ **ATLAS** p156, p322
- 特発性肺線維症（idiopathic pulmonary fibrosis：IPF）／通常型間質性肺炎（usual interstitial pneumonia：UIP） ☞ p384

C honeycombing

honeycombing すなわち蜂巣肺（蜂窩肺）とは，HRCT において，径 3～10 mm 大の比較的厚い壁を有する囊胞が，胸膜下に多層性に配列・集簇した陰影を示す[1]．囊胞の壁は単独であったり，隣接する囊胞と共有している場合も考えられる．不可逆性の肺の線維化の終末像が honeycombing として認められる．

- 特発性肺線維症（IPF）／通常型間質性肺炎（UIP） ☞ **ATLAS** p158, p384
- 慢性過敏性肺炎（chronic hypersensitivity pneumonitis：CHP） ☞ **ATLAS** p158, p384
- Harmansky-Pudlak 症候群（HPS） ☞ **ATLAS** p160, p384

D 小葉中心性粒状影を伴う（ill-defined nodules）

- 過敏性肺炎（HP） ☞ **ATLAS** p160, p299
- 血管内リンパ腫 ☞ **ATLAS** p162, p299
- 肺出血 ☞ **ATLAS** p162, p359
- 溶接工肺 ☞ **ATLAS** p164, p299
- 異所性肺石灰化 ☞ **ATLAS** p164, p299
- 呼吸細気管支炎関連間質性肺疾患（respiratory bronchiolitis-associated interstitial lung disease：RB-ILD） ☞ **ATLAS** p166, p299

E モザイクパターンを伴う

　モザイクパターンとは，胸部 CT において，斑状・地図状に肺野濃度が上昇あるいは低下した所見を示し，原因として，肺病変，気管支病変，血管性病変が考えられる．

　モザイク灌流（mosaic perfusion）とは，mosaic oligemia とも呼ばれ，モザイク状に相対的に低濃度を呈する領域に，血管の狭小化を伴っている場合を示す[3]．血管径の評価はモザイクパターンの原因を鑑別する上で重要である．

　吸気時と呼気時の CT を撮像し，呼気時の CT にて限局的に吸気時と同程度の濃度値を呈した領域があれば air trapping の存在が示唆され，閉塞性換気障害が考えられる．障害される気道の部位や範囲によって範囲は異なる．COPD や喘息，閉塞性細気管支炎などの気道病変によってみられることが多いが，血管性病変でもみられる[4]．

　モザイクパターンを呈する肺病変では，気腔が液体や細胞，線維化などで満たされた場合，すりガラス影を呈し相対的高濃度となる．この場合，肺血管の狭小化は伴わない．PCP や過敏性肺炎などが考えられる[3]．

- ニューモシスチス肺炎（PCP）　☞ **ATLAS** p166，p322・359
- 閉塞性細気管支炎（移植後）　☞ **ATLAS** p168，p408
- 慢性血栓塞栓性肺高血圧症　☞ **ATLAS** p168，p392

文　献

1) Hansell DM, et al: Fleischner Society: glossary of terms for thoracic imaging. Radiology **246**: 697-722, 2008
2) De Wever W, et al: The crazy-paving pattern: a radiological-pathological correlation. Insights Imaging **2**: 117-132, 2011
3) Stern EJ, et al: CT mosaic pattern of lung attenuation: distinguishing different causes. Am J Roentgenol **165**: 813-816, 1995
4) Arakawa H, et al: Air trapping on CT of patients with pulmonary embolism. AJR Am J Roentgenol **178**: 1201-1207, 2002

〔中山　朋子，岡田　文人〕

I章　CTの基本的な理解：画像パターンとその考え方

7　CT sign

A　CT halo sign

　肺の結節や腫瘤，限局性のconsolidationの周囲をすりガラス影がほぼ全周性に取り囲んで認められる所見が，太陽や月の周りに現れる光の輪（暈）に似ていることから名づけられた．日和見感染症である血管侵襲性肺アスペルギルス症で最初に報告されたが，現在では他の多くの疾患でもみられることが知られている[1]．

a　感　染

- 真菌症　☞ **ATLAS** p172, p328
- 寄生虫症（幼虫移行症）　☞ **ATLAS** p172, p328
- ウイルス性肺炎　☞ **ATLAS** p174, p376
- 敗血症性肺塞栓症（septic emboli）　☞ **ATLAS** p174, p328

b　非感染

- 腫　瘍
  - 原発性肺癌　☞ **ATLAS** p176, p396
  - 転移性肺腫瘍　☞ **ATLAS** p176, p282
  - 硬化性血管腫（sclerosing pneumocytoma）　☞ **ATLAS** p178, p396
  - 悪性リンパ腫　☞ **ATLAS** p178, p309
- 炎　症
  - 多発血管炎性肉芽腫症（granulomatosis with polyangiitis：GPA）　☞ **ATLAS** p180, p334
  - 好酸球増多症　☞ **ATLAS** p180, p304
  - 肺子宮内膜症　☞ **ATLAS** p182, p396
  - 特発性器質化肺炎（COP）　☞ **ATLAS** p182, p349

B reversed halo sign

　限局性すりガラス影の辺縁部をリング状，三日月状（全周性でない）に取り囲むようにconsolidation がみられるとき，CT halo sign とは見え方が反転しているという意味で reversed halo sign と呼ばれる．

- 免疫能正常
    - 特発性器質化肺炎（COP）　☞ **ATLAS** p184，p349
- 免疫能低下
    - ムーコル症　☞ **ATLAS** p184，p328
- Paracoccidioides　☞ p401
- 結核　☞ p290・293

C galaxy sign

　無数の微小結節が集簇して数 cm 大の結節あるいは腫瘤を形成する所見で，galaxy（銀河）に似ることから命名された．

- サルコイドーシス　☞ **ATLAS** p186，p279
- 結核　☞ **ATLAS** p186，p290
- 悪性リンパ腫（MALT リンパ腫）　☞ **ATLAS** p188，p309
- 珪肺（大陰影）　☞ **ATLAS** p188，p279

D angiogram sign

　造影 CT にて，consolidation 内に正常な肺血管が描出される所見である．描出には造影剤の注入速度と撮像タイミングも関係し，造影剤の急速静注にて血管と病変部との良好なコントラストが得られる早期相での撮像で評価可能となる．

　既存の肺血管を保ちながら，肺胞腔内を粘液や滲出液などが充満する病態や肺胞を置換するように病変が広がる病態［肺炎（肺胞性肺炎），肺水腫，悪性リンパ腫や肺癌（invasive mucinous adenocarcinoma）などからの転移性肺腫瘍など］で認められるが，非特異的な所見である[2]．

- 肺胞性肺炎　☞ **ATLAS** p190，p349
- 悪性リンパ腫　☞ **ATLAS** p190，p309
- 肺癌（invasive mucinous adenocarcinoma）　☞ **ATLAS** p190，p349

E gloved finger sign

拡張した気管支内腔が粘液栓（mucoid impaction）や炎症産物で充填されることによって，手袋をはめた指状（gloved finger shadow，finger-in-glove）といわれる棍棒状・分岐状影を呈する所見である．

- アレルギー性気管支肺真菌症　☞ **ATLAS** p192，p402
    - アレルギー性気管支肺アスペルギルス症（allergic bronchopulmonary aspergillosis：ABPA）
    - アレルギー性気管支肺真菌症（allergic bronchopulmonary mycosis：ABPM）

F air-crescent sign / meniscus sign

consolidationや腫瘤内に形成される薄い空洞像，または既存の空洞内に発生・増殖する病変との間隙が，三日月状・環状にみえることから，air-crescent signあるいはmeniscus signと称する．

単純性肺アスペルギローマ（simple pulmonary aspergilloma：SPA）と慢性空洞性肺アスペルギルス症（chronic necrotizing pulmonary aspergillosis：CCPA）などで認められる．

- 肺アスペルギルス症　☞ **ATLAS** p194，p328
    - 侵襲性肺アスペルギルス症（invasive pulmonary aspergillosis：IPA）
    - 慢性肺アスペルギルス症（chronic pulmonary aspergillosis：CPA）

G Swiss cheese appearance

- 肺気腫合併肺炎　☞ **ATLAS** p196，p322

文献
1) Lee YR, et al: CT halo sign: the spectrum of pulmonary diseases. Br J Radiol **78**: 862-865, 2005
2) Maldonado RL: The CT andiogram sign. Radiology **210**: 323-324, 1999

（小野　麻美）

Ⅰ章 CTの基本的な理解：画像パターンとその考え方

8 画像パターンで一発診断可能な疾患

- 気管支閉鎖症（bronchial atresia）　☞ **ATLAS** p198, p407
- 肺分画症（pulmonary sequestration）　☞ **ATLAS** p200, p408
- 閉塞性細気管支炎（bronchiolitis obliterans, constrictive bronchiolitis）
  ☞ **ATLAS** p202, p408
- HIV感染に合併したニューモシスチス肺炎（pneumocystis pneumonia：PCP）
  ☞ **ATLAS** p204, p322
- 胸膜プラーク（アスベスト関連胸膜病変）　☞ **ATLAS** p206, p409
- 肺動静脈瘻（pulmonary arteriovenous fistula：PAF），肺動静脈奇形（pulmonary arteriovenous malformation：PAVM）　☞ **ATLAS** p208, p410
- 慢性肺アスペルギルス症（chronic pulmonary aspergillosis：CPA）　☞ **ATLAS** p210, p328
- 肺胞微石症（pulmonary alveolar microlithiasis）　☞ **ATLAS** p210, p412
- 異所性肺石灰化（metastatic calcification）　☞ **ATLAS** p212, p299
- 肺吸虫症　☞ **ATLAS** p212, p328
- 豊胸術後のヒトアジュバント病　☞ **ATLAS** p214, p412
- SAPHO症候群　☞ **ATLAS** p214, p414
- 再発性多発軟骨炎（relapsing polychondritis）　☞ **ATLAS** p216, p415

（岡田 文人）

Ⅰ章　CTの基本的な理解：画像パターンとその考え方

9　画像パターンが多彩で鑑別が困難な疾患（臨床所見が非常に重要となる疾患）

- 好酸球性多発血管炎性肉芽腫症（eosinophilic granulomatosis with polyangiitis：EGPA）　☞ **ATLAS** p218, p417
- 顕微鏡的多発血管炎（microscopic polyangiitis：MPA）　☞ **ATLAS** p220, p419
- 多発血管炎性肉芽腫症（granulomatosis with polyangiitis：GPA）　☞ **ATLAS** p222, p334
- クローン病や潰瘍性大腸炎などに伴う肺病変　☞ **ATLAS** p224, p422
- 薬剤性肺障害　☞ **ATLAS** p226, p424
- IgG4関連疾患（IgG4-related disease：IgG4-RD）　☞ **ATLAS** p228, p426

（岡田　文人）

Ⅰ章　CTの基本的な理解：画像パターンとその考え方

10　症状が軽微なのに画像所見が派手な疾患

本項では症状が分かるよう具体的な症例を取り上げて解説する．

1　悪性リンパ腫　（☞ ATLAS p20・60・72・112・134・178・188・190, p309）

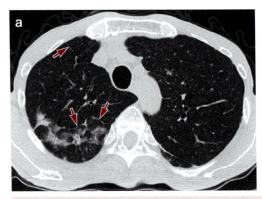 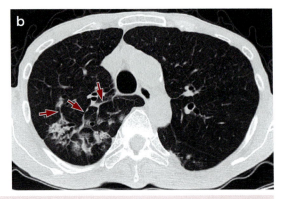

> 70歳代，男性．食思不振を認めたが，特に呼吸器症状は認めなかった．体重減少があり（-5 kg/半年），家族の勧めで受診となった．

図1　悪性リンパ腫症例のHRCT
a．大動脈弓上部レベル：右S^2にすりガラス影およびconsolidationを認める．著明な小葉間隔壁肥厚を伴っている（→）．小葉中心性粒状影は認めない
b．大動脈弓下部レベル：右S^2にすりガラス影およびconsolidationを認め，小葉間隔壁肥厚が目立つ（→）．

［益田赤十字病院放射線科　椋本英光先生のご厚意により掲載］

画像所見からの鑑別と経過

　　胸部CTで右上葉と中葉，および両側下葉に同様な病変を認めた．頭部，腹部〜骨盤内には明らかな異常所見は認めなかった．胸部CTより，悪性リンパ腫が強く疑われたため，肺生検が施行され，diffuse large B-cell lymphoma（DLBCL）と診断された．"小葉間隔壁肥厚"は感染症ではほとんど認められない（肺ノカルジア症を除く）所見で，まして**図1-a**の腹側の→で示すような正常肺野に認められることはなく，リンパ増殖性疾患，好酸球増多症，肺水腫などを強く疑うことができる重要な所見である．

2 サルコイドーシス (☞ ATLAS p18・56・80・186, p279)

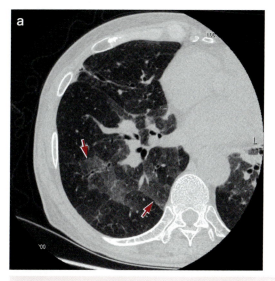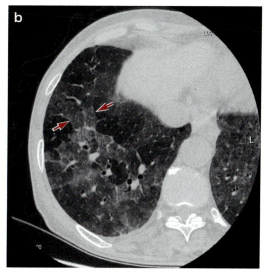

60歳代，女性．健診で撮像された胸部単純X線写真で異常を指摘された．軽度の息切れを自覚しているが，その他の呼吸器症状は認めない．既往歴も特記事項なし．喫煙歴もない．

図2 サルコイドーシス症例のHRCT
a．右下肺静脈レベル：右下葉には汎小葉性に広がる（小葉間隔壁で境界される）すりガラス影を認める（→）．すなわち，すりガラス影は二次小葉に一致して広がっている．小葉中心性粒状影は認めない．
b．右下葉レベル：右下葉にも汎小葉性に広がるすりガラス影を認める．すりガラス影は小葉間隔壁で境界されているが，その小葉間隔壁の肥厚は認めない（→）．縦隔・肺門に腫大リンパ節を認めた（未掲載）．

画像所見からの鑑別と経過

　　　胸部CT所見に加えて，血清KL-6の著明な高値（2,650 U/mL），気管支肺胞洗浄でリンパ球増加とCD4/CD8比の高値を認め，サルコイドーシスが強く疑われた．最終的には肺生検が施行され，確定診断に至った症例である．サルコイドーシスの典型的な胸部HRCT所見は，「気管支肺動脈周囲，胸膜，小葉間隔壁などのリンパ路に沿った数mm大の比較的高コントラストな"微細な粒"の集簇」である．galaxy signもサルコイドーシスを積極的に疑うことができる所見である．本症例のように汎小葉性すりガラス影の画像パターンは比較的まれではあるが，このようなモザイクパターンを呈する疾患の中で，サルコイドーシスは日常臨床において最も遭遇することが多い疾患である．臨床的にサルコイドーシスが疑われた場合，通常の吸気CTではサルコイドーシスを疑う所見がないあるいは乏しい場合には，呼気CTを検討することが重要である．

I章 CTの基本的な理解　10. 症状が軽微なのに画像所見が派手な疾患

3 肺クリプトコックス症（☞ ATLAS p24・82, p328）

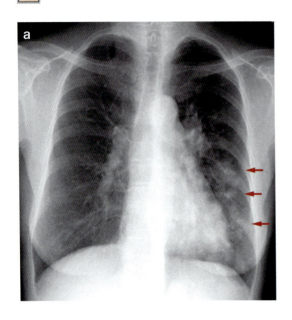
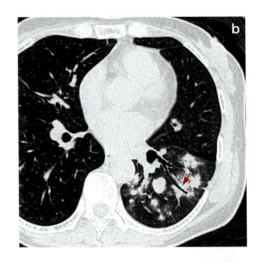
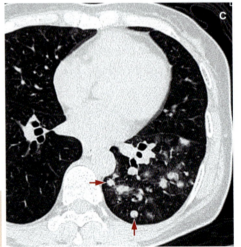

60歳代，女性．検診で撮像された胸部単純X線写真で異常を指摘された．明らかな呼吸器症状はない．発熱などの症状も認めない．

図3　肺クリプトコックス症例
a．胸部単純X線写真正面像：左中・下肺野に結節影（→）およびconsolidationを認める．胸水貯留は認めない．
b．左 B^6_b 分岐部レベルHRCT：左 S^6 に比較的境界明瞭な結節が集簇している．結節内部には一部 air bronchogram を認める（→）．明らかな tree-in-bud pattern を呈する境界明瞭な分岐状粒状影は認めず，結核は考えにくい．
c．左 B^9，B^{10} 分岐部レベルHRCT：左下葉に濃度および大きさの異なった結節が散見される（→）．その他の肺葉には結節は認められず，肺クリプトコックス症を第一に疑った．

画像所見からの鑑別と経過

　　　　TBLBの結果，肺クリプトコックス症と診断された．*Cryptococcus neoformans* 抗原も陽性であった．典型的な肺クリプトコックス症の所見「同一肺葉内多発結節」である．

4 肺胞蛋白症 (☞ ATLAS p150, p376)

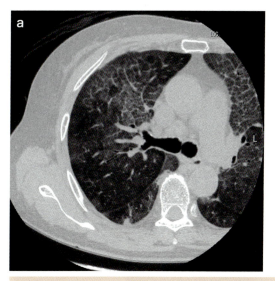
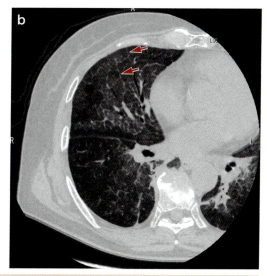

60歳代，女性．健診で撮像された胸部単純X線写真で，偶然に異常を指摘された．自覚症状は認めない．喫煙歴もなく，既往歴・家族歴に特記事項なし．

図4 肺胞蛋白症例のHRCT
a. 気管分岐部レベルHRCT：右S^3を主としてすりガラス影とcrazy-paving appearanceを認める．牽引性気管支拡張や細菌性肺炎を疑う小葉中心性粒状影は認めない．
b. 右B^7分岐部レベル：中葉にもすりガラス影とcrazy-paving appearanceを認める．一部には小葉間隔壁肥厚も認められる（→）．

画像所見からの鑑別と経過

自覚症状がないこと，そして典型的な胸部CT所見より，肺胞蛋白症が強く疑われた．
気管支鏡検査の結果，診断が確定された．

Ⅰ章　CT の基本的な理解　10．症状が軽微なのに画像所見が派手な疾患

5　異所性肺石灰化（☞ ATLAS p44・164・212, p299）

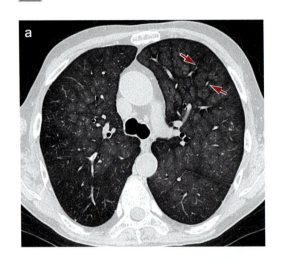
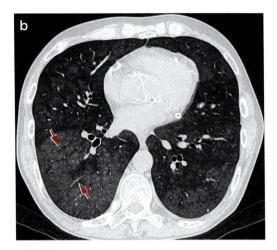
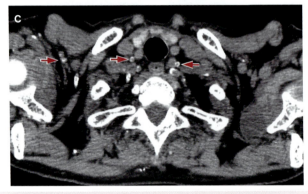

50 歳代，男性．慢性腎不全にて透析中である．特に呼吸器症状は認めない．

図5　異所性肺石灰化症例の HRCT
a．気管分岐部レベル HRCT：両肺びまん性に境界不明瞭なすりガラス影が広がっている．よくみるとすりガラス影は，肺静脈（→）周囲には乏しい（小葉間隔壁近傍には乏しい）．
b．右下肺静脈レベル HRCT：中葉，舌区，両側下葉には a と同様に二次小葉に一致したすりガラス影が広がっている．肺静脈（→）周囲には乏しい．
c．鎖骨レベル単純 CT 縦隔条件：年齢のわりに血管壁の石灰化が目立っている（→）．

| 画像所見からの鑑別と経過

　　　　両肺びまん性にすりガラス影を認めたが，呼吸器症状はまったく認めなかった．本症例の胸部 HRCT 所見は，小葉間隔壁（肺静脈）およびその近傍にはカルシウム塩の沈着が起こりにくいという病理学的所見とよく合致しており，異所性肺石灰化の典型的な画像所見である．

6 lepidic predominant adenocarcinoma （☞ ATLAS p78, p323）

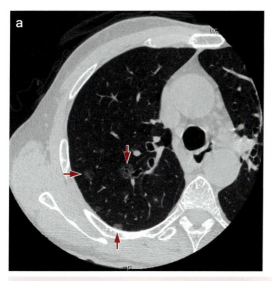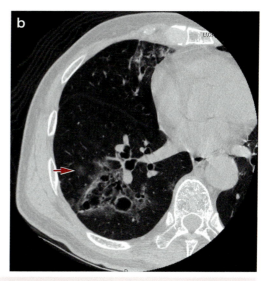

　70歳代，男性．C型慢性肝炎にて通院加療中，腹部CTで肝細胞癌が疑われたため，当院紹介入院となった．転移検査目的にて胸部CTが施行された．呼吸器症状はない．

図6　lepidic predominant adenocarcinoma 症例の HRCT
a．右 B^2 分岐部レベル：右 S^2 に類円形で比較的境界明瞭な ground-glass nodule（GGN）を数個認める（→）．GGN の一部には内部に拡張した気腔形成も認められる．
b．右下肺静脈レベル：右下葉には囊胞性構造の集簇を認め，辺縁には比較的境界明瞭なすりガラス影が取り囲んでいる．牽引性気管支拡張も認められる．すりガラス影の近傍には，右 S^2 で認められた GGN と同様な所見を認める（→）．その他にも GGN が多数認められ，一部には同様に拡張した気腔形成を伴っていた（未掲載）．

画像所見からの鑑別と経過

　　　右上葉の拡張した気腔を伴う GGN および右下葉でみられた囊胞性構造において，ともに辺縁には比較的境界明瞭なすりガラス影を伴っていることから，これらの病変は他のGGN と同一病変であると考えられる．lepidic predominant adenocarcinoma が強く疑われたため，胸腔鏡下肺生検が施行されて確定診断に至った．*EGFR* 変異を背景とする肺腺癌は，しばしば多発することが知られている．肺癌を疑った場合には必ず，同様な結節が他の部位にもないか，慎重に確認する必要がある．

（岡田　文人）

Ⅰ章 CTの基本的な理解：画像パターンとその考え方

11 症状のわりに画像所見が乏しい疾患

本項では症状が分かるよう具体的な症例を取り上げて解説する．

1 肺動脈塞栓症

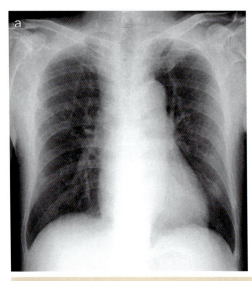
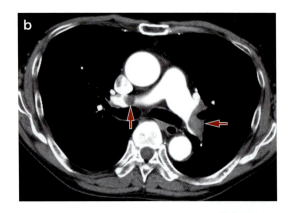
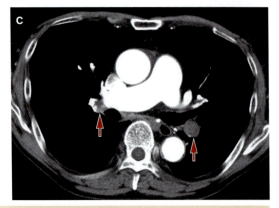

70歳代，男性．昼過ぎにトイレから出たところで，めまいと突然の呼吸困難が出現した．救急車にて搬送された．

図1　肺動脈塞栓症例
a．胸部単純X線写真正面像：軽度の肺動脈拡張が疑われる．その他には明らかな異常所見は認めない．
b．左肺動脈レベル造影CT：右肺動脈および左肺動脈に造影欠損を認める（→）．
c．右肺動脈レベル造影CT：両側肺動脈に造影欠損を認める（→）．肺動脈の拡張も認める．胸水はない．

（次頁に続く）

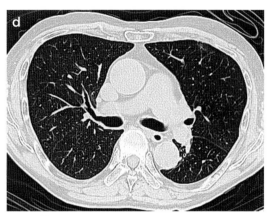
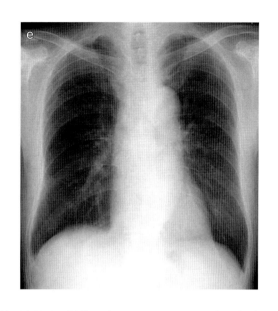

図1の続き
d. 気管分岐部約1cm尾側レベルHRCT：肺動脈の拡張を認める以外，肺野については明らかな異常所見は認めない．
e. 胸部単純X線写真正面像（2年前）：参考写真

| 画像所見からの鑑別と経過

　本症例は搬送時急性心筋梗塞や肺動脈塞栓症などが疑われた．胸部単純X線写真では明らかな異常は指摘できなかった．造影CTが施行され，肺動脈塞栓症および右大腿静脈に血栓が認められた（未掲載）．下大静脈（IVC）フィルターが留置され，ウロキナーゼなどによる血栓溶解療法が施行された．1週間後に撮像された造影CTでは，肺動脈の血栓はほとんど消失しており，救命された症例である．造影CTは急性肺血栓塞栓症の診断において推奨グレードAで推奨されており［『画像診断ガイドライン2013年版』（日本医学放射線学会，日本放射線科専門医会・医会）］，第一選択である．胸部単純X線写真にて明らかな異常所見を認めることが少なく，また指摘も困難であり，本疾患を疑った場合には積極的に造影CTが施行されるべきである．

2 pulmonary tumor thrombotic microangiopathy（PTTM）
（☞ **ATLAS** p40, p289）

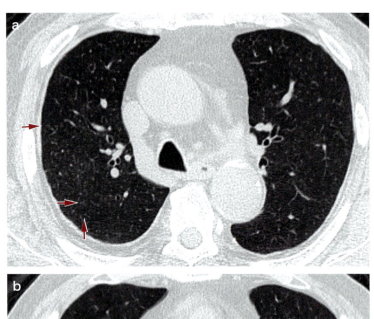

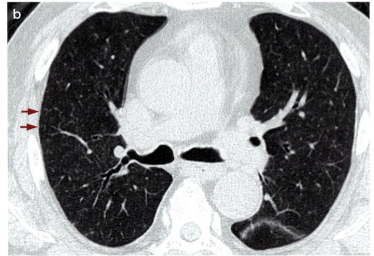

70歳代，男性．約2年前，腎盂癌にて腎尿管全摘術を受けた．術後化学療法が施行され，経過観察中であった．約1ヵ月前から呼吸困難と乾性咳嗽が出現してきた．次第に増強してきたため，緊急でCTが依頼された．

図2　PTTM症例
a．奇静脈弓部レベルHRCT：両肺に境界不明瞭な淡い粒状影が散見される（→）．
b．気管分岐部レベルHRCT：右肺優位に，境界不明瞭な淡い粒状影を認める．一部の粒状影は分岐状を呈している（→）．連続CTで確認すると粒状影および分岐状粒状影は末梢の拡張した肺動脈であることが分かる．

| **画像所見からの鑑別と経過**

　症状および低酸素血症の進行があったが，提示した緊急CTでは，当初，明らかな異常が指摘されていなかった．抗菌薬およびステロイド治療に反応なく，1週間後に胸部CTが再検された．両肺末梢に境界不明瞭な淡い粒状影や分岐状粒状影が認められた．1週間前のCTと同様，PTTMが強く疑われたため胸腔鏡下肺生検が施行され，腫瘍塞栓と血管内皮の増殖，血管内腔の狭小化・閉塞を認め，PTTMと診断された．

　PTTMの症例では，癌性リンパ管症（小葉間隔壁肥厚）や肺転移（大小不揃いの結節）などの随伴所見を伴っていることが多く，本症例のような随伴所見を伴わない例は比較的まれである．血管内リンパ腫と同様，胸部単純X線写真では異常所見を指摘することは困難であり，さらに胸部CTでも見逃しやすい．症状（呼吸困難）のわりに画像所見が乏しい疾患であり，特に担癌患者においては治療方針を立てる上でも画像所見を知っておく必要がある．

3 血管内リンパ腫（☞ ATLAS p50・162, p299）

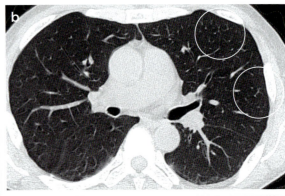

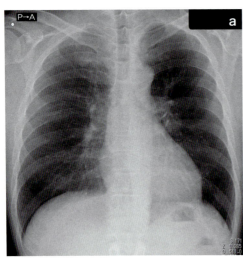

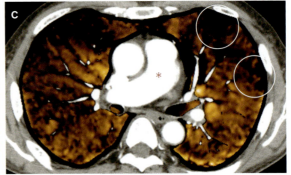

> 50歳代，男性．約3ヵ月前から労作時呼吸困難を自覚していた．次第に増悪し，体重減少および安静時呼吸困難も出現してきたため，家族の勧めで受診となった．循環器内科で肺高血圧症を指摘された．胸部単純X線写真では明らかな異常所見を認めず，原因究明のために胸部CTが依頼された．LDH 1,387 U/L（基準値124〜222 U/L）および可溶性IL-2R 4,627 U/mL（基準値127〜582 U/mL）の著明な高値を認めた．

図3 血管内リンパ腫症例
a．胸部単純X線写真正面像：肺動脈の軽度拡張が疑われるが，その他には明らかな異常所見は認めない．
b．中間気管支幹レベル造影CT：左S^4末梢に分岐状構造が目立っている（丸印）．その他，肺野について，明らかな異常所見は指摘できない．
c．bとほぼ同レベル perfusion CT（早期相）：bで分岐状粒状影が認められた部位に一致して defects（血流低下）を認める（丸印）．右S^3末梢にも同様な所見を認めるが，bと位置のずれがある．別のHRCTで，左S^4で認められる粒状影と同様な分岐状粒状影を右S^3末梢にも認めた（未掲載）．肺動脈の拡張を認める（＊）． （次頁に続く）

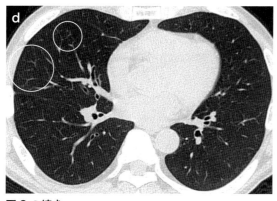
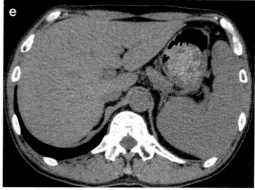

図3の続き

d. 右 B^7 分岐部レベル HRCT：右 S^4 末梢にも分岐状粒状影を認める（丸印）．両肺において，その他の領域にも同様な所見（分岐状の粒状影と，それに一致した領域の perfusion CT 早期相での defects）を認めた（未掲載）．
e. 腹部単純 CT：著明な脾腫を認める．

画像所見からの鑑別と経過

　血管内リンパ腫は，末梢血管に大型の異型リンパ球による塞栓・閉塞をきたし，低酸素血症や肺高血圧症を生じる．胸部 CT で一番初めに気づく所見は，肺動脈拡張と思われる．肺野には，一見すると明らかな異常所見はないように思われる．しかし，本症例のように呼吸困難をきたすものの，肺動脈拡張の他には明らかな異常所見を認めないような場合には，肺野末梢に注目することが重要である．胸部 HRCT では，腫瘍塞栓を反映して粒状影や分岐状粒状影を認め，perfusion CT では同領域に一致した血流低下を認める．原因や機序は異なるものの，同様な画像所見を呈する疾患として，PTTM, pulmonary capillary hemangiomatosis, pulmonary veno-occlusive disease, leukostasis などがある．脾腫もリンパ腫を疑う重要な所見である．

Ⅰ章　CTの基本的な理解　11．症状のわりに画像所見が乏しい疾患

4 閉塞性細気管支炎（bronchiolitis obliterans：BO）(☞ ATLAS p168・202，p408)

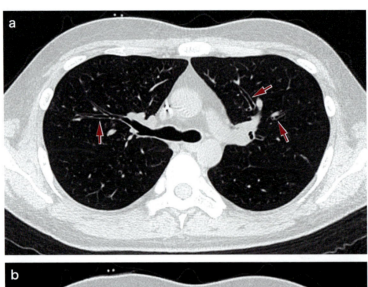

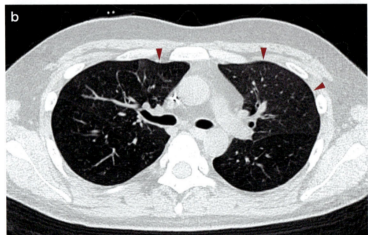

　20歳代，男性．3年前，慢性骨髄性白血病にて造血幹細胞移植を施行された．約半年前から安静時の呼吸困難や咳嗽を認め，精密検査の結果BOと診断され，経過観察にて胸部CTが施行された．

図4　BO例
a．気管分岐部レベルHRCT（吸気）：両肺B^{3}壁肥厚を認める（→）．軽度過膨張を呈しているが，その他には明らかな異常所見は認めない．
b．aとほぼ同レベルHRCT（呼気）：胸郭の前後径の狭小化を認め，呼気位で撮像されていることが分かる．上区および右S^{3}末梢においては，呼気により濃度上昇を認める（▶）が，他の領域においては濃度上昇が目立たず，air trappingが生じていると診断できる．

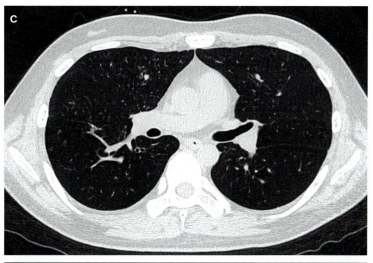

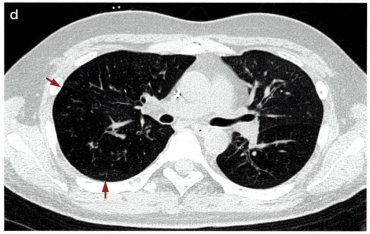

図4の続き
c. 中間気管支幹レベル HRCT（吸気）：両肺ともに過膨張を呈し，末梢の血管は目立たない．右肺は不全分葉である．
d. cとほぼ同レベル HRCT（呼気）：左上葉では呼気に伴ってわずかな濃度上昇を認めるが，他の肺葉では濃度上昇が目立たない．右 S^6 では小葉中心性分岐状粒状影を認める（→）．

画像所見からの鑑別と経過

　　　　p168 や p202 にも症例を提示したが，移植後症例における BO の診断は，まずは臨床所見から疑われることが多い．胸部単純 X 線写真では異常所見を認めないことも多く，吸気・呼気 CT が診断に有用となる．通常の吸気 CT では，一見すると明らかな異常所見を認めにくいが，移植前の CT と比較して，肺野の過膨張所見，気管支壁肥厚・拡張の有無などに注意して読影することが必要である．呼気 CT では，しっかりと呼気位で撮像されていることをまずは確認する（胸郭の前後径の狭小化，気管支内腔の狭小化など）．本症例のように，呼気 CT で明らかな濃度上昇がない（air trapping がある）ことを確認できれば，臨床所見と合わせて診断は容易となる．

　　　　　　　　　　　　　　　　　　　　　　　　　　　　　　　　　（岡田 文人）

II

CT画像パターンから紐解く呼吸器疾患
診断から治療方針まで

II章　CT画像パターンから紐解く呼吸器疾患：診断から治療方針まで

1 びまん性粒状影

A 胸膜・葉間に接している（リンパ路・血行性）

a 気管支血管束優位（リンパ路；図1）

- サルコイドーシスや珪肺は，ほとんどの症状は呼吸器症状に乏しく，胸部画像の異常を指摘され精密検査で診断されることが多い．
- 悪性リンパ腫や癌性リンパ管症の多くは何らかの呼吸器症状を呈することが多い．悪性リンパ腫は，リンパ節腫大があり原因不明の発熱，体重減少，盗汗（B症状）を認める場合は疑うべきである．
- 癌性リンパ管症は咳嗽や労作時息切れを契機に診断される．

症状および確認すべき医療面接のポイント

- サルコイドーシス[1]
  - サルコイドーシスは，病理組織学的に類上皮細胞肉芽腫を認める全身性肉芽腫性疾患であり，主に，肺，眼，皮膚に病変を作る頻度が高い．両側肺門リンパ節腫大（bilateral hilar lymphadenopathy：BHL）のみの場合は無症状であることがほとんどであるが，まれに肺門部の血管系を圧排して肺高血圧症を呈したり，気管支の圧排による喘息様症状や咳を呈することもある．
  - 肺野病変では，びまん性に散布する陰影は無症状であることが多いが，気管支血管束に沿った陰影は，肉芽腫病変後の線維化をきたしやすく，気管支拡張，変形を伴い，咳，息切れ，喘鳴，喀痰，発熱などの症状を呈することがある．
  - 眼病変は本症患者の約50％でみられ，ぶどう膜炎が最も多く，その他，硝子体混濁，白内障，緑内障，網膜病変に加えて，涙腺などの付属器病変もある．自覚症状として，霧視（かすみ），羞明（まぶしさ），充血，軽度の視力低下などである．
  - 皮膚所見としては，肉芽腫を認める本症の特異的病変である皮膚サルコイドとして結節型，局面型，瘢痕型，びまん浸潤型（lupus pernio），皮下型などがあり，肉芽腫を認めない非特異的病変である結節性紅斑を認めることがある．諸外国では結節性紅斑の頻度は高いが，わが国ではまれである．
  - 心臓症状として，動悸を自覚することがあるが，房室（AV）ブロックをきたし，突然のめまい，意識消失発作で発症することもある．心機能の低下に伴い，呼吸困難，浮腫

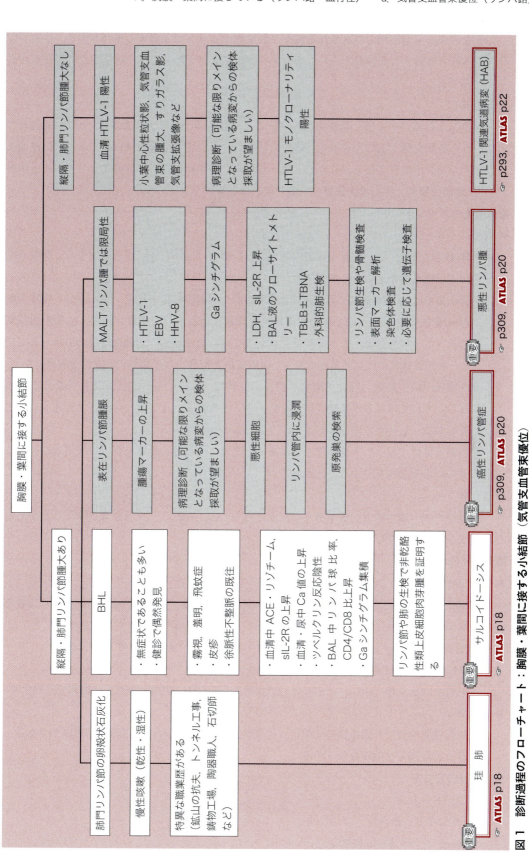

図1 診断過程のフローチャート：胸膜・葉間に接する小結節（気管支血管束優位）

などの心不全症状で発見される例や，心原性ショックで発症する場合もある．他臓器で本症と診断され寛解した後に心病変を合併することもあるので，継続的な経過観察が必要である．

- ● 珪　肺
  - 結晶シリカ（ケイ酸）粉塵を吸入することで生じる．シリカ曝露後10年以上経過してから症状を訴えることが多く，慢性の咳や労作時の呼吸困難が一般的である．医療面接のポイントは職業歴（シリカ吸入歴）である．岩や砂を運んだり爆破したりする労働者（鉱山労働者，採石場労働者，石切り工）は発症のリスクが高い．

| 身体所見のポイント

- ● サルコイドーシス
  - 肺所見においては，広範な線維化をきたした例ではfine cracklesを聴取する．呼吸不全例ではばち指を呈することがある．
  - 眼所見では，①前部ぶどう膜炎，②隅角結節，周辺部虹彩前癒着，特にテント状周辺虹彩前癒着（PSA），③硝子体の数珠状・雪球状・塊状または微塵状混濁，④網膜血管周囲炎（多くは静脈炎，ときに動脈炎）および血管周囲結節，⑤網脈絡膜滲出物および結節，⑥網脈絡膜の広範囲萎縮病巣（光凝固斑様またはこれに類似の不定形萎縮斑）など．
  - 皮膚所見は，結節，局面，瘢痕，びまん浸潤型（lupus pernio），皮下結節などがみられる．まれではあるが結節性紅斑を認めることもある．皮下結節の場合は見逃すことが多いので，しっかり問診することが大切である．
  - 心臓所見は，動悸や失神発作などがある．また，心機能の低下に伴う呼吸困難や浮腫などの心不全症状を呈することがある．

- ● 珪　肺
  - 慢性の咳，痰，呼吸困難が様々な程度にみられる．関節リウマチを合併することがある（Caplan症候群）．

| 検査所見のポイント

- ● サルコイドーシス
  - ガリウムシンチグラフィでサルコイドーシス罹患臓器（主に肺門縦隔リンパ節）に著明な集積を認める．
  - 血液検査でアンジオテンシン変換酵素（ACE），リゾチーム，可溶性IL-2レセプター（sIL-2R）値が上昇する．
  - 気管支肺胞洗浄（BAL）液中リンパ球比率上昇，CD4/CD8比が3.5を超えて上昇する．

- ● 珪　肺
  - 呼吸機能検査での閉塞性換気障害，拘束性換気障害，混合性換気障害など様々である．多くの症例で拡散能は低下する[2]．

| 治療方針の立て方

- ● サルコイドーシス

  ［肺サルコイドーシス］
  - StageⅠ：経過を観察する．

A. 胸膜・葉間に接している（リンパ路・血行性）　b. ランダム（血行性）

⇒重大な胸郭外病変を合併する場合はステロイド治療を考慮する．
- Stage Ⅱ，Stage Ⅲ：自覚症状（特に息切れ）が強い場合にはステロイドを投与する．明らかな呼吸機能障害をきたしている場合にはステロイドの適応となる（症状が咳嗽のみの場合には，その多くはステロイドを投与せずとも軽快する）．
- 経口ステロイドに対して効果が少ないかまたは減量時に悪化・再燃を繰り返す症例においては，他の免疫抑制薬（メトトレキサート，アザチオプリン，シクロスポリン，シクロホスファミド，Chlorambucil など）の単独またはステロイドとの併用投与を考慮する．

[心サルコイドーシス]
- ①房室ブロック，②心室頻拍などの重症心室性不整脈，③局所壁運動異常あるいはポンプ機能の低下がみられるときはステロイド投与の適応となる．ステロイドの副作用で継続困難な場合には，メトトレキサート 5～7.5 mg/週の経口投与を考慮する．

[眼サルコイドーシス]
- 原則としてステロイド局所投与（眼球周囲注射を含む）と散瞳薬で治療する．また，以下のような活動性病変があり，視機能障害のおそれのある場合はステロイド全身投与の適応となる．

1) 局所治療抵抗性の重篤な全眼部炎症，重症の虹彩毛様体炎，隅角または虹彩結節が大きく多数，あるい虹彩上に新生血管を伴う場合
2) 高度の硝子体混濁
3) 広範な滲出性網脈絡膜炎および網膜血管炎
4) 網膜無血管領域を伴わない網膜あるいは視神経乳頭新生血管
5) 黄斑浮腫
6) 視神経乳頭の浮腫，肉芽腫
7) 脈絡膜肉芽腫

● 珪　肺
- 症状に応じて去痰薬，鎮咳薬，気管支拡張薬を使用する．
- 間質性変化が急速に進行する場合は経口ステロイドを使うこともある．
- 低酸素血症を呈する場合は，在宅酸素療法（HOT）導入を検討する．

b ランダム（血行性；図2）

症状および鑑別すべき医療面接のポイント

● 血行性肺転移
- 咳嗽，労作時息切れを訴えることもあるが，無症状のこともある．
- 医療面談のポイントは癌の病歴を聴取することである．

II章 CT 画像パターンから紐解く呼吸器疾患　1. びまん性粒状影

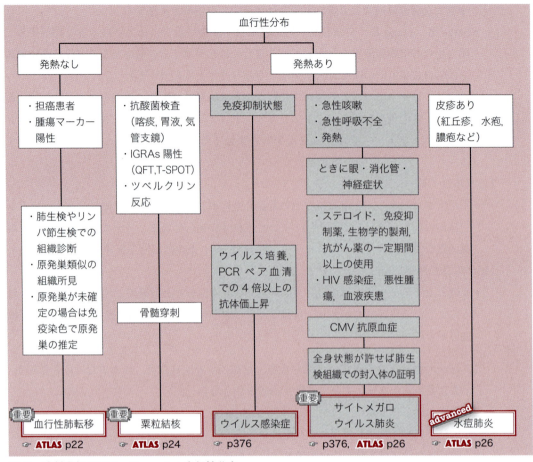

図2　診断過程のフローチャート：血行性分布

- ●粟粒感染［粟粒結核[3)]］
  - 粟粒結核は結核菌の血行性播種により，少なくとも2臓器以上に細菌学的または病理学的に活動的な散布性病巣を形成する重症の結核症である．
  - 症状は発熱が高率にみられ，その他，全身倦怠感，食思不振，咳，胸痛，息切れ，頭痛，腹痛などがみられる．特に2週間以上症状が続くときは本症を鑑別疾患に挙げるべきである．
  - 医療面接のポイントは，免疫不全状態で発症することが多いので，後天性免疫不全症候群（AIDS）罹患，免疫抑制薬治療中，人工透析中，糖尿病の合併などを確認する．

身体所見のポイント

- ●血行性肺転移
  - リンパ節転移を伴う場合は鎖骨上・鎖骨下リンパ節を触知する．骨転移があれば，病巣に一致して病的骨折あるいは疼痛を認める．原発腫瘍として多いのは，乳癌，頭頸部癌，肺癌，腎癌，食道癌，胃癌，大腸癌，子宮癌，精巣腫瘍，骨肉腫などである．

B．胸膜・葉間に接していない［小葉（細葉）中心性］　　a．境界明瞭な分岐状粒状影（細気管支病変）

- ● 粟粒感染［粟粒結核］
  - 特徴的な身体所見はない．急性呼吸促迫症候群（ARDS）を合併する場合は，頻呼吸，低酸素血症を認める．眼底検査で脈絡膜の結節を認めることがある．

| 検査所見のポイント

- ● 血行性肺転移
  - 腫瘍マーカーの上昇，肺血流シンチグラフィにてびまん性多発欠損像を認める．
- ● 粟粒感染［粟粒結核］
  - ツベルクリン反応陰性の場合が多い．喀痰検査で菌を証明できることが少ない．経気管支肺生検，肝生検，骨髄生検による類上皮細胞肉芽腫の証明，BALによる結核菌の証明が有力である．

| 治療方針の立て方

- ● 血行性肺転移
  - 原発病巣を同定し，原発癌腫に対する化学療法を行う．
  - ①原発巣の腫瘍が治癒している，②肺だけに転移を認める，③全身症状がよい，④片方だけの肺に転移がある，といった条件が揃っている場合は手術することがある．癌腫別では，大腸癌，腎癌，子宮癌，肝細胞癌，頭頸部扁平上皮癌などでは切除が検討されることがある．
- ● 粟粒感染［粟粒結核］
  - A法：リファンピシン（RFP）＋イソニアジド（INH）＋ピラジナミド（PZA）＋エタンブトール（EB）［またはストレプトマイシン（SM）］の4剤併用で2ヵ月間治療後，RFP＋INHで4ヵ月間治療する．
  - B法：RFP＋INHにEB（またはSM）の3剤で2ヵ月間治療後，RFP＋INHで7ヵ月間治療する．
  - 全身症状の強いときには副腎皮質ホルモン薬を併用することもある．

（安東　優）

B 胸膜・葉間に接していない［小葉（細葉）中心性］

a 境界明瞭な分岐状粒状影（細気管支病変）

- 境界明瞭な分岐状粒状影を呈する疾患は主に急性，亜急性，慢性経過に分類することができるが，そのフローチャートに沿った診断過程の要点を以下に示す．
- 急性進行性の呼吸困難を示すpulmonary tumor thrombotic microangiopathy（PTTM）を除けば，2011年に日本呼吸器学会より発刊された『咳嗽に関するガイドライン（第2版）』[4]を参考に急性，遷延性，慢性咳嗽に分類し，患者背景に着目して十分に医療面接を行い，身体所見と検査所見を加味すれば鑑別は比較的容易である．

1 急性経過を示す疾患の鑑別と治療方針

1-1 急性咳嗽（発症から3週間未満）：細菌性細気管支炎，嚥下性肺炎（図3）

症状および確認すべき医療面接のポイント

- 一般細菌による細気管支炎
    - 喀痰を伴う（湿性咳嗽）．
    - 原因細菌として *Haemophilus influenzae*，*Moraxella catarrhalis*，*Staphylococcus aureus* や *Streptococcus pneumoniae*（肺炎球菌）を考える．
    - 小児との接触機会の有無や喫煙歴，慢性閉塞性肺疾患（chronic obstructive pulmonary disease：COPD）などの慢性呼吸器疾患の存在の有無を聴取する．
        ⇒特に nontypable *H. influenzae*，*M. catarrhalis*，*S. pneumoniae* は小児の耳鼻科領域感染症あるいは喫煙歴や慢性呼吸器疾患を基礎疾患にもつ成人において頻度の高い原因菌や定着菌として重要である．
    - かぜやインフルエンザなどのウイルス感染症が先行している場合には，原因菌として *S. pneumoniae* や *S. aureus* を積極的に考慮する．
- *Mycoplasma pneumoniae* による細気管支炎
    - 60歳未満の比較的若年者で頑固な乾性咳嗽や喘鳴が主にみられる．
    - 消化器症状や関節痛などの呼吸器症状以外の症状に留意する．
    - 周囲に同様の症状や疾患の流行がみられているかどうかを聴取する．
- 嚥下性肺炎
    - 喀痰を伴う（湿性咳嗽）．
    - 高齢者では喀痰を喀出することができないことや，食思不振，日常生活活動の低下，会話の欠如，失禁あるいは元気がないなどの非特異的症状に留意する．
    - 飲食に伴うむせなどを確認する．
    - 誤嚥のリスクを把握する．
        ⇒認知症などの脳血管障害や神経性疾患などの既往・罹患，および意識障害の程度などを確認する．

身体所見のポイント

- 一般細菌による細気管支炎
    - 聴診所見で coarse crackles を聴取する．
- *M. pneumoniae* による細気管支炎
    - 聴診所見は正常であるが，ときに wheezes を聴取する．
- 嚥下性肺炎
    - 聴診所見では coarse crackles を主に聴取するが，squawk や wheezes を伴うこともある．
    - 呼吸数と経皮的動脈血酸素飽和度（SpO_2）を測定する．
        ⇒呼吸器症状が顕著でない高齢者の嚥下性肺炎を予測する上で有用である．

B. 胸膜・葉間に接していない［小葉（細葉）中心性］　　a. 境界明瞭な分岐状粒状影（細気管支病変）

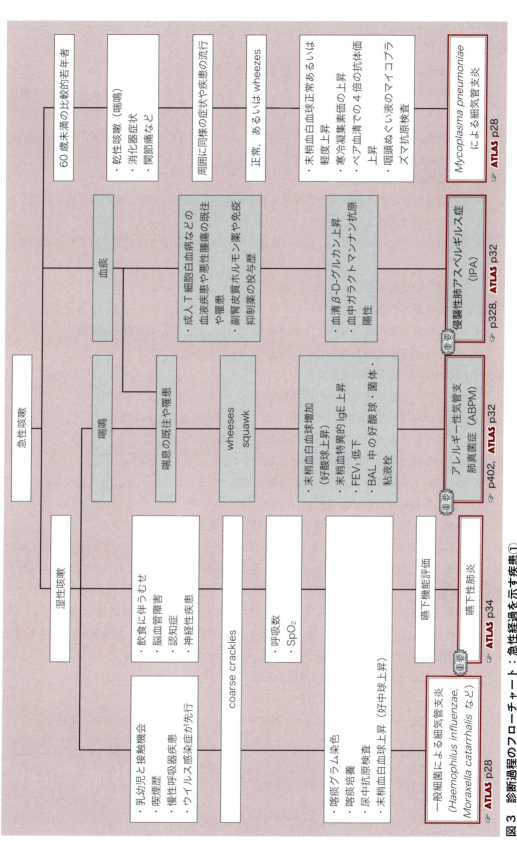

図3　診断過程のフローチャート：急性経過を示す疾患①

| **検査所見のポイント**

◉ 一般細菌による細気管支炎
- 膿性喀痰が認められればできる限り喀痰グラム染色を行う．
  ⇒喀痰の性状とグラム染色により多くの場合，原因菌の推定が可能である．グラム陽性双球菌で莢膜を伴っていれば S. pneumoniae，ぶどうの房状であれば S. aureus と推定できる．グラム陰性短桿菌であれば H. influenzae，グラム陰性双球菌であれば M. catarrhalis が原因菌と推定できる．
- 喀痰培養は抗菌薬療法前に必ず行う．
  ⇒原因菌の同定のみならず，原因菌に対する薬剤感受性や初期治療の適切性を判断する上で重要である．
- 肺炎球菌尿中抗原検査および喀痰（咽頭ぬぐい液）抗原検査は補助診断として有用である．
  ⇒感度，特異度とも優れており，陽性であれば S. pneumoniae を疑う．ただし，定着あるいは過去の感染でも陽性になることがあるので注意を要する．
- 末梢血白血球数の増多（多くは 10,000/μL 以上）と核の左方移動を認める．
- CRP の上昇が認められる．

◉ M. pneumoniae による細気管支炎
- 喀痰グラム染色で病原体が同定できない．
- 末梢血白血球数は 10,000/μL 未満，CRP は正常か軽度上昇例が多い．
- 血清寒冷凝集素価の上昇は約 50% 程度に認める．
- 急性期と回復期のペア血清を測定する．
  ⇒4 倍以上の抗体価の上昇があれば確定診断となる．ただし，迅速性に欠けるため初期治療薬選択の判断にはならない．
- 咽頭ぬぐい液を検体としたマイコプラズマの特異蛋白抗原を検出する．
  ⇒迅速診断キット（リボテスト®マイコプラズマ抗原，プライムチェック®マイコプラズマ）が感度・特異度とも従来の迅速検査に比して優れており，診断に有用である．咳嗽がひどくなってきたときが検査の目安となる．
- 酵素免疫測定法（イムノカード®マイコプラズマ）の有用性は限定的である．
  ⇒特異 IgM 抗体を定性的に測定する検査法で迅速性はあるが，感染初期や再感染例で偽陰性を示したり，罹患後長期にわたり陽性となることがある．
- LAMP 法による遺伝子検査が可能である．
- M. pneumoniae の培養は通常行わない．
  ⇒特殊培地（PPLO 培地）で 2〜4 週間を要するため，一般医療施設では実施できない．

> 一般細菌性細気管支炎と M. pneumoniae 細気管支炎の鑑別は市中肺炎における細菌性肺炎と非定型肺炎の鑑別項目を参考にするとよい（**表1**）．
> ・5 項目中 3 項目以上，6 項目中 4 項目以上合致すれば感度・特異度とも良好であり，非定型肺炎，特にマイコプラズマ肺炎が疑われる．
> ・高齢者や基礎疾患を有する患者ではこの項目による鑑別は難しい．

B．胸膜・葉間に接していない［小葉（細葉）中心性］　a．境界明瞭な分岐状粒状影（細気管支病変）

表 1　細菌性肺炎と非定型肺炎の鑑別項目

① 年齢60歳未満		
② 基礎疾患がない，あるいは軽微		
③ 頑固な咳嗽がある		
④ 胸部聴診上所見が乏しい		
⑤ 喀痰がない，あるいは迅速診断法で原因菌が証明されない		
⑥ 末梢血白血球数が10,000/μL未満である		
	非定型肺炎の疑い	細菌性肺炎の疑い
①〜⑥の6項目中	4項目以上合致 （感度，特異度：78％, 93％）	3項目以下の合致
①〜⑤の5項目中	3項目以上合致 （感度，特異度：84％, 87％）	2項目以下の合致

［日本呼吸器学会：成人肺炎診療ガイドライン2017，メディカルレビュー社，東京，p13，2017を参考に作成］

◉ 嚥下性肺炎
- 一般細菌による細気管支炎の検査所見が参考となる．
  ⇒高齢者が主体であるため，喀痰の喀出が困難な例や末梢血白血球数が正常のことも多い．
- 口腔内の連鎖球菌や嫌気性菌も原因菌として考慮する．
- 嚥下機能の評価を行い，嚥下機能の低下を確認する．
  ⇒簡易的な検査として，反復唾液嚥下試験，水飲み試験，パルスオキシメータを用いた嚥下評価，簡易嚥下誘発試験などがある．

治療方針の立て方

◉ 一般細菌による細気管支炎
- *H. influenzae*, *S. pneumoniae*, *M. catarrhalis* を主な標的として，高用量のペニシリン系（クラブラン酸/アモキシシリン，スルバクタム/アンピシリンなど）あるいはセフェム系抗菌薬（セフトリアキソン）を中心として治療する．
- 高齢者やCOPDなどの慢性呼吸器疾患を基礎疾患として持つ場合には，レスピラトリーキノロン［レボフロキサシン（LVFX），ガレノキサシン（GRNX），モキシフロキサシン（MFLX），シタフロキサシン（STFX）など］を使用する．
  ⇒ただし，レスピラトリーキノロンは結核菌にも抗菌力を有するため，活動性結核の存在を常に意識し鑑別を十分に行う必要がある．
- マクロライド系抗菌薬は，わが国でのマクロライド耐性 *S. pneumoniae* の分離率が約80％と多いことから推奨されない．

◉ *M. pneumoniae* による細気管支炎
- マクロライド系抗菌薬［クラリスロマイシン（CAM），アジスロマイシン（AZM）］あるいはテトラサイクリン系抗菌薬（ミノサイクリン）が第一選択薬である．
  ⇒近年マクロライド耐性 *M. pneumoniae* の出現が問題となり，マクロライド系抗菌薬による解熱効果の低下や抗菌薬の変更などが認められているが，現時点でも基本的な第

一選択薬はマクロライド系抗菌薬である．
⇒地域の antibiogram を参考に，マクロライド耐性菌の関与が強く疑われるときにはテトラサイクリン系抗菌薬も第一選択肢として挙げられる．
- 高齢者や COPD などの慢性呼吸器疾患を基礎疾患として持ちマクロライド耐性菌の関与が疑われるときには，レスピラトリーキノロンの使用を考慮する．
- 高齢者では一般細菌性細気管支炎と M. pneumoniae による細気管支炎の鑑別は難しいこともあるため，エンピリック治療の第一選択薬としてレスピラトリーキノロンの使用を考慮する．
- 難治例や重症例で LDH が約 300～360 IU/L を超過した場合はステロイドの投与も考慮してもよい[5]．

> 周囲への感染予防対策の観点から，本疾患を疑った場合には積極的に抗菌薬による治療を行う．

● 嚥下性肺炎

- 嫌気性菌を含めた口腔内常在菌に抗菌力を持つ β-ラクタマーゼ阻害薬配合ペニシリン系抗菌薬（クラブラン酸／アモキシシリン，スルバクタム／アンピシリンなど）で十分である．
- 上記に加えて耐性菌のリスク（過去の抗菌薬使用歴や入院歴，経管栄養など）を考慮した場合には，レスピラトリーキノロン（シタフロキサシン）や抗緑膿菌活性を持つ β-ラクタマーゼ阻害薬配合ペニシリン系抗菌薬（タゾバクタム／ピペラシリン），カルバペネム系抗菌薬（メロペネム，ドリペネム，ビアペネム）を選択する．

1-2 急性進行性呼吸困難：PTTM（図4）

症状および確認すべき医療面接のポイント

- 急激な呼吸困難の増悪を認める．
- 悪性腫瘍の罹患・既往を確認する．
  ⇒悪性腫瘍に伴うまれな臨床病理学的疾患概念として 1990 年に報告された．
  ⇒悪性腫瘍の中でも特に胃癌が多くを占め，組織型としては印環細胞癌や粘液癌が多い．鑑別として癌性リンパ管症が最も問題となるが，癌性リンパ管症は呼吸困難の症状の他に咳嗽，喀痰を呈し，発症は比較的緩徐である．

身体所見のポイント

- SpO_2 の低下を認める．
- 脈拍，呼吸数が増加する．

検査所見のポイント

- 低酸素血症を認め，Ⅰ型呼吸不全を呈する．
- 血小板減少症，溶血性貧血，播種性血管内凝固症候群を認めることがある．
- 心エコーで肺高血圧症と右心不全所見を認める．
- 肺血流シンチグラムで両肺野にびまん性の微細血流欠損像がみられる．

B．胸膜・葉間に接していない［小葉（細葉）中心性］　　a．境界明瞭な分岐状粒状影（細気管支病変）

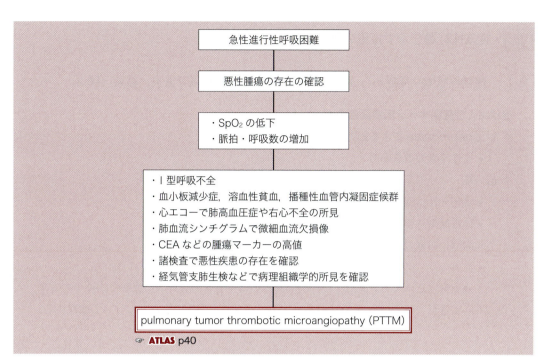

図4　診断過程のフローチャート：急性経過を示す疾患②

- がん胎児性抗原（CEA）などの腫瘍マーカーの検査を行う．
- 上部消化管内視鏡検査やPET検査などを行い悪性疾患の存在を確認する．
- 可能であれば，経気管支肺生検などで得られる検体から病理組織学的に血栓閉塞の器質化，小動脈内膜の線維細胞性肥厚を確認できれば，診断は確実である．
- 血管内皮細胞増殖因子と組織因子がPTTMに重要な役割を果たしている可能性が示唆されている．

> 悪性腫瘍の存在が確認されていないことも多く，生前診断が困難な例が多い．主要肺動脈に塞栓がみられず，過凝固の状態に付随した急激な呼吸困難の増悪で受診した場合には，本症を疑って検査を行うことが重要である．心エコーが診断の重要な手掛かりになる可能性がある．

治療方針の立て方

- 基本的には悪性腫瘍に対する化学療法を行う．
- 血栓溶解療法，抗凝固療法やステロイド投与を行う．
- 内膜の線維細胞増殖を誘導する経路をブロックするセロトニン拮抗薬や，病態が類似している肺動脈性肺高血圧症に用いられるプロスタサイクリン誘導体やエンドセリン受容体拮抗薬などの血管拡張薬の有用性が期待されている．
- 生前診断が難しい病態であるため，いずれの治療も有用性は明確に証明されているわけではなく，呼吸困難の出現から1週間前後で死亡の転帰をとることがほとんどであり，予後は極めて不良である．

2 亜急性経過を示す疾患の鑑別と治療方針

2-1 遷延性咳嗽（発症から3～8週間未満）：細菌性細気管支炎，結核（図5）

■ 症状および確認すべき医療面接のポイント

- ● *M. pneumoniae* による細気管支炎
  - 急性咳嗽の項を参照．
- ● 結 核
  - 喀痰を伴う湿性咳嗽が主体で，血痰・喀血を伴うことがある．
  - 体重減少や盗汗，倦怠感などの非特異的症状にも留意する．
  - 周囲に同様の症状や罹患者がいなかったかどうかを確認する．
  - 罹患のリスクを聴取する．
    ⇒副腎皮質ホルモン薬，免疫抑制薬あるいは生物学的製剤の治療歴や治療中の有無，人工透析（腎不全），結核の既往歴，悪性腫瘍および糖尿病などについて聴取する．

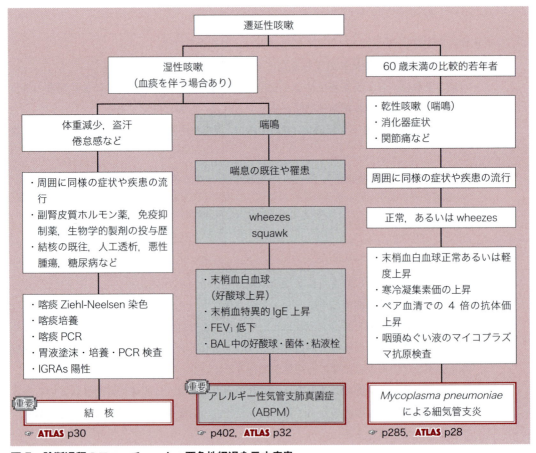

図5 診断過程のフローチャート：亜急性経過を示す疾患

B. 胸膜・葉間に接していない［小葉（細葉）中心性］　　a. 境界明瞭な分岐状粒状影（細気管支病変）

身体所見のポイント

- ● *M. pneumoniae* による細気管支炎
  - 急性咳嗽の項を参照．
- ● 結　核
  - 聴診所見は正常のことが多いが，ときに coarse crackles を聴取する．

検査所見のポイント

- ● *M. pneumoniae* による細気管支炎
  - 急性咳嗽の項を参照．
- ● 結　核
  - 喀痰塗抹の Ziehl-Neelsen 染色で菌体が赤く染まる．
  - 喀痰培養・同定・薬剤感受性検査を行う．
  - 喀痰検体の核酸増幅（polymerase chain reaction：PCR）法にて菌の同定を行う．
    ⇒喀痰検査は連続 3 回施行が原則である．喀痰の採取困難例では，超音波ネブライザーによる高張食塩水（3%NaCl 液）を吸入させて誘発痰を採取する．また，非能動型呼吸運動訓練装置（ラングフルート）を使用した排痰誘発法も結核の迅速診断に有用であることが示されている[6]．
  - 喀痰が採取できない，あるいは喀痰検体から菌が同定できない場合，早朝空腹時の胃液採取や空気感染防止対策下における気管支鏡検査で得られた検体を用いる．
  - interferon-gamma releasing assays（IGRAs）を行う．
    ⇒結核菌特異的抗原刺激に対するリンパ球からのインターフェロンγ産生能を測定する方法で，QuantiFERON®-TB ゴールド（QFT）と T スポット®.TB（T-SPOT）の 2 種類がある．両検査法には一長一短はあるが，感度・特異度とも優れており BCG 接種の影響を受けないため，IGRAs の陽性所見は結核感染の補助診断として有用である．最近ではツベルクリン反応に代わって用いられることが多くなっている．ただし，*Mycobacterium kansasii* や *M. szulgai* などの一部の非結核性抗酸菌（nontuberculous mycobacterial：NTM）では偽陽性になること，治療経過のマーカーには適さないこと，高齢者や免疫不全者では感度が低下することなどの問題点もある．

治療方針の立て方

- ● *M. pneumoniae* による細菌性細気管支炎
  - 急性咳嗽の項を参照．
- ● 結　核
  - 原則として，イソニアジド（INH），リファンピシン（RFP），ピラジナミド（PZA）の 3 剤にエタンブトール（EB）あるいはストレプトマイシン（SM）を加えた 4 剤を初期治療として 2 ヵ月間，その後 INH と RFP の 2 剤で 4 ヵ月間投与し，計 6 ヵ月を標準治療（A 法）とする．
  - 高齢者などで PZA が使用できない場合には，INH，RFP に EB または SM を加えた 3 剤で 2 ヵ月間治療し，その後 INH と RFP の 2 剤で 7 ヵ月治療する標準治療（B 法）を用いる．

3 慢性経過を示す疾患の鑑別と治療方針

3-1 慢性咳嗽（発症から8週間以上）：結核，NTM症/肺MAC症，CF，PCD，FB，HAB，DPB/SBS（図6）

＊MAC：*Mycobacterium avium* complex，CF：囊胞性線維症（cystic fibrosis），PCD：primary ciliary dyskinesia，FB：濾胞性細気管支炎（follicular bronchiolitis），HAB：HTLV-1（human T-lymphotropic virus type 1）関連気道病変，DPB：びまん性汎細気管支炎（diffuse panbronchiolitis），SBS：副鼻腔気管支症候群（sinobronchial syndrome）

症状および確認すべき医療面接のポイント

- ● すべての疾患で共通する症状
  - 喀痰を伴う湿性咳嗽が主体で，ときに血痰・喀血を伴うことがある．
- ● DPB/SBS
  - 喘鳴を伴うことがある．
- ● 結　核
  - 遷延性咳嗽の項を参照．
- ● NTM症/肺MAC症
  - 罹患のリスクを聴取する．

> ・基礎疾患のない中高年女性（結節気管支拡張型）
> ・COPD，塵肺，結核の既往を基礎疾患にもつ男性（線維空洞型）
> ・関節リウマチやSjögren症候群の既往あるいは罹患
> ・生物学的製剤による治療
> ⇒関節リウマチに対して生物学的製剤を使用中のNTM症の発症頻度は市販後全例調査では0.1％前後であるが，気道病変を有する関節リウマチ症例で多くみられる[7]．

- ● CF，PCD，FB，HAB，DPB/SBS
  - 慢性副鼻腔炎の既往あるいは罹患について聴取する．
    - ⇒PCDの1つであるKartagener症候群の3徴（内臓逆位，気管支拡張症，慢性副鼻腔炎）の中に含まれる．
- ● CF，PCD
  - 小児期あるいは若年期から気道および肺感染症を反復している．
  - 不妊症の存在を確認する．
- ● CF
  - 脂肪便・胎便性イレウスの既往は本症を疑う上で重要である．
- ● PCD
  - 網膜色素変性症などの存在を確認する．
- ● FB
  - Sjögren症候群や関節リウマチの既往や罹患について聴取する．
    - ⇒眼乾燥感，口腔乾燥感，唾液分泌低下，関節痛などの症状を確認する．

B. 胸膜・葉間に接していない［小葉（細葉）中心性］　　a. 境界明瞭な分岐状粒状影（細気管支病変）

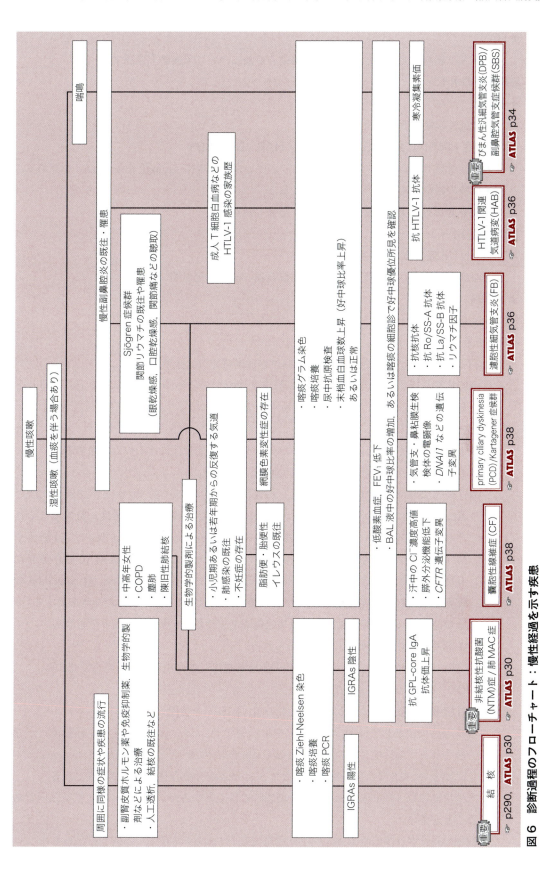

図6　診断過程のフローチャート：慢性経過を示す疾患

- ● HAB
  - 成人 T 細胞白血病などの HTLV-1 感染の有無について家族歴を確認する.

身体所見のポイント

- ● 結　核
  - 遷延性咳嗽の項を参照.
- ● NTM 症 / 肺 MAC 症，CF，PCD，FB，HAB，DPB/SBS
  - 聴診所見で coarse crackles と rhonchi が多いが，ときに squawk や wheezes を認める.
  - 口腔の観察で後鼻漏の有無を確認する.
  - 後鼻漏があれば慢性副鼻腔炎の存在を強く疑う.

検査所見のポイント

- ● 結核，NTM 症 / 肺 MAC 症
  - 喀痰検査については遷延性咳嗽の結核の項（p291）を参照.
- ● 結　核
  - IGRAs が陽性となる.
- ● NTM 症 / 肺 MAC 症
  - 2 回以上の異なる喀痰検体での培養陽性が診断確定には必要である.
    ⇒ 肺病変局所における 1 回以上の気管支洗浄液での培養陽性でも診断確定の一助となる．NTM 症の診断基準を**表 2** に示す.
  - IGRAs は陰性となる.
    ⇒ *M. kansasii* や *M. szulgai* などの一部の NTM では偽陽性になるので注意する.
  - 抗 GPL-core IgA 抗体価の上昇が補助診断に有用である.
    ⇒「キャピリア®MAC 抗体 ELISA」が保険収載されている．カットオフ値を 0.7 U/mL としたときのわが国や韓国における肺 MAC 症の検討では，感度，特異度はそれぞれ 77～85%，99～100% と報告されている．glycopeptidolipid（GPL）は結核や *M. kansasii* など MAC 以外の抗酸菌の多くには存在しないため，肺 MAC 症の診断に有用である[8]．ただし，迅速発育菌である *M. abscessus*, *M. chelonae*, *M. fortuitum* の細胞壁には GPL が存在しているため，偽陽性を示すことがあるので注意を要する.
  - 病態が進行すれば低酸素血症や呼吸機能検査上 1 秒量（1 秒率）の低下を認める.
  - BAL 液中の好中球比率の上昇が認められる.
    ⇒ BAL 施行が困難であれば，喀痰の細胞診を提出して好中球優位所見を確認する.
- ● CF，PCD，FB，HAB，DPB/SBS
  - 急性咳嗽の一般細菌による細気管支炎の項（p286）を参照.
    ⇒ 持続感染菌としては *H. influenzae* や重症例で *Pseudomonas aeruginosa*（緑膿菌）が分離される．急性増悪時の原因菌としては，*H. influenzae*, *M. catarrhalis*, *S. pneumoniae* が多い．CF では他の疾患と異なり *S. aureus* が分離されることが特徴である.
  - 末梢白血球数（好中球比率）は急性増悪時には上昇するが，安定期には正常範囲内であることが多い.
  - 病態が進行すれば低酸素血症や呼吸機能検査上 1 秒量（1 秒率）の低下を認める.

B. 胸膜・葉間に接していない［小葉（細葉）中心性］　　a. 境界明瞭な分岐状粒状影（細気管支病変）

表2　肺非結核性抗酸菌症の診断基準（日本結核病学会・日本呼吸器学会基準）

A. 臨床的基準（以下の2項目を満たす） 　1. 胸部画像所見（HRCTを含む）で，結節性陰影，小結節性陰影や分岐状陰影の散布，均等性陰影，空洞性陰影，気管支または細気管支拡張所見のいずれか（複数可）を示す．ただし，先行肺疾患による陰影がすでにある場合は，この限りではない． 　2. 他の疾患を除外できる． B. 細菌学的基準（菌種の区別なく，以下のいずれか1項目を満たす） 　1. 2回以上の異なった喀痰検体での培養陽性． 　2. 1回以上の気管支洗浄液での培養陽性． 　3. 経気管支肺生検または肺生検組織の場合は，抗酸菌症に合致する組織学的所見と同時に組織，または気管支洗浄液，または喀痰での1回以上の培養陽性． 　4. まれな菌種や環境から高頻度に分離される菌種の場合は，検体種類を問わず2回以上の培養陽性と菌種同定検査を原則とし，専門家の見解を必要とする． 以上のA，Bを満たす．
しばしば認められる菌種 *M. avium, M. intracellulare, M. kansasii, M. abscessus* 比較的まれに認められる菌種 *M. fortuitum, M. chelonae, M. szulgai, M. xenopi, M. nonchromogenicum, M. terrae, M. scrofulaceum, M. gordonae, M. simiae, M. shimoidei, M. thermoresistibile, M. heckeshornense, M. intermedium, M. lentiflavum, M. ulceranssubsp. shinshuense, M. malmoense, M. branderi, M. celatum, M. genavense, M. haemophilum, M. triplex, M. goodii, M. marinum, M. mageritense, M. mucogenicum, M. peregrinum*

［Mori S, et al: Radiological features and therapeutic responses of pulmonary nontuberculous mycobacterial disease in rheumatoid arthritis patients receiving biological agents: a retrospective multicenter study in Japan. Mol Rheumatol **22**: 727, 2012 より作成］

- BAL液中の好中球比率の上昇が認められる．
    ⇒BAL施行が困難であれば，喀痰の細胞診を提出して好中球優位所見を確認する．
    HABではBAL液中のinterleukin-2レセプター（IL-2R）陽性リンパ球比率が有意に上昇する[9]．

● CF
- 汗中のCl⁻濃度が高値となる（塩素濃度60 mEq/L以上）ことが診断には必須である．
- 膵外分泌機能の低下が認められる．
- *cystic fibrosis transmembrane conductance regulator*（*CFTR*）の遺伝子変異を認める．

● PCD
- スクリーニング検査としてサッカリンテストを行う．
- 気管支・鼻粘膜の生検検体の電顕像で線毛の超微構造を確認する．
    ⇒線毛のinnerあるいはouter dynein armの完全あるいは不完全欠損が最も多い．
- 高頻度にみられる*DNAI1*などの遺伝子異常について，可能であれば検討する．

● FB
- 抗核抗体やリウマチ因子，抗CCP抗体など関節リウマチに関する検査を行う．
    ⇒抗CCP抗体は関節リウマチの診断において感度・特異度とも高く，また関節の破壊進行を予測する因子でもある．
- 抗Ro/SS-A抗体や抗La/SS-B抗体の検査，唾液分泌量検査，唾液腺造影，Schirmer試

表3 びまん性汎細気管支炎の臨床診断基準（第2次改訂）

診断項目
1）必須項目 　①慢性の咳・痰，および労作時息切れ 　②慢性副鼻腔炎の合併ないし既往 　③胸部X線で両肺野びまん性散布性粒状影，または胸部CTで両肺野びまん性小葉中心性粒状病変 2）参考項目 　①胸部聴診で断続性ラ音 　②1秒率低下（70%以下）および低酸素血症（80 Torr 以下） 　③血清寒冷凝集素価高値
臨床診断
1）診断の判定 　確実：必須項目①，②，③に加え，参考項目の2項目以上を満たすもの 　ほぼ確実：必須項目①，②，③を満たすもの 　可能性あり：必須項目のうち①，②を満たすもの 2）鑑別診断 　慢性気管支炎，気管支拡張症，線毛不動症候群，閉塞性細気管支炎，嚢胞性線維症などである． 病理組織学的検査は本症の確定診断上有用である．

［厚生省呼吸器系疾患調査研究班　びまん性肺疾患分科会　平成10年度研究報告書，p109-111，1999 より転載］

表4 副鼻腔気管支症候群の簡易診断基準

1）8週間以上続く呼吸困難発作を伴わない湿性咳嗽 2）次の所見のうち1つ以上を認める． 　①後鼻漏，鼻汁，咳払いなどの副鼻腔炎様症状 　②敷石状所見を含む口腔鼻咽頭における粘液性あるいは粘膿性の分泌液 　③副鼻腔炎を示唆する画像所見 3）14，15員環マクロライド系抗菌薬や去痰薬による治療が有効

［日本呼吸器学会咳嗽に関するガイドライン第2版作成委員会：咳嗽に関するガイドライン，改訂第2版，日本呼吸器学会，東京，2011 より許諾を得て転載］

験やローズベンガル試験など，Sjögren 症候群に関する検査を行う．

● HAB
- 抗HTLV-1抗体の検査を行う．

● DPB/SBS
- DPBでは血清寒冷凝集素価の上昇を認めることがある．
- DPBとSBSの診断基準を表3と表4に示した．

治療方針の立て方

● 結　核
- 遷延性咳嗽の項を参照．

● NTM症/肺MAC症
- 標準治療としてCAM，RFP，EBの3剤を投与する．重症例では，SMあるいはカナマイシン（KM）を追加する．治療期間は菌陰性化後12ヵ月を目安としているが，現在

B．胸膜・葉間に接していない［小葉（細葉）中心性］　　a．境界明瞭な分岐状粒状影（細気管支病変）

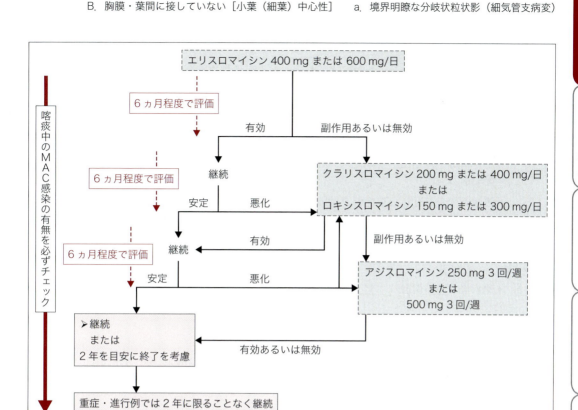

図7　マクロライド系抗菌薬長期療法のフローチャート
［門田淳一：びまん性汎細気管支炎・気管支拡張症．Respir Med Res **2**: 240-244, 2014 より作成］

のところ最適な治療開始時期や治療期間については明確でない．
- エリスロマイシン（EM）単剤による少量長期療法は無増悪期間を延長する効果があり，CAMとの交叉耐性を誘導する可能性は低いと報告されている[10]．
- ● CF，PCD，FB，HAB，DPB/SBS
  - 14員環あるいは15員環マクロライド系抗菌薬の長期療法を行う（**図7**）．

> ・CAMは肺MAC症のキードラッグであることから，MACのCAMに対する耐性化の誘導を抑制する観点から，まずEMから開始することが望ましい．
> ・治療中は喀痰中のMAC感染の有無を必ずチェックする[4]．
> ・CFに対する長期療法の報告ではAZMによる1秒量の改善効果と増悪抑制効果が主体である．また，長期療法中に喀痰から分離されるMACをはじめとするNTMの分離頻度は低下すると報告されている[11]．
> ・CF，PCD，FB，HABにおける臨床効果はDPBに比べて劣る．特にHABではBAL液中のIL-2R陽性リンパ球比率が上昇している群において臨床効果は低下する[9]．

- 去痰薬であるカルボシステインの併用が有効な場合がある．
- 急性増悪時には，*H. influenzae*，*S. pneumoniae*，*M. catarrhalis*，*P. aeruginosa* を標的としたレスピラトリーキノロン（LVFX，GRNX，MFLX，STFX）や抗緑膿菌活性を持つβ-ラクタマーゼ阻害薬配合ペニシリン系抗菌薬（タゾバクタム／ピペラシリン），カルバ

ペネム系抗菌薬（メロペネム，ドリペネム，ビアペネム）を選択する．
- 呼吸リハビリテーションや喀痰ドレナージも慢性気道感染症の管理上重要である．
- インフルエンザワクチンや肺炎球菌ワクチン接種が急性増悪予防として推奨される．

● CF
- 抗緑膿菌抗菌薬の吸入製剤である吸入トブラマイシン製剤や遺伝子組換えヒトDNA分解酵素薬の吸入ドルナーゼ アルファ製剤がわが国でも保険適用となっており使用が可能である．
- 呼吸不全が進行した重症例では肺移植の適応となる場合もある．

● PCD
- 呼吸不全が進行した重症例では肺移植の適応となる場合もある．

● FB
- 原疾患である関節リウマチやSjögren症候群の治療を行う．

(門田 淳一)

b 境界不明瞭な淡い粒状影（細気管支＋細気管支周囲病変；図8）

症状および確認すべき医療面接のポイント

● 過敏性肺炎（hypersensitivity pneumonitis：HP）
- HPは抗原の反復吸入により感作が成立し，細気管支から肺胞におけるアレルギー反応（Ⅲ型・Ⅳ型アレルギー）により発症する．数週間から数ヵ月の経過をとる急性HPと，数年の経過をとる慢性HPに大別される．
- 原因別に，夏型HP，住居関連HP，鳥関連HP，農夫肺，塗装工肺，加湿器肺，キノコ栽培者肺などがある．症状は咳嗽，呼吸困難，発熱である．
- 医療面接のポイントは，住居環境（日当たりや風通しが悪く湿気のある場所：台所，洗面所，風呂場など），羽毛布団の使用状況，鳥類の飼育歴，鳥類の飛来の有無，干し草や飼育小屋のカビの有無，加湿器使用などの問診が重要である．

● 呼吸細気管支炎関連間質性肺疾患（respiratory bronchiolitis-associated interstitial lung disease：RB-ILD）[12]
- RB-ILDは，呼吸細気管支炎を伴う間質性肺疾患の臨床画像病理学的診断名であり，喫煙と関連している．
- 無症状のこともあるが，乾性咳嗽，労作時呼吸困難を認めることもある．
- 医療面接のポイントは喫煙歴を聴取することである．非喫煙者であっても，タバコ煙の曝露（副流煙）の既往を聴くことも重要である．

● 異所性肺石灰化
- 慢性腎不全患者では，二次性副甲状腺機能亢進症により骨以外の軟部組織の石灰化が高率に認められ，異所性肺石灰化と称する．
- 症状としては，慢性腎不全による骨・関節痛，瘙痒症，骨病変および靱帯損傷などがみられる．

B．胸膜・葉間に接していない［小葉（細葉）中心性］　　b．境界不明瞭な淡い粒状影（細気管支＋細気管支周囲病変）

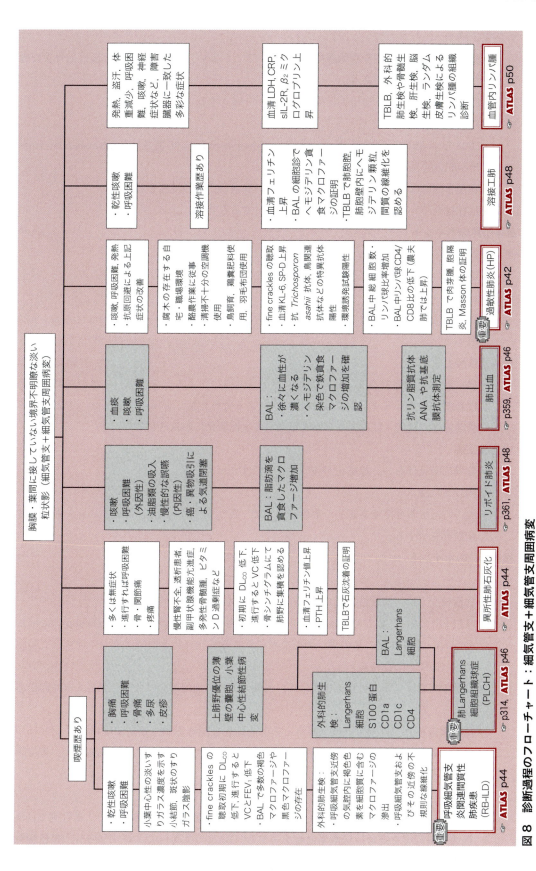

図 8　診断過程のフローチャート：細気管支＋細気管支周囲病変

- 溶接工肺[13]
  - 軽症例では自覚症状や身体所見を伴わないことが多い．咳嗽や喀痰など慢性気管支炎様症状を呈することがある．
  - 医療面接のポイントは溶接作業従事の有無を確認することである．
- 血管内リンパ腫
  - 2008年のWHO分類ではmature B-cell neoplasmasに分類され，intravascular large B-cell lymphomaと命名された．
  - 病理学的には，大細胞型B細胞リンパ腫の肺血管内への浸潤を認める．
  - 症状は発熱，体重減少，盗汗，咳嗽，喀痰である[14]．

身体所見のポイント

- HP
  - 胸部聴診ではfine cracklesを聴取し，慢性HPの進行例ではばち指を認める．
- RB-ILD
  - 40～50歳代の喫煙者に発症することが多く，胸部聴診にて約半数にfine cracklesを聴取する．
- 異所性肺石灰化
  - 慢性腎不全状態である．骨性骨異栄養症［副甲状腺ホルモン（PTH）過剰による汎発性線維性骨炎，ビタミンD活性化障害による骨軟化症，異所性肺石灰化，アミロイド骨関節症，皮膚・筋肉・皮下脂肪組織の虚血性壊死］がみられる．
- 溶接工肺
  - 特異的所見はない．線維化が強い重症例ではfine cracklesを聴取する．
- 血管内リンパ腫
  - 労作時低酸素血症である．一部の症例では，高カルシウム血症，肺高血圧症，血球貪食症候群を呈する[15, 16]．

検査所見のポイント

- HP
  - 血液検査では，間質性肺炎マーカー（KL-6，SP-D）の上昇である．
  - 夏型HPでは抗Trichosporon asahii抗体，農夫肺ではSaccharopolyspora Thermoactiomyces vulgaris，トリ血清，鳥の糞・羽毛などに対する特異抗体を血清，あるいは気管支肺胞洗浄（BAL）で認める．
  - 夏型HPでは夏季から秋季にかけて，鳥関連HPや加湿器肺は冬季に発症する傾向がある．
  - 呼吸機能検査では拘束性換気障害と拡散能障害を認めるが，初期では拡散能（DLco）障害のみのこともある．入院（抗原回避）するだけで改善することがあるので，環境誘発試験が診断に有用である．
- RB-ILD
  - 呼吸機能検査では，軽症例では拡散能が軽度低下するが，正常例もある．進行例では混合性換気障害を認め，低酸素血症を呈する．BALでは褐色マクロファージ，黒色顆粒

B．胸膜・葉間に接していない［小葉（細葉）中心性］　　b．境界不明瞭な淡い粒状影（細気管支＋細気管支周囲病変）

を含んだマクロファージを多数認める．
- 診断は外科的肺生検（VATS）による病理組織診断が必要である．

● 異所性肺石灰化
- 血清カルシウム正常〜軽度低下，血清リン値高値，活性型ビタミンD（1,25-(OH)2-D3）低値，PTH上昇，Ca（mg/dL）×P（mg/dL）が65〜70を超えると，異所性肺石灰化のリスクが高まる．呼吸機能検査では，初期に拡散能の低下を認め，進行すると肺活量の低下がみられる．

● 溶接工肺
- 血液検査にて血清フェリチン値上昇．BALF中のフェリチン値上昇．BAL細胞診にてヘモジデリン貪食マクロファージを認める．

● 血管内リンパ腫
- 血液中のLDH，CRP，β_2ミクログロブリン，sIL-2R上昇を認める．呼吸機能検査では拘束性換気障害と拡散能低下を認める[17]．
- 診断には病理診断が必須であり，肺病変を認めるときは経気管支肺生検（TBLB）で診断可能なことがあるが，困難な場合は外科的肺生検（VATS）を実施する．

治療方針の立て方

● HP
- 治療は原則抗原回避である．改善しない場合はステロイド治療を行う．重症の場合はステロイドパルス療法や免疫抑制薬の併用を行う．

● RB-ILD
- 初期治療は禁煙である．禁煙にも関わらず増悪する場合はステロイド治療を行う．高度の線維化に至る症例はまれである．

● 異所性肺石灰化
- ①食事療法（リンおよび蛋白質の制限），②リン吸着剤（炭酸カルシウム），③活性型ビタミンD，④Ca感知受容体作動薬，⑤副甲状腺摘出術，経皮的エタノール注入療法を行う．

● 溶接工肺
- 粉塵作業から離れると粒状陰影や症状が改善することが多い．職場環境の改善（排気装置や換気装置の設置），吸入防護具の適正な選択，着用管理，本症の発症機序を溶接作業者に教育する．

● 血管内リンパ腫
- 予後不良であるが，早期診断，早期治療開始例では比較的良好であるとされ，特に肺病変で発見された例では治療成績良好である．アントラサイクリンベースの化学療法で60%反応がみられ，3年生存率が30%以上である．CHOP（シクロホスファミド，ドキソルビシン，ビンクリスチン，プレドニゾロン）よりもCHOPにリツキシマブを加えたレジメンの方が予後がよい[18]．

（安東　優）

文 献

1) 安藤正幸，四元秀毅（監）：サルコイドーシスの臓器病変，サルコイドーシスとその他の肉芽腫性疾患，克誠堂出版，東京，p64，2006
2) 木村清延：じん肺症，非石綿じん肺（溶接工肺を除く）．別冊医学のあゆみ 呼吸器疾患 Ver.6，医歯薬出版，東京，p267，2013
3) 山本正彦：肺結核，気管支結核，粟粒結核，結核腫．別冊日本臨牀 領域別症候群 3. 呼吸器症候群（上巻），日本臨牀社，東京，p47，2004
4) 日本呼吸器学会咳嗽に関するガイドライン第2版作成委員会：咳嗽に関するガイドライン，改訂第2版，日本呼吸器学会，東京，2011
5) Miyashita N, et al: Setting a standard for the initiation of steroid therapy in refractory or severe Mycoplasma pneumoniae pneumonia in adolescents and adults. J Infect Chemother 21: 153, 2015
6) Fujita A, et al: Novel method for sputum induction using the Lung Flute in patients with suspected pulmonary tuberculosis. Respirology 14: 899, 2009
7) Mori S, et al: Radiological features and therapeutic responses of pulmonary nontuberculous mycobacterial disease in rheumatoid arthritis patients receiving biological agents: a retrospective multicenter study in Japan. Mol Rheumatol 22: 727, 2012
8) 日本結核病学会：血液検査（血清診断）．非結核性抗酸菌症診療マニュアル，医学書院，東京，p59，2015
9) Kadota J, et al: Clinical similarities and differences between human T-cell lymphotropic virus type 1-associated bronchiolitis and diffuse panbronchiolitis. Chest 125: 1239, 2004
10) Komiya K, et al: Long-term, low-dose erythromycin monotherapy for Mycobacterium avium complex lung disease: a propensity score analysis. Int J Antimicrob Agents 44: 131, 2014
11) Binder AM, et al: Epidemiology of nontuberculous mycobacterial infections and associated chronic macrolide use among persons with cystic fibrosis. Am J Respir Crit Care Med 188: 807, 2013
12) 日本呼吸器学会びまん性肺疾患診断・治療ガイドライン作成委員会：特発性間質性肺炎診断と治療の手引き，改訂第3版，南江堂，東京，2016
13) 石本裕士ほか：溶接工肺．別冊医学のあゆみ 呼吸器疾患 Ver.6，医歯薬出版，東京，p274，2013
14) Sinha N, et al: An elderly lady with fever of unknown etiology and severe pulmonary hypertension: intravascular lymphoma-an elusive diagnosis. Case Rep Med, 2013: 153798. doi: 10.1155/2013/153798
15) Chinen Y, et al: Intravascular B-cell lymphoma with hypercalcemia as the initial presentation. Int J Hematol 94: 567, 2011
16) Fung KM, et al: Intravascular large B-cell lymphoma with hemophagocytic syndrome（Asian variant）in a Caucasian patient. Int J Clin Exp Pathol 5: 448, 2012
17) Yu H, et al: Primary intravascular large B-cell lymphoma of lung: a report of one case and review. Diagn Pathol 7: 70, 2012
18) Takahashi H: Prognostic impact of extranodal involvement in diffuse large B-cell lymphoma in the rituximab era. Cancer 118: 4166, 2012

II章　CT画像パターンから紐解く呼吸器疾患：診断から治療方針まで

2　広義間質を主座とする病変

A　smoothな気管支血管束・小葉間隔壁の肥厚（図1）

- 鑑別疾患には，渡航歴など特徴的な病歴を有するものも含まれるが，疑わなければ診断が困難なものもあり，鑑別診断の推挙が重要である．特に慢性Epstein-Barr（EB）ウイルス感染症では特徴的な所見が乏しく，このような画像所見や不明熱では常に鑑別に挙げるべきであろう．

症状および確認すべき医療面接のポイント

- ● 肺水腫
  - 仰臥位で悪化する呼吸困難（明確でない症例もある）
  - 喘鳴の自覚
  - ピンクの泡沫状喀痰
- ● 急性好酸球性肺炎
  - 1ヵ月以内（特に1週間以内）の急性発症
  - 悪寒を伴う発熱
  - 咳嗽，呼吸困難
  - 喫煙歴やタバコ銘柄の変更など
    ⇒全例が若い男性で，約90％の症例が現喫煙者との報告もある[1]．
  - 薬剤性肺疾患の一部である可能性があり，薬剤・健康食品などの服用歴の聴取が重要である．
- ● 好酸球増多症候群（hypereosinophilic syndrome：HES）／慢性好酸球性白血病（chronic eosinophilic leukemia：CEL）
  - 1ヵ月以上の経過
  - 狭義には骨髄の腫瘍性増殖だが，下記の鑑別が重要である．
  - 薬剤や健康食品の服用歴，レバ刺し，イノシシ，シカ，サワガニなどの食歴（加熱の有無を問わない）．
    ⇒肺吸虫やブタ回虫などの疑いに関しては，自分で調理した場合にはその過程で食器やまな板などに寄生虫が付着している可能性があるため，食品自体は加熱されていても安心はできない．
  - 糞線虫は地域性があり，居住地域や渡航先について問診する．

II章 CT画像パターンから紐解く呼吸器疾患　2．広義間質を主座とする病変

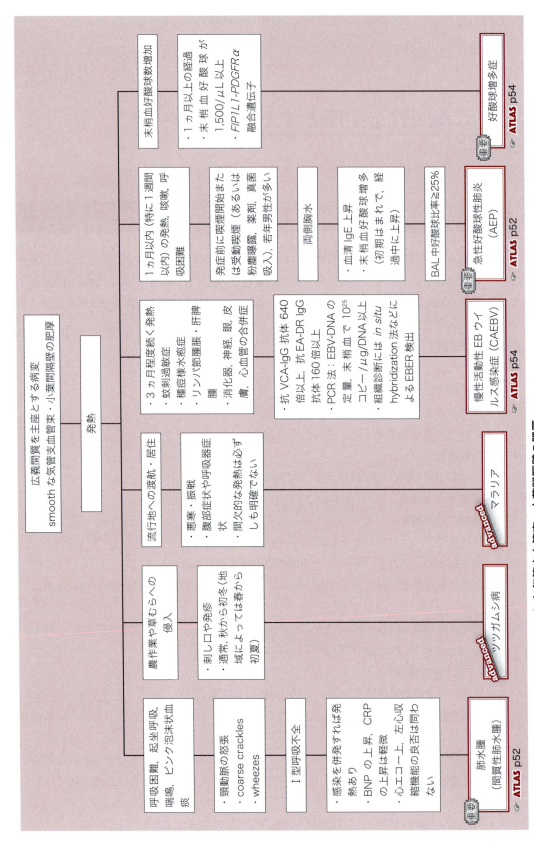

図1 診断過程のフローチャート：smoothな気管支血管束・小葉間隔壁の肥厚

A. smoothな気管支血管束・小葉間隔壁の肥厚

表1　慢性活動性EBウイルス感染症（CAEBV）診断基準案（厚生労働省研究班，2015年）

1) 伝染性単核症様症状が3ヵ月以上持続（連続的または断続的）
2) 末梢血または病変組織におけるEBウイルスゲノム量の増加
3) T細胞あるいはNK細胞にEBウイルス感染を認める
4) 既知の疾患とは異なること
以上の4項目をみたすこと．

※「伝染性単核症様症状」とは，一般に発熱・リンパ節腫脹・肝脾腫などを指す．血液，消化器，神経，呼吸器，眼，皮膚（種痘様水疱症・蚊刺過敏症）あるいは心血管合併症状・病変（含動脈瘤・弁疾患）などを呈する場合も含む．

［日本小児感染症学会：慢性活動性EBウイルス感染症とその類縁疾患の診療ガイドライン2016, p17, 診断と治療社，東京，2016 より作成］

● 慢性活動性EBウイルス感染症（chronic active Epstein-Barr virus infection：CAEBV）
- 発熱・リンパ節腫脹・肝脾腫（肝障害）などの伝染性単核症様症状が3ヵ月持続．
- 表1の通り，消化器，神経，眼，皮膚，弁膜症冠動脈などの症状について問診する．
- 約3割の症例に蚊刺過敏症がみられ，種痘様水疱症（日光に当たる部位に水疱や腫脹）とともに，特徴的な所見であるため見逃さない．

身体所見のポイント

● 肺水腫
- 下腿浮腫
  ⇒長期間臥位の症例は，下腿に生じないこともある．
- 頸静脈の怒張が座位でも消失しない．
  ⇒座位45°で頸静脈圧を測定すると参考になる．
- 聴診所見で過剰心音（特にⅢ音）
- 聴診所見でcoarse cracklesや呼気性の喘鳴

● 急性好酸球性肺炎
- 聴診所見でcoarse cracklesや呼気性の喘鳴
- 下肢の浮腫や頸静脈の怒張は原則みられない．

● HES/CEL
- 心臓に病変があれば，うっ血や弁膜症に伴う雑音を聴取することがある．
- 皮膚に病変があれば，皮膚描記症，血管性浮腫，発疹，瘙痒などを伴うこともある．

● CAEBV
- リンパ節腫脹や肝脾腫
- 表1の通り，神経，皮膚，弁膜症の異常がないかを確認する．

検査所見のポイント

● 肺水腫
- BNPの上昇，CRPの上昇は軽微であることが多い．
  ⇒BNP 500 pg/mL以上，CRP 5.0 mg/dL以上をカットオフにすると，それぞれ単独よりも鋭敏に心原性肺水腫と急性呼吸促迫症候群（ARDS）を鑑別できる[2]．
- 感染を合併すれば，発熱や炎症所見が高度となる．

- 左心駆出率の良否は問わない.
  ⇒左心駆出率が保持された心不全（heart failure with preserved ejection fraction：HFpEF）が注目されており，心不全のうち約半数が HFpEF とされる[3]．主に拡張機能不全に由来するが，拡張機能の正確な評価は容易ではないため，総称として HFpEF と呼ばれている．
- 非心原性として，低アルブミン，ARDS，薬剤性などと鑑別を要する．

◉ 急性好酸球性肺炎
- Cottin らの分類を用いると，末梢血好酸球 1,000/μL 以上，または気管支肺胞洗浄（BAL）で好酸球比率 25% 以上の症例における肺病変の鑑別は**表 2** の通りとなる．
- 末梢血好酸球増多がみられるのは約 30% とされ，正常のことが多い[1]．
- 診断基準を**表 3** に示す．

◉ HES/CEL
- 末梢血好酸球数の増加（1,500/μL 以上）が 1 ヵ月以上持続．
- 末梢血の芽球が 2% 以下，かつ骨髄における芽球が 5% 以下，かつ染色体異常なし．
  ⇒腫瘍性と二次性に分けられ，CEL と類似している．骨髄検査で好酸球増多以外の異常がなく，かつクローナルな T 細胞増殖も認めない症例において，上記の所見があれば HES と診断される．一方，CEL では，末梢血中の芽球が 2% 以上，もしくは骨髄における芽球が 5% 以上，もしくは染色体異常がある[4]．
- 血液あるいは骨髄の *FIP1L1-PDGFRα*（FIP1-like1-platelet-derived growth factor receptor α）融合遺伝子の検出（2010 年に保険収載）．
  ⇒ HES/CEL の 10〜14% で *FIP1L1-PDGFRα 融合遺伝子*が検出される．

◉ CAEBV
- 抗体検査（抗体検査が高値でない症例もあるため，抗体のみで診断は困難）
  ・一般に抗 VCA-IgG 抗体 640 倍以上，抗 EA-DR 抗体 160 倍以上．
  ・しばしば抗 VCA-IgA 抗体，EA-DR IgA 抗体が陽性．
  ・抗 EBNA 抗体は必ずしも陰性ではない．
- 組織診断（組織採取に侵襲的処置を伴う）
  ・組織診断には *in situ* hybridization 法などによる EBER 検出を用いる．
- 遺伝子検査（末梢血で測定可能）
  ・EB ウイルス核酸定量：2018 年 4 月保険収載となり，診断における代表的検査といえる．リアルタイム PCR 法を用い，末梢血中の EBV-DNA の定量検査を行う．
  ⇒定性の場合，健常者でも陽性となる場合があるので用いない．

治療方針の立て方

◉ 肺水腫
- 『急性心不全治療ガイドライン』など，国内の心不全治療指針に従う．

◉ 急性好酸球性肺炎
- 基本的にはステロイドが著効する．
- 4 週間レジメンが標準だが，2 週間でも有効とする報告がある[1]．

表2 好酸球性肺炎の病因による分類

A）原因不明（特発性）
　肺限局
　　・慢性好酸球性肺炎
　　・急性好酸球性肺炎
　全身疾患に伴うもの
　　・好酸球性多発血管炎性肉芽腫症（旧 Churg-Strauss 症候群）
　　・特発性好酸球増加症候群
B）原因が特定されるもの
　　・寄生虫感染症
　　・その他の感染症
　　・アレルギー性気管支肺アスペルギルス症と類似疾患
　　・薬剤性
C）ときに好酸球浸潤を伴う呼吸器疾患
　　・器質化肺炎
　　・気管支喘息
　　・特発性間質性肺炎
　　・Langerhans 細胞性組織球症
　　・肺移植
　　・その他：サイコイドーシス，悪性腫瘍随伴好酸球性肺炎

末梢血好酸球 1,000/μL 以上，または気管支肺胞洗浄で好酸球比率 25% 以上の症例．

〔Cottin V, Cordier JF: Eosinophilic pneumonias. Allergy **60**: 841-857, 2005 より作成〕

表3 急性好酸球性肺炎の診断基準

① 急性発症の発熱性の呼吸器症状（1ヵ月以内，特に1週間以内）
② 胸部単純X線写真にて両側びまん性 consolidation をきたす
③ PaO_2 60 Torr 未満（大気下），または PaO_2/FiO_2 比 300 以下，または SpO_2 90% 未満（大気下）
④ 肺病巣局所への好酸球浸潤（気管支肺胞洗浄液中好酸球比率が 25% を超える，または経気管支肺生検にて好酸球肺炎像を認める）
⑤ 原因として感染症や薬剤の可能性が否定できる

〔Cottin V, Cordier JF: Eosinophilic pneumonias. Allergy **60**: 841-857, 2005 より作成〕

● HES/CEL

- *FIP1L1-PDGFRα* 陽性の HES/CEL に対して，イマチニブの有効性が認められ[5]，わが国では 2012 年に適応追加となった．
- それ以外の症例では，ステロイドやインターフェロン α などが使用されている．

● CAEBV

- 『慢性活動性 EB ウイルス感染症とその類縁疾患の診療ガイドライン 2016』に従うが，概略を記す．
- EB ウイルス感染を契機としたリンパ増殖性疾患であり，リンパ腫に準じた治療が必要となる．致死率の高い疾患であるため専門医への紹介が望ましい．
- 全身症状が軽度な症例は冠動脈病変などの重篤な合併症の有無を検索し，各種検査を行いながら，慎重に経過観察する．

- 全身症状が顕著な場合や臓器合併症を有する症例では，化学療法や造血幹細胞移植を考慮する．

B 小葉間隔壁の肥厚＋nodule（しばしば腫大リンパ節を伴う；図2）

- すでに指摘されている肺の病変を中心として病変の広がりを考えると，リンパ球性間質性肺炎（lymphoid interstitial pneumonia：LIP），diffuse lymphoid hyperplasia（DLH）は肺に，珪肺は肺や肺門・縦隔リンパ節に病変が限局している．胸郭外の病変を伴っていれば，より重篤なものが含まれているため，それ以外の疾患を優先して考える方がよいだろう．
- 鑑別は病理学的診断によってなされることが多く，組織検体をいかにして得るかがポイントとなる．この際に反応性変化を避けるため，より病変の強い部位からの採取することが望ましい．

症状および確認すべき医療面接のポイント

● 癌性リンパ管症
- 乾性咳嗽や喘鳴，呼吸困難などが代表的だが，初期には無症状のことも多い．
- 既存に癌の診断があれば鑑別に挙がるが，癌性リンパ管症が初発所見のこともあり十分な問診が必要である．
  ⇒原発巣としては，乳癌，肺癌，胃癌が多いとされるが，前立腺癌，大腸癌，膵癌，腎癌，胆管癌，肝臓癌，卵巣癌，頭頸部癌，食道癌，甲状腺癌も報告されている．
- 甲状腺癌，乳癌，腎癌などでは，術後10年以上経過して生じることもあるため注意を要する．

● 悪性リンパ腫
- 発熱，盗汗，咳嗽，喀痰，胸痛，体重減少などを自覚することもあるが，無症状のものもある．

● LIP，DLH
- 咳嗽，呼吸困難を呈する症例は多く，数ヵ月から数年の経過で進行する．
- 発熱，胸痛などを伴うこともある．
- Sjögren症候群に併発すれば，乾燥症状（dry eye，dry mouth，齲歯など）や関節症状などを自覚する．
  ⇒リンパ増殖性疾患の側面が強いため，2013年の国際分類から主要な間質性肺炎から除外され，希少な特発性間質性肺炎に分類された[7]．

● multicentric Castleman病（MCD）
- 基本的には非特異的な炎症性疾患と同様の所見だが，発熱は必発と考えてよい．
- 肺以外にも，腎，脾，骨髄，皮膚，末梢神経など全身に病変を生じることがあり，それぞれの臓器に特有の症状を呈する．

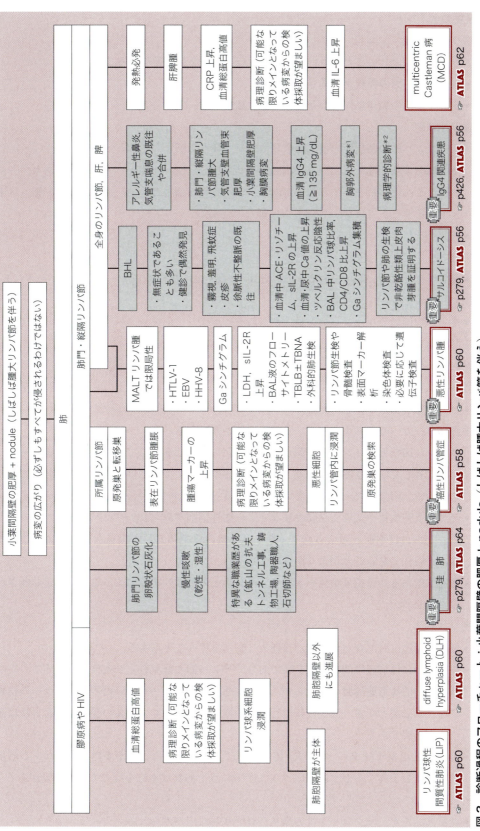

図2 診断過程のフローチャート：小葉間隔壁の肥厚＋nodule（しばしば腫大リンパ節を伴う）

*1 硬化性涙腺炎、唾液腺炎、自己免疫性膵炎、IgG4関連硬化性胆管炎、IgG4関連腎臓病、後腹膜線維症
*2 ①広義間質へのリンパ球、形質細胞の浸潤、②IgG4/IgG陽性細胞比＞40％、かつIgG4陽性細胞＞10 cells/HPF、③閉塞性静脈炎もしくは閉塞性動脈炎、④浸潤細胞周囲の特徴的な線維化

身体所見のポイント

- ● 癌性リンパ管症
  - 聴診所見は乏しいことが多いが，coarse crackles などを聴取することもある．
  - 表在リンパ節の腫脹を見逃さない．
  - 皮膚などへの転移巣がないか，注意深く観察する．
- ● 悪性リンパ腫
  - 悪性リンパ腫の肺病変の他，肺原発のリンパ腫も鑑別となる．
    ⇒肺原発の多くは MALT（mucosa-associated lymphoid tissue）リンパ腫であり，一部にびまん性陰影を呈するものがある．また特殊な病型として，血管内リンパ腫，メトトレキサート（MTX）関連リンパ腫などがある．
  - 肝脾腫を伴うことが多い．
- ● LIP，DLH
  - 聴診所見では crackles を聴取することが多いが，ばち指やチアノーゼは少ないとされる．
- ● MCD
  - 多くの症例で表在リンパ節の腫大がある．
  - 肝脾腫を高頻度に認める．

検査所見のポイント

- ● 癌性リンパ管症
  - 特徴的な所見はないといえる．
  - 腫瘍マーカーの上昇があれば，重要な手掛かりになる．
    ⇒リンパ節転移やリンパ管浸潤があることから病状は進行しているため，腫瘍マーカーが上昇していれば参考になる．原発の臓器や病変によってはマーカーが上昇しにくいものや，明確なマーカーがない腫瘍もある．
  - 経気管支肺生検や気管支粘膜生検などから悪性細胞がみられ，リンパ管内にがん細胞の浸潤があれば本症と考えられる．抗リンパ管内皮抗体 D2-40 染色などを用いることでリンパ行性であることがより明確になる．
  - 形態学的あるいは免疫染色を含めて，原発巣との類似性を確認することで確定診断されることが多い．
- ● 悪性リンパ腫
  - 縦隔や肺門，腹部などのリンパ節腫大，胸水を伴うこともある．
  - 確定診断には病理学的検討が必要であり，リンパ節や経気管支肺生検で診断する．
    ⇒病理学的な形態診断のみならず，フローサイトメトリーを用いた表面マーカーの検索などが必要となる．固定後には行えない検査があるため，検体の提出や保存方法は確認が必要である．
  - 可溶性 IL-2 レセプター（sIL-2R）値が著明に上昇していることが多い．他のリンパ増殖性疾患でも上昇するが，2,000〜3,000 U/mL 以上あれば本症を疑ってみる必要がある．
- ● LIP，DLH
  - 非特異的だが，多クローン性の高 γ グロブリン血症がみられる．

B. 小葉間隔壁の肥厚＋nodule（しばしば腫大リンパ節を伴う）

　　⇒血清総蛋白の高値を見逃さない．
- BAL では非特異的な所見であることが多い．
- 基本的には外科的肺生検により組織学的に診断され，LIP は異形のないリンパ球系細胞浸潤が主として肺胞隔壁にみられるものと定義されたため，それよりも広域に病変のあるものは DLH と表現される．
- Sjögren 症候群などの膠原病や HIV に関連する症例もある．

● MCD
- 非特異的だが，多クローン性の高γグロブリン血症がみられる．
　　⇒血清総蛋白の高値を見逃さない．
- 一般検査では，貧血や赤沈の亢進，LDH の上昇がみられ，CRP の上昇は必須と考えてよいだろう．
- IL-6 や VEGF の上昇も参考になる．
- HHV-8 に関連した症例は多く，HIV に関連する症例もある．
　　⇒HHV-8 に対する血清検査は，感度・特異度が不良であるため臨床的に有益でない．
- 組織学的診断が重要であり，特にリンパ節が有力な候補となる．

治療方針の立て方

● 癌性リンパ管症
- 症状は進行性で，ステロイドや利尿薬投与を行ってもよいが，基本的には反応がなく，化学療法など原疾患の治療を行うしかない．
　　⇒原疾患にもよるが，本症を診断確定した後の予後は不良のことが多いため，治療時期を逃さないよう速やかに準備を整える．

● 悪性リンパ腫
- 化学療法や抗 CD20 抗体製剤などがある．
- 日本血液学会の『造血器腫瘍診療ガイドライン』[4] などを参照のこと．

● LIP，DLH
- まれな症例のため大規模試験がなく，確立された治療や予後は明らかになっていない．
- 膠原病や HIV 関連の場合には，原疾患の治療を含めて検討する．

● MCD
- 標準的な治療ストラテジーは定まっていない．
- 2005 年に抗 IL-6 レセプター抗体製剤（トシリズマブ）が本症に対する保険適用となった．
- HIV や HHV-8 に関連する症例は，抗ウイルス治療の併用も考慮する．
- 未治療で経過観察可能な症例もあれば，予後不良の症例もある．

文　献
1) Rhee CK, et al: Clinical characteristics and corticosteroid treatment of acute eosinophilic pneumonia. Eur Respir J **41**: 402-409, 2013
2) Komiya K, et al: Diagnostic utility of C-reactive protein combined with brain natriuretic pep-

tide in acute pulmonary edema: a cross sectional study. Respir Res **12**: 83, 2011
3) Lam CS, et al: Epidemiology and clinical course of heart failure with preserved ejection fraction. Eur J Heart Fail **13**: 18-28, 2011
4) 日本血液学会：造血器腫瘍診療ガイドライン 2013 年版 <http://www.jshem.or.jp/gui-hemali/index.html>（2017/11）
5) Cools J, et al: A tyrosine kinase created by fusion of the PDGFRA and FIP1L1 genes as a therapeutic target of imatinib in idiopathic hypereosinophilic syndrome. N Engl J Med **348**: 1201-1214, 2003
6)「わが国における熱帯病・寄生虫症治療の最適な診断治療体制の構築」に関する研究班：寄生虫薬物治療の手引き，改訂第 9.2 版 <https://www.nettai.org/>（2017/11）
7) Travis WD, et al: An official American Thoracic Society/European Respiratory Society statement: update of the international multidisciplinary classification of the idiopathic interstitial pneumonias. Am J Respir Crit Care Med **188**: 733-748, 2013

（梅木 健二）

Ⅱ章　CT画像パターンから紐解く呼吸器疾患：診断から治療方針まで

3　囊　胞

A　囊胞が主体（図1）

- CT所見において囊胞が主体である場合，まず年齢と喫煙歴（もしくは粉塵曝露歴）で鑑別を開始する．
- 囊胞性肺疾患の中では，喫煙歴がある中年〜高齢者による肺気腫が圧倒的に多い．また，肺気腫以外の囊胞性肺疾患のうち，特異的な治療を要するものは非常に限られている．したがって，中年〜高齢者で喫煙歴を有する囊胞性肺疾患の場合には肺気腫として臨床上，問題はない．
- 肺気腫が考えられる場合には，気流制限を伴う慢性閉塞性肺疾患（chronic obstructive pulmonary disease：COPD）の精査のため，質問票による症状の評価や呼吸機能検査を行う．
- 一方，若年者や中年〜高齢者であっても喫煙歴がない場合，または週〜年単位で明らかな増悪がみられる場合には，肺気腫以外の疾患を考える．患者背景（性別，基礎疾患），肺外病変の有無で診断を進めていく．

1　中年〜高齢者で喫煙歴がある症例

症状および確認すべき医療面接のポイント

- ● 肺気腫（COPD）
    - 有害物質の長期吸入が原因で生じる肺胞壁の破壊である．喫煙が主な原因であり，受動喫煙も含まれる．
    - 肺気腫病変に気流制限が加わればCOPDとして病期分類や治療の導入を行う．
    - 慢性の咳，痰，労作時の息切れが特徴である．肺気腫が進行すると喘鳴や体重減少を伴うようになる．
    - 労作時に呼吸は浅く速いものになり，呼気の延長がみられる．
    - 喘息に合併することがあるため，喘息の既往がないかを聴取する．

身体所見のポイント

- ● 肺気腫（COPD）
    - 視診にて肺の過膨張による樽状胸郭がみられる．
    - 吸気時に下部肋間の内側への陥凹がみられる（Hoover徴候）．

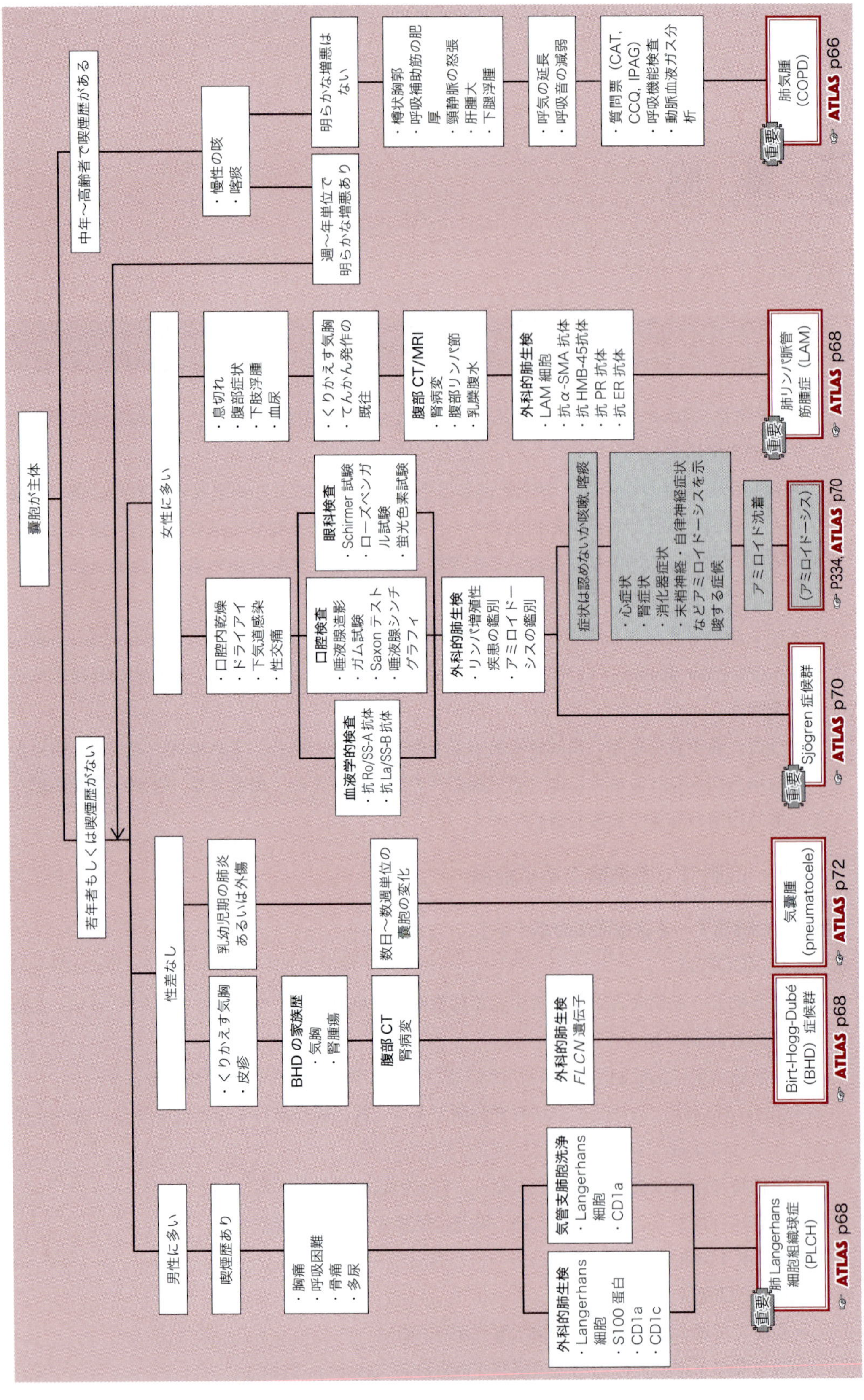

II章 CT画像パターンから紐解く呼吸器疾患　3. 嚢　胞

図1　診断過程のフローチャート：嚢胞が主体の場合

Ⅰ期	軽度の気流閉塞	%FEV$_1$≧80%
Ⅱ期	中等度の気流閉塞	50%≦%FEV$_1$＜80%
Ⅲ期	高度の気流閉塞	30%≦%FEV$_1$＜50%
Ⅳ期	極めて高度の気流閉塞	%FEV$_1$＜30%

1. 気管支拡張薬投与後のスパイロメトリーで1秒率（FEV$_1$/FVC）が70％未満であること
2. 他の気流閉塞をきたしうる疾患を除外すること

図2　COPDの診断基準と病期分類

- 胸鎖乳突筋や斜角筋といった呼吸補助筋の肥厚がみられる．
- 頸静脈の怒張や肝腫大，下腿浮腫は右心不全や呼吸不全の徴候である．
- 聴診では呼気の延長，呼吸音の減弱がみられる．重症のCOPDや肺炎を合併した場合にはwheezesやrhonchi，coarse cracklesが聴取されることもある．
  ⇒身体所見は重症になるまで出現しないことが多い．

検査所見のポイント

● 肺気腫（COPD）

- 肺気腫に気流制限が加わればCOPDになるため，スパイロメトリーは必須の検査となる．気管支拡張薬吸入後も1秒率（FEV$_1$/FVC）が70％未満であればCOPDと診断する．
- COPDの病期分類には予測1秒量に対する実測1秒量の比率（%FEV$_1$）を用いる（**図2**）．
- 最大呼気速度が低下するためフローボリューム曲線の下降脚が「下に凸」になる．特に呼気後半での低下が著しい．
- 肺気量分画では全肺気量，機能的残気量，残気量が増加し，最大吸気量，肺活量は低下する．
- 肺胞壁の破壊によりガス交換面積が減少するため拡散能（DLco）の低下がみられる．
- 動脈血液ガス分析にて低酸素血症がみられる．重症例で高度な換気不全を伴うと高二酸化炭素血症がみられる．

治療方針の立て方

● 肺気腫（COPD）

- まずは禁煙支援が最優先される．禁煙はCOPDの発症予防，増悪抑制に最も有用である．
- COPDと診断された場合には薬物療法，呼吸リハビリテーション，酸素療法など包括的なケアが必要になる．
- COPDの薬物療法は長時間作用型抗コリン薬，もしくは長時間作用型β$_2$刺激薬の吸入あるいは両者の合剤の吸入が第一選択となる．

- 増悪を繰り返す症例では吸入ステロイドを考慮する．
- 呼吸リハビリテーションは早期から行うことが推奨される．
- 慢性呼吸不全となる重症例では在宅酸素療法を行う．

2 若年者もしくは喫煙歴がないか，週～年単位で明らかな増悪がみられる症例

症状および確認すべき医療面接のポイント

- 肺 Langerhans 細胞組織球症（pulmonary Langerhans cell histiocytosis：PLCH）
  - 肺において Langerhans 細胞の増殖と肉芽腫の形成を認める疾患である．
  - 男性に多い．
  - 喫煙と強い関係があるため聴取する．
  - 半数は無症状．咳嗽，呼吸困難，喀痰，胸痛を伴うことがある．
  - 肺病変のみの症例が多いが，皮膚や骨，肝，腎病変，尿崩症といった肺外病変を 25% に認める．
  - 骨病変は下顎骨，頭蓋骨，椎骨，骨盤，四肢，肋骨にみられ，疼痛を伴うこともあるため聴取する．
  - 多尿（尿崩症）がないかを確認する．
  - 皮膚病変は頭皮や鼠径部の脂漏性湿疹，ときに潰瘍を伴うため聴取する．
- Birt-Hogg-Dubé（BHD）症候群
  - 常染色体優性遺伝であり肺，腎，皮膚病変を特徴とする．家族歴の聴取は重要である．
  - 初発が自然気胸である場合が多い．気胸の反復性と家族歴を聴取する．
  - 腎腫瘍の既往，家族歴を聴取する．
- 気嚢腫
  - 肺胞壁の破壊を伴わない肺胞の拡張が特徴である．細気管支での炎症性分泌物による check valve が原因と考えられている．
  - 多くは乳幼児期のブドウ球菌感染症や外傷後に発症するため病歴の有無について聴取する．
  - pneumatocele に特有の症状はなく，合併する肺疾患の症状を呈する．
- Sjögren 症候群
  - 唾液腺や涙腺を中心に，全身の外分泌腺に対しての自己免疫性疾患である．Sjögren 症候群の約 50% は，他の自己免疫疾患を合併する．
  - 発症の男女比は約 1：14 で女性に多い．
  - 口腔内乾燥による不快感，パンやビスケットなどの嚥下困難，味覚異常，齲歯や口内炎の増加がないかを聴取する．唾液腺炎による唾液腺の腫脹疼痛を自覚することもある．
  - 涙の減少によるドライアイや結膜炎の既往がないか聴取する．
  - 気道の分泌物低下による下気道感染や，膣分泌物低下による膣炎の既往，性交痛がないかを聴取する．
  - 腺外症状として他の自己免疫疾患を示唆する関節痛や皮疹，肺病変を示唆する息切れがないかを聴取する．

- 肺リンパ脈管筋腫症（lymphangioleiomyomatosis：LAM）
  - 結節性硬化症（tuberous sclerosis complex：TSC）の原因遺伝子である *TSC* 遺伝子の変異により形質転換した異型平滑筋細胞（LAM 細胞）が，主に肺，腎，リンパ節で腫瘍性に増殖する疾患である．
  - 主に妊娠可能な女性に発症する．
  - 女性における自然気胸の重要な基礎疾患の1つ．反復する気胸歴がないかを聴取する．
  - 腎血管筋脂肪腫，後腹膜腔〜骨盤腔のリンパ脈管筋腫，乳糜腹水による腹部膨満感，腹痛がないかを聴取する．下肢リンパ浮腫，血尿がないかを聴取する．
  - 結節性硬化症が合併することがある．てんかん発作の既往，知的発達の遅れがないかを確認する．

身体所見のポイント

- PLCH
  - 皮膚病変の有無を確認する．
  - 聴診所見は正常であることが多い．
- BHD 症候群
  - 鼻背，頰部，頸部，下顎から前胸部を好発部位とする皮疹［線維毛包腫（fibrofolliculoma）］を確認する．
  - 聴診所見は正常であることが多い．
- 気囊腫
  - 特異的な身体所見はなく，原因となる肺感染症や外傷の所見を呈する．
- Sjögren 症候群
  - 舌の亀裂や齲歯が多発していないかを確認する．
  - 耳下腺，顎下腺に両側性腫脹がないか確認する．
  - 聴診では fine crackles を聴取する．
- LAM
  - 聴診所見は正常であることが多い．進行例では呼吸音の減弱がある．
  - 下肢リンパ浮腫の有無を確認する．

検査所見のポイント

- PLCH
  - 通常，末梢血好酸球の増加は認めない．
  - 肝・腎機能障害を認めることがある．
  - 呼吸機能検査では正常から閉塞性換気障害，拘束性換気障害，混合性換気障害など様々である．
  - 頭蓋骨 X 線写真で punched out 病変を認めることがある．
  - 確定診断は病理組織学的検査により行われる．外科的肺生検により Langerhans 細胞（免疫染色で S-100 蛋白陽性で CD1a，CD1c などの抗原を発現する細胞）が肺胞もしくは末梢気道に肉芽腫を形成していることを確認する．
  - 外科的肺生検が実施できない場合には，気管支肺胞洗浄液で代用できる．この場合，気

表1　肺好酸球性肉芽腫症＊の診断基準指針

1. 臨床所見	(1) 20〜40歳を中心とする年齢層（女性は高齢の傾向）で男性に多い（男女比4：1）．また喫煙者であることが多い（90%以上） (2) 自覚症状として咳嗽，息切れ，胸痛（自然気胸合併が30〜40%），無症状の症例もある（10〜20%）
2. 画像所見	(1) 胸部X線で上中肺野優位に網状粒状影・薄壁小輪状影・浸潤影が混在する（間質性肺炎との鑑別は，上中肺野優位で肺容量の減少がない点を参考にする） (2) 胸部CT検査にて，5mm以下の小粒状（結節状）影，索状影，小輪状影が上中肺野に認められる．数mmから数cmの薄壁嚢胞が上中肺野の中間層から内層を中心に認められる
3. 病理組織学的所見	開胸，ないしは胸腔鏡下肺生検による組織診断が望ましい （主要所見） 　肺生検による標本で，大型で深い切れ込みのある核を有し，胞体がエオジンに淡染するランゲルハンス細胞（免疫染色でS100蛋白陽性，細胞数にCD1a・CD1c・CD4などの抗原を発現し，IgG-Fcレセプターを有する細胞，電顕的にはBirbeck顆粒陽性）と好酸球やリンパ球，形質細胞を含む肉芽腫性病変を肺胞領域あるいは呼吸細気管支から末梢気道に認める （補足所見） 　(1) 細気管支周囲などにstellate fibrosisを認める 　(2) 主に細葉中心性に囊胞状病変を認める．囊胞線の線維化は強く，弾性線維の破壊・消失が認められる．また，histiocyteをみることがある 　(3) 慢性経過例では広範囲に気腫性病変が認められる （参考所見） 　気管支肺胞洗浄液中のランゲルハンス細胞が総細胞数の5%以上認められた場合には組織所見と同等に扱う
診断の基準：画像所見，病理組織学的所見を満たす場合	

＊肺Langerhans細胞組織球症
［藤本圭作，久保恵嗣：若年発症COPD（若年性肺気腫），肺ランゲルハンス細胞ヒスチオサイトーシス（ヒスチオサイトーシスX），肺胞低換気症候群に関する全国疫学調査．平成18年度厚生労働省科学研究費補助金難治性疾患克服研究事業報告書，p41，2008より転載］

　　気管支肺胞洗浄液中にLangerhans細胞が5%以上認められた場合には組織所見と同等に扱ってよい．
- PLCHの診断基準を**表1**に示す[1]．

● BHD症候群
- 腹部CTで腎病変の確認をする．
- 皮膚病変がある場合には病理組織学的に線維毛包腫を確認する．
- 確定診断は遺伝子学的検査により行われる．*folliculin*（*FLCN*）遺伝子の変異を確認する．
- BHD症候群の診断基準を**表2**に示す[2]．

● 気囊腫
- 囊胞の大きさや部位が，経過により数日〜数週間で変化することを画像で確認する．

● Sjögren症候群
- Sjögren症候群は厚生労働省からの診断基準により診断を進めていく（**表3**）．
- 呼吸機能検査では拘束性換気障害，拡散能障害を認める．

表2 Birt-Hogg-Dubé症候群の診断基準

主診断基準
1. 成人発症で，少なくとも5つの線維毛包腫や毛盤腫があり，少なくとも1つは組織学的に確定している
2. *FLCN*遺伝子変異がある

副診断基準
1. 多発性肺嚢胞：明らかな原因はなく両側肺底部に存在する．自然気胸の既往がある場合もある
2. 腎癌：早期発症（50歳未満），または両側性や多発性腎癌，もしくは嫌色素性細胞癌とオンコサイトーマの混合型腫瘍
3. 本疾患の一親等血縁者

1つの主診断基準，あるいは2つの副診断基準を満たす

[Menko FH, et al: Birt-Hogg-Dubé syndrome: diagnosis and management. Lancet Oncol 10: 1199, 2009 を和訳して作成]

表3 Sjögren症候群の診断基準

1. 生検病理組織検査（次のいずれか）
   a) 口唇腺組織で4 mm^{2}辺り1 focus（導管周囲に50個以上のリンパ球浸潤）以上
   b) 涙腺組織で4 mm^{2}辺り1 focus以上
2. 口腔検査（次のいずれか）
   a) 唾液腺造影でstage I（直径1 mm未満の小点状陰影）以上の異常所見
   b) 唾液分泌量低下（ガム試験≦10 mL/10分またはSaxonテスト≦2 g/2分）があり，かつ唾液腺シンチグラフィにて機能低下の所見
3. 眼科検査（次のいずれか）
   a) Schirmer試験で5分間に5 mm以下，かつローズベンガル試験（Van Bijsterveldスコア）で3以上
   b) Schirmer試験で5分間に5 mm以下，かつ蛍光色素試験で陽性
4. 血清検査（次のいずれか）
   a) 抗Ro/SS-A抗体陽性
   b) 抗La/SS-B抗体陽性

上記4項目のうち，2項目以上で診断する

[Fujibayashi T, et al: Revised Japanese criteria for Sjögren's syndrome (1999): availability and validity. Mod Rheumatol 14: 425-434, 2004 を和訳して作成]

- 気管支肺胞洗浄液はリンパ球優位の所見となる．
- Sjögren症候群は非特異的間質性肺炎（NSIP），通常型間質性肺炎（UIP），器質化肺炎（OP），リンパ球性間質性肺炎（LIP）など多彩な肺病変を呈す．このうち肺気腫と鑑別を要するような多発する嚢胞性病変を呈するのはLIPで，ときにアミロイドーシスの合併もみられる．
- 病理組織学的検査は肺病変の確定に必須ではないが，悪性リンパ腫などリンパ増殖性疾患との鑑別が必要な場合には積極的に行う．アミロイドーシスの合併も確認ができる．

● LAM
- 血液検査では特異所見に乏しい．
- 呼吸機能検査では閉塞性換気障害，拡散能障害を認める．
- 腹部CT，MRIで腎血管筋脂肪腫，後腹膜〜骨盤腔のリンパ脈管筋腫，乳糜腹水の合併について確認をする．
- 確定診断は病理組織学的検査により行われる．病変部位からLAM細胞を証明する．

表4 肺リンパ脈管筋腫症の認定基準（注1）

1. 主要項目
   (1) 必須項目
      LAMに一致する胸部CT所見があり，かつ他の囊胞性肺疾患を除外できる
   (2) 診断の種類
      ①診断確実例：必須項目＋病理診断確実例（注2）
      ②診断ほぼ確実例
         ②-1 組織診断例：必須項目＋病理診断ほぼ確実例（注2）
         ②-2 細胞診断例：必須項目＋乳糜胸腹水中にLAM細胞クラスターを認める（注3）
      ③臨床診断例
         ③-1：必須項目＋LAMを示唆する他の臨床所見（注4）
         ③-2：必須項目のみ
2. 鑑別診断
   本項で挙げる肺囊胞性疾患を除外する

注1 肺外病変のみのLAMが診断される可能性も否定はできないが，このLAM認定基準では予後を規定する肺病変の存在を必須としている．
注2 病理診断確実例：HE染色所見＋免疫染色におけるα-SMA（＋）かつHMB-45（＋）
病理診断ほぼ確実例：HE染色所見＋免疫染色におけるα-SMA（＋），HMB-45（－）かつERもしくはPRのいずれかが陽性
注3 LAM細胞クラスターはLAM細胞の集塊で免疫染色で確認する．
注4 結節性硬化症，腎血管筋脂肪腫，乳糜胸水／腹水，後腹膜や骨盤腔リンパ節の腫大をいう．

［厚生労働省特定疾患治療研究事業LAM認定基準（2009年）を一部要約して作成］

　LAM細胞は抗HMB-45抗体，抗α-smooth muscle actin（α-SMA）抗体，抗progesterone receptor（PR）抗体，抗estrogen receptor（ER）抗体に陽性を示す．
　⇒病理学的に診断を行うことが望ましいが，囊胞性変化が強いために肺生検が困難な症例も少なくない．その場合には胸部CTといった臨床所見で診断を行う．
- 特定疾患の認定基準を**表4**に示す．

治療方針の立て方

● PLCH
- 禁煙
- 禁煙で改善がみられない場合に副腎皮質ステロイドを投与する．
- 呼吸不全例では肺移植を検討する．

● BHD症候群
- 肺病変が急速に悪化することはまれ．気胸を繰り返す場合には手術を含めた治療を検討する．
- 腎腫瘍は標準の方法で病期分類し治療を行う．
- 皮膚病変は年齢とともに増加する．整容上，問題があればレーザー治療や切除術を行う．
- 喫煙は気胸，腎腫瘍の共通したリスク因子であるため禁煙を強く勧める．
  ⇒腎腫瘍が予後に強く影響し，皮膚や肺病変が予後に直結することは少ない．

● 気囊腫
- 原疾患の治療を行うことで，ほぼ例外なく囊胞は消失する．

- ● Sjögren 症候群
  - 症状がなく機能的・画像的に悪化がなければ経過観察を行う．
  - 増悪がみられた場合にはステロイドを開始する．ステロイドが無効の場合には免疫抑制薬を追加する．
  - 乾燥症状については局所療法のみで，人工唾液や角膜保護作用のある点眼薬を用いる．
- ● LAM
  - 病変の拡がりや進行は個人差があり，進行が非常に遅い場合には経過観察となる．
  - 肺機能障害の重症度，乳糜胸水や腹水によりシロリムス（mTOR 阻害薬）内服を行う．シロリムス内服中は妊娠ができない．シロリムスは創傷治癒を遷延させるため手術や気胸の際には中止が必要である．
  - シロリムスを内服できない場合には，LH-RH アゴニストによる偽閉経療法（GnRH 療法）を行う．
  - 呼吸不全の場合には在宅酸素療法を導入する．重症の場合には肺移植を検討する．
  - 乳糜胸水・腹水では脂肪制限食と利尿薬の投与を行う．
  - 血管筋脂肪腫は，腫瘍径が 4 cm を超える場合に出血のリスクが高くなるため動脈塞栓術を行う．
  - 妊娠・出産は禁忌ではない．
    ⇒妊娠・出産を契機に増悪した報告もあるため症例ごとに判断する．

B　consolidation やすりガラス影に付随する（図3）

- 囊胞性病変に consolidation やすりガラス陰影が付随する場合には，咳嗽や喀痰，呼吸困難といった呼吸器症状や画像の増悪がどれほどの速さで認められるのかにより鑑別を開始する．
- 臨床で遭遇する頻度としては，急性の経過となる中〜高齢者の肺気腫合併肺炎が最も多い．この場合には，咳や膿性痰，発熱など感染徴候を伴うため鑑別は比較的容易である．
- 感染所見が乏しい場合の鑑別疾患は多岐にわたる．
- いずれも確定診断のためには気管支鏡や外科的肺生検による組織診断が必要となるが，高度な囊胞性病変を伴う場合には組織の採取が困難である場合も多い．
- なお，鑑別疾患の中には肺気腫（COPD）や air space enlargement with fibrosis（AEF），PLCH，剝離性間質性肺炎（desquamative interstitial pneumonia：DIP）のように喫煙歴と密接に関連する疾患もあるため，これらについては問診で積極的に鑑別することが可能である．

1　呼吸器症状や画像所見が数日で悪化する症例

- 多くは肺気腫合併肺炎である．肺気腫（☞ p314）と気管支肺炎（☞ p339）の診断に沿って診断する．

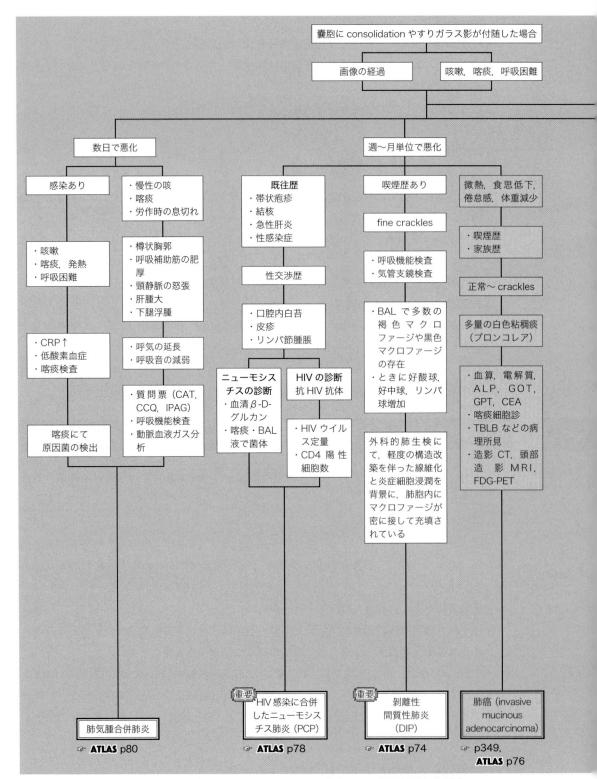

図3 診断過程のフローチャート：囊胞にconsolidationやすりガラス影が付随した場合

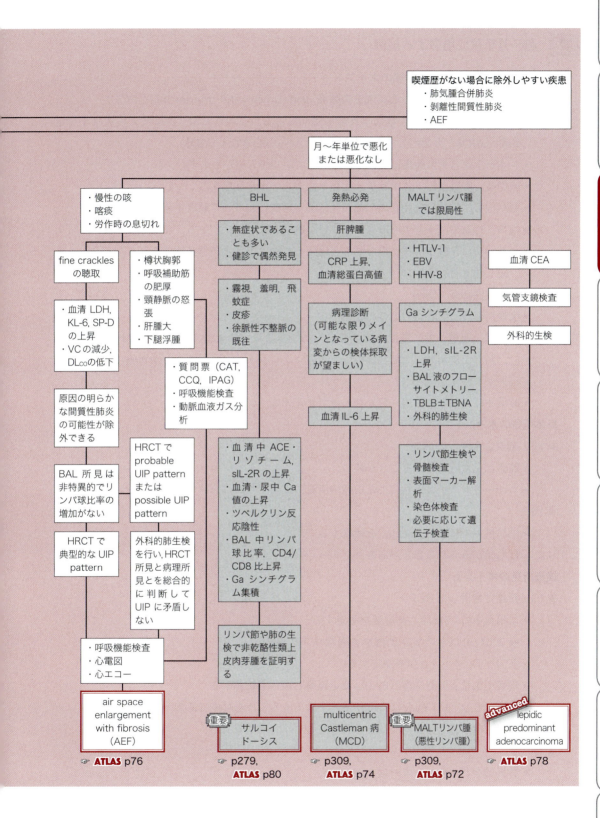

2 週～月単位で増悪する症例

症状および確認すべき医療面接のポイント

- ● HIV感染に合併したニューモシスチス肺炎（pneumocystis pneumonia：PCP）
  - HIV感染者の新規報告数は年々増加傾向にある．このうち約3割は後天性免疫不全症候群（AIDS）を発症してから発見されている（いきなりAIDS）．
  - ニューモシスチス肺炎は AIDS指標疾患の中で報告数が最も多い．
  - 咳や痰，呼吸困難，体重減少，食思不振がないかを聴取する．
  - 帯状疱疹，結核，急性肝炎，他の性感染症の既往について聴取する．
  - リスク行為やパートナーの有無について聴取する．
    - ⇒初診時に正確な情報が得られるとは限らない．患者との信頼関係を築きながら，くり返し問診を行う．
- ● 剥離性間質性肺炎（DIP）
  - 喫煙関連間質性肺炎の1つ（表5）．
  - 当初は，組織学的に肺胞上皮の腔内への剥離と考えられたために命名された．現在では，肺胞上皮とされた細胞は褐色色調のマクロファージであることが判明している．
  - 喫煙が90％に関与している．
  - 咳嗽や呼吸困難が数週～数ヵ月かけて悪化する．

身体所見のポイント

- ● HIV感染に合併したPCP
  - 聴診は正常所見であることが多い．
  - ニューモシスチス以外による口腔内所見，皮疹，リンパ節腫脹がないか確認する．
- ● DIP
  - 聴診所見では fine crackles を聴取する．
  - ばち指がみられることがある．

検査所見のポイント

- ● HIV感染に合併したPCP
  - 末梢血中の CD4陽性細胞数を測定する．
    - ⇒200/μL以下になるとPCPの発症リスクがある．
  - 血清β-D-グルカン値を測定する．
  - 喀痰や気管支肺胞洗浄（BAL）液を鏡検し菌体を確認する．
  - 喀痰や BAL液は PCR法により菌体を検出することも可能である（保険適用外）．
  - HIV感染の確定診断や他臓器の病変についても精査を行う．
- ● DIP
  - 特異的なバイオマーカーはない．
  - 呼吸機能検査では正常，もしくは軽度の拘束性換気障害と拡散能の低下を認める．
  - BAL液では褐色粒子を貪食したマクロファージを認める．細胞分画では好酸球比が上昇することがある．

B. consolidation やすりガラス影に付随する

表5 喫煙関連間質性肺炎の分類

1) 喫煙と強く関連する慢性間質性肺炎
   呼吸細気管支炎関連間質性肺炎（RB-ILD）
   剥離性間質性肺炎（DIP）
   Langerhans 細胞組織球症（PLCH）
2) 喫煙と関連する急性間質性肺炎
   急性好酸球性肺炎
   肺出血症候群
3) 喫煙者で頻度が高い間質性肺炎
   特発性肺線維症
   関節リウマチ関連間質性肺炎
4) 喫煙との関連が低い間質性肺炎
   過敏性肺炎
   サルコイドーシス

［Travis WD, et al: An official American Thoracic Society / European Respiratory Society statement: update of the international multidisciplinary classification of the idiopathic interstitial pneumonias. Am J Respir Crit Care Med **188**: 733, 2013 を和訳して作成］

- 確定診断は病理組織学的検査によって行われる．肺胞腔内にマクロファージが広範・高度に浸潤しており，肺線維化の分布に偏りがないことが特徴である．
  ⇒これらの所見は非特異的であり，薬剤性肺炎や好酸球性肺炎，癌の周囲にも認められる．鑑別には経気管支肺生検などによる少量の組織では困難であり，外科的肺生検が勧められる．

治療方針の立て方

● HIV 感染に合併した PCP

- 第1選択は ST 合剤であり，トリメトプリムとして 15〜20 mg/kg/ 日を経口投与する．
  ⇒ST 合剤の副作用として投与 7〜14 日後に発熱や発疹，電解質異常がみられる．
- 第2選択薬はペンタミジン 3〜4 mg/kg/ 日を 1 日 1 回点滴静注する．
  ⇒副作用として腎機能障害，膵内分泌異常がある．
- 第3選択薬はアトバコン 750 mg/ 回を 1 日 2 回経口投与する．ST 合剤やペンタミジンと比べて副作用は少ないが効果は劣る．
- 治療期間は 21 日間を目安に行う．
- 治療終了後も CD4 陽性細胞が 200/μL 以下の場合には PCP の予防投薬が推奨される．ST 合剤は 1 錠 / 日を連日，または 4 錠 / 日を週 2 回内服する．ペンタミジンを使用する場合には 300 mg/ 回を月 1 回吸入する．アトバコンを使用する場合には 1,500 mg/ 回を 1 日 1 回内服する．

● DIP

- 多くは禁煙により改善する．
- 禁煙にも関わらず病勢が不変もしくは増悪する場合には副腎皮質ステロイドを投与する．

3 月～年単位で増悪，もしくは不変の症例

症状および確認すべき医療面接のポイント

● air space enlargement with fibrosis（AEF）
- 喫煙は肺の線維化および気腫化を惹起するリスク因子であり，それらが合併した病態を気腫合併肺線維症（combined pulmonary fibrosis and emphysema：CPFE）という．CPFE は単に肺気腫に間質性肺炎が合併したものなのか，喫煙が 2 つの病態を同時に引き起こしたのかは分かっていない．
- AEF は CPFE における病理診断の 1 つである．
- AEF は ATS-ERS-IIPs 分類改訂（2013 年）において，喫煙関連間質性肺炎として病理学的に DIP や RB-ILD とは異なる疾患として分類されている[3]．
- AEF の臨床像については十分に検討されていないため CPFE として診療にあたる．症例によって肺気腫像が主体の症例から間質性肺炎像が主体の症例まで，種々雑多な症例が混在している．
- 医療面接は肺気腫（☞p314），通常型間質性肺炎（☞p384）に準じて行う．

身体所見のポイント

● AEF
- 肺気腫と通常型間質性肺炎に準じて行う．

検査所見のポイント

● AEF
- 肺気腫や通常型間質性肺炎の検査に準じて行う．
- AEF の特徴として，呼吸機能検査では肺活量や 1 秒量の低下は軽度に留まるわりに，拡散能の低下が大きいことがある．これは線維化の合併により気流閉塞がマスクされてしまうためである．
- AEF では肺気腫，間質性肺炎のそれぞれ単独での発症に比べて肺高血圧症の合併頻度が高いため，心電図や心エコーで心機能を評価する．

治療方針の立て方

● AEF
- 標準的な治療は確立されていないが，肺気腫や間質性肺炎に準じて行う．

文　献
1) 藤本圭作，久保恵嗣：若年発症 COPD（若年性肺気腫），肺ランゲルハンス細胞ヒスチオサイトーシス（ヒスチオサイトーシス X），肺胞低換気症候群に関する全国疫学調査．平成 18 年度厚生労働省科学研究費補助金難治性疾患克服研究事業報告書，p41，2008
2) Menko FH, et al: Birt-Hogg-Dubé syndrome: diagnosis and management. Lancet Oncol **10**: 1199, 2009
3) Travis WD, et al: An official American Thoracic Society/European Respiratory Society statement: update of the international multidisciplinary classification of the idiopathic interstitial pneumonias. Am J Respir Crit Care Med **188**: 733, 2013

〈鳥羽　聡史〉

II章 CT画像パターンから紐解く呼吸器疾患：診断から治療方針まで

4 多発結節

A 感染

- 多発結節を呈する感染性疾患では，早急な加療が必要となる場合がある．疾患の活動性の有無を発熱を目安として大きく分け，診断する過程をフローチャートに示した（**図1**）．

症状および確認すべき医療面接のポイント

- 肺クリプトコックス症
  - 易感染宿主だけではなく，基礎疾患や免疫低下のない患者にも発症する．
  - 健常者に発症する場合には無症状のことが多く，健診や他疾患の経過観察を目的とした画像検査によって胸部異常陰影が発見される例も少なくない．
  - 頭痛や嘔吐などの髄膜刺激症状の有無を確認する．
  - 脳髄膜炎を発症しても，免疫不全のない患者の初期症状は軽微であるため気づかれにくく，明らかな頭痛や嘔気などはないものの患者の性格変化に家族が気づいていた程度の場合もある．

- 肺アスペルギルス症
  - 病態から慢性型，急性型（侵襲型），アレルギー型に大別される．
  - 慢性型は肺の器質的病変にアスペルギルスが腐生して生じるが，急性型（侵襲型）はアスペルギルスの組織侵襲が生じている．
  - ①単純性肺アスペルギローマ（simple pulmonary aspergilloma：SPA），②慢性進行性肺アスペルギルス症（chronic progressive pulmonary aspergillosis：CPPA），③侵襲性肺アスペルギルス症（invasive pulmonary aspergillosis：IPA），④アレルギー性気管支肺アスペルギルス症（allergic bronchopulmonary aspergillosis：ABPA）（☞p402）の4つに分類される．
  - 慢性に経過する慢性肺アスペルギルス症（chronic pulmonary aspergillosis：CPA）の病型としてSPA，慢性壊死性肺アスペルギルス症（chronic necrotizing pulmonary aspergillosis：CNPA），慢性空洞性肺アスペルギルス症（chronic cavitary pulmonary aspergillosis：CCPA）がある．
  - 臨床的にはCNPAとCCPAは鑑別困難な症例が存在し，治療を行う上で厳密な鑑別は重要ではないため，この両者を統合した疾患群がCPPAとなる（**表1**）．

II章 CT画像パターンから紐解く呼吸器疾患　4. 多発結節

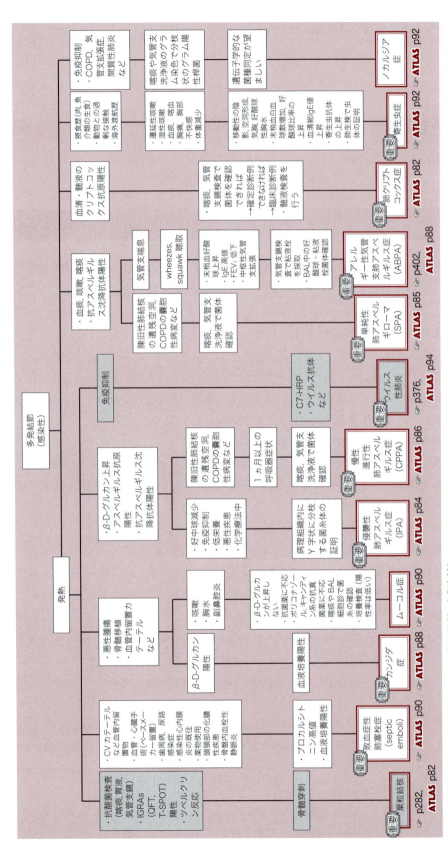

図1　診断過程のフローチャート：多発結節（感染性）

表1 肺アスペルギルス症の病型分類

				病理	症状
慢性型	慢性肺アスペルギルス症（CPA）	①単純性肺アスペルギローマ（SPA）		糸状菌の組織浸潤なし	無症状が多い
		②慢性進行性肺アスペルギルス症（CPPA）	慢性空洞性肺アスペルギルス症（CCPA）		発熱，咳嗽，喀痰，血痰など
			慢性壊死性肺アスペルギルス症（CNPA）	糸状菌の組織浸潤あり	
急性型（侵襲型）	③侵襲性肺アスペルギルス症（IPA）				
アレルギー型	④アレルギー性気管支肺アスペルギルス症（ABPA）			アレルギー性の気道炎症	発熱，咳嗽，喀痰，血痰，喘息症状など

- 免疫低下，肺結核後遺症としての遺残空洞性病変，慢性閉塞性肺疾患（chronic obstructive pulmonary disease：COPD）の囊胞性病変の有無など，背景となる基礎疾患や既往歴について把握することは，上記の病型を分類する上で参考となる．

● カンジダ症
- 担癌患者の術後や化学療法後の好中球減少に伴って肺病変を呈することがある．
- 中心静脈カテーテル留置がリスク因子となる．
- カンジダによる肺病変は，気道を経由して原因菌が侵入するいわゆる「肺炎」ではなく，カンジダ血症の部分的な症候として，肺野に血行性に病変が形成されたものがほとんどである．
- 「カンジダ肺炎」は，その存在を完全に否定するだけの根拠はないものの，免疫不全患者においても極めてまれな疾患と考えられる．

● ムーコル症
- 血液疾患（特に造血幹細胞移植後），臓器移植後，好中球減少，悪性疾患，重度の糖尿病などの免疫不全をきたしている宿主に対して発症する．
- 急速に進行し，予後は極めて不良である．
- 胸水を伴うことが多い．
- 副鼻腔炎を合併しやすい．

● 敗血症性肺塞栓症（septic emboli）
- 敗血症に伴う感染性の塞栓子が肺動脈を閉塞するために生じる．
- 感染性心内膜炎，歯科的処置，血管内カテーテル感染などが原因となる．
- 原因菌は *Staphylococcus aureus* が最も一般的．
- 扁桃炎の炎症が内頸静脈に及び，化膿性血栓性静脈炎に伴った敗血症を Lemierre 症候群といい，重大な合併症として肺塞栓症を併発することがある．

● 寄生虫症
- 肺に感染する寄生虫は多岐にわたるが，わが国で原因となるのはウエステルマン肺吸虫

と宮崎肺吸虫である．
- 第2中間宿主であるサワガニやモクズガニ，待機宿主であるイノシシを生で経口摂取することで感染する．
- 摂食歴，食習慣を詳細に問診することが重要である．
- 虫体が腹腔内から胸腔内へ移行するときに，気胸，胸膜炎，胸水貯留などをきたした場合には胸痛や呼吸困難などの症状を呈する．
- 肺実質に達すると咳嗽や喀痰などの症状が出現する．

● ノカルジア症
- ノカルジア症全体の2/3程度が免疫抑制状態にあるとされるが，1/3程度は免疫不全の背景のない患者に発症している．
- COPD，気管支拡張症，間質性肺炎などの呼吸器疾患の存在もノカルジア症発症のリスク因子と報告されている[1]．

身体所見のポイント

● 肺クリプトコックス症
- 聴診では明らかな異常所見を認めないことが多いが，基礎疾患を有する宿主に発症した場合には喀痰を認め，coarse crackles を聴取する場合がある．
- 髄膜炎をきたした場合には髄膜刺激徴候を認める場合がある．免疫不全のない患者の場合の初期症状は，軽微で緩やかであるために気づかれにくい．明らかな頭痛や嘔気などはないものの，患者の性格変化を家族が気づいていた程度の場合もある．

● 肺アスペルギルス症
- 明らかな肺雑音を聴取しないことも多いが，喀痰・血痰を認める場合には rhonchi 様の肺雑音を聴取することがある．

● カンジダ症
- 発熱
- 視力低下，霧視
- 口腔咽頭カンジダ，眼内炎，肝脾膿瘍の有無を確認する．

● ムーコル症
- 鼻脳型：黒色の鼻汁，発熱，頭痛，顔面痛，眼周囲蜂巣炎，意識レベルの低下
- 肺型：発熱，呼吸困難，血痰，consolidation，空洞
- 皮膚型：有痛性紅斑，壊死性潰瘍
- 消化管型：腹痛，嘔吐を伴う腹部膨満，発熱，血便，腹腔内膿瘍

● 敗血症性肺塞栓症（septic emboli）
- 発熱
- 咳嗽
- 喀血
- 胸痛
- 心内膜炎を合併している場合には心雑音が聴取されることがある．

- ⬤ 寄生虫症
    - 気胸や胸水貯留を呈している場合にはこれらに基づいて呼吸音減弱などを認めることがある．
    - ヒトの体内では腸管から腹腔に入り，腹壁の筋層で成長する．成長した幼虫は再び腹腔から横隔膜を破って胸腔内に入り，胸膜を経て肺に寄生すると考えられている．
- ⬤ ノカルジア症
    - 特に身体所見での異常を認めないことも多いが，陰影が気道に及んでいれば咳嗽や喀痰を認め，聴診上も肺雑音を聴取することがある．

検査所見のポイント

- ⬤ 肺クリプトコックス症
    - 喀痰や気管支鏡を用いて採取した検体で，クリプトコックスを同定すれば診断確定となる．
    - 血清補助診断法として クリプトコックスの莢膜抗原 を検出することができ，感度・特異度ともに高く信頼性の高い検査である．
    - 結節の最大径が 20 mm 以下の肺クリプトコックス症では抗原が偽陰性を示しやすいことに留意する．
    - トリコスポロン症でもクリプトコックス抗原が陽性となる点に注意を要する．
    - 明らかな髄膜刺激徴候がない場合にも 髄液検査 を行い，墨汁法による菌体の観察，クリプトコックス抗原を検査して髄膜炎の有無を確認することが勧められる．
- ⬤ 肺アスペルギルス症
    - β-D-グルカン陽性（SPA を除く）
    - アスペルギルス抗原陽性（SPA を除く）
    - 抗アスペルギルス沈降抗体陽性
    - IPA では気管支肺胞洗浄液（BALF）中のアスペルギルス抗原測定も有用である
- ⬤ カンジダ症
    - β-D-グルカン陽性
    - 血液培養陽性
- ⬤ ムーコル症
    - β-D-グルカン陰性
    - 血清診断法が存在しない．
    - 培養が困難
    - 病巣部の生検を行うことで病理学的に菌体を検索する．
    - 患者条件により侵襲的検査が容易でないことも多い．
- ⬤ 敗血症性肺塞栓症（septic emboli）
    - 血液培養陽性
    - プロカルシトニン高値
- ⬤ 寄生虫症
    - 喀痰，気管支洗浄液，胸水，便などから 虫卵を証明 することで確定診断となる．

- 実際の虫卵の検出率は高くない．
- 血清学的に抗寄生虫抗体スクリーニング検査が有用である．

● ノカルジア症
- ノカルジア属は好気性放線菌であり，グラム染色ではグラム陽性桿菌に分類され，抗酸菌染色で弱抗酸性に染まる．
- 培養は時間を要するため，グラム染色でノカルジア症を疑うことは重要である．
- 菌種の同定は 16S rRNA を解析する．

治療方針の立て方

● 肺クリプトコックス症
- アゾール系薬［フルコナゾール（FLCZ）］を投与する．基礎疾患のない健常者では3ヵ月，免疫不全の患者では6ヵ月の治療期間が目安として推奨されている．
- 重症例や FLCZ 無効例，脳髄膜炎を合併した症例ではアムホテリシン B リポソーム製剤（L-AMB）とフルシトシン（5-FC）の併用が推奨される．

● 肺アスペルギルス症
- SPA は内科的に確立した治療方法はない．根治のためには外科的手術による病変の切除が第一選択となる．患者が手術を希望しない場合や基礎疾患や高齢による影響で手術困難である場合には抗真菌薬での加療を考慮する．SPA に対しての有効性は確立していないが，CPPA に準じて抗真菌薬を選択する．
- CPPA の初期治療としてはミカファンギン（MCFG）を第一選択とする．MCFG とボリコナゾール（VRCZ）の有効性は，それぞれ 60.0%，53.2% と有意差を認めなかったが，副作用の発現率は，MCFG が 26.4%，VRCZ が 61.1% と MCFG で有意に低頻度であった[2]．
- MCFG とカスポファンギン（CPFG）を比較した試験では，有効性は MCFG で 46.7%，CPFG 45.0% と有意差を認めず，副作用発現率にも有意差はなかった[3]．
- 上記報告を踏まえ，CPPA の標的治療の第一選択薬としては，『深在性真菌症の診断・治療ガイドライン 2014』には MCFG，VRCZ の 2 薬剤，『アスペルギルス症の診断・治療ガイドライン 2015』には MCFG，VRCZ，CPFG の 3 薬剤が記載されている．
- IPA の治療に関しては，VRCZ 群がアムホテリシン B（AMPH-B）群を上回る有効性を示し[4]，第一選択薬として使用される．比較試験は実施されていないものの，イトラコナゾール（ITCZ）注射薬や MCFG，CPFG も有効性が期待される．

● カンジダ症
- 肺野にカンジダによる病変を認める場合には，カンジダ血症・播種性カンジダ症を呈していると考える．
- 標的治療としては，(F-) FLCZ が第一選択薬であり，重症と考える場合には MCFG，CPFG，L-AMB を検討する．

● ムーコル症
- 造血幹細胞移植後などの血液疾患，臓器移植後，好中球減少，悪性疾患などの免疫不全をきたしている宿主を対象として発症する．

- 急速に進行し，予後は極めて不良である．
- 病巣部の切除やデブリドマンとともに L-AMB の点滴静注を行う．
- 生前診断は困難のため治療指針の十分なエビデンスはなく，エンピリックに治療されることが多い．

● 敗血症性肺塞栓症（septic emboli）
- ブドウ球菌が原因としては一般的だが，口腔内の嫌気性菌の関与が考えられる場合には嫌気性菌にも有効な抗菌薬（β-ラクタマーゼ阻害薬配合ペニシリン系，カルバペネム系など）が選択される．
- 抗凝固薬の併用は，血栓増大を予防すると考えられる．

● 寄生虫症
- ウエステルマン肺吸虫症，宮崎肺吸虫症にはプラジカンテルを 3 日間投与する．
- 治療法は確立されており問題となることは少ない．
- 寄生虫症を疑うこと，繰り返し検体を採取して診断に努めることが適切な治療へ繋がる．

● ノカルジア症
- 第 1 選択は ST 合剤．
- 中枢神経病変を有する場合には，ST 合剤にカルバペネム系とアミノグリコシド系抗菌薬の併用を行う．
- まれではあるが，ST 合剤耐性の菌種もあるため，菌種の同定が推奨される．
- 培養からノカルジアが検出された場合，必ずしも原因微生物とならず定着している状態が知られており，13.9% が定着であったといった報告もあり[5]，気道分泌物のグラム染色所見を確認し，原因微生物かどうかを判断する必要がある．

B 非感染（図 2）

- 肺野の結節に伴う症状は認めないことが多い．結節が気道に接している場合に咳嗽，喀痰，血痰などを生じることはあるが，これらは非特異的なものである．診断を得るためには病理学的診断が不可欠であり，症例に応じて経気管支肺生検もしくは胸腔鏡下肺生検を選択する必要がある．
- 基礎疾患や肺以外の臓器症状が鑑別の手掛かりとなりうるため，鑑別疾患を想起しながら問診，診察，検査を進めることが重要である．

| 症状および確認すべき医療面接のポイント

● アミロイドーシス
- 臓器にアミロイドが沈着して機能障害をきたす病態である．
- 肝，腎，消化管などが多く，気管支・肺アミロイドーシスは比較的まれである．
- 画像所見から，①気管・気管支型，②結節型，③びまん性間質型に分類され，それぞれ単独で生じる場合と，重複する場合がある．

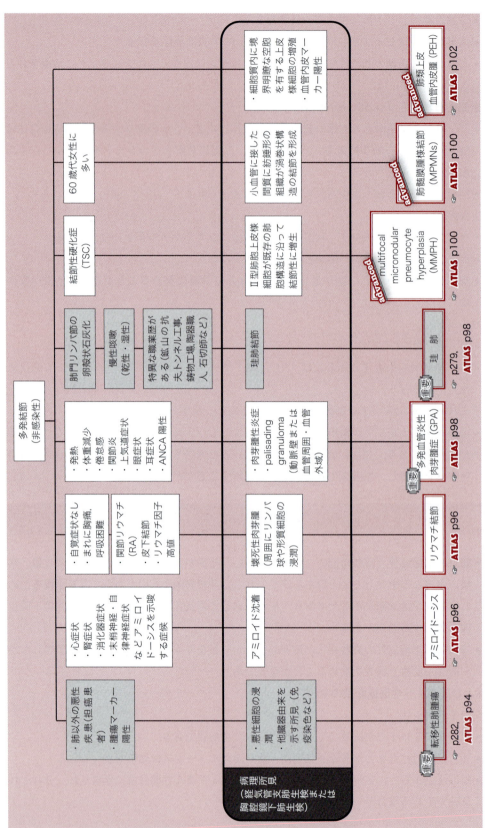

図2 診断過程のフローチャート：多発結節（非感染性）

- 肺のみに病変のある限局型と，全身性アミロイドーシスの部分症状として肺病変を有する場合がある．
- 基礎疾患の有無によって原発性か二次性かに分類され，基礎疾患の検索は重要である．

● リウマチ結節
- 関節リウマチ（rheumatoid arthritis：RA）に伴う呼吸器病変の1つ．
- 結節を有するのみでは特に自覚症状は認めない．
- 皮下結節を認めることが多い．
- 男性に多い．
- 喫煙者に多い．
- 比較的まれではあるが，胸膜に隣接した空洞形成性のリウマチ結節が胸腔内に穿孔して気胸や胸膜炎，膿胸を合併することがあり，この場合には胸痛や呼吸困難などの症状を呈することがある．

● 多発血管炎性肉芽腫症（granulomatosis with polyangiitis：GPA）
- 発熱，体重減少，全身倦怠感などの全身症状を認めることが多い．
- ①上気道症状：膿性鼻漏，鼻出血，鞍鼻，中耳炎，視力低下，咽喉頭潰瘍など．
- ②下気道・肺症状：血痰，呼吸困難，細気管支炎，気管支狭窄など．
- ③腎症状：血尿，乏尿，急速進行性糸球体腎炎（rapidly progressive glomerulonephritis：RPGN）．
- ④その他：紫斑，多発関節痛，強膜炎，視力低下，ぶどう膜炎，多発神経炎など．
- 症状は通常①→②→③の順序で起こるとされており，①，②，③のすべての症状が揃っているときを全身型，いずれか2つの症状のみのときを限局型という．

身体所見のポイント

● アミロイドーシス
- 気管・気管支型アミロイドーシスでは，気道狭窄を生じると咳嗽，喘鳴，呼吸困難などを生じる．
- 結節型アミロイドーシスは無症状で，身体所見で特に異常を認めないことが多い．
- びまん性間質型アミロイドーシスは咳嗽や呼吸困難を認める．全身性アミロイドーシスの部分症状であることが多く，一般に進行性で予後不良である．

● リウマチ結節
- 皮下結節を伴うことが多い．
- 肺結節を有するのみでは特に身体所見で明らかな異常は認めない．
- 気胸や胸膜炎を合併した場合には，病変部位の呼吸音の減弱や呼吸で増強される胸痛などの所見を認める場合がある．

● GPA
- 肺病変，気管支狭窄，感染合併に伴って crackles や wheezes を聴取することがある．
- 末梢神経障害や皮膚所見を認めるのは比較的まれであり，他のANCA関連血管炎との相違点である．

検査所見のポイント

- ● アミロイドーシス
  - 診断は，気管支鏡下生検もしくは胸腔鏡下生検で検体を採取し，病理学的にアミロイドの沈着を確認する．
  - アミロイドは，HE 染色で無構造のエオジン好性物質で，Congo red 染色に陽性で，偏光顕微鏡下で緑黄色複屈折を呈する．

- ● リウマチ結節
  - リウマチ因子の上昇．
  - 上中葉の末梢に分布する．
  - 結節は増大のみでなく縮小を呈することもある[6]．

- ● GPA
  - 末梢血白血球および血小板の上昇
  - CRP 上昇，赤沈亢進
  - 貧血
  - 好酸球増多を約半数で認める．
  - 腎病変を合併した症例では BUN，血清クレアチニンの上昇
  - PR3-ANCA は全身型の活動期であれば 80% 以上が陽性，限局型では 50% 以下とされる．
  - MPO-ANCA は 30〜50% で陽性とされ，MPO-ANCA 陽性の GPA は腎障害が軽度であり予後は良好との報告がある[7]．

治療方針の立て方

- ● アミロイドーシス
  - 気管・気管支型アミロイドーシスは，気道狭窄の解除を目的として，気管支鏡下の切除，レーザー照射，ステント挿入による気道確保などが単独あるいは複合的に用いられる．放射線療法が有効という報告もある[8]．
  - 結節型アミロイドーシスは，大きさは不変であるか緩徐に増大し無症状であることが多い．無治療で消失した症例も報告されている[9]．
  - びまん性間質型アミロイドーシスの治療は原疾患により異なり，一般に予後不良である．心アミロイドーシスの合併が予後を左右する．

- ● リウマチ結節
  - 悪性腫瘍との鑑別が重要であり，否定が困難な場合には胸腔鏡下肺生検を考慮する．
  - FDG-PET（fluorodeoxyglucose positron emission tomography）は悪性腫瘍の鑑別に有用であるが，肺リウマチ結節において，病理学的に血管炎を伴う壊死性肉芽腫を認めた症例では高度の集積が認められた報告がある[10]．

- ● GPA
  - ステロイドと免疫抑制薬（シクロホスファミド）の併用で寛解導入治療を開始する．
  - 上気道症状の強い症例には ST 合剤を併用することもある．

- 寛解達成後には寛解維持療法として，免疫抑制薬はシクロホスファミドをアザチオプリンかメトトレキサートに変更し，低用量の副腎皮質ステロイドとの併用を行うことが望ましい．
- 再燃した場合は，疾患活動性に応じた再寛解導入治療を行う．
- 難治例に対する治療薬として，抗CD20モノクローナル抗体であるリツキシマブが用いられる[11, 12]．
- 上気道，肺に二次感染症を起こしやすいので，細菌感染症・日和見感染症対策を十分に行う．

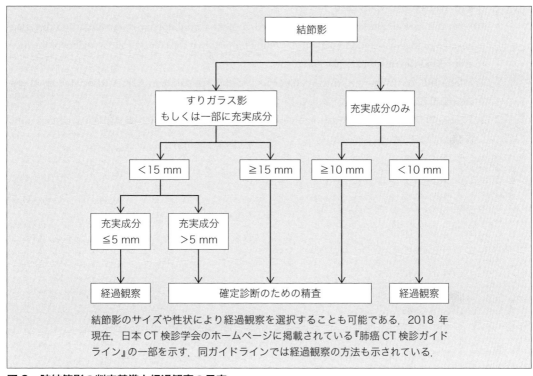

図3 肺結節影の判定基準と経過観察の目安
結節径は最大径を示す．
［日本CT検診学会：肺癌CT検診ガイドライン <http://www.jscts.org/index.php?page=guideline_index> (2017/11) を参考に作成］

文献

1) Kurahara Y, et al: Pulmonary nocardiosis: a clinical analysis of 59 cases. Respir Investig **52**: 160-166, 2014
2) Kohno S, et al: Intravenous micafungin versus voriconazole for chronic pulmonary aspergillosis: a multicenter trial in Japan. J Infect **61**: 410-418, 2010
3) Kohno S, et al: A double-blind comparative study of the safety and efficacy of caspofungin versus micafungin in the treatment of candidiasis and aspergillosis. Eur J Clin Microbiol Infect Dis **32**: 387-397, 2013
4) Herbrecht R, et al: Voriconazole versus amphotericin B for primary therapy of invasive asper-

gillosis. N Engl J Med **347**: 408-415, 2002
5) Minero MV, et al: Nocardiosis at the turn of the century. Medicine (Baltimore) **88**: 250-261, 2009
6) Capobianco J, et al: Thoracic manifestations of collagen vascular diseases. RadioGraphics **32**: 33-50, 2012
7) Ono N, et al: Characteristics of MPO-ANCA-positive granulomatosis with polyangiitis: a retrospective multi-center study in Japan. Rheumatol Int **35**: 555-559, 2015
8) Neben-Wittich MA, et al: External beam radiation therapy for tracheobronchial amyloidosis. Chest **132**: 262-267, 2007
9) Fukatsu H, et al: Spontaneous resolution of multiple nodular pulmonary AA amyloidosis. Intern Med **49**: 2303-2307, 2010
10) Saraya T, et al: Fluorodeoxyglucose (FDG) uptake in pulmonary rheumatoid nodules diagnosed by video-assisted thoracic surgery lung biopsy: two case reports and a review of the literature. Mod Rheumatol **23**: 393-396, 2013
11) Jones RB, et al: Tervaert Rituximab versus cyclophosphamide in ANCA-associated renal vasculitis. N Engl J Med **363**: 211-220, 2010
12) Stone JH, et al: Merkel Rituximab versus cyclophosphamide for ANCA-associated vasculitis. N Engl J Med **363**: 221-232, 2010

〔吉川 裕喜〕

II章 CT画像パターンから紐解く呼吸器疾患：診断から治療方針まで

5 consolidation

A 分布による分類

a 区域性（図1）

- 診断後の治療のためにも，感染性のものか，非感染性のものかの鑑別が重要である．急性，亜急性，慢性経過かを判断し，同時に臨床症状や検査所見を加えて診断を行う．

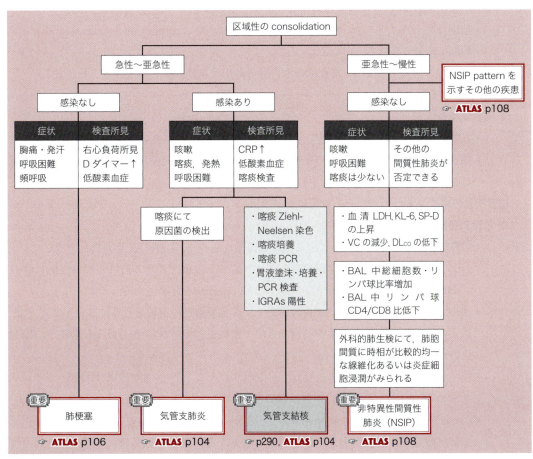

図1　診断過程のフローチャート：区域性 consolidation

1 感染性疾患：気管支結核，気管支肺炎（気管支結核については☞ p290）

症状および確認すべき医療面接のポイント

● 気管支肺炎
- 細菌性肺炎と非定型肺炎を鑑別する．
  ⇒両者の鑑別には，日本呼吸器学会による『成人肺炎診療ガイドライン2017』が参考になる（☞ p287の表1）．

[細菌性肺炎]
- 膿性咳嗽，喀痰，発熱，倦怠感などの感染症状の確認．
- 非定型肺炎と比較し，喀痰が多い．
- 高齢者，基礎疾患のある人に多い．
- 風邪症状が先行する．
- 原因菌としては *Haemophilus influenzae*，*Staphylococcus aureus*，*Moraxella catarrhalis* などがある．

[非定型肺炎]
- 乾性咳嗽を認める．
- 基礎疾患のない60歳未満の若年者でも多くみられる．
- 原因はマイコプラズマ（*Mycoplasma pneumoniae*）や *Chlamydophila pneumoniae* など．
- 周囲で同様の症状の人がいる．
- マイコプラズマでは消化器症状などの呼吸器症状以外の症状が表れることがある．

身体所見のポイント

● 気管支肺炎
- 高齢者の肺炎は身体所見に乏しく，発熱も認めないことがある．
- 細菌性肺炎は聴診上 coarse crackles を認めることが多いが，非定型肺炎では聴診所見に乏しい．

検査所見のポイント

● 気管支肺炎
- 膿性喀痰を認める場合は，できる限り抗菌薬投与の前に喀痰のグラム染色を行う．
  ⇒グラム陽性のぶどうの房状の菌を認めれば *S. aureus*，グラム陰性短桿菌であれば *H. influenzae*，グラム陰性双球菌であれば *M. catarrhalis* と推定する．
- p287の表1を参考に，一般細菌性肺炎と，非定型肺炎の鑑別を行う．非定型肺炎では，喀痰のグラム染色で病原体が同定できず，末梢血白血球数は 10,000/μL 未満，CRP は正常から軽度上昇症例が多い．
- マイコプラズマでは近年迅速診断キット（リボテスト®マイコプラズマ抗原，プライムチェック®マイコプラズマ）が保険収載され，診断に有用である．
- *C. pneumoniae* では血清中抗体価測定を行うが，IgG抗体は3〜4週の間隔をあけたペア血清で測定する必要があり，IgM抗体は病初期や再感染時には検出できなかったりするため，あまり実用的でない．

- 治療方針を決定するために重症度判定を行う（重症度判定については下記に記載）．

治療方針の立て方

● 気管支肺炎

[一般細菌性肺炎]
- 耐性菌の増加を防ぐために，まずは高用量ペニシリン系薬を用いる．
- 高齢者や慢性閉塞性肺疾患（COPD）などの基礎疾患のある場合，低免疫状態の場合はレスピラトリーキノロンを使用する．

[非定型肺炎]
- マイコプラズマやC. pneumoniaeでは細胞壁合成阻害作用のβ-ラクタム薬は無効であり，マクロライド系，テトラサイクリン系，ニューキノロン系薬剤を使用する．
- マクロライド耐性マイコプラズマ肺炎の増加が報告されており，48～72時間で解熱がみられない場合はミノサイクリンやニューキノロン系薬剤への変更を考える．
- マイコプラズマ肺炎に対して血清LDH値を参考にステロイド投与を考慮することも提案されている．
- 診断を早期に確定することが困難な場合もあり，通常はエンピリックに治療を開始することが多い．

> 現在，日本呼吸器学会より『成人肺炎診療ガイドライン2017』[1]が出ており，肺炎が下記のように分類されている．
> ・市中肺炎（community-acquired pneumonia：CAP）
> ⇒病院外で日常生活をしていた人に発症する肺炎．主にA-DROPシステムを用いて重症度分類を行う（**表1**）．
> ・院内肺炎（hospital-acquired pneumonia：HAP）
> ⇒病院に入院している間に感染し，入院してから48時間後に発症する肺炎．主にI-ROAD分類を用いて重症度分類を行う（**表2**）．
> ・医療・介護関連肺炎（nursing and healthcare-associated pneumonia：NHCAP）
> ⇒定義を**表3**に示した．ガイドラインでは，A-DROPシステムで重症度分類を行うことを推奨している．これら3種類の肺炎の重症度による抗菌薬選択の例を**図2**に示す．

2 非感染性疾患：肺梗塞，非特異性間質性肺炎，膠原病に伴う間質性肺炎

- 肺梗塞の塞栓子として血栓，脂肪塞栓，空気塞栓があるが，90％以上は下肢近位部深部静脈血栓からの塞栓症である．ここでは主に急性肺血栓塞栓症について述べる．
- 非特異性間質性肺炎（non-specific interstitial pneumonia：NSIP）は病理学的診断において他の間質性肺炎に分類しきれない間質性肺炎で，病変の時相が均一な症候群として1994年に提唱された疾患概念である．以前は特発性のもの以外に，膠原病や薬剤性，過敏性肺炎など病理学的にNSIP所見を呈したものすべてを指していたが，現在では，特発性間質性肺炎（IIPs）の中でNSIPとして独立した臨床画像病学的疾患概念として確立している．膠原病に伴う間質性肺炎（NSIP pattern）を示す症例の背景因子の検索が必要である．
  ⇒鑑別診断としては，IIPsの他の病型［器質化肺炎（OP），通常型間質性肺炎（UIP）］，

表1 日本呼吸器学会『成人肺炎診療ガイドライン2017』における重症度分類（A-DROPシステム）

A（Age）	：男性70歳以上，女性75歳以上
D（Dehydration）	：BUN 21 mg/dL以上または脱水あり
R（Respiration）	：SpO$_2$ 90%以下（PaO$_2$ 60 Torr以下）
O（Orientation）	：意識障害あり
P（Pressure）	：血圧（収縮期）90 mmHg以下

重症度分類	
軽症	上記指標のいずれも満足しないもの
中等度	上記指標の1つまたは2つを有するもの
重症	上記指標の3つ以上を有するもの
超重症	上記指標の4つまたは5つを有するもの ただしショックがあれば1項目のみでも超重症とする

［日本呼吸器学会：成人肺炎診療ガイドライン2017，日本呼吸器学会，東京，2017を参考に作成］

表2 日本呼吸器学会『成人肺炎診療ガイドライン2017』における重症度分類（I-ROAD分類）

生命予後予測因子
1) I（immunodeficiency）：悪性腫瘍または免疫不全状態
2) R（Respiration）：SpO$_2$＞90%を維持するためにFiO$_2$＞35%を要する
3) O（Orientation）：意識レベルの低下
4) A（Age）：男性70歳以上，女性75歳以上
5) D（Dehydration）：乏尿または脱水

・上記項目が2項目以下で肺炎重症度規定因子
  1) CRP≧20 mg/dL
  2) 胸部X線写真陰影の拡がりが一側肺の2/3以上
  該当なし：軽症群（A群）
  該当あり：中等症群（B群）
・上記項目が3項目以上：重症群（C群）

［日本呼吸器学会：成人肺炎診療ガイドライン2017，日本呼吸器学会，東京，2017を参考に作成］

表3 医療・介護関連肺炎の定義

1. 長期療養型病床群または介護施設に入所している（精神病床も含む）
2. 90日以内に病院を退院した
3. 介護を必要とする高齢者，身障者（PS 3以上を目安）
4. 通院にて継続的血管内治療（透析，抗菌薬，化学療法，免疫療法による治療）を受けている

［日本呼吸器学会：成人肺炎診療ガイドライン2017，日本呼吸器学会，東京，2017を参考に作成］

CAP：軽症 （細菌性肺炎と非定型肺炎の鑑別必要）	CAP：軽症 （高齢者, COPD合併症例）	CAP：入院, 中等症	CAP：重症	CAP：重症, 超重症
		HAP：A群, B群	HAP：B群, C群	HAP：C群
NHCAP： 軽症, 中等症	NHCAP： 軽症, 中等症	NHCAP： 中等症, 重症	NHCAP：重症以上	NHCAP：重症以上
↓	↓	↓	↓	↓
経口 A	**経口 B**	**注射 A**	**注射 B**	**注射 C**
・SBTPC, AMPC/CVA ・EM, CAM, AZM	・GRNX, MFLX, LVFX ・SBTPC	・CTRX, CTX, PAPM/BP, SBT/ABPC, LVFX	・IPM/CS, MEPM, DRPM ・CFPM or CPR＋CLDM ・CPFX or PZFX＋SBT/ABPC	・注射 B＋FOs, AZM, AGs ・±VCM, TEIC, LZD

図2　肺炎患者の治療における抗菌薬選択の例
SBTPC：スルタミシリン, AMPC/CVA：アモキシシリン/クラブラン酸, EM：エリスロマイシン, CAM：クラリスロマイシン, AZM：アジスロマイシン, GRNX：ガレノキサシン, MFLX：モキシフロキサシン, LVFX：レボフロキサシン, CTRX：セフトリアキソン, CTX：セフォタキシム, PAPM/BP：パニペネム/ベタミプロン, SBT/ABPC：スルバクタム/アンピシリン, IPM/CS：イミペネム/シラスタチン, MEPM：メロペネム, DRPM：ドリペネム, CFPM：セフェピム, CPR：セフピロム, CLDM：クリンダマイシン, CPFX：シプロフロキサシン, PZFX：パズフロキサシン, FOs：フルオロキノロン, AGs：アミノ配糖体, VCM：バンコマイシン, TEIC：テイコプラニン, LZD：リネゾリド

膠原病肺，過敏性肺炎，好酸球性肺炎，薬剤性肺炎，放射線肺炎，ウイルス性肺炎が挙げられる．

症状および確認すべき医療面接のポイント

● 肺梗塞
- 突然の胸の痛み，呼吸困難，頻呼吸，血痰，発熱などの症状がみられるが，肺動脈の閉塞部位により症状に乏しい場合やショックに至るまで様々である．
- 肺塞栓症のリスク因子として，血流の停滞が長く続いた場合や，血管内皮傷害，血液凝固能の亢進などの病歴の有無を詳しく聴取する．
- 深部静脈血栓症が原因である場合は下肢の腫脹や疼痛の有無の確認をする．

● NSIP
- 平均年齢は40～50歳代で男女比はほぼ同じか，やや女性が多い傾向．
- 非喫煙者の患者の方がやや多いと報告されている．
- 亜急性から慢性の経過をたどる．
- 労作時の呼吸困難，咳嗽を認める．
- 発熱を認めることもある．
- 膠原病，過敏性肺炎，薬剤性肺炎などを徹底して除外する．

- ● 膠原病に伴う間質性肺炎（NSIP pattern）
  - 膠原病に合併する間質性肺炎（collagen vascular disease-associated interstitial pneumonia：CVD-IP）は様々な組織パターンをとるが，NSIP の頻度が最も高い．
  - 膠原病と関連した症状の有無を細かく問診する．

身体所見のポイント

- ● 肺梗塞
  - 頻呼吸，頻脈，発熱，低血圧を認める．
  - 頸動脈怒張，Ⅱp 音亢進など右心系の負荷所見を認める．
  - wheezes や crackles を聴取することもある．
  - 下肢の腫脹の有無の確認を必ず行う．
- ● NSIP，膠原病に伴う間質性肺炎（NSIP pattern）
  - ばち指は約 10% に認めるが IPF より頻度が低い．
  - 聴診上 fine crackles を聴取することもある．
  - 膠原病と関連した所見（関節所見，皮膚所見，手指の Gottron 徴候，mechanical hand の有無）を細かく診察する．

検査所見のポイント

- ● 肺梗塞
  - 胸部単純 X 線写真は正常なことも多い．胸水，無気肺がみられることもある．
  - 心電図ではⅠQⅢTⅢやⅠSⅡSⅢ（右心負荷所見），右軸偏移，右脚ブロックなどを認める．肺梗塞に特異的な心電図所見はなく，他疾患との鑑別のために有用である．
  - 心エコーで右心系の負荷の確認を行う．右心系の血栓を認めれば診断確定できるが感度は低い．
  - 血液ガス検査で A-aDO$_2$ 開大，PaO$_2$ 低下，PaCO$_2$ 低下を認める．
  - 血液中の D ダイマー測定が特に重要であり陰性的中率が高く，基準値であればほぼ否定できる．しかし，大動脈解離，心筋梗塞，炎症，悪性腫瘍などその他の疾患でも陽性になることがあるので，高値での診断確定はできない．
  - 造影 CT は確定診断，重症度，治療方針を決定する上でかなり有用である．
  - 肺血流シンチグラフィ，換気シンチグラフィ，肺動脈造影は診断・治療に有用であるが，緊急で行える施設が限られている．
  - 急性肺血栓塞栓症（PTE）の診断手順を図 3 に示した．
- ● NSIP，膠原病に伴う間質性肺炎（NSIP pattern）
  - 比較的初期の NSIP では低酸素血症は認めないこともある．
  - 呼吸機能検査で拘束性換気障害，拡散能（DL$_{CO}$）の低下を認める．
  - 自己抗体の検索が特に重要である．
  - 間質性肺炎の血清マーカーである KL-6，SP-A，SP-D が上昇することがあるが個体差もある．
  - 気管支肺胞洗浄（BAL）では総細胞数の増加，細胞分画はリンパ球比率の上昇（30〜60%）を認める．

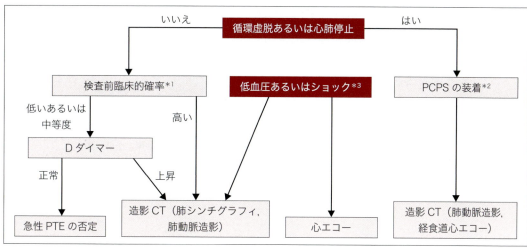

図3 急性肺血栓塞栓症の診断手順

PTE を疑った時点でヘパリンを投与する．深部静脈血栓症（DVT）も同時に探索する．
*1：スクリーニング検査として胸部X線，心電図，動脈血液ガス分析，経胸壁心エコー，血液生化学検査を行う．
*2：心肺補助装置（PCPS）が利用できない場合には胸骨圧迫，昇圧薬により循環管理を行う．
*3：低血圧あるいはショックでは，造影CTが可能なら施行するが，施行が難しい場合には心エコーの結果のみで血栓溶解療法などを考慮してよい．

[佐久間聖仁．急性肺血栓塞栓症の診断：今後の方向性．Ther Res 30: 744-747, 2009 より作成]

表4 NSIPの組織所見

1）病変は胸膜側から肺内側にまで比較的均一かつびまん性に分布し，小葉内でもびまん性に存在する
2）cellular NSIP では，肺構造はよく保たれ，間質にリンパ球，形質細胞がびまん性に浸潤する
3）幼若な線維化としては壁在型腔内線維化が主体で，ときにポリープ型腔内線維化巣が散見されるが数は少なく，分布範囲も狭い
4）fibrotic NSIP では，間質は様々な程度に線維性びまん性肥厚を示すが，時相は一様で，正常肺胞の介在はみられない
5）肺構造の改築は軽度で，線維化は壁在型および閉塞型が主体で，疎なものが多い
6）ときに小型の蜂巣肺形成を伴うが，限局しており平滑筋の増生は少ない

[日本呼吸器学会：特発性間質性肺炎診断と治療の手引き，改訂第3版，南江堂，東京，2016 より許諾を得て転載]

- NSIP の主要な組織学的所見を**表4**に示した．現時点では NSIP の確定診断に外科的肺生検が必須である．

治療方針の立て方

● 肺梗塞

- 救命のためには早期発見，早期治療開始，再発予防が必要である．
    ①呼吸管理
    ⇒低酸素血症に対し，十分な酸素投与を行う．SpO$_2$ 90% 以上を保てない場合は人工呼吸管理とする．
    ②循環管理
    ⇒心拍出量低下，低血圧症例にはノルエピネフリン，ドパミン，ドブタミンを投与す

表5 静脈血栓塞栓症に対する抗凝固療法の継続期間

危険因子の種類	抗凝固療法の継続期間
危険因子が可逆的である場合	3ヵ月間
誘因のない場合	少なくとも3ヵ月間 （リスクとベネフィットを勘案して期間を決定）
癌患者 再発をきたした場合	より長期間

［日本循環器学会：肺血栓塞栓症および深部静脈血栓症の診断，治療，予防に関するガイドライン（2017年改訂版）（2018年6月21日，日本循環器学会HP閲覧，最新情報はhttp://www.j-circ.or.jp/guideline/pdf/JCS2017_ito_h.pdfをご確認下さい）より許諾を得て転載］

るが，薬物投与にも反応しない場合は心肺補助装置（percutaneous cardiopulmonary support：PCPS）を導入する．

③薬物療法

⇒抗凝固療法として，ヘパリンとワルファリン，血栓溶解療法としてウロキナーゼや組織型プラスミノゲンアクチベータ，新規経口抗凝固薬が用いられる．

- カテーテル治療，外科的血栓除去術，下大静脈フィルター

⇒広範囲の梗塞で血栓溶解療法が無効な場合，カテーテル治療や外科的血栓除去術で血栓の破壊や吸引を行う．下大静脈フィルター留置は下肢静脈の残存血栓がある場合，予防的に留置することがある．

- 再発予防に対する抗凝固療法

⇒静脈血栓塞栓に対する抗凝固療法の継続期間を**表5**に示した．ワルファリンや新規経口抗凝固薬を用いて危険因子の種類を判断し，抗凝固療法を継続する．

● NSIP

- NSIPはステロイドに反応することが多いが，実際の予後は炎症と線維化の程度に関連している．NSIPの治療例を**図4**に示した．細胞浸潤型なら①，線維型なら②③を基本として治療を行う．

● 膠原病に伴う間質性肺炎（NSIP pattern）

- 個々の膠原病に対し使用される薬剤が異なり，効果もまちまちである．唯一強皮症においては比較的高いエビデンスが得られている．
- それぞれの疾患に対しての治療例を**表6**に示した．

現在，間質性肺疾患のうち膠原病確定診断に至らないが，膠原病に関連する症状や検査結果を示す症例についてUCTD（unclassified connective tissue disease），LD-CTD（lung dominant connective tissue disease），AIF-ILD（autoimmune featured-interstitial lung disease）と3種類の疾患概念が提唱されており，これらはそれぞれ別々の診断基準を用いている．2015年に米国胸部疾患学会／欧州呼吸器学会（ATS/ERS）からはIPAF（interstitial pneumonia with autoimmune features）という用語を共通に使用するよう提唱され，今後の研究によりIIPsの分類に加わる可能性もある[4]．

①ステロイド単独

PSL 0.5～1 mg/kg/日
↓
PSLは2～4週ごと
5 mgずつ減量
↓
1ヵ月ごとに効果判定し
症状改善すれば終了

治療抵抗性であれば
②，③に変更

②ステロイド漸減
＋
免疫抑制薬

PSL 0.5 mg/kg/日
①アザチオプリン2～3 mg/kg/日
or
＋②シクロホスファミド1～2 mg/kg/日
or
③シクロスポリン3 mg/kg/日
↓
PSLは2～4週ごとに5 mgずつ減量
免疫抑制薬は継続
↓
計3ヵ月後効果判定
↓
PSL 10 mg/日 or 20 mg/隔日
＋免疫抑制薬

③ステロイド隔日
＋
免疫抑制薬

PSL 20 mg/隔日
＋免疫抑制薬（①，②，③）
↓
減量せず
計3ヵ月後効果判定
↓
同量で維持

図4 NSIPの治療例
PSL：プレドニゾロン
［日本呼吸器学会：特発性間質性肺炎診断と治療の手引き，改訂第3版，南江堂，東京，2016より許諾を得て転載］

表6 膠原病に合併する間質性肺炎（CVD-IP）の治療例

強皮症	多発性筋炎/皮膚筋炎（PM/DM-IP）
・低用量 PSL（＜15 mg/日） ＋CPA（経口：0.5～2.0 mg/kg/日） or IVCY 500～800 mg/m²/月，3～6回	・PSL 0.75～1.0 mg/kg/日 ↓漸減 10 mg/日で維持 ・PSLの投与が難しい場合は免疫抑制薬の併用 　CsA：1～2 mg/kg/日 　FK506：0.3 mg/kg/日 ・急速進行性のPM/DM-IPはびまん性肺胞傷害（DAD） 　（☞P370）を参照する
関節リウマチ（RA-IP）	Sjögren症候群
・経口 PSL 0.5～0.75 mg/kg/日で開始 ・PSLが投与できない場合や効果不十分な場合 　CPA：0.5～2.0 mg/kg/日 　IVCY：500～800 mg/m²/月，3～6回 などの併用も検討 ※メトトレキサートは薬剤性肺障害を起こす可能性があり，用いないようにする	・主に慢性期に経口 PSL 0.5～0.75 mg/kg/日で開始 ・PSLが投与できない場合や効果不十分な場合 　AZP 0.5～2.5 mg/kg/日の併用 ※CPAやCsAは副作用の観点から，他の膠原病と比べ用いられることは少ない
全身性エリテマトーデス	
・有症状の場合はRA-IPに準じた治療	

CPA：シクロホスファミド，IVCY：intravenous cyclophosphamide therapy, CsA：シクロスポリン，
FK506：タクロリムス，AZP：アザチオプリン

（水上　絵理）

b 非区域性（図5）

- 非区域性 consolidation を示す疾患は発症のパターンから急性，亜急性〜慢性に分類することができる．肺挫傷は受傷により生じるため他疾患との鑑別は容易であるが，その他の疾患は臨床所見が類似することがあり，臨床経過や検査所見を十分加味しなければならない．
- 感染症であれば適切な抗菌薬治療で改善が得られるため，感染症か非感染性かを鑑別することが重要である．
- 急性発症の重篤な病態においてはまず感染症を第一に考慮し，抗菌薬治療での効果がみられない場合に病原微生物以外の要因について検討する．

1 急性の経過を示す疾患

1-1 急性発症（3週間未満）：肺胞性肺炎（肺炎球菌，レジオネラ，クレブシエラなど）

症状および確認すべき医療面接のポイント

- 肺炎球菌肺炎
  - 典型例では突然の高熱，悪寒戦慄とともに湿性咳嗽や呼吸困難を呈する．
  - 喀痰は膿性で，ときに鉄錆様と表現される血痰を伴う．
  - インフルエンザなどのウイルス感染後に罹患しやすい．
  - 市中肺炎の中では最も頻度が高い．
    ⇒成人健常者では約10%，幼児では約半数で鼻咽頭に定着しているとされており，定着菌が下気道に侵入し肺炎を起こす．

- クレブシエラ肺炎
  - 湿性咳嗽，血痰，呼吸困難などの呼吸器症状を伴う．
  - 高齢者では食思不振，日常の活動性低下，会話の減少などを認めるのみで定型的な呼吸器症状を欠くことがあるので注意を要する．
  - 高齢者や白血球減少，アルコール中毒，糖尿病，肝硬変などの基礎疾患のある患者に認められることが多い．
  - ヒトの口腔，上気道，腸管に存在し，市中肺炎や院内肺炎の原因となりうる．
    ⇒誤嚥が発症に関わっている例がある．

- レジオネラ肺炎
  - 倦怠感，筋肉痛，食思不振などの症状で始まり，その後，悪寒戦慄を伴う高熱，咳嗽，喀痰などの呼吸器症状がみられ，急速に重症化する可能性がある．
  - 嘔吐，下痢などの消化器症状や頭痛，意識障害などの中枢神経症状を合併しやすい．
  - 給湯系温泉や循環風呂などの使用歴や温泉旅行歴を聴取する．
    ⇒レジオネラ属は水系の自然環境に生息しており，エアロゾル化の形で吸入することで感染するため，潜伏期間である2〜10日以内の使用歴について問診する．
  - 糖尿病，悪性腫瘍，免疫抑制薬投与，腎不全，アルコール多飲者，重喫煙者などのリス

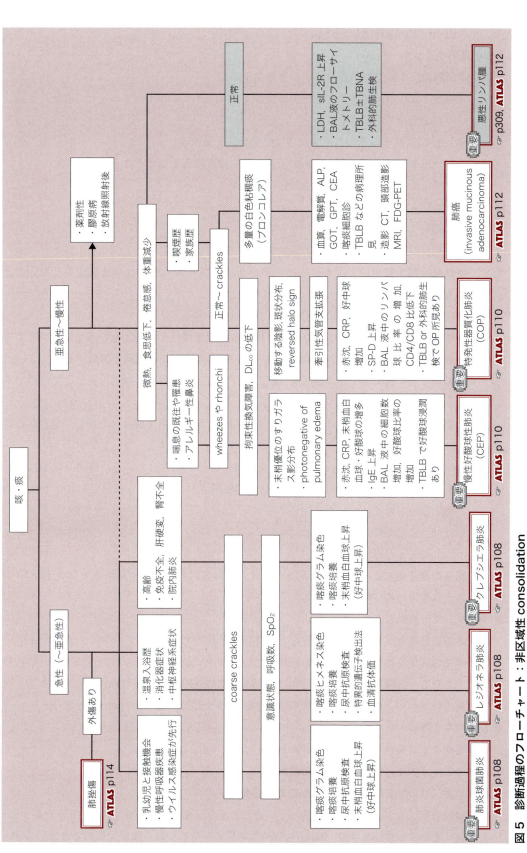

図 5 診断過程のフローチャート：非区域性 consolidation

ク因子がないか確認しておく.

身体所見のポイント

● 肺炎球菌肺炎,クレブシエラ肺炎,レジオネラ肺炎
- 呼吸数,脈拍数,血圧,経皮的動脈血酸素飽和度（SpO_2）,チアノーゼの有無,意識レベルの変化などを確認する.
  ⇒ICU に入院する重症市中肺炎では肺炎球菌肺炎が多い.
  ⇒レジオネラ肺炎では比較的徐脈,低血圧,意識障害を認めることがある.
- 聴診では,coarse crackles を聴取する.

検査所見のポイント

● 肺炎球菌肺炎
- 喀痰グラム染色を可能な限り実施する.
  ⇒良質な喀痰において,グラム陽性双球菌で莢膜を伴っていれば肺炎球菌と推定できる.
- 喀痰培養は抗菌薬投与前に必ず行っておく.
  ⇒原因菌の同定のみならず,原因菌に対する薬剤感受性や初期治療の適切性を判断する上で重要である.細菌定量培養で 10^7/mL 以上の菌量で原因菌と判断する.
- 肺炎球菌尿中抗原検査および喀痰（咽頭ぬぐい液）抗原検査は補助診断として有用である.
  ⇒感度・特異度ともに優れており,陽性であれば肺炎球菌を疑う.ただし,定着あるいは過去の感染でも陽性になることがあるので注意を要する.
  ⇒尿中抗原検査では BinaxNOW® 肺炎球菌が広く活用されている.喀痰（咽頭ぬぐい液）抗原検査ではラピラン® 肺炎球菌が使用されるが,尿中抗原との併用が保険適用上認められていない点に注意する.
- 末梢血白血球数の増多（多くは 10,000/μL 以上）と核の左方移動,CRP やプロカルシトニンの上昇が認められる.
- 肺炎の重症度により治療方針が決められ,重症度の判定には市中肺炎では A-DROP システムを用いる（☞ p342 表1）.

● クレブシエラ肺炎
- 診断には喀痰グラム染色や培養などの細菌学的検査で行う.
  ⇒初回抗菌薬投与前に行うことが望ましい.グラム染色ではグラム陰性桿菌として観察される.細菌定量培養で 10^7/mL 以上の菌量で原因菌と判断する.
- 院内肺炎の場合には,肺炎の重症度は I-ROAD 分類で評価する（☞ p342 表2）.

● レジオネラ肺炎
- 喀痰グラム染色では観察困難である.
  ⇒ヒメネス染色で確認する必要がある.
- 培養には BCYE 培地などの特殊培地が必要である.
  ⇒検査室にレジオネラ肺炎を疑っていることを伝えておく.培養には 4〜7 日を要する.
- レジオネラ尿中抗原検査（BinaxNOW® レジオネラ）が最も簡便で頻用されているが,

すべてのレジオネラ菌を検出できない.
⇒尿中抗原は *Legionella pneumophila* 血清型 1 での感度・特異度とも 90% 以上と高いが，血清型 1 以外の *L. pneumophila* 以外の感度が 14% と非常に低い．また尿中抗原は陽性となると長期間陽性が持続することなどが問題となる．

- 特異的遺伝子検出法は，*L. pneumophila* 血清群すべてを検出でき，簡便・高感度である．
  ⇒咽頭ぬぐい液あるいは喀痰を検体として LAMP 法を用いた迅速診断キット（Loopamp® レジオネラ検出試薬キット C）は 2 日程度で診断が可能であり，今後普及していくと考えられる．温泉入浴歴やリスク因子があり，尿中抗原陰性であってもレジオネラ肺炎が疑われる中等症〜重症の肺炎では実施を考慮する．
- 血清抗体価ではペア血清で 4 倍以上の上昇があれば確定診断となる．
- 血液検査では，AST，ALT，LDH の上昇の他に CK 上昇や低 Na 血症，低 P 血症，フェリチンの上昇を認めることがある．また腎機能障害をきたす例もある．

治療方針の立て方

● 肺炎球菌肺炎

- わが国ではマクロライド耐性菌の比率が 80% 以上と高く，第 1 選択は高用量のペニシリン系抗菌薬である．
  ⇒ペニシリン耐性肺炎球菌（penicillin resistant *Streptococcus pneumoniae*：PRSP）が問題となっている．2008 年に Clinical and Laboratory Standards Institute（CLSI）は，髄膜炎以外の肺炎球菌感染症においては MIC 8 μg/mL 以上を耐性と判定するよう変更を行っており，ペニシリン低感受性（MIC 0.12〜4 μg/mL）についてもペニシリン系抗菌薬の増量やセフェム系抗菌薬（セフトリアキソン，セフォタキシム）で対処できる場合が多いが，高度耐性菌（MIC：≧8 μg/mL）に対しては，カルバペネム系抗菌薬（パニペネム / ベタミプロン）やキノロン系抗菌薬（レボフロキサシン）を用いる．
- 高齢者や慢性呼吸器疾患などの基礎疾患があれば，レスピラトリーキノロン（ガレノキサシン，モキシフロキサシンなど）の使用を考える．

● クレブシエラ肺炎

- β-ラクタマーゼ阻害薬配合ペニシリン系抗菌薬（クラブラン酸 / アモキシシリン，スルバクタム / アンピシリンなど）もしくは第 2・3 世代セフェム系抗菌薬（セフトリアキソン）が第 1 選択薬である．
  ⇒基質特異性拡張型 β-ラクタマーゼ（ESBL）産生株の比率は増加傾向にある．これらの菌の関与が疑われる症例では，早期からカルバペネム系抗菌薬（メロペネム，ドリペネム，ビアペネム）あるいはキノロン系抗菌薬（レボフロキサシン）を考慮する．
  ⇒ESBL 産生株の多くはキノロン耐性を同時に有していることもあり，抗菌薬選択の際には薬剤感受性まで確認しておく．

● レジオネラ肺炎

- 入院治療を原則とし，キノロン系抗菌薬（レボフロキサシン）やマクロライド系抗菌薬（アジスロマイシン）を第 1 選択とする．

⇒治療期間は本菌が細胞内寄生菌であることを考慮し，キノロン系抗菌薬は約14日間を，マクロライド系抗菌薬は7～10日間を目安とする．

1-2 肺挫傷

症状および確認すべき医療面接のポイント

- 交通事故，転落，自然災害などにより胸部への強い外力が生じた後に，頻呼吸，呼吸困難感，咳嗽，血痰，胸痛，胸部圧迫感，頻脈，チアノーゼなどの症状がみられる．
  ⇒肺挫傷は肺への直接的または間接的障害のため肺に生じる出血性浮腫で，肺構築の連続性が保たれているものをいう．通常，外傷部位直下に生じるが，ときに対側に生じる場合もある．

身体所見のポイント

- 意識，呼吸数やSpO_2，血圧，脈拍，体温などのバイタルサインで，呼吸・循環動態が安定しているかどうかまず確認する．
- 視診で外圧が加わった部位の表皮挫傷や皮下出血，胸郭の変形，胸郭の奇異性運動，頸静脈怒張の有無などを確認する．
- 聴診は両側中腋窩線や鎖骨中線など2ヵ所以上で聴取し，呼吸音の減弱や消失，左右差の有無，ラ音の聴取などを評価する．
- 打診では濁音や鼓音の有無，左右差などを評価する．
- 触診では胸郭動揺や軋音の有無，圧痛部位や皮下気腫について確認する．

検査所見のポイント

- エコー検査でまず，気胸や胸腔内出血や心嚢液貯留を検出する．
  ⇒肺挫傷を伴うような胸部外傷では，緊張性気胸やフレイルチェスト，大量血胸，心タンポナーデなど緊急処置を必要とする致死的な病態を合併していることもあるため，初期診療でまず見極めておく必要がある．またエコー検査で肺挫傷の診断が有用との報告がある．
- 胸部X線，胸部CT撮影を行う．
  ⇒発症直後には胸部単純X線写真で異常所見を呈していないこともあるため注意を要するが，受傷後1時間以内に約8割の症例で斑状陰影が出現し，3～10日程度で消失していくとされる[5]．
- 血液検査では，ヘマトクリット値や血小板，電解質，CPKなどや動脈血液ガス評価と同時に輸血に備えクロスマッチを行っておく．

治療方針の立て方

- 胸部CTで初めて発見されるような軽症例では，安静臥床，酸素投与による保存的治療を行う．
  ⇒初期には臨床症状が軽微であっても，受傷後24～48時間で酸素化能の低下が進行することがあるため慎重に経過観察を行う[5]．
- 酸素投与下でもPaO_2 60 Torrを維持できなければ，気管挿管，人工呼吸管理を行う．
  ⇒気道内出血が著しい場合は健側への垂れ込みを防ぐため，ダブルルーメンの気管

2 亜急性～慢性の経過をとる疾患

- 肺癌（invasive mucinous adenocarcinoma）については，2011年に発表された肺腺がんの新しい国際分類において，これまで使用された細気管支肺胞上皮癌という用語が廃止となり，粘稠痰，胸部単純X線写真上での肺炎様陰影，粘液産生性杯細胞の肺胞上皮置換性増殖を特徴とした腺癌は，"その他（variants）"の浸潤性粘液産生性腺癌（invasive mucinous adenocarcinoma）としてまとめられた（**表7**）．

症状および確認すべき医療面接のポイント

● 特発性器質化肺炎（cryptogenic organizing pneumonia：COP）
- 発熱，咳嗽，倦怠感などの感冒様症状や体重減少を認める．
  ⇒細菌性肺炎として対応されることも多いが，抗菌薬治療への反応性は乏しい．
- 本疾患と二次性器質化肺炎（OP）の鑑別に留意する．放射線照射や薬剤使用歴などを確認しておくことが重要である（**表8**）．

● 慢性好酸球性肺炎（chronic eosinophilic pneumonia：CEP）
- 1ヵ月以上続く発熱，咳嗽，喀痰，呼吸困難が主症状であり，全身倦怠感，食思不振，体重減少などもみられる．
- 喘息症状やアレルギー性鼻炎の合併が多い．
  ⇒約半数にアトピー素因がある．
- 鑑別疾患となる薬剤性好酸球性肺炎の原因となりうる薬剤の摂取歴，寄生虫による肺疾患を疑う食習慣についても問診しておく．

● 肺癌（invasive mucinous adenocarcinoma）
- 咳嗽，喀痰，血痰，発熱，呼吸困難，胸痛などの呼吸器症状の有無を確認する．
  ⇒これらはよく知られた肺癌の臨床症状だが，肺炎と区別がつかない画像所見で，発熱，咳嗽，喀痰などの自覚症状や炎症所見に乏しい臨床情報も重要である．
- 過去に撮影された画像があれば，継時的にどのように変化しているか確認できるため，検診受診歴についても聞いておく．
- 喫煙，慢性閉塞性肺疾患（COPD），職業的曝露，大気汚染，肺癌の既往や家族歴などの肺癌のリスク因子や身体の活動度（performance status：PS）について確認する．

身体所見のポイント

● COP
- 体温，SpO_2を測定する．
  ⇒微熱や安静時および運動時の低酸素血症を呈することがある．
- 聴診では吸気時にfine cracklesが認められることが多いが，ばち指は認めない．
- 関節や皮膚所見の有無なども確認しておくとよい．

表 7 肺腺癌の新しい分類（IASLC/ATS/ERS，2011 年）

Preinvasive lesions: 前浸潤性病変
Atypical adenomatous hyperplasia: 異型腺腫様過形成
Adenocarcinoma *in situ*（＜3 cm formerly BAC）: 上皮内腺癌（3 cm 以下）
Nonmucinous: 非粘液産生性
Mucinous: 粘液産生性
Mixed mucinous/nonmucinous: 混合型
Minimally invasive adenocarcinoma（＜3 cm lepidic predominant tumor with 5 mm invasion）:   微小浸潤性腺癌（3 cm 以下の lepidic predominant で浸潤部分が 5 mm 以下の腫瘍）
Nonmucinous: 非粘液産生性
Mucinous: 粘液産生性
Mixed mucinous/nonmucinous: 混合型
Invasive adenocarcinoma: 浸潤性腺癌
Lepidic predominant（formerly nonmucinous BAC pattern, with ＞5 mm invasion）:   肺胞上皮置換型優位（浸潤部が 5 mm を超える粘液非産生性細気管支肺胞上皮癌）
Acinar predominant: 腺房性増殖優位型
Papillary predominant: 乳頭状増殖優位型
Micropapillary predominant: 微細乳頭状増殖優位型
Solid predominant with mucin production:（粘液産生）充実性増殖優位型
Variants of invasive adenocarcinoma: 特殊型浸潤性腺癌
Invasive mucinous adenocarcinoma（formerly mucinous BAC）: 浸潤性粘液産生性腺癌
Colloid: 膠様（コロイド）腺癌
Fetal（low and high grade）: 胎児型
Enteric: 腸型

BAC：bronchoalveolar carcinoma，IASLC：International Association for the Study of Lung Cancer，ATS：American Thoracic Society，ERS：European Respiratory Society
［Travis WD, et al: International Association for the Study of Lung Cancer/American Thoracic Society/European Respiratory Society International multidisciplinary classification of lung adenocarcinoma. J Thoracic Oncol **6**: 246, 2011 より作成］

表 8 特発性器質化肺炎と鑑別すべき二次性 OP

・肺感染症（細菌性肺炎，非定型肺炎，真菌症，抗酸菌症など）
・膠原病肺（関節リウマチ，皮膚筋炎，Sjögren 症候群など）
・慢性好酸球性肺炎
・薬物性肺炎（アミオダロン，金製剤，ペニシラミン，シクロホスファミド，メトトレキサート，小柴胡湯，サラゾピリン，ブスルファン，ミノサイクリンなど）
・放射線照射
・過敏性肺炎
・悪性腫瘍（肺癌，悪性リンパ腫，骨髄異形成症候群など）
・骨髄移植
・急性呼吸促迫症候群（ARDS）
・特発性間質性肺炎（IIPs）の他の病型（特に cellular NSIP，びまん性肺胞傷害）
・AFOP（acute fibrinous and organizing pneumonia）

● CEP
- 胸部聴診では小水泡音，wheezes や rhonchi を聴取することがある．

● 肺癌（invasive mucinous adenocarcinoma）
- 鎖骨上窩リンパ節の腫大の有無，閉塞性肺炎による呼吸音減弱，Horner 症候群，上大

表 9 COP/OP の主要な組織学的所見

1. 病変は斑状で，正常肺との境界は比較的明瞭である
2. 背景の肺胞構造は保たれ，病変の時相は一様で肺胞構造の消失を伴う線維化病巣はみられない．ときに時間の経過したコラーゲンの球状構造をみる
3. 線維化は末梢気腔のポリープ型腔内線維化が主体で，肺胞管を中心に存在し，肺胞嚢，ときに呼吸細気管支内腔に及ぶ
4. 間質にはリンパ球あるいは形質細胞が軽度から中等度に浸潤し，肺胞腔内には泡沫状マクロファージの浸出がみられる

［日本呼吸器学会：特発性間質性肺炎診断と治療の手引き，改訂第 3 版，南江堂，東京，p80, 2016 より承諾を得て作成］

静脈症候群，嗄声，ばち指などに注意する．
- 本疾患ではときに極めて多量の漿液性喀痰（ブロンコレア）をみることがある．

検査所見のポイント

● COP
- 赤沈の亢進，CRP 上昇，好中球増加を認めることが多い．
- 血清 KL-6 は上昇しないことが多く，血清 SP-D が上昇することが多い．
  ⇒血清 KL-6 高値ではステロイド治療後の再発が高いとの報告がある[6]．
  ⇒二次性 OP の鑑別のために，各種自己抗体，ANCA，腫瘍マーカー，クリプトコックス抗原などもチェックしておく．
- 呼吸機能検査では拘束性換気障害を呈し，拡散能障害を認めることがある．
- 気管支鏡検査で気管支肺胞洗浄（BAL）や経気管支肺生検（TBLB）を行う．
  ⇒BAL 液において，リンパ球比率の増加と CD4/CD8 比の低下を認める．ときに好中球比率の増加や好酸球比率の増加を認める．
  ⇒TBLB にて OP 所見（表 9）を認める．外科的肺生検（SLB）は侵襲的であり，TBLB 検体で診断が困難な場合に考慮する．

● CEP
- 赤沈亢進や CRP 上昇，末梢血白血球・末梢血好酸球の増多を認める．
  ⇒ただし初期には末梢血好酸球増多を認めないこともある．
- しばしば血清総 IgE の上昇がみられる．
- 呼吸機能検査では拘束性換気障害を呈し，拡散能障害を認めることがある．
- 気管支鏡検査で BAL や TBLB を行う．
  ⇒BAL 液では，総細胞数は増加し多数の好酸球で占められる．
  ⇒TBLB で肺胞隔壁および肺胞腔への多数の好酸球浸潤が確認される．
- CEP の診断に関しては現在のところ統一された診断基準はないが，Cordier らは，2～4 週間続く呼吸器症状を含む臨床経過と特徴的な画像所見，BAL 液中好酸球比率≧40％，薬剤などの他疾患の除外を提示している[7]．
  ⇒わが国では望月らは，約 1 ヵ月以上持続する臨床症状と CEP を疑う胸部陰影があり，他疾患や原因の判明した好酸球性肺炎を除外した症例において，①TBLB あるいは開胸肺生検で CEP と診断，②BAL 液あるいは末梢血の好酸球が 30％ 以上，③ a）

TBLBで好酸球が多い，b）BAL液の好酸球が10％以上，c）末梢血の好酸球が6％以上（a，b，cのうち2つ以上を満たす），のいずれかを満たすものと定義している[8]．

● 肺癌（invasive mucinous adenocarcinoma）
- 胸部単純X線写真，胸部CT，喀痰細胞診などを組み合わせて行う．
  ⇒経気道的に転移しやすく，画像所見では多発病巣であることも多い．喀痰細胞診で悪性の診断がつくこともある．
- 採血では腫瘍に随伴する異常所見や転移に伴う異常所見を検出するため，血球数，電解質，カルシウム，アルカリホスファターゼ（ALP），肝酵素を含む生化学検査やCEAなどの腫瘍マーカーのチェックを行う．
  ⇒CEAなどの腫瘍マーカーは，肺癌検出の目的としては行うように勧められていないが，病期あるいは治療効果と相関するといわれており，肺癌の質的診断の補助として行う．
- 心電図，呼吸機能検査など簡易的にできる耐術能検査も行っておくとスムーズである．
- 診断にはTBLBなどによる病理所見が必要である．
  ⇒胸腔鏡下腫瘍生検やCTガイド下経皮針生検，あるいはエコーガイド下の経皮的生検を行うこともある．
  ⇒併せて遺伝子変異の検索を行う．生検組織，手術検体，あるいは細胞診材料から遺伝子変異が検出可能である．
- 病期診断は造影CT，骨シンチグラフィ，頭部造影MRI，あるいはFDG-PETなどで行う．

治療方針の立て方

● COP
- 自然軽快はまれであり，多くはステロイド治療を行う．
  ⇒投与量や期間に関する明白なエビデンスはないが，経験的にプレドニゾロン0.5〜1.0 mg/kg/日を1〜2ヵ月投与後，2〜4週ごとに5 mgずつ漸減する．
  ⇒急速に進行し呼吸不全を伴う場合は，ステロイドパルス療法を行う．
- 高率に再燃しステロイドの増量や再開が必要となるが，一般的にステロイド治療への反応性はよい．
  ⇒ステロイド量を15 mg/日以下に減量した場合や，治療中止後1〜3ヵ月以内に再燃がみられやすい．再燃に対しても治療反応性は良好である．
  ⇒ステロイドへの反応が乏しい場合や，副作用で投与が十分できない場合は免疫抑制薬を併用する．

● CEP
- 症状が軽微であれば経過観察でよい．
- 治療はプレドニゾロン0.5〜1.0 mg/kg/日で経口投与を開始し，漸減する方法が一般的である．
- 呼吸不全が重篤な場合は，ステロイドパルス療法の後，プレドニゾロン40〜60 mg/

日で開始し以後漸減する．
- 治療への反応性は良好だが，漸減中や中止後に再燃することが多く，持続的なステロイド投与が必要とされる．
  ⇒抗IgE療法（オマリズマブ）に良好な反応を示しステロイド治療の中止が可能となった例[9]や吸入ステロイドで改善した報告もある．

● 肺癌（invasive mucinous adenocarcinoma）
- 全身状態，年齢，併存症などを勘案しながら一般的に国際対がん連合（UICC）の発行するTNM分類に基づいて行われている．
- Ⅰ期，Ⅱ期，ⅢA期の一部では外科的切除を行う．
  ⇒ⅠA期は外科的切除を単独で行う．ⅠB期，Ⅱ期，ⅢA期の一部では外科的切除後に術後補助化学療法（UFT療法 or CDDP併用療法）を行うことで予後が改善される．
- 切除不能局所進行例では，化学放射線併用療法が勧められる．
  ⇒全身状態が良好で化学療法や根治的照射が可能な例では同時併用の有効性が高い．化学療法は，プラチナ製剤と3世代抗がん薬によるプラチナ併用療法が用いられる．胸部放射線療法では，少なくとも60 Gy/30回/6週の根治照射を行う．
  ⇒全身状態不良例では放射線治療単独を行う．
- 進行例では，化学療法や緩和ケアを行う．
  ⇒1次治療では，プラチナ製剤と3世代抗がん薬によるプラチナ併用療法が標準治療であり，副作用を考慮しレジメンを選択する．
- *EGFR*や*ALK*などの遺伝子変異を有する場合は分子標的薬が有用である．
  ⇒これらの遺伝子変異は排他的である．また，*KRAS*遺伝子と関係性が深いといわれている[10]．

（安田　ちえ）

c 領域性（図6）

- 放射線肺炎は早期の急性障害である肺炎と晩期の慢性肺線維症に分かれ，肺線維症の多くが肺炎の経過から移行する．
- 放射線肺炎が多くは治療終了後3～6ヵ月以内に発症するのに対して放射線線維症は6～12ヵ月後に発症し[11,12]，通常20 Gy未満の線量ではまれである．
- 肺癌領域における3次元原体照射（three-dimensional conformal radiation therapy：3D-CRT）は1回2 Gyで30～33回，総線量60～66 Gyの照射を行うことが一般的であるが，近年Ⅰ期の早期肺癌に対して1回の放射線量を増やして短期間に集中して治療する体幹部定位放射線照射（stereotactic body radiation therapy：SBRT）が良好な治療成績を示し[13]，症候性放射線肺炎の頻度も減少している[12]．

| 症状および確認すべき医療面接のポイント
- 呼吸困難，咳嗽，微熱，胸部違和感を伴う．
- 無症状のこともある．

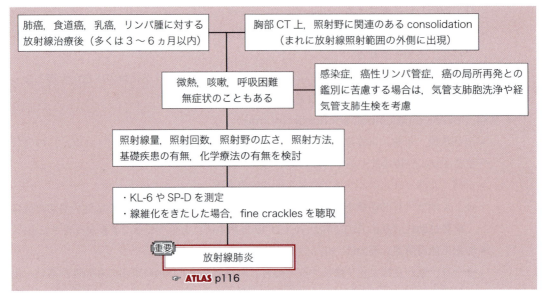

図6 診断過程のフローチャート：領域性 consolidation

- 照射の時期，照射線量，照射回数，照射野の広さ，照射方法を確認する．
- 間質性肺炎などの基礎疾患の有無，喫煙歴や薬歴（化学療法の有無を含む）を聴取する．

身体所見のポイント

- 肺線維症では fine crackles を聴取する．
- performance status（PS）を評価する．
  ⇒ PS 不良はリスク因子である[14]．

検査所見のポイント

- KL-6 や SP-D を測定する．
  ⇒放射線肺炎の診断や重症化の減少に役立つ[15,16]．
- 気管支肺胞洗浄や経気管支肺生検は典型例では必ずしも必要としないが，感染症や癌性リンパ管症，癌の局所再発との鑑別に苦慮する場合は考慮する．

治療方針の立て方

- 放射線照射中に疑われれば放射線治療を休止する．
- 自覚症状がない場合，無治療で経過を注意深く観察する場合もある．
- 自覚症状を伴う場合や進行がみられる場合はステロイドを投与する．0.5 mg/kg 程度のプレドニゾロンを開始することが多い．
- 一般的ではないが，難治例において免疫抑制薬の併用や血漿交換を試みた報告がある[17,18]．

- 多くは緩徐な進行であるが急速に進行する症例があるため，早期診断および慎重な経過観察が重要である．
- 10〜20％の頻度で重症放射線肺炎が発症するといわれている．

A.分布による分類　　d.末梢が spare される（リンパ路による排泄が関係）

d 末梢が spare される（リンパ路による排泄が関係；図7）

- 主に急性期の呼吸器症状を呈するが，呼吸困難，咳嗽，血痰など非特異的な症状が多く，症状のみから鑑別することは難しい．病歴や薬歴などの患者背景を詳細に把握した後に，各疾患を念頭に置いた的確な検査を選択することが重要である．

症状および確認すべき医療面接のポイント

- **肺出血［全身性エリテマトーデス（systemic lupus erythematosus：SLE）など］**
  - 肺胞出血は様々な理由で肺胞空内に血液が充満し，呼吸困難をきたすまれな病態であるが，重篤となることが多い．必ずしも血痰を伴わない．
  - 原因は SLE，抗好中球細胞質抗体（anti-neutrophil cytoplasmic antibody：ANCA）関連血管炎などの膠原病，Good-pasture 症候群，心疾患，骨髄移植後，肺胞傷害性物質の吸入[19, 20]，薬剤[21]，特発性など多岐にわたる．基礎疾患や薬歴，吸入歴の有無を聴取する．

- **non-HIV ニューモシスチス肺炎（pneumocystis pneumonia：PCP）**
  - 発熱，乾性咳嗽，呼吸困難が3主徴であるが，比較的強い低酸素血症が特徴である．
  - ステロイドや生物学的製剤，また臓器移植後の患者では拒絶反応抑制目的の免疫抑制薬使用の有無を聴取する．
  - HIV 感染に合併した PCP は比較的緩徐に進行するが，non-HIV PCP では発症が急速で，重篤になることも多い．

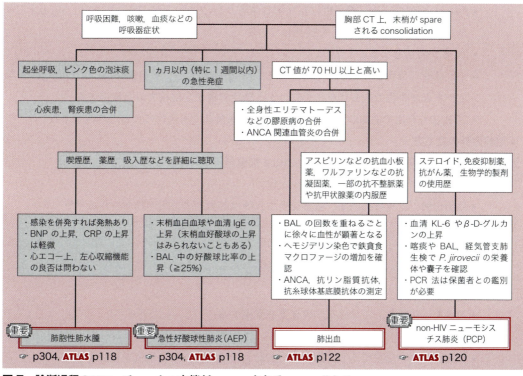

図7　診断過程のフローチャート：末梢が spare される consolidation

身体所見のポイント

● 肺出血（SLE）など
- 急速に進行する呼吸困難
- 咳嗽，血痰などの臨床症状（非特異的）
- 経皮的動脈血酸素飽和度（SpO_2）の測定
  ⇒進行性に悪化する．
- 頻呼吸．聴診上，特記所見がないことが多いが coarse crackles を聴取することがある．

● non-HIV PCP
- SpO_2 が低下する．
- 身体理学所見は乏しく聴診所見は通常は正常である．

検査所見のポイント

● 肺出血（SLE）など
- 進行性の貧血
- ANCA や各種膠原病自己抗体，抗糸球体基底膜抗体の測定
- 気管支鏡検査 ⇒肺出血の証明と感染症の否定のために重要である．
- 同部位から連続性に気管支肺胞洗浄（BAL）を施行すると洗浄液中の赤血球数が増加する [21]（洗浄液の赤色が濃くなる）．
- 亜急性に経過をたどる症例では肺胞マクロファージがヘモジデリン（出血後少なくとも2日以内に現れるヘモグロビンの分解産物）を貪食する像がみられる [21]．

● non-HIV PCP
- *Pneumocystis jirovecii* 嚢子壁に存在する血清 β-D-グルカン値が有用であり，Tasaka らはカットオフ値 31.1 pg/mL を推奨している [22]．
- KL-6 が高値となることが多い．
- 確定診断には菌体の確認が必要となる．喀痰や BAL 液，肺組織を用いて Diff-Quick 染色やギムザ染色で栄養体を，グロコット染色で嚢子を鏡検で直接検出する．
- PCR 法も有用であるが定着しているだけの保菌者でも陽性になるため注意する．

治療方針の立て方

● SLE，ANCA 関連血管炎，Good-pasture 症候群
- ステロイドホルモンの大量投与が主体
- 難治症例では免疫抑制薬，血漿交換や生物学的製剤の併用が検討される [23-25]．

> ・基本は原疾患の治療を優先する．
> ・重症例では人工呼吸管理を行う．
> ・敗血症を含む重症感染症を併発し，死に至る症例も多い．

● 薬剤性肺出血
- 被疑薬の中止もしくは他剤への変更を考慮する．

● non-HIV PCP
- 致死率の高い疾患であり，臨床的に診断した場合は直ちに治療を検討する．
- 第 1 選択は ST 合剤である．副作用の程度に応じてペンタミジンやアトバコンへ切り替

- non-HIV PCP におけるステロイド投与についてランダム化比較試験によるデータはないが，一般的に PaO$_2$ 70 Torr 未満もしくは A-aDO$_2$ 35 Torr を超える中等症から重症の症例で投与が推奨される[26]．

  - プレドニゾロン換算で 20 mg/日以上を 4 週間以上投与され，加えて他の免疫不全がある患者は PCP の予防が必要である[26]．

（大谷 哲史）

B 内部濃度による分類（図8）

- これまでの病歴・薬歴を確認すれば容易に鑑別が可能である．
- リポイド肺炎は何らかの原因で肺内に脂質が蓄積して起こる病気で，肺胞内に脂肪を貪食したマクロファージが出現するのが特徴である．単純 CT で心臓や筋肉組織と比較して consolidation 内の CT 値が低い場合は，後述の病歴を確認して，気管支鏡検査の検討を行うべきである．
- アミオダロンは再発性で生命に危険のある心室性不整脈や肥大型心筋症に伴う心房細動に対し，他の抗不整脈薬が無効あるいは使用できない際に用いられる．肺障害の合併は約 5% で，死亡率は 5～10% と報告されている．そのため劇薬として指定されており，使用する医師・患者とも十分な認識がなされていれば，薬歴聴取は容易であると考える．

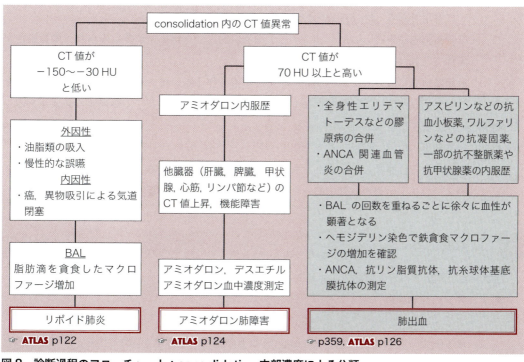

図8　診断過程のフローチャート：consolidation 内部濃度による分類

- 肺出血は急性発症する血痰・低酸素血症などの病歴から推測される（☞ p359）．

a 低濃度

症状および確認すべき医療面接のポイント

- ● リポイド肺炎
  - 多くの場合は症状がなく，胸部異常陰影で指摘されることが多い．
  - 油脂類の吸入あるいは誤嚥の有無を確認する．
    ⇒外因性の場合，油脂性成分の慢性的な吸入（動物性油脂，植物性油脂，鉱物油）か，慢性的な誤嚥（牛乳などの脂質成分）が原因である．
  - 癌や異物吸引の既往を聴く．
    ⇒内因性の場合，コレステロール肺炎など呼ばれる気道閉塞が原因で起こる閉塞性肺炎の1つである．

身体所見のポイント

- ● リポイド肺炎
  - 胸部聴診でも正常肺胞音であり，特徴的身体所見はない．

検査所見のポイント

- ● リポイド肺炎
  - 脂肪沈着を反映して病変部のCT値が−150〜−30 HUと低い．
    ⇒胸部CTにおいては結節影，すりガラス影，小葉間隔壁の肥厚，crazy-paving appearance など非特異的であるが，consolidation 陰影内部のCT値が低いことは診断に有用である（☞ ATLAS p122）．
  - 気管支肺胞洗浄液中のマクロファージ細胞質内に泡沫状変化が多くみられ，脂質染色が陽性であれば診断の決め手となる．
    ⇒組織検査においては，パラフィン切片標本を作る際にキシレンなどの有機溶媒処理を行い脂質が溶けて証明できなくなるため，凍結切片標本として処理する必要がある．

治療方針の立て方

- ● リポイド肺炎
  - 原因となる油脂吸入の中止とともに対症療法で経過観察する．
    ⇒ステロイド治療が有効であったという報告もあるが，投与量に一定の見解はない．

b 高濃度

症状および確認すべき医療面接のポイント

- ● アミオダロン肺障害
  - アミオダロン内服歴を確認する．
    ⇒6〜12ヵ月の長期内服，400 mg/日以上の服用，積算量が101〜150 gなどがあると発症頻度が高くなるという報告があるが，上記に該当しない症例での報告もあり注意

C．空洞（あるいは造影不良域）を伴う

を要する．
- 乾性咳嗽，微熱，呼吸困難，食思不振など非特異的な症状である．

身体所見のポイント

● アミオダロン肺障害
- 肺底区領域に fine crackles を聴取するが，特徴的な身体所見はない．

検査所見のポイント

● アミオダロン肺障害
- 単純 CT にて病巣内の CT 値が 70 HU 以上と高濃度を示す．
  ⇒ヨードを含むアミオダロンやその代謝物がⅡ型肺胞上皮細胞に蓄積することで，CT 値が上昇する．同時に肝臓，脾臓，甲状腺，心筋，リンパ節でも CT 値が上昇することが特徴的で，診断に有用である（☞ **ATLAS** p124）．
- アミオダロン，デスエチルアミオダロン血中濃度測定で高値を示す．

治療方針の立て方

● アミオダロン肺障害
- アミオダロン内服の中止，重症例にはステロイド投与を検討する．代謝物デスエチルアミオダロンの消失半減期は 14〜107 日と長いため，長期間の投与と慎重な漸減計画を考慮する必要がある．

C 空洞（あるいは造影不良域）を伴う（図9）

- 肺膿瘍の場合，多くは発熱，咳嗽など気道感染症状に加え，胸膜面に炎症が及べば胸痛を起こす．しかしコントロール不良な糖尿病患者や高齢者などにおいては感染症候もなく，偶発的，あるいは白血球数，CRP などの炎症反応上昇をきっかけに発見されることもある．
- 一方，数週〜数ヵ月の長い経過で咳嗽が続くような場合は，乾酪性肺炎や invasive mucinous adenocarcinoma などの疾患が考えられる．（☞ p290，p349）
- 肺膿瘍の中でもアクチノマイセス症やノカルジア症の場合は無症候性あるいは慢性経過をたどり，結核や肺腺癌などとの鑑別を要することがある．特にアクチノマイセス症では歯科的処置を契機に発症することから，病歴聴取は重要である．

症状および確認すべき医療面接のポイント

● 肺膿瘍
- 健常者での発症は少なく，糖尿病や副腎皮質ホルモン薬投与患者，アルコール多飲者などや誤嚥を伴う長期臥床患者，上部消化管手術後，気管挿管を行っている患者での発症が多い．
- 主な症状は肺炎と同様に発熱，湿性咳嗽であり，胸壁に炎症が波及する場合には胸痛を伴う．しかし，コントロール不良な糖尿病，副腎皮質ホルモン薬投与中の患者などの場合，発熱などの感染症状がマスクされている可能性がある．
- 脳血管障害，神経疾患や寝たきりの高齢者においては排痰運動が困難であり，かつ口腔

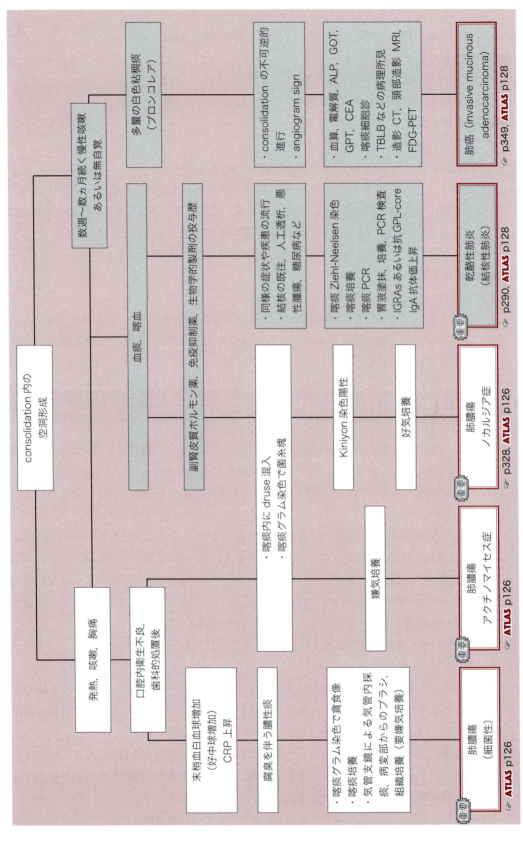

図9 診断過程のフローチャート：空洞（あるいは造影不良域）を伴う consolidation

ケアが不十分となり，口腔内常在菌である嫌気性菌の誤嚥が原因で発症することが多い．
- 数ヵ月以内の歯科治療がある場合は嫌気性菌，特に放線菌感染症のリスクとなるため治療歴の確認を行うべきである．
- 肺癌や異物誤嚥による気管支閉塞により続発性に膿瘍を形成する場合もある．

身体所見のポイント

● 肺膿瘍
- 口臭，口腔内衛生不良は原因となる．
- 気道狭窄がある場合に rhonchi や wheezes が聴取される．
- 腐臭を伴う膿性痰は嫌気性菌感染を示唆する．また喀痰中に黄白色の顆粒状の菌塊（硫黄顆粒，druse）が混入している場合は，放線菌感染症の可能性がある．

検査所見のポイント

● 肺膿瘍
- 急性期炎症反応として白血球数，CRP 値は高値を示すことが多いが，ステロイド治療を受けている患者では CRP 値などはマスクされて低い場合もあるので注意を要する．
- 喀痰検査は口腔内常在菌が混入するため検体として不適切であり，経気管吸引法，気管支鏡，胸壁からの膿瘍腔穿刺など病巣からの検体採取が必要となる．気管支鏡検査の場合は protected specimen brush を用いると常在菌混入を減らすことができる．これらの検体は採取後すぐに嫌気ポーターに入れて検査室に提出する．
- 原因菌は好気性菌では *Streptococcus anginosus* group，*Staphylococcus aureus*，*Klebsiella pneumoniae*，嫌気性菌のペプトストレプトコッカス属，プレボテーラ属，バクテロイデス属などが多いとされている．
- アクチノマイセス属やノカルジア属による肺膿瘍の場合は検体のグラム染色で菌糸塊を認めるため診断の一助となる．この場合は培養期間を長く（7〜10日間）設定する必要がある．

治療方針の立て方

● 肺膿瘍
- 嫌気性菌混合感染が多いことから β-ラクタマーゼ阻害薬配合のペニシリン系抗菌薬やクリンダマイシンの投与を行う．
- 可能な場合はドレナージを考慮する．
- 通常の細菌感染症と異なり，治療期間は 3〜4 週以上と長く行うことが推奨される．アクチノマイセス属やノカルジア属による肺膿瘍の場合は 3〜6 ヵ月間の長期間抗菌薬投与継続が望まれる．

D 周囲散布像（小葉中心性粒状影）を伴う（図10）

- 周辺散布像は経気道的に隣接する肺組織へ病変が波及する過程であると想定される．病歴経過上，急性変化，慢性変化かあるいは喘息症状を伴うかで鑑別を進めたい．

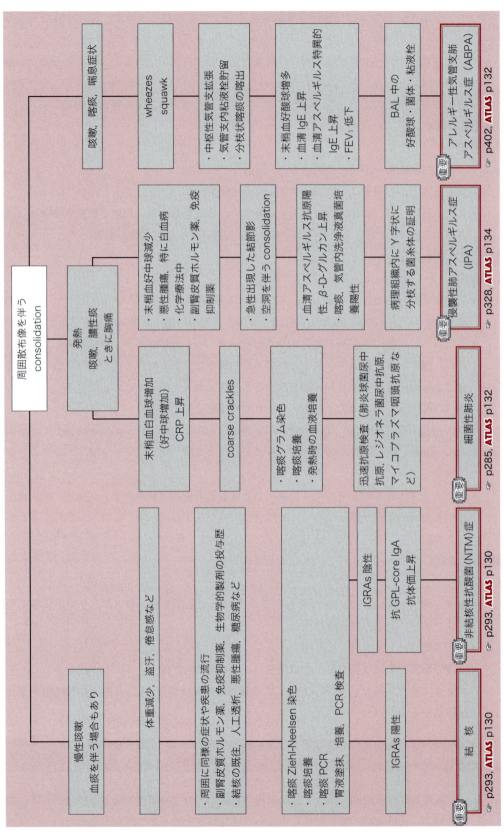

図10 診断過程のフローチャート：周囲散布像（小葉中心性粒状影）を伴う consolidation

- 慢性経過の咳嗽症状やときに血痰を伴う場合は乾酪性肺炎を考慮して検査を進める（☞ p293）．
- 一方，発熱，咳嗽，膿性痰など急性感染症候を呈する場合はまずは頻度から細菌性肺炎を最も考える（☞ p285）．
- 病歴上に血液悪性腫瘍や化学療法，副腎皮質ホルモン薬，免疫抑制薬などの投与を受けている場合はアスペルギルス感染症の可能性もあるため検査を進める必要がある（☞ p328）．
- 喘息の罹患や既往歴がある場合はアレルギー性気管支肺アスペルギルス症（allergic bronchopulmonary aspergillosis：ABPA）が想定される（☞ p402）．

E consolidation に小葉間隔壁肥厚を伴う

- 小葉間隔壁肥厚を伴う consolidation を認める疾患群はまず，①急性発症した場合，②緩徐に発症した場合，および③喘鳴を伴う場合に分けて鑑別を進めることとする．

1 急性発症した場合（図 11）

- 急性発症する疾患群は肺出血，肺水腫，急性好酸球性肺炎が挙げられる．病歴上，発症

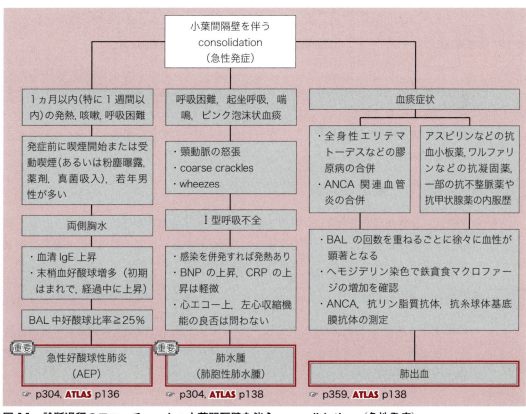

図 11　診断過程のフローチャート：小葉間隔壁を伴う consolidation（急性発症）

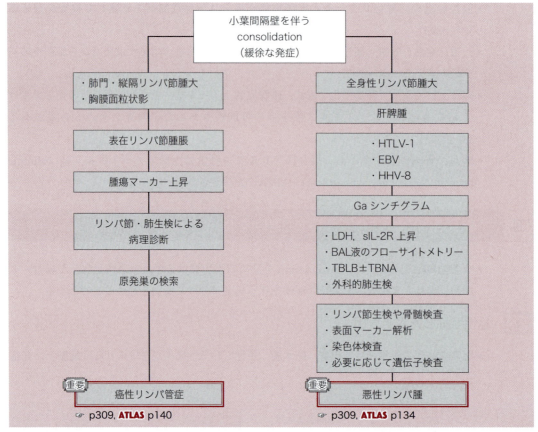

図 12 診断過程のフローチャート：小葉間隔壁を伴う consolidation（緩徐な発症）

前に喫煙開始（あるいは粉塵曝露，薬剤，真菌吸入）がある場合は急性好酸球性肺炎をまず考慮すべきである（☞ p304）．

- 肺出血，肺水腫は同じ血痰を生じ，症状経過や検査での鑑別は困難で，気管支肺胞洗浄液検査が決め手であると考える（☞ p304, p359）．

2 緩徐に発症した場合（図12）

- 病歴上，症状がないかあるいは数週〜数ヵ月での症状経過であれば，悪性リンパ腫や癌性リンパ管症が考慮される．肺癌に限らず，消化管や乳癌などの想定される腫瘍性病変をスクリーニングすることと，悪性リンパ腫を想定した検索が必要である（☞ p309）．

3 喘鳴を伴う場合（図13）

- 喘鳴を伴う場合には慢性好酸球性肺炎，IgG4関連疾患，好酸球性多発血管炎性肉芽腫症（EGPA）などが考えられる．各々の特異的マーカーの検索や気管支肺胞洗浄液，組織学的解析が重要となる（☞ p349, p417, p426）．

F. consolidation 内に牽引性気管支拡張を伴う

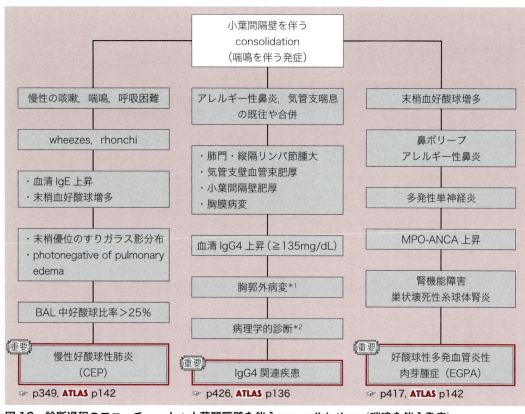

図13 診断過程のフローチャート：小葉間隔壁を伴う consolidation（喘鳴を伴う発症）
*1 硬化性涙腺炎，唾液腺炎，自己免疫性膵炎，IgG4 関連硬化性胆管炎，IgG4 関連腎臓病，後腹膜線維症
*2 ①広義間質へのリンパ球，形質細部の浸潤，② IgG4/IgG 陽性細胞比＞40%，かつ IgG4 陽性細胞＞10 cells/HPF，③閉塞性静脈炎もしくは閉塞性動脈炎，④浸潤細胞周囲の特徴的な線維化

F consolidation 内に牽引性気管支拡張を伴う（図14）

- びまん性肺胞傷害（diffuse alveolar damage：DAD）と特発性器質化肺炎（cryptogenic organizing pneumonia：COP）はその臨床経過から，多くの場合において DAD が急速に呼吸不全に進行していくことが鑑別点となる．抗菌薬不応な点は共通であり，抗菌薬治療抵抗性であると判断されれば，可能な限り両者鑑別のために気管支肺胞洗浄液や組織学的検査を行うべきである．
- 呼吸不全の進行，患者背景などの理由で検査が勧められない場合は副腎皮質ホルモン薬投与に進むことが必要である．
- COP については別項参照（☞ p349）として，DAD について解説する．

症状および確認すべき医療面接のポイント

● DAD
- 数日から数週間の比較的短い期間に乾性咳嗽とともに急速に低酸素血症，呼吸不全に進行することが特徴的である．

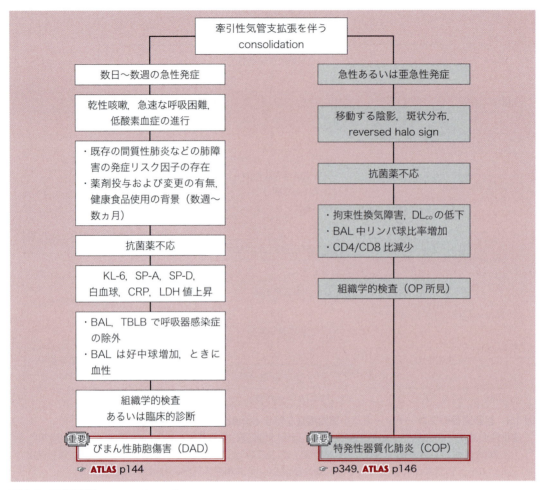

図14 診断過程のフローチャート

表10 DAD pattern を呈する可能性がある薬剤

抗がん薬	シクロホスファミド,ゲムシタビン,ブレオマイシン
分子標的薬	ゲフィチニブ,エルロチニブ,アファチニブ,セツキシマブ,パニツムマブ,オシメルチニブ
免疫抑制薬,抗リウマチ薬	メトトレキサート,金製剤,インターフェロン
漢方製剤	小柴胡湯,柴苓湯,防風通聖散など
その他	アミオダロン

- 先行症状としてウイルス感染様の咳嗽,発熱,関節痛などの症状を呈することも多い.
- 抗菌薬,抗真菌薬などの抗微生物治療が無効である.
- 原因が不明［急性間質性肺炎,acute interstitial pneumonia（AIP）］の場合や皮膚筋炎で特に筋症状に乏しい場合の肺病変でみられる.
- 数週間から数ヵ月内の薬剤投与歴を確認し,変更があった場合は薬剤性肺障害の可能性を考慮して,被疑薬の中止あるいは代替薬への変更を直ちに検討する.

- DAD pattern を呈する報告がある薬剤を**表10**にまとめた．

身体所見のポイント

● DAD

- 胸部聴診で fine crackles を認める．
- 急性発症のため，ばち指は認めない．
- 身体所見は非特異的である．

検査所見のポイント

● DAD

- 白血球，CRP，赤沈の増加を認める他，間質性肺炎マーカーである KL-6，SP-A，SP-D や血清 LDH 値の増加を認める．
- 血液ガス分析では急速に PaO_2 の低下が進行するⅠ型呼吸不全を呈する．$PaCO_2$ は正常か，頻呼吸を反映して減少する．
- 気管支肺胞洗浄液では細胞数増加，好中球分画の増加を認めるが，特異的な所見はなく，他疾患（COP，CEP など）との鑑別目的の意味合いが強い．また多くの場合は低酸素血症の進行で施行困難である．
- 薬剤性肺障害の可能性がある場合は薬剤リンパ球刺激試験（DLST）を行う．

治療方針の立て方

● DAD

- 一般的には治療抵抗性であり，確立した治療法はない．
- 細菌，真菌，ウイルス性疾患などの感染症スクリーニングを行い，否定できれば副腎皮質ホルモン薬のパルス療法を行うが，COP と異なり治療抵抗性であることが多い．
  ⇒ポリミキシンB固定化線維カラムを用いた直性血液灌流法が有効であったとの報告例がある．
- 人工呼吸管理の場合は急性呼吸促迫症候群（ARDS）に準じて，気道内圧上昇による肺損傷を極力抑えるために1回換気量を制限し，PEEP を高く設定し，高 CO_2 血症は許容する．

G 移動する consolidation（図15）

- 慢性好酸球性肺炎（chronic eosinophilic pneumonia：CEP）の場合は慢性経過をたどるのに対し，特発性器質化肺炎（COP）は比較的急性症状を呈する．両者の鑑別のためには気管支肺胞洗浄検査が有用である（☞ p355）．
- 気胸や胸水を伴う場合は寄生虫症を疑い，摂食歴を確認して鑑別を進めていく（☞ p328）．

（岸 建志）

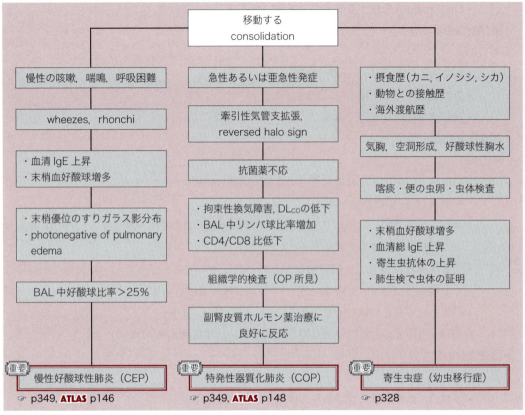

図15 診断過程のフローチャート：移動する consolidation

文　献

1) 日本呼吸器学会：成人肺炎診療ガイドライン2017，日本呼吸器学会，東京，2017
2) 日本循環器学会：肺血栓塞栓症および深部静脈血栓症の診断，治療，予防に関するガイドライン（2017年改訂版）（2018年6月21日，日本循環器学会HP閲覧，最新情報はhttp://www.j-circ.or.jp/guideline/pdf/JCS2017_ito_h.pdfをご確認下さい）
3) 日本呼吸器学会：特発性間質性肺炎診断と治療の手引き，改訂第3版，南江堂，東京，2016
4) Fischer A, et al: An official European Respiratory Society/American Thoracic Society research statement: interstitial pneumonia with autoimmune features. Eur Respir J **46**: 976-987, 2015
5) 日本外傷学会，日本救急医学会（監）：外傷初期診療ガイドラインJATEC，改訂第5版，へるす出版，東京，2016
6) Okada F, et al: Comparison of pulmonary CT findings and serum KL-6 levels in patients with cryptogenic organizing pneumonia. Br J Radiol **82**: 214, 2009
7) Cordier JF, et al: Eosinophilic pneumonias. Interstitial Lung Disease, 5th ed, Schwartz MI, et al（eds），People's Medical Publishing House, USA, p839, 2010
8) 望月吉郎ほか：慢性好酸球性肺炎の予後の検討．日呼吸会誌 **40**：851，2002
9) Kaya H, et al: Omalizumab as a steroid-sparing agent in chronic eosinophilic pneumonia. Chest **142**: 514, 2012
10) Travis WD, et al: International Association for the Study of Lung Cancer/American Thoracic Society/European Respiratory Society International multidisciplinary classification of lung ade-

nocarcinoma. J Thoracic Oncol **6**: 252, 2011
11) Choi YW, et al: Effects of radiation therapy on the lung: radiologic appearances and differential diagnosis. RadioGraphics **24**: 985, 2004
12) Trovo M, et al: Early and late lung radiographic injury following stereotactic body radiation therapy (SBRT). Lung Cancer **69**: 77, 2010
13) Nagata Y, et al: Clinical outcomes of a phase I/II study of 48 Gy of stereotactic body radiotherapy in 4 fractions for primary lung cancer using a stereotactic body frame. Int J Radiat Oncol Biol Phys **63**: 1427, 2005
14) Larici AR, et al: Lung abnormalities at multimodality imaging after radiation therapy for non-small cell lung cancer. RadioGraphics **31**: 771, 2011
15) Matsuno Y, et al: Simultaneous measurements of KL-6 and SP-D in patients undergoing thoracic radiotherapy. Med Oncol **23**: 75, 2006
16) Yamashita H, et al: Prescreening based on the presence of CT-scan abnormalities and biomarkers (KL-6 and SP-D) may reduce severe radiation pneumonitis after stereotactic radiotherapy. Radiat Oncol **5**: 32, 2010
17) 藤下　隆ほか：シクロスポリン投与にて軽快した難治性両側性放射線肺臓炎の1例．日呼吸会誌 **43**：459，2005
18) 宮川倫子ほか：重症放射線肺臓炎の1例—血漿交換の試み．日呼吸会誌 **47**：481，2009
19) 太田求磨ほか：吸入が原因と考えられた肺胞出血の2例．日呼吸会誌 **39**：694，2001
20) 福居嘉信ほか：防水スプレー使用後に発症したびまん性肺胞出血の1例．日呼吸会誌 **49**：360，2011
21) Collard HR, Schwarz MI: Diffuse alveolar hemorrhage. Clin chest Med **25**: 583, 2004
22) Tasaka S, et al: Serum indicators for the diagnosis of pneumocystis pneumonia. Chest **131**: 1173, 2007
23) Gómez-Puerta JA, et al: Antineutrophil cytoplasmic antibody-associated vasculitides and respiratory disease. Chest **136**: 1101, 2009
24) 佐々木信ほか：重症の急性呼吸不全を呈し，血漿交換を行った肺胞出血7例の検討．日呼吸会誌 **48**：10，2010
25) Badsha H, et al: Pulmonary hemorrhage in systemic lupus erythematosus. Semin Arthritis Rheum **33**: 414, 2004
26) Limper AH, et al: An official American Thoracic Society statement: treatment of fungal infections in adult pulmonary and critical care patients. Am J Respir Crit Care Med **183**: 96, 2011
27) Betancourt SL, et al: lipoid pneumonia : spectrum of clinical and radiologic manifestations. AJR Am J Roentgenol **194**: 103, 2010
28) 村瀬享子ほか：ネズミ忌避剤（ハッカ油）の吸入による外因性リポイド肺炎の1例．日呼吸誌 **2**：466，2013
29) Siniakowicz RM, et al: Diagnosis of amiodarone pulmonary toxicity with high-resolution computerized tomographic scan. J Cardiovasc Electrophysiol **12**: 431, 2001
30) 近藤あかりほか：CT画像が診断の契機となったアミオダロン肺障害の1例．日呼吸誌 **4**：125，2015
31) 宇留賀公紀ほか：肺膿瘍44例の臨床的検討．日呼吸誌 **1**：171，2012
32) 齋藤　翔，大曲貴夫：肺膿瘍．呼吸器疾患最新の治療2016-2018，杉山幸比古ほか（編），南江堂，東京，p230，2016

33）日本呼吸器学会：薬剤性肺障害の診断・治療の手引き，メディカルレビュー社，東京，p39，2012
34）島田昌裕ほか：エンドトキシン吸着療法が著効した急性間質性肺炎の1例．日呼吸会誌 **47**：1141, 2009

II章 CT画像パターンから紐解く呼吸器疾患：診断から治療方針まで

6 びまん性すりガラス影・網状影

A crazy-paving appearance（図1）

- crazy-paving appearance を呈する疾患は，まず臨床経過が急性か，あるいは亜急性～慢性かに分類することができるが，そのフローチャートに沿った診断過程の要点を以下に示す．
- 急性経過をきたす疾患では患者背景に着目し，細胞性免疫不全があればサイトメガロウイルス肺炎やニューモシスチス肺炎（PCP）の可能性を考慮する．基礎疾患や治療歴などに肺障害のリスク因子の背景があれば，びまん性肺胞傷害（DAD）の可能性を考慮する．インフルエンザウイルス，アデノウイルスなどによるウイルス性肺炎は，季節性，流行の有無の把握が重要である．
- 亜急性～慢性経過であれば，肺胞蛋白症を鑑別に挙げる．他のびまん性肺疾患群との鑑別のためには，気管支肺胞洗浄（BAL）が有用である．

| 症状および確認すべき医療面接のポイント

● 肺胞蛋白症（pulmonary alveolar proteinosis：PAP）

- PAP はサーファクタントの生成または分解過程の障害により，肺胞腔内，終末細気管支内にサーファクタント由来物質の異常貯留をきたす疾患の総称であり，自己免疫性PAP，続発性PAP，先天性PAP に分類され，PAP の約9割を自己免疫性PAP が占める[1,2]．

[自己免疫性PAP]
- 男女比は 2:1 であり，好発年齢は 50 歳代である．
- 症例の約半数は喫煙歴，約 1/4 は粉塵曝露歴を有する．
- 症状として多いのは，労作時呼吸困難，咳嗽，喀痰などである．発熱はまれである．一般に画像所見に比べて症状・理学所見が乏しいことが特徴であり，約 3 割の症例は無症状である．

[続発性PAP]
- 男女比は 3:2 であり，好発年齢は 40～50 歳代である．
- 基礎病態としては，骨髄異形成症候群などの血液疾患が続発性PAP の約 8 割を占め，その他自己免疫疾患，粉塵やガスの吸入，薬剤性肺障害，呼吸器感染症などがある．
- 多くの症例が有症状である．自己免疫性PAP と同様の呼吸器症状に加え，原疾患により多様な症状を呈する．2 割程度の症例で発熱がみられる．

375

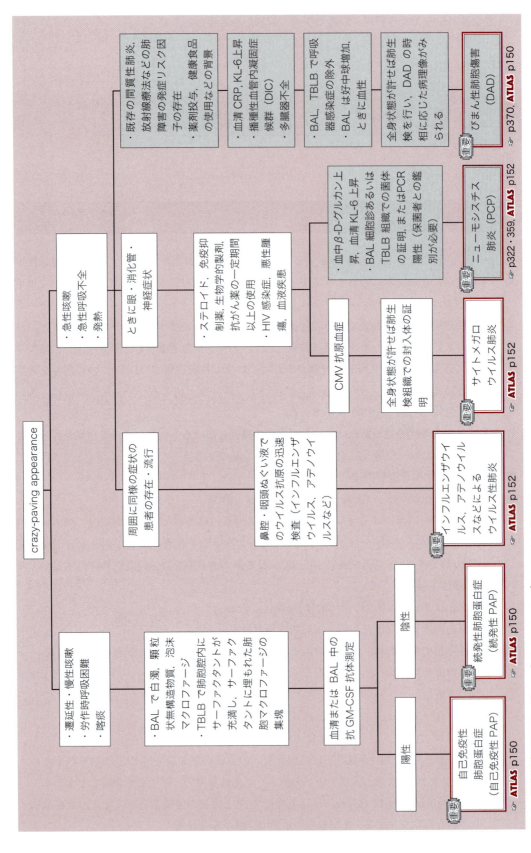

図1 診断過程のフローチャート：crazy-paving appearance

A. crazy-paving appearance

[先天性 PAP]
- 新生児，小児にみられ，重篤な呼吸不全を呈することが多いが，成人期まで無症状で経過する例もある．

● ウイルス性肺炎

[サイトメガロウイルス（CMV）肺炎]
- 悪性腫瘍，血液疾患，HIV 感染症，移植，ステロイド・免疫抑制薬の投与など，細胞性免疫能の低下をきたす疾患・患者背景の有無を聴取する．
- CMV 感染症は肺の他に，網膜，消化管，中枢神経系，肝など，しばしば多彩な臓器に発症するため，これらの臓器症状の有無を聴取する．
- 発熱，乾性咳嗽，呼吸困難，低酸素血症がみられる．

[インフルエンザウイルス肺炎]
- 高熱，悪寒，関節筋肉痛などの全身症状，咽頭痛などの上気道炎症状が出現する．
- インフルエンザは，おおむね 12 月から翌年 3 月頃にかけて流行する．周囲にインフルエンザの流行がみられているかどうかを聴取する．

[アデノウイルス肺炎]
- 年齢層としては乳幼児が多く，成人は少ない．ただし，寮施設などの同一施設内で生活している成人での集団発生事例の報告がみられる．
- アデノウイルス感染で特徴的な発熱，咽頭痛，咳嗽，下痢などを高率に認める一方で，結膜炎を合併する例は少ない．
- 春先から初夏にかけて患者数の増加がみられる．

身体所見のポイント

● PAP

[自己免疫性 PAP]
- 異常所見を認めないことが多い．聴診所見ではときに fine crackles を聴取する．

[続発性 PAP]
- 自己免疫性 PAP と同様の聴診所見に加え，原疾患による身体所見を伴う．

● ウイルス性肺炎
- 聴診所見は正常なことが多いが，進行すると coarse crackles を聴取する．

[インフルエンザウイルス肺炎]
- 口腔の観察にて，インフルエンザで感度・特異度ともに高い所見である咽頭後壁のリンパ濾胞 "influenza follicles" の存在を確認する．

検査所見のポイント

● PAP
- 血清 LDH，CEA，KL-6，SP-A，SP-D が高値を示す．自己免疫性 PAP では，CEA と KL-6 は疾患重症度とよく相関する．
- 呼吸機能検査では，初期には拡散能（DLco）低下がみられ，進行すると %VC が低下する．
- BAL 液はミルク状（米のとぎ汁状）に白濁している．光学顕微鏡では，泡沫肺胞マク

表1　PAPの診断基準

原則，以下の2項目を満たすこと
1. 画像所見：胸部CT（原則，高分解能CT）撮影で，PAPを支持する所見を有する． 2. 病理・組織学的所見：下のa項またはb項を満たす 　a．BAL液で白濁の外観を呈し，放置すると沈殿する．光顕で，パパニコロー染色でライトグリーンに染まる顆粒状の無構造物質の沈着と，泡沫状マクロファージ（foamy macrophage）がみられる． 　b．病理組織（経気管支肺生検，外科的肺生検，剖検）でPAPを支持する所見がみられる．

［井上義一ほか（監）：肺胞蛋白症の診断，治療，管理の指針．「肺胞蛋白症の難治化要因の解明と診断，治療，管理の標準化と指針の確立」に関する研究班，平成21年度研究報告書，2012より転載］

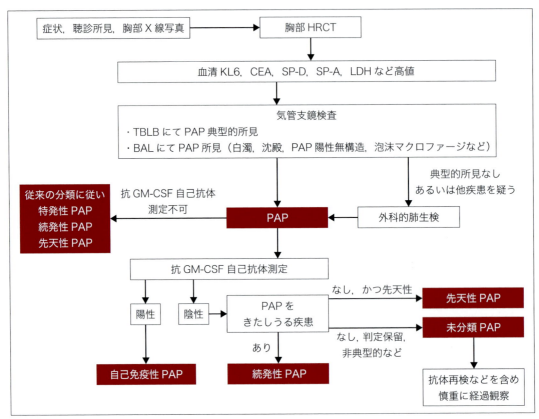

図2　PAP診断のアルゴリズム

［井上義一ほか（監）：肺胞蛋白症の診断，治療，管理の指針．「肺胞蛋白症の難治化要因の解明と診断，治療，管理の標準化と指針の確立」に関する研究班，平成21年度研究報告書，2012より転載］

ロファージや好酸性に染まる顆粒状の無構造物質が特徴である．
- 肺生検では，肺胞腔内に好酸性に染まるサーファクタントが充満し，サーファクタントに埋もれた肺胞マクロファージの集塊がみられる．
- HRCTで肺胞蛋白症を支持する所見を認め，かつBAL液または病理組織［経気管支肺生検（TBLB）または外科的肺生検］で上記のPAPを支持する所見を認めた場合にはPAPと診断し（表1），次に図2に示すアルゴリズムに従いPAPの分類診断を行う．自己免疫性PAPでは，抗GM-CSF抗体が陽性となる．先天性・続発性が否定され，か

つ抗GM-CSF抗体が未測定の場合には特発性PAPと呼ぶ．

- ウイルス性肺炎

　［CMV肺炎］
- 確定診断は肺組織での封入体細胞の証明であるが，全身状態から侵襲的検査は困難な場合が多い．臨床診断にはCMV抗原を白血球から検出するCMVアンチゲネミア法を行い，CMVの再活性化を確認する．

　［インフルエンザウイルス肺炎］
- 鼻腔ぬぐい液または咽頭ぬぐい液を検体としたウイルス抗原検査（迅速診断キット化されている）が診断に有用である．
- インフルエンザウイルス感染に伴う肺炎は，①インフルエンザウイルスによる肺炎（原発性インフルエンザウイルス肺炎），②インフルエンザ経過中に合併する細菌性肺炎（ウイルス細菌混合感染性肺炎），③インフルエンザ治癒（軽快）後に発症する細菌性肺炎（二次性細菌性肺炎）の3つの病型に大別される．細菌性肺炎を合併することが多いため，抗菌薬療法前に喀痰グラム染色・培養，血液培養を必ず行う．

　［アデノウイルス肺炎］
- 咽頭ぬぐい液または鼻腔ぬぐい液を検体として，ウイルス抗原検査（迅速診断キット化されている）が診断に有用である．

治療方針の立て方

- PAP
- 無症状あるいは呼吸機能障害が軽微（拡散能あるいは労作時酸素飽和度の軽度低下）な場合，定期的に胸部画像検査，呼吸機能検査などを行い，経過観察とする．
- 中等度以上の労作により呼吸困難を自覚したり，労作時に酸素投与が必要である場合には，労作時のみ在宅酸素療法を導入し，引き続き経過観察を行う．
- 軽度の労作や安静時にも呼吸困難があれば，肺洗浄（全身麻酔下での全肺洗浄または気管支鏡を用いた区域洗浄）を施行する．なお，自己免疫性PAPに対しては，現時点では保険適用はないが新規治療としてGM-CSF補充療法が考慮される．
- 厚生労働省研究班が提唱する重症度（表2）とそれに応じた治療方針を表3に示す．
- 続発性PAPでは，基礎疾患の治療により，PAPが改善することもある．

- ウイルス性肺炎

　［CMV肺炎］
- 抗ウイルス薬として，ガンシクロビル（GCV），GCVのプロドラッグであるバルガンシクロビル（VGCV）やホスカルネット（PFA）を使用する．抗ウイルス薬単独では効果が乏しい場合があるため，抗CMV高力価ガンマグロブリンの併用も考慮する．

　［インフルエンザウイルス肺炎］
- 抗インフルエンザ薬を発症後48時間以内に投与するのが望ましい．インフルエンザ流行期にインフルエンザ様症状を呈する患者においては，迅速診断検査結果が陰性であってもインフルエンザの可能性が否定できないため，臨床診断によって抗インフルエンザ薬の投与を考慮する．

表2 PAPの重症度，管理区分重症度

A. PAP重症度

重症度（DSS）	症状	PaO_2
1	なし	$PaO_2 \geq 70$ Torr
2	あり	$PaO_2 \geq 70$ Torr
3	不問	70 Torr $> PaO_2 \geq 60$ Torr
4	不問	60 Torr $> PaO_2 \geq 50$ Torr
5	不問	50 Torr $> PaO_2$

B. 管理区分重症度

以下の場合，難治例として，重症度を1度加えて管理区分重症度とする
（Ⅰ～Ⅵで表記，その場合，管理区分重症度の後に（ ）を付記する）．
(1) 明らかな肺線維症の合併
(2) 反復，継続する感染症合併
(3) 先天性PAPの場合
(4) 6分間歩行試験で，$SpO_2$90％未満を認める場合

［井上義一ほか（監）：肺胞蛋白症の診断，治療，管理の指針．「肺胞蛋白症の難治化要因の解明と診断，治療，管理の標準化と指針の確立」に関する研究班，平成21年度研究報告書，2012より転載］

表3 重症度に応じたPAPの治療

重症度	1	2	3	4	5
症状	無	有	不問		
PaO_2*（Torr）	$PaO_2 \geq 70$		70 > $PaO_2 \geq 60$	60 > $PaO_2 \geq 50$	50 > PaO_2
治療方針	経過観察**		去痰薬 対症療法	区域洗浄，全肺洗浄 あるいは試験的治療	
				長期酸素療法	

*：PaO_2：室内気吸入下，安静臥位
**：経過観察：重症度，症状，肺機能，画像検査，血清マーカーなど

［井上義一ほか（監修）：肺胞蛋白症の診断，治療，管理の指針．「肺胞蛋白症の難治化要因の解明と診断，治療，管理の標準化と指針の確立」に関する研究班，平成21年度研究報告書，2012より転載］

- 抗インフルエンザ薬の選択については，吸入薬や内服薬は，呼吸不全などが比較的軽度で投与可能であれば適応となる．一方で吸入や内服が困難であれば点滴薬を選択する．流行期においては患者背景に加えて，インフルエンザ流行株の最新情報から適切な薬剤を選択する（**表4**）[4]．
- 細菌性肺炎の合併が高頻度でみられるため，入院後直ちに抗菌薬療法を開始する．インフルエンザに合併する細菌性肺炎の原因菌としては，肺炎球菌，*Staphylococcus aureus*，A群β溶血性連鎖球菌などのグラム陽性球菌が重要であり，βラクタム系抗菌薬とマクロライド系抗菌薬の併用，あるいはレスピラトリーキノロンを選択する．

表4 抗インフルエンザ薬の種類と亜型別の一般的有効性

薬剤名	感受性	耐性
オセルタミビル（経口）*	A型, B型	H275Y変異株
ザナミビル（吸入）	A型, B型	
ラニナミビル（吸入）	A型, B型	
ペラミビル（点滴静注）	A型, B型	H275Y変異株
ファビピラビル（経口）**	A型, B型	
バロキサビルマルボキシル（経口）	A型, B型	

*：10歳代への投与は原則的に行わない．
**：ファビピラビルは，臨床での使用経験が限られているため，その投与は極めて慎重に検討する．最重症（ICU管理を要する）患者において，他の抗インフルエンザ薬が無効または効果不十分な場合に投与を考慮する．
［厚生労働省：成人の新型インフルエンザ治療ガイドライン（第2版），2017を参考に作成］

- 重症例では，メチシリン耐性黄色ブドウ球菌（MRSA）の関与も想定し，バンコマイシンあるいはリネゾリドの併用投与も考慮する．
- 高齢，長期療養型施設入所，人工透析，免疫抑制薬投与など医療・介護関連肺炎としてのリスクが高い宿主においては，緑膿菌，アシネトバクター，腸内細菌科細菌などのグラム陰性菌の関与を考慮し，抗緑膿菌作用を持つβラクタマーゼ阻害薬配合ペニシリン系抗菌薬（タゾバクタム／ピペラシリン），カルバペネム系抗菌薬（メロペネム，ドリペネム，ビアペネム）を選択する．

［アデノウイルス肺炎］

- 免疫正常者におけるアデノウイルス肺炎の予後は良好であり，対症療法が中心となる．重症患者や免疫不全者では，リバビリンやビダラビンを投与して改善を認めた報告がある[5,6]．

B 陰影内に牽引性気管支拡張を伴う（図3，図4）

- 陰影内に牽引性気管支拡張を伴う画像所見を呈する疾患は，まず臨床経過が急性か，あるいは亜急性〜慢性かに分類することが重要である．
- 急性経過をきたす疾患では患者背景に着目し，細胞性免疫不全があればサイトメガロウイルス肺炎やニューモシスチス肺炎（PCP）の可能性を考慮する．基礎疾患や治療歴などに肺障害のリスク因子の背景があれば，びまん性肺胞傷害（DAD）の可能性を考慮する．インフルエンザウイルス，アデノウイルスなどによるウイルス性肺炎は，季節性，流行の有無の把握が重要である．
- 亜急性〜慢性の経過をとる疾患としては，肺組織の線維化をきたす種々の間質性肺疾患が鑑別として挙がるが，まず医療面接，身体所見，検査所見から，原因が明らかな間質性肺炎（膠原病によるもの，放射線性，過敏性肺炎など）と，特発性間質性肺炎（IIPs）とに分類する．その上でHRCT所見の詳細な検討，BAL，さらに適応があれば外科的

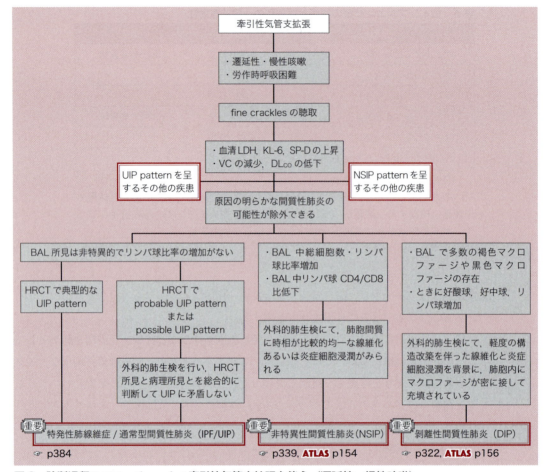

図3　診断過程のフローチャート：牽引性気管支拡張を伴う（遷延性・慢性咳嗽）

- 肺生検などの精査を通じて診断し，適切な治療方針を立てる．
- 薬剤性肺障害の経過は，急性から慢性まで様々である．薬歴をはじめとした患者背景の把握が重要である．

C　honeycombing（図5）

- honeycombingは間質性肺疾患の肺の線維化が進行した末に生じるものであり，この画像パターンを呈する疾患の発症様式は一般に亜急性〜慢性である．
- 特発性肺線維症（idiopathic pulmonary fibrosis：IPF）に典型的な病理組織所見ならびに画像パターンのことを「通常型間質性肺炎（usual interstitial pneumonia：UIP）」と称するが，UIP patternはIPFのみにではなく，膠原病に関連した間質性肺炎などでも認められる．例として，関節リウマチに関連した間質性肺炎では比較的UIP patternの頻度が高い．「IPF」と「UIP」それぞれの用語の定義について留意されたい．
- 原因の特定できる間質性肺疾患（膠原病によるもの，薬剤性肺障害，慢性過敏性肺炎）の可能性を医療面接，身体所見，検査所見から検討し，これらに該当しなければ特発性

C. honeycombing

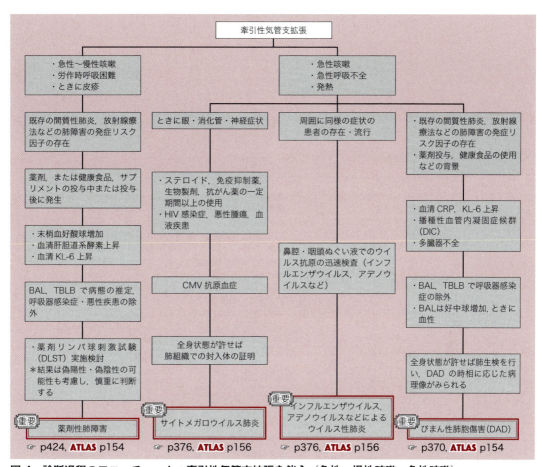

図4 診断過程のフローチャート：牽引性気管支拡張を伴う（急性〜慢性咳嗽，急性咳嗽）

肺線維症（IPF/UIP）の可能性を考慮する．その上でHRCT所見の詳細な検討，BAL，さらに適応があれば外科的肺生検などの精査を通じて診断し，適切な治療方針を立てる．

- Hermansky-Pudlak症候群（HPS）は出生時からの白皮症，弱視，出血傾向などの特徴的所見から他疾患との鑑別は比較的容易である．

症状および確認すべき医療面接のポイント

● 特発性肺線維症（IPF）
- 乾性咳嗽，労作時呼吸困難を伴う．労作時呼吸困難は通常，緩徐に進行する．
- IPFのリスク因子である喫煙の有無を聴取する．
- 原因の明らかな間質性肺炎の可能性を除外するため，環境曝露や職業歴，既往歴，膠原病を示唆する症状の有無などを入念に聴取する．

● 慢性過敏性肺炎（chronic hypersensitivity pneumonitis：CHP）
- 乾性咳嗽，労作時呼吸困難を伴う．
- 原因となる抗原曝露歴の有無を確認する．原因抗原別のCHPの国内疫学調査結果を表5に示す．CHPの約6割が鳥関連であり，鳥飼育や自宅庭への鳥飛来の有無，鶏糞使用の有無，羽毛布団の使用の有無を聴取する．

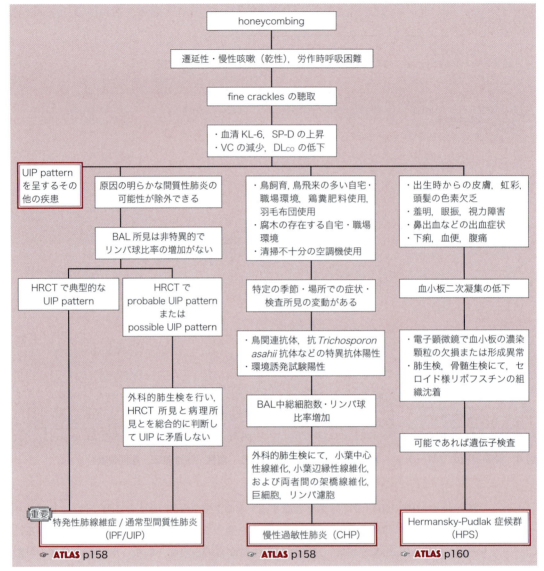

図5 診断過程のフローチャート：honeycombing

- 真菌が原因となる夏型過敏性肺炎や住居関連過敏性肺炎はCHPの約3割を占める．住宅環境（築年数，建材の材質，日当たり，風通し，空調設備の状態など）を聴取する．
- 特定の季節や特定の場所で症状が悪化する場合には特に本疾患を疑う．

● Hermansky-Pudlak症候群（HPS）
- 羞明，眼振，矯正不可能な視力障害などの眼症状を呈する．
- 血小板機能障害による出血傾向を呈する．鼻出血，抜歯や外傷後の止血困難や月経過多などの既往があることが多い．
- 常染色体潜性遺伝である．
- HPSでは，これまでに10型の原因遺伝子（HPS1〜HPS10）が報告されており[9]，日本人では遺伝子解析がなされた症例はHPS-1が最多である[10]．

表5 原因抗原別の慢性過敏性肺炎の国内疫学調査結果

疾患名	抗原	症例数	%
鳥関連過敏性肺炎	鳥排泄物，羽毛	134	60.4
夏型過敏性肺炎	*Trichosporon asahii, T. dermatis*	33	14.9
住居関連過敏性肺炎	カンジダ属，アスペルギルス属，セファロスポリウム属，フサリウム属，ヒュミコラ属など	25	11.3
農夫肺	サッカロポリスポラ属，サーモアクチノミセス属，ユミケカビ属，クモノスカビ属など	4	1.8
塗装工肺	イソシアネート	3	1.4
その他		23	10.4
計		222	100

［宮崎泰成ほか：過敏性肺炎の病態と治療の最前線．日内会誌 **106**: 1212-1220, 2017／Okamoto T, et al: Nationwide epidemiological survey of chronic hypersensitivity pneumonitis in Japan. Respire Investig **51**: 191-199, 2013 より作成］

- *HPS-1* と *HPS-2*，*HPS-4* では，30～40 歳代で肺線維症を発症し[11]，咳嗽・労作時呼吸困難などの症状を呈する．
- *HPS-1* と *HPS-4* では，12 歳～30 歳で肉芽腫性大腸炎を発症し[12]，下痢・血便・腹痛・体重減少などの症状がみられる．

身体所見のポイント

● IPF

- 聴診所見で肺底部に fine crackles を聴取する．
- 約 30～60% の症例でばち指（clubbed finger）を認める．
- 膠原病に伴う間質性肺炎を除外するため，膠原病を示唆する身体所見の有無を入念に観察する．

● CHP

- 聴診所見で肺底部に fine crackles を聴取する．
- 進行例ではばち指（clubbed finger）を認める．

● HPS

- 皮膚，毛髪，眼のメラニン合成の低下または消失により，出生時より全身皮膚が白色調であり，青～灰色調の虹彩，白色から茶褐色あるいは銀色の頭髪を呈する．
- 水平性眼振を認める．
- 胸部聴診にて fine crackles を聴取する．

検査所見のポイント

● IPF と CHP と肺線維症を伴う HPS とで共通する検査所見

- 血液検査で肺胞上皮由来のバイオマーカー（KL-6，SP-D，SP-A）が異常高値を示す．
- 呼吸機能検査では，拘束性換気障害［肺活量（VC）や全肺気量（TLC）の減少］と DLco の低下を認める．通常，DLco の低下は拘束性換気障害よりも先に出現する．
- 動脈血液ガス分析では，進行例では低酸素血症，肺胞気 - 動脈血酸素分圧較差（A-aDO$_2$）の開大を認める．

表6　2011年のATS/ERS/JRS/ALATによるIPFガイドラインにおけるHRCT criteria

UIP pattern （4つをすべて満たすこと）	possible UIP pattern （3つをすべて満たすこと）	inconsistent with UIP pattern （7つのどれがあっても）
●胸膜直下優位な分布 ●網状影 ●蜂巣肺（牽引性気管支拡張を伴う場合もない場合も） ●inconsistent with UIP patternの7つの項目がない	●胸膜直下優位な分布 ●網状影 ●inconsistent with UIP patternの7つの項目がない	●上・中肺野優位 ●気管支血管束周囲に優位 ●広範なすりガラス影（網状影より広い） ●多数の微小結節（両側性，上葉優位） ●孤発嚢胞（多数，両側性，蜂巣肺より離れた場所） ●びまん性mosaic濃度/air-trapping（両側性，3葉以上） ●区域性浸潤影

［日本呼吸器学会（編）：特発性間質性肺炎診断と治療の手引き，改訂第3版，南江堂，東京，2016より許諾を得て転載］

● IPF
- 膠原病に伴う間質性肺炎を除外するため，抗核抗体，リウマチ因子，MPO-ANCA抗体，PR3-ANCA抗体などを検索する．抗核抗体陽性であれば，さらに特異抗体（抗Ro/SS-A抗体，抗La/SS-B抗体，抗Scl-70抗体，抗ARS抗体など）も検索し，膠原病の可能性も念頭に置き診断を進める
- BALの所見は非特異的であるため，BALは積極的なIPFの診断には結びつかない．しかし，IPFではBAL液の細胞分画でリンパ球比率が増加しないことがしばしば非特異性間質性肺炎（NSIP）や特発性器質化肺炎（COP）との鑑別に用いられるなど，BALは他の疾患を除外するために有効な場合がある．
- IPFの診断では，まず原因の特定できる間質性肺疾患を臨床的に除外する．その上で，HRCT所見（表6）で典型的なUIP patternを示す場合には，確定診断に外科的肺生検（surgical lung biopsy：SLB）は必要ない．HRCT所見がprobable UIP patternまたはpossible UIP patternである場合にはSLBの実施を考慮し，HRCT所見とSLB所見とを総合して判断する（表7）．
- IPF診断のフローチャートを図6に示す．

● CHP
- 患者の自宅および職場の環境調査を行う．
  ⇒トリコスポロン属など真菌の繁殖しやすい腐木，浴室の脱衣所，台所，天井，畳の裏などをよくみて，疑わしい場所から検体を採取し培養を行う．
  ⇒前述の鳥関連抗原の供給源の有無も確認する．
- BALの所見ではリンパ球増加を認めるが，急性過敏性肺炎と比較すると軽度である．CD4/CD8比は上昇することが多い．
- 病理診断のためにSLBを検討する．
  ⇒小葉中心性線維化と小葉辺縁性線維化，両者を繋ぐ架橋線維化が特徴的である．
  ⇒さらに巨細胞，リンパ濾胞形成，細気管支炎を認めるが，肉芽腫の出現頻度は急性過

C. honeycombing

表7 2011年のATS/ERS/JRS/ALATによるIPFガイドラインにおける病理診断criteria

UIP pattern (4つをすべて満たすこと)	probable UIP pattern	possible UIP pattern (3つをすべて満たすこと)	not UIP pattern (6つのどれがあっても)
●胸膜直下/小葉間隔壁近傍優位に，著しい線維化/肺の構築破壊がみられる（蜂巣肺の有無を問わず） ●肺実質内の斑状の線維化 ●線維芽細胞巣 ●UIP以外の診断を示唆する所見がない（not UIP patternの項を参照）	●著しい線維化/肺の構築破壊がみられる（蜂巣肺の有無を問わず） ●斑状の分布，線維芽細胞巣のうち，どちらか一方がない ●UIP以外の診断を示唆する所見がない（not UIP patternの項を参照） または ●蜂巣肺のみ	●斑状またはびまん性に分布する線維化で，炎症細胞浸潤の有無を問わず ●UIPのほかのクライテリアがない（UIP patternの項参照） ●UIP以外の診断を示唆する所見がない（not UIP patternの項を参照）	●硝子膜* ●器質化肺炎*† ●肉芽腫（複数）† ●蜂巣肺から離れた部位にみられる著しい炎症細胞浸潤 ●気道中心性優位の病変 ●ほかの診断を示唆する所見

*：IPFの急性増悪と関連しうる．
†：孤立性の肉芽腫やごく軽度の器質化肺炎は，偶発的にUIP patternに共存しうる．
[日本呼吸器学会（編）：特発性間質性肺炎診断と治療の手引き，改訂第3版，南江堂，東京，2016より許諾を得て転載]

　　敏性肺炎と比べて低下する[14]．
- 血清あるいはBAL液を用いて原因抗原に対する特異抗体の測定を行う．
  ⇒原因として鳥と真菌の頻度が高いため，鳥関連抗体（保険適用なし），抗*Trichosporon asahii*抗体（保険適用あり）を測定する．ただし，CHPは急性過敏性肺炎と比較して抗体陽性率は低い．
- 環境誘発試験は，急性過敏性肺炎では信頼性が高いが，CHPでは短期間では症候の再現がはっきりしないことが多い．一方で抗原吸入誘発試験は有用とされているが，病状を悪化させる危険性があること，また特定の施設でしか行われていないことから，実施は限られる．
- 急性過敏性肺炎と比較して診断に難渋することが多いが，症状や血清KL-6値の季節的変動や入院などによる環境の変化による改善が診断の手掛かりとなる．
- CHPの診断基準（案）を**表8**に示す．

◉ HPS
- 血小板凝集能検査では，多くの例で血小板二次凝集の低下を認める．
- 一般にプロトロンビン時間（PT），部分トロンボプラスチン時間（APTT），ならびに血小板数は正常である．
- 一般に出血時間の延長を示す．
- 確定診断には電子顕微鏡による血小板の濃染顆粒の異常（内容物の欠損，形成異常）の確認が必須である．
- 肺生検や肺胞洗浄液，骨髄生検の病理組織診・細胞診にて，セロイド様リポフスチンの組織沈着を認める．
- 肉芽腫性大腸炎の可能性を念頭に置いた消化管の精査を行う．
- 適切な遺伝カウンセリングを行った上で，遺伝子検査を検討する．

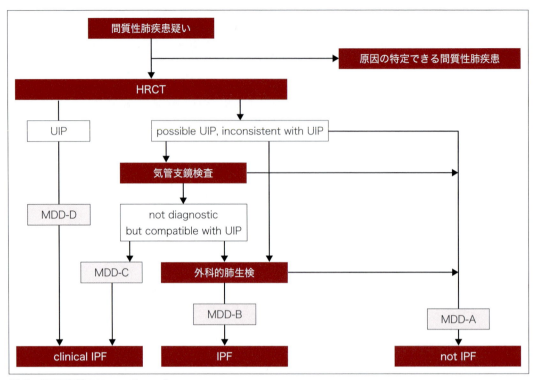

図6 IPF 診断のフローチャート

MDD（multidisciplinary discussion）の取り扱い：下記の通り，呼吸器内科医，画像診断医，病理診断医が総合的に判断する．
MDD-A：画像上他疾患が考えられる場合，気管支鏡検査あるいは外科的肺生検で他疾患が見込まれる場合．
MDD-B：外科的肺生検は積極的 UIP 診断の根拠になる場合が多いため，患者のリスクを勘案の上，可能な限り施行する．
MDD-C：IPF 症例で非典型的な画像（蜂巣肺が不鮮明など）を約半数で認めるため*，呼吸機能の低下など，進行経過（behavior）を総合して臨床的 IPF と判断する症例がある．
MDD-D：病理検査のない場合の適格性を検討する．
各 MDD において最終診断が変わりうる可能性がある．
*Sverzellati N: Respir Res **14**(suppl 1): S3, 2013
［日本呼吸器学会（編）：特発性間質性肺炎診断と治療の手引き，改訂第3版，南江堂，東京，p5，2016 より許諾を得て改変し転載］

治療方針の立て方

● IPF

- IPF は非可逆的に進行する疾患であり，治癒に導く治療法はない．
- 従来は対症療法が主体であったが，近年，新しい治療薬として抗線維化薬が認可されている．第一選択薬として，抗線維化薬であるピルフェニドンまたはニンテダニブを投与する．いずれの薬剤も肺活量の低下を抑制し，急性増悪を抑制する効果が期待される．
- 自覚症状がなく安定している場合には，一般に無治療で定期的な経過観察が行われるが，早期の IPF 症例において，N-アセチルシステイン（NAC）の単独吸入療法が拘束性換気障害の進行を抑制する可能性が示されている．

表8 慢性過敏性肺炎の診断基準（案）

1. 環境誘発あるいは抗原誘発試験で陽性
2. 組織学的に線維化が観察される（肉芽腫の有無は問わない）
3. HRCT で線維化所見と honeycomb が確認される
4. 肺機能の拘束性換気障害が1年以上にわたって進行性である
5. 過敏性肺炎と関連した症状が6ヵ月以上続く
6. 当該抗原に対する特異抗体あるいはリンパ球増殖試験が陽性か，両者が陽性

以上，1か6，および2か3，および4か5の3項目以上を満たせば慢性過敏性肺炎と診断する．

付記として
1) 環境誘発試験は陰性のこともあるが，抗原誘発試験は陽性となる．この場合，症状の発現は弱くても，白血球数，CRP，PaO_2，DL_{CO} などの検査所見の変化だけでも陽性と判定する．
2) 病理学的所見では肉芽腫はほとんどみられず，限局性の honeycombing，リンパ球主体の胞隔炎とリンパ球の集簇がみられる．
3) 症状は抗原吸入を持続しても軽くなることが多い．労作時呼吸困難が主な症状である．
4) 抗体が陰性で抗原添加リンパ球増殖試験だけが陽性の例もみられる．
5) KL-6，SP-D は高値．
6) 慢性過敏性肺炎の発症環境として，カビの多い住宅や仕事場，羽毛布団使用，隣人の鳩飼育，公園・神社・駅の野鳩，野鳥の集団棲息などがある．

［大谷義夫ほか：肉芽腫性疾患．綜合臨 56: 1012-1025, 2007 より作成］

- 急性増悪時を除き，ステロイドや免疫抑制薬は基本的に使用しない．
- IPF の急性増悪時の治療としては，従来からパルス療法を含めたステロイド療法を行うことが多い．ステロイド療法にシクロスポリンあるいはタクロリムスなどの免疫抑制薬を併用してもよい．その他に，近年有用性が検討されている治療として，好中球エラスターゼ阻害薬，リコンビナントトロンボモジュリン，低分子ヘパリンなどによる薬物療法，またポリミキシン（PMX）B 固定線維カラムを用いた PMX-direct hemoperfusion therapy（PMX-DHP 療法）がある．
- 労作時呼吸困難を伴う症例には，在宅酸素療法を導入する．
- 臨床医学的に生命の危機が迫っている IPF の進行症例では，肺移植も考慮する．国内・国外とも肺移植適応疾患として認められている．

● CHP
- 急性過敏性肺炎と同様に，抗原回避が治療の基本である．線維化が進行する場合には，ステロイドや免疫抑制薬を使用する．慢性呼吸不全を呈する症例では在宅酸素療法が必要となる．

● IPF と CHP とで共通する注意事項
- IPF，CHP はいずれも肺癌を高率に合併する．既存の間質性陰影により胸部 X 線検査のみでは肺癌の発見が遅れる可能性があるため，病勢が落ち着いていても定期的な CT 検査による観察が必要である．

● HPS
- 確立された治療法はなく，個々の臓器症状に対する対症療法が主体となる．
- メラニン欠乏による紫外線発癌の機序での皮膚癌発症のリスクが高いため，紫外線対策

を十分に行う．
- 眼科的には，遮光眼鏡やコンタクトレンズによる屈折異常の矯正などを行う．
- 出血対策として，抜歯などの小外科的処置時には，デスモプレシン（DDAVP）の点滴静注を行う．出血遷延時，大外科的処置時や分娩時には血小板輸血を行う．
- 肺線維症に対しては，肺移植の成功症例の報告がある[16]．現時点では肺線維症の予後改善には，肺移植以外に有効な治療法は確立していない．
- 肉芽腫性腸炎に対しては，重症例ではクローン病に準じ，ステロイドや他の抗炎症薬[17]，インフリキシマブ[18]の有効例が報告されている．内科的治療困難例に対しては，外科的切除術を考慮する．

D 小葉中心性粒状影を伴う（ill-defined nodules）（図7）

- 小葉中心性粒状影を伴う画像所見を呈する疾患の鑑別は，臨床経過（急性，亜急性，慢性）の他，呼吸器症状（咳嗽，呼吸困難など）以外の症状（発熱，体重減少，肺以外の臓器症状など）の合併の有無を確認することが重要である．
- 亜急性〜慢性の経過をとり，呼吸器症状以外の症状を呈しにくい疾患としては，溶接工肺，呼吸細気管支炎関連間質性肺疾患（RB-ILD），またときに骨痛などを伴うものとして異所性石灰化が挙げられる．これらはいずれも患者背景因子の把握が重要である．
- 急性〜亜急性経過で発熱や体重減少，その他の臓器症状を進行性に呈する疾患としては，血管内リンパ腫の可能性を考慮し，迅速に適切な組織生検を行う必要がある．
- 過敏性肺炎は臨床経過が急性から慢性まで様々であり，症状も非特異的であるが，抗原回避による症状の改善の有無，抗原曝露歴などを確認することから鑑別を始める．
- 肺出血は，自己免疫性疾患，薬剤によるもの，感染症，心疾患など原因が様々であり，十分な医療面接を行い，身体所見と検査所見を加味して原因を特定する．

E モザイクパターンを伴う（図8）

- モザイクパターンを伴う画像所見を呈する疾患の鑑別は，患者背景因子の把握が重要である．細胞性免疫不全［ニューモシスチス肺炎（PCP）］，臓器移植の既往［閉塞性細気管支炎（移植後）］，血栓症の既往・素因［慢性血栓塞栓性肺高血圧症（CTEPH）］の有無を確認する．

| 症状および確認すべき医療面接のポイント

- 慢性血栓塞栓性肺高血圧症（chronic thromboembolic pulmonary hypertension：CTEPH）
  - 労作時呼吸困難，易疲労感，動悸，胸痛，失神などを認める．
  - 50〜70歳代での発症が多い．わが国では男女比は約1：3と女性に多い[18]．
  - わが国の症例では，基礎疾患として，深部静脈血栓症（deep vein thrombosis：DVT）の既往が50%，急性肺血栓塞栓症（acute pulmonary thromboembolism：APTE）の既

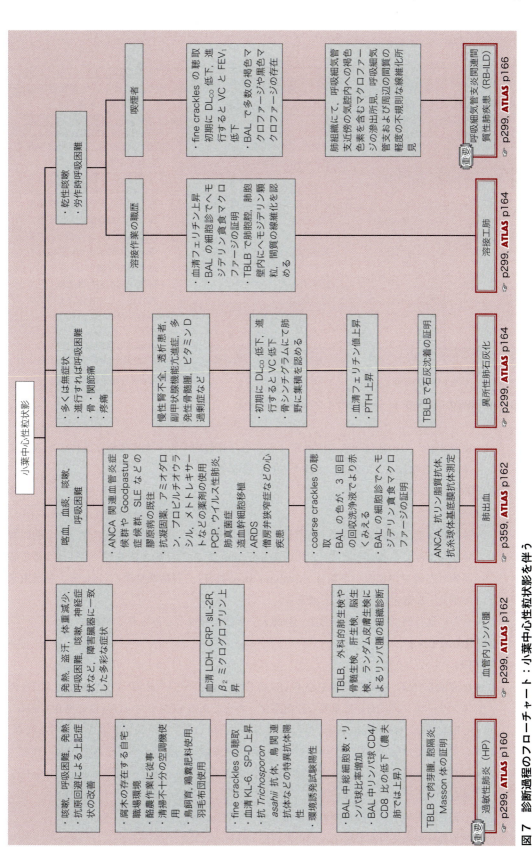

図7 診断過程のフローチャート:小葉中心性粒状影を伴う

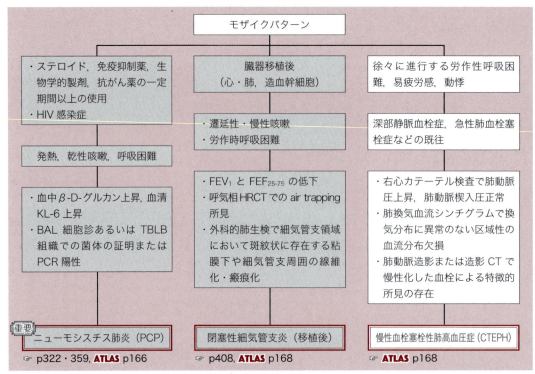

図8　診断過程のフローチャート：モザイクパターンを伴う

往が37%，この他に血液凝固異常，心疾患，骨盤内手術，悪性腫瘍の既往のある者に多い[18]と報告されており，既往の有無を聴取する．

| 身体所見のポイント

● CTEPH
- 胸部聴診で肺高血圧を示唆する所見Ⅱp音の亢進，三尖弁閉鎖不全症に伴う第2肋間胸骨左縁下部での汎収縮期雑音（Rivero-Carvallo徴候），肺動弁閉鎖不全症に伴う第2肋間胸骨左縁での拡張早期雑音（Graham Steel 雑音），収縮期早期のclick音，右室由来のⅢ音・Ⅳ音を聴取することがある．
- さらに進行例では，頸静脈怒張，肝腫大，下腿浮腫などがみられる．

| 検査所見のポイント

● CTEPH
- 血液検査では，右心負荷・右心不全に応じてBNP，NT-proBNPが上昇する．APTEのスクリーニングにおいて重要な線溶系マーカーであるDダイマーは陰性の場合もある．
- 心電図では，右室肥大に伴うV_1のR波増高や右房負荷に伴う肺性P波などがみられる．
- 心エコーでは，肺高血圧に伴い，心室中隔の左室側への偏位や右室壁肥厚がみられる．
- 右心カテーテル検査による肺動脈圧の計測が必須となる．確定診断には下記の2項目を満たすことが必須である．
  ①肺動脈圧の上昇（安静時の肺動脈平均圧が25 mmHg以上）
  ②肺動脈楔入圧（左心房圧）が正常（15 mmHg以下）

E. モザイクパターンを伴う

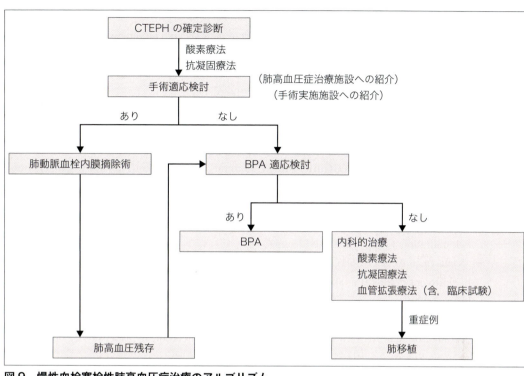

図9 慢性血栓塞栓性肺高血圧症治療のアルゴリズム
[中西宣文ほか：循環器病の診断と治療に関するガイドラインシリーズ 肺高血圧症治療ガイドライン（2012年改訂版）＜2017年12月22日，日本循環器学会HP閲覧，最新情報は http://www.j-circ.or.jp/guideline/ をご確認下さい＞を参考に作成]

- 肺換気血流シンチグラムにて，換気分布に異常のない区域性の血流分布欠損を呈する．
- 肺動脈造影または造影CTにて，慢性化した血栓による変化として特徴的な所見である，① pouch defects（小袋状変化）あるいは造影CTでは mural defects，② webs and bands，③ intimal irregularities，④ abrupt narrowing，⑤ complete obstruction のうち少なくとも1つ以上を呈することが確定診断のために必須である．

| 治療方針の立て方

● CTEPH
- 血栓再発予防と二次血栓形成予防のための抗凝固療法を長期的に行う．抗凝固療法禁忌例や血栓再発例には下大静脈フィルターの挿入留置を考慮する．
- 本症の治療に習熟した専門医療施設へ紹介し，有効性が確立された治療法である肺動脈血栓内膜摘除術（pulmonary endarterectomy：PEA），またはカテーテルを用いた経皮経管的肺動脈拡張術（balloon pulmonary angioplasty：BPA）の適応を検討することが重要である．
- 手術非適応例や術後遺残肺高血圧症例に対しては，近年大規模試験で有効性が証明され，わが国で保険適用となった新規の肺血管拡張薬であるリオシグアトの投与を考慮する．
- 治療アルゴリズムを図9に示す．

文 献

1) Inoue Y, et al: Characteristics of a large cohort of patients with autoimmune pulmonary alveolar proteinosis in Japan. Am J Respir Crit Care Med **177**: 752-762, 2008
2) 難病情報センターホームページ：肺胞蛋白症（自己免疫性または先天性）（指定難病 229）<http://www.nanbyou.or.jp/entry/4775>（2018/6）
3) 井上義一ほか（監修）：肺胞蛋白症の診断，治療，管理の指針．「肺胞蛋白症の難治化要因の解明と診断，治療，管理の標準化と指針の確立」に関する研究班，平成 21 年度研究報告書，2012
4) 厚生労働省：成人の新型インフルエンザ治療ガイドライン，p18-19，2014 <http://www.mhlw.go.jp/stf/seisakunitsuite/bunya/kenkou_iryou/kenkou/kekkaku-kansenshou/infulenza/kenkyu.html>（2017/12）
5) Aebi C, et al: Invtravenous ribavirin therapy in a neonate with disseminated adenovirus infection undergoing extracorporeal membrane oxygemnation: pharmacokinetics and clearance by hemofiltration. J Pediatr **130**: 612-615, 1997
6) Kiabayashi A, et al: Successful vidarabine therapy for adenovirus type 11-associated acute hemorrhagic cystitis after allogeneic bone marrow transplantation. Bone Marrow Transplant **14**: 853-854, 1994
7) 宮崎泰成ほか：過敏性肺炎の病態と治療の最前線．日内会誌 **106**: 1212-1220, 2017
8) OkamotoT, et al: Nationwide epidemiological survey of chronic hypersensitivity pneumonitis in Japan. Respire Investig **51**: 191-199, 2013
9) Vicary GW, et al: Pulmonary fibrosis in Hermansky-Pudlak syndrome. Ann Am Thorac Soc **13**: 1839-1846, 2016
10) Ito S, et al: High frequency of Hermansky-Pudlak syndrome type 1（HPS1）among Japanese albinism patients and functional analysis of HPS1 mutant protein. J Invest Dermatol **125**: 715-720, 2005
11) Davies BH, et al: Familial pulmonary fibrosis associated with oculocutaneous albinism and platelet function defect: a new syndrome. Q J Med **45**: 219-232, 1976
12) Schinella RA, et al: Hermansky-Pudlak syndrome with granulomatous colitis. Ann Intern Med **92**: 20-23, 1980
13) 日本呼吸器学会（編）：特発性間質性肺炎診断と治療の手引き，改訂第 3 版，南江堂，東京，2016
14) 稲瀬直彦：過敏性肺炎の診断と治療．日内会誌 **103**: 2269-2274, 2014
15) 大谷義夫ほか：肉芽腫性疾患．綜合臨 **56**: 1012-1025, 2007
16) Lederer DJ, et al: Successful bilateral lung transplantation for pulmonary fibrosis associated with the Hermansky-Pudlak syndrome. J Heart Lung Transplant **24**: 1697-1699, 2005
17) Mora AJ, et al: The management of gastrointestinal disease in Hermansky-Pudlak syndrome. J Clin Gastroenterol **45**: 700-702, 2011
18) Tanabe N, et al: Recent progress in the diagnosis and management of chronic thromboembolic pulmonary hypertension. Respir Investig **51**: 134-146, 2013
19) 中西宣文ほか：循環器病の診断と治療に関するガイドラインシリーズ 肺高血圧症治療ガイドライン（2012 年改訂版）<2017 年 12 月 22 日，日本循環器学会 HP 閲覧，最新情報は http://www.j-circ.or.jp/guideline/ をご確認下さい＞

（橋永 一彦）

II章 CT画像パターンから紐解く呼吸器疾患：診断から治療方針まで

7 CT sign

A CT halo sign

- CT halo sign は充実性の結節・腫瘤の周囲をすりガラス陰影がリング状に取り囲む所見で，最初は侵襲性肺アスペルギルス症に特徴的な所見として報告されたが[1]，実際には多彩な疾患が同様の陰影を呈する．
- 病因から，感染性疾患（図1）と非感染性疾患（図2）に，後者はさらに腫瘍と炎症性疾患に大きく分類される．
- 腫瘍を原因とするもの以外は，急性から亜急性の経過をとるものが多いため，鑑別は正確かつ迅速に進める必要がある．

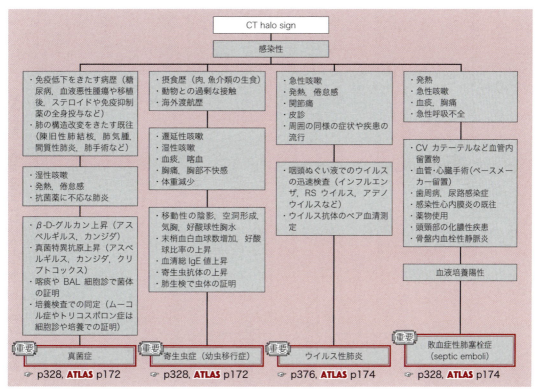

図1 診断過程のフローチャート：CT halo sign（感染性）

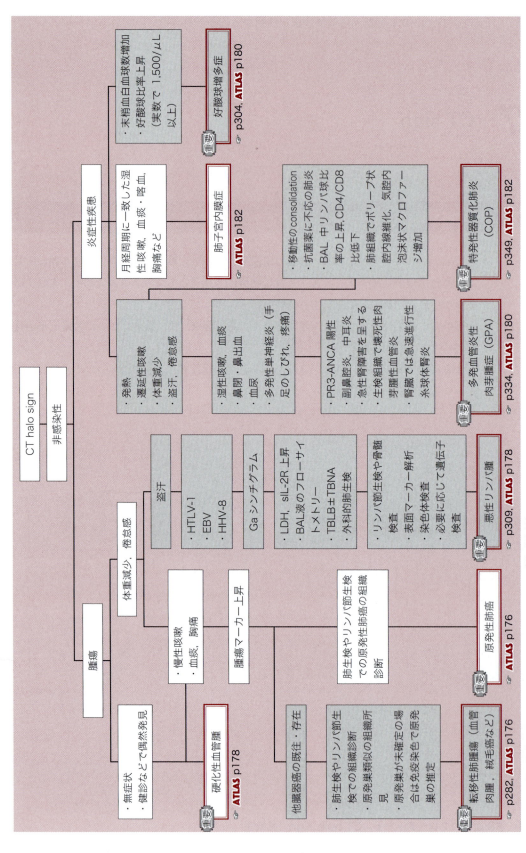

図2 診断過程のフローチャート：CT halo sign（非感染性）

症状および確認すべき医療面接のポイント

● 原発性肺癌
- 喫煙歴や職業・粉塵曝露歴（アスベストなど）の聴取
- 早期例では無症状のことも多い．
- 進行するにつれ，倦怠感や体重減少などの全身症状や，咳嗽や血痰・喀血，呼吸困難，胸痛といった肺の原発巣由来の症状が出現する．さらに病期が進むと転移巣による症状（例：椎体骨転移に由来する疼痛や神経根症状，癌性髄膜炎に伴う頭痛・嘔気など）も加わる．病期や病巣の存在部位によって呈する症状は様々である．
- 上大静脈症候群（頭痛，咳嗽・呼吸困難，嚥下困難）と Pancoast 腫瘍（肩・上肢の疼痛・痺れ）は，名前が付く病態の 1 つで症状が特徴的である．
- これらの症状は肺癌の直接浸潤や圧排で引き起こされるが，まれな病態として腫瘍が産生する物質により腫瘍と離れた部位で生じる症状・検査値の異常もあり，腫瘍随伴症候群と呼ばれる．
- 肺癌に伴う代表的なものとして，腫瘍性バソプレシン分泌過剰症（syndrome of inappropriate secretion of antidiuretic hormone：SIADH）（小細胞癌），副甲状腺ホルモン関連蛋白（PTHrp）産生による高カルシウム血症（扁平上皮癌），異所性副腎皮質刺激ホルモン（ACTH）産生症候群（クッシング症候群）や Lambert-Eaton 症候群（いずれも小細胞癌）などがある．

● 硬化性血管腫
- 多くが無症状である．健診などで偶然に発見されることが多い．ときに血痰，胸痛，咳嗽などの症状を呈することがある[2]．
- 性差があり，女性に多い[2]．

● 肺子宮内膜症
- 妊娠可能年齢の女性に認められ，月経周期に一致して血痰・喀血，胸痛を訴える．閉経とともに症状が減少する[3]．
- 流産や子宮の手術歴（人工妊娠中絶，帝王切開など）がある[3]．
- 20 ～ 40％ の患者に骨盤内子宮内膜症を合併するとされ，過多月経や月経困難症など婦人科系のトラブルがないかを確認する．

身体所見のポイント

● 原発性肺癌
- 早期例は特記するような身体所見がないことも多い．
- 中枢気道を狭窄させる病変があれば，その部分に局所的な狭窄音を聴取することがある．腫瘍性の気管支閉塞による無気肺や癌性胸膜炎による胸水貯留があれば，患側は呼吸音が減弱する．程度によっては SpO_2 低下を伴う．
- 上大静脈症候群による顔面・上肢の浮腫や Pancoast 腫瘍に伴う Horner 症候群での縮瞳・発汗消失・眼瞼下垂の 3 徴は有名である．
- 骨転移巣では，局所に叩打痛を認めることがある．

表1 肺癌の組織型別腫瘍マーカー

扁平上皮癌	SCC, シフラ
腺癌	CEA, SLX
小細胞癌	NSE, proGRP
補足）骨転移マーカー	ICTP

- 硬化性血管腫
  - 特記するような身体所見を呈することは少ない．
- 肺子宮内膜症
  - 出血の程度に応じて，SpO$_2$ 低下や貧血を認める．

検査所見のポイント

- 原発性肺癌
  - 各腫瘍マーカーの上昇を認める（**表1**）．
  - 喀痰細胞診，経気管支肺生検（TBLB），経気管支針生検（TBNA），CT ガイド下肺生検などを行い，組織診断を行う．組織型は頻度が高い順に腺癌，扁平上皮癌，小細胞癌，大細胞癌である．
    ⇒腺癌では，加えて分子標的薬の使用可否の判断のため，遺伝子変異の検索用の検体をできる限り採取する．一般診療で評価が可能な遺伝子変異は *EGFR 遺伝子変異，ALK 融合遺伝子*と *ROS1 融合遺伝子*の検索である．それぞれ EGFR-TKI，ALK 阻害薬に対応する．
  - 病期診断のために，頭部 MRI と胸腹部・骨盤部 CT，骨シンチグラフィ，PET-CT などを組み合わせて評価する．MRI と CT は可能であれば造影下に行うことが望ましい．肺癌の遠隔転移先として，対側肺，脳，骨，肝臓，副腎が上位にくるため，特に慎重に評価する．
  - 脳転移に関しては CT よりも MRI の方が検出に優れる[4]．
  - 骨転移に関しては，転移の型（造骨性，溶骨性など）ごとに検査法によって検出に得手・不得手があるため，特に脊椎や加重関節部などの日常生活動作（ADL）維持に重要な部位については，疑わしければ複数の検査を組み合わせて正確に評価する[5]．
- 硬化性血管腫
  - 可能であれば造影 CT を撮影し，腫瘍内部の斑状の造影効果を確認する．PET-CT 所見での一致した見解はない．
  - 気管支との関係がないことから TBLB で組織を採取すること自体が困難で，また多彩な病変が混在するため小さな組織では全体像が分からず病理診断に向かないことから[6]，TBLB や CT ガイド下生検は積極的には行われない．
- 肺子宮内膜症
  - 出血が広範に広がれば，低酸素血症を認め，Ⅰ型呼吸不全を呈する．
  - 出血を反映した陰影であることが多く，中心部の子宮内膜症の病変は小さいため，TBLB での確定診断は困難なことが多い[7]．このため，「月経に随伴する」という病歴

表2　病期と治療選択

非小細胞肺癌	IA	手術
	IB	手術＋術後補助化学療法
	IIA・IIB	手術＋術後補助化学療法
	IIIA	手術＋術後補助化学療法 放射線併用化学療法
	IIIB	放射線療法＋化学療法
	IV	化学療法
小細胞肺癌	限局型	I期（特にIA期）：手術＋術後化学療法 II期・III期：放射線療法＋化学療法
	進展型	化学療法

から臨床的に診断されることが多い．

治療方針の立て方

● 原発性肺癌

- 組織型とTNM分類をもとに決定した病期から治療法を決定していく．原則では，I～IIIA（一部）期までが手術（＋補助化学療法），IIIAとIIIB期の局所進行型肺癌では放射線療法±化学療法，IV期や術後再発例では化学療法が治療の主体となる（**表2**）．
- IV期肺癌に対する化学療法については，従来の殺細胞性の抗がん薬治療に加え，EGFRチロシンキナーゼ阻害薬（EGFR-TKI）やALK阻害薬などの分子標的薬の出現で様変わりしてきた．これらの薬剤はがん細胞が対応した遺伝子変異を有するかで治療効果が大きく異なるため，肺腺癌を中心に，組織型とがん細胞の遺伝子変異の有無で個別化した治療薬の選択が行われるようになっている．また，免疫チェックポイント分子を標的とした抗PD-1抗体であるニボルマブやペンブロリズマブも肺癌への使用が承認されており，治療薬選択の幅が広がっている．
- 超高齢社会を反映して，75歳以上だけでなく，80歳さらに85歳以上の超高齢者肺癌症例が今後も増えていくと考えられる．臨床試験では，この年齢層はまず対象から除外されることが多く，治療についての定まった見解は乏しい．しかしながら，performance status（PS）良好で内臓機能の保たれる（認知機能も含む）症例では，75歳未満の症例に準ずる治療が可能で予後を期待できる場合もあり，年齢のみで早急に治療を断念することは避けるべきである．
- 具体的な治療方針の考え方については，日本肺癌学会から『肺癌診療ガイドライン』が刊行されているので参照するとよい．

● 硬化性血管腫

- 孤立性単発性の結節であることが多く，診断も兼ねて外科的切除が行われる．一部に播種例[8]やリンパ節転移例[9]も認められ，核出術ではなく，区域あるいは肺葉切除が望ましいとされる．

● 肺子宮内膜症
- 骨盤内子宮内膜症に準じて偽閉経療法[10]や黄体ホルモン療法[11]を行う．偽閉経療法は副作用と治療終了後の高い再発率が報告されており，近年は後者が選択されることが多い．
- 薬物療法が無効な例や妊娠を希望する症例などには，診断と治療を兼ねて胸腔鏡補助下に外科的切除・焼灼術が行われる．

B reversed halo sign（図3）

- 三日月型，リング型の縁取りで囲まれたすりガラス状陰影を呼び，COPに特徴的な所見として報告された[12]．報告により様々だが，COPの10〜20%で認められる．
- 真菌感染症（ムーコル症，肺Paracoccidioidesなど），結核でも認めるとされる．
- 侵襲性真菌感染症でみられるreversed halo signでは，COPよりも縁取り部分の厚さが1cm以上で厚く，内部に網状影を認める率が高いという報告がある[13]．
- 他に多発血管炎性肉芽腫症やリンパ腫様肉芽腫症などでも同様の所見を認めるとの報告がある．

C galaxy sign（図4）

- 多数の粒状影，微小結節が集簇して結節状の陰影としてみえる所見で，代表的にはサルコイドーシスや活動性の肺結核で認められる．悪性リンパ腫（MALTリンパ腫）や珪肺でも同様の所見を呈することがある．

D angiogram sign（図5）

- 造影CTで均一な低濃度域を示すconsolidation内部に明瞭な血管影を認める所見で，invasive mucinous adenocarcinomaに特徴的な所見として報告された[14]．その後，肺胞性肺炎や悪性リンパ腫，リポイド肺炎なども同様の所見を呈することが報告された．
- invasive mucinous adenocarcinomaは，肺癌でありながら腫瘤形成をせずに肺炎様の所見を呈することがあり，初見での診断が難しいことがある．

E gloved finger sign（図6）

- 中枢性気管支拡張の進んだアレルギー性気管支肺真菌症［アレルギー性気管支肺アスペルギルス症（allergic bronchopulmonary aspergillosis：ABPA），アレルギー性気管支肺真菌症（allergic bronchopulmonary mycosis：ABPM）］でみられる特徴的な所見で，嚢胞状に拡張した気管支内に粘液栓が充満して棍棒状の陰影となり，これが複数の気管支にわたって認められるものである．

E. gloved finger sign

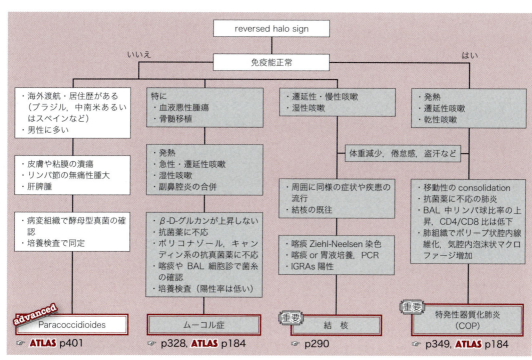

図3　診断過程のフローチャート：reversed halo sign

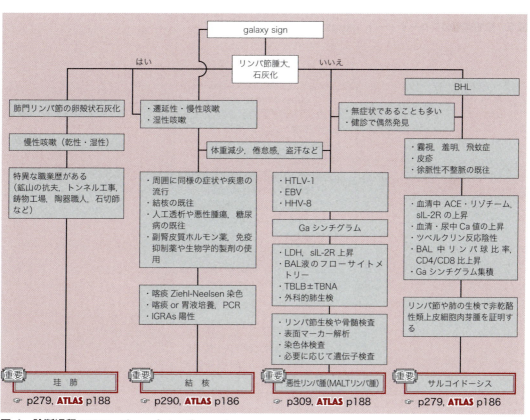

図4　診断過程のフローチャート：galaxy sign

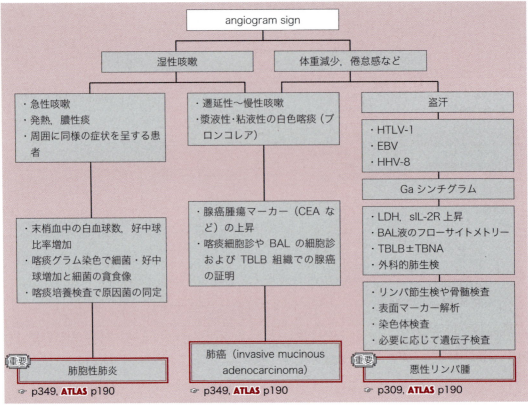

図5 診断過程のフローチャート：angiogram sign

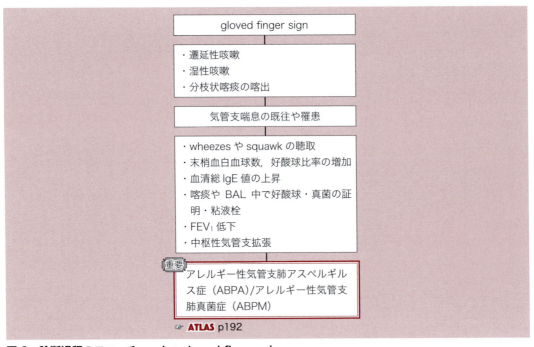

図6 診断過程のフローチャート：gloved finger sign

E. gloved finger sign

表3 Rosenbergの診断基準（1977年）

一次基準
1. 発作性呼吸困難，喘息
2. 末梢血好酸球の増多（500/mm^{3}を超える）
3. アスペルギルス抗原に対する即時型皮膚反応陽性
4. アスペルギルス抗原に対する沈降抗体陽性
5. 血清総IgE値が高値（417 IU/mL or 1,000 ng/mLを超える）
6. 移動性または固定性の肺 consolidation
7. 中枢性気管支拡張

二次基準
1. 喀痰から繰り返しアスペルギルスが検出される
2. 褐色の粘液栓の喀出
3. アスペルギルス抗原に対するArthus反応陽性

診　断
確実：一次基準のすべてを満たす
ほぼ確実：一次基準の6項目を満たす
二次基準を満たせば確実性が増す

［Rosenberg M, et al: Clinical and immunologic criteria for the diagnosis of allergic bronchopulmonary aspergillosis. Ann Intern Med **86**: 405-414, 1977 より作成］

症状および確認すべき医療面接のポイント

● アレルギー性気管支肺アスペルギルス症／アレルギー性気管支肺真菌症（ABPA/ABPM）
- 気管支喘息に合併することが多く，既往を確認する．気管支喘息のコントロール悪化時に，本症を発症していることがある．
- 遷延する湿性咳嗽を認める．発作性の咳嗽となることがある．
- ときに褐色調で分枝状の粘液栓を喀出することがある．

身体所見のポイント

● ABPA/ABPM
- 喘鳴を認める．聴診ではwheezesやsquawkを聴取する．

検査所見のポイント

● ABPA/ABPM
- 末梢血白血球数の増加，好酸球比率の上昇を認める．
- 血清総IgE値の上昇を認める．
- ABPAの場合，アスペルギルス抗原に対する特異的IgE値やIgG値の上昇を認める．
- 気管支鏡検査で，気管支内腔に充満する粘液栓を確認することができる．
- 喀痰中もしくはBAL中に真菌の菌体が証明される．
- ABPAの診断基準としてRosenbergの診断基準（**表3**）が有名であるが[15]，中枢性気管支拡張を伴わない症例もあり，早期の治療介入を意識したGreenberger・Pattersonの診断基準も使用される（**表4**）[16]．
- 表5のような臨床病期も提唱されている．

表4 Greenberger・Pattersonの診断基準（1988年）

ABPA-CB（CB: 中枢性気管支拡張）
1　発作性呼吸困難，喘息
2　中枢性気管支拡張
3　アスペルギルス抗原に対する即時型皮膚反応陽性
4　血清総IgE値が高値（417 IU/mL or 1,000 ng/mLを超える）
5　アスペルギルス抗原に対する特異的IgE and/or IgG値上昇
6　移動性または固定性の肺consolidation（必須でない）
7　アスペルギルス抗原に対する沈降抗体陽性（必須でない）

ABPA-S（S: 血清陽性）
1　発作性呼吸困難，喘息
2　アスペルギルス抗原に対する即時皮膚反応陽性
3　血清総IgE値が高値（417 IU/mL or 1,000 ng/mLを超える）
4　アスペルギルス抗原に対する特異的IgE and/or IgG値上昇
5　移動性または固定性の肺consolidation（必須でない）

［Greenberger PA, Patterson R: Allergic bronchopulmonary aspergillosis and the evaluation of the patient with asthma. J Allergy Clin Immnol **81**: 646-650, 1988 より作成］

表5　アレルギー性気管支肺アスペルギルス症の臨床病期

病期		胸部画像上 consolidation	血清 IgE
Ⅰ	急性	上葉または中葉	著増
Ⅱ	寛解	6ヵ月以上プレドニゾロンなしでconsolidationなし	上昇または正常
Ⅲ	再燃	上葉または中葉	著増
Ⅳ	ステロイド依存性喘息	consolidationなし，または間欠的	上昇または正常
Ⅴ	終末期	線維化，ブラ，空洞性病変	ほとんど正常

［Greenberger PA: Allergic bronchopulmonary aspergillosis. J Allergy Clin Immunol **110**: 685-692, 2002 より作成］

- 本症の原因真菌としてアスペルギルス属が代表的だが，カンジダ属やペニシリウム属，*Schizophillum commune*（スエヒロタケ），カーブラリア属などの他種も報告される[17]．他菌種によるABPMの診断も上記のABPAの診断基準に準じるが，即時型皮膚反応や抗体検査については，通常では流通する検査資源がなく証明が難しいため，喀痰やBALの培養検査での菌体の同定によることが多い．

治療方針の立て方

- ステロイドの全身投与が治療の基本となる．実際は症例ごとによるが，プレドニゾロン0.5～1 mg/kg/日程度での治療開始とする．
- 2週間ほど治療反応を観察後，ステロイドを漸減していく．症状や画像所見，血清IgE値などを参考に漸減量と期間を調整する．
- 難治例や再燃増悪例などで，ステロイド投与期間の延長により副作用などが危惧される症例では抗真菌薬併用の有用性が報告されており投与を考慮してもよいが，統一した見解はない．イトラコナゾール[18]とボリコナゾールが抗真菌薬として報告されている[19]．

G. Swiss cheese appearance

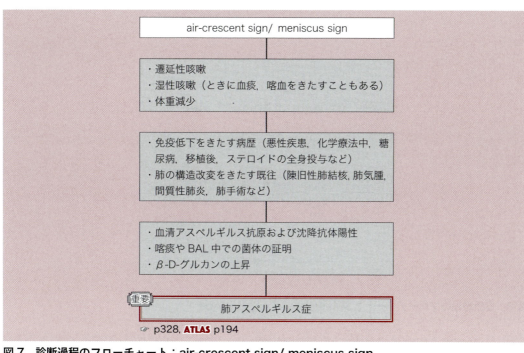

図7 診断過程のフローチャート：air-crescent sign/ meniscus sign

F air-crescent sign/ meniscus sign（図7）

- 慢性進行性肺アスペルギルス症で認めることの多い所見とされる．空洞内に形成されたアスペルギルスの菌球のために，菌球外の空洞内腔が三日月状にみえる．菌球が体位によって移動すると三日月型の形成される位置も移動する．

G Swiss cheese appearance（図8）

- 気腫性変化を背景に consolidation が重なって，気腫と周囲のコントラストが明確となり，気腫部が空洞のように映し出される．肺気腫患者に肺炎が合併した際にこのパターンを呈することが多い．

文　献

1) Kuhlman, et al: Invasive pulmonary aspergillosis in acute leukemia: characteristic findings on CT, the CT halo sign, and the role of CT in early diagnosis. Radiology **157**: 611-614, 1985
2) 木村寛伸ほか：肺硬化性血管腫の1例と本邦報告196例の文献的検討．日臨外医会誌 **49**: 1403-1408, 1988
3) Joseph J, et al: Thoracic endometriosis syndrome: new observations from an analysis of 110 cases. Am J Med **100**: 164-170, 1996
4) 中村　徹ほか：肺癌の脳転移検索にCTは必要か？ MRIとの対比．肺癌 **36**: 393-399, 1996
5) 日本臨床腫瘍学会：骨転移診療ガイドライン，南江堂，東京，2015

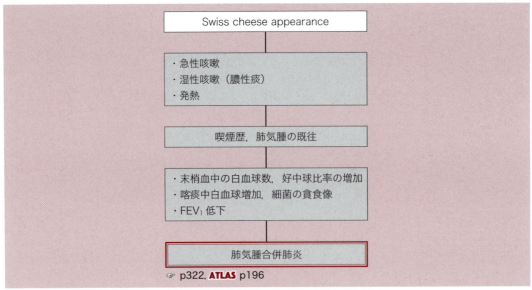

図8　診断過程のフローチャート：Swiss cheese appearance

6) 早坂宗治ほか：気管支鏡下針穿刺吸引細胞診にて診断した肺硬化性血管腫の1例．気管支学 **15**：439-443，1993

7) Shiota Y, et al: A case of parenchymal pulmonary endometriosis, diagnosed by cytologic examination of bronchial washing. Respiration **68**: 439, 2001

8) 井上文夫ほか：播腫性再発をきたした肺硬化性血管腫．日胸臨 **45**: 411-413, 1986

9) Tanaka I, et al: A case of pneumocytoma (so-called sclerosing hemangioma) with lymph node metastasis. Jpn J Clin Oncol **16**: 77-86, 1986

10) Alifano M, et al: Thoracic endometriosis: current knowledge. Thorac Surg **81**: 761-769, 2006

11) 大須賀譲ほか：新規子宮内膜症治療薬ジェノゲスト（Dienogest）の特性と子宮内膜症細胞に対する直接作用．産婦実際 **57**: 151-155, 2008

12) Kim SJ, et al: Reversed halo sign on high-resolution CT of cryptogenic organizing pneumonia: diagnostic implications. Am J Roentgenol **180**: 1251-1254, 2003

13) Edson M, et al: Reversed halo sign in invasive fungal infections: criteria for differentiation from organizing pneumonia. Chest **142**: 1469-1473, 2012

14) Trigaux JP, et al: Bronchioloalveolar carcinoma: computed tomography findings. Eur Respir J **9**: 11-6, 1996

15) Rosenberg M, et al: Clinical and immunologic criteria for the diagnosis of allergic bronchopulmonary aspergillosis. Ann Intern Med **86**: 405-414, 1977

16) Greenberger PA, Patterson R: Allergic bronchopulmonary aspergillosis and the evaluation of the patient with asthma. J Allergy Clin Immnol **81**: 646-650, 1988

17) Chowdhary A, et al: Allergic bronchopulmonary mycosis due to fungi other than Aspergillus: a global overview. Crit Rev Microbiol **40**: 30-48, 2014

18) Stevens DA, et al: A randomized trial of itraconazole in allergic bronchopulmonary aspergillosis. N Eng J Med **342**: 756-762, 2000

19) Erwin GE, et al: Case report: allergic bronchopulmonary aspergillosis and allergic fungal sinusitis successfully treated with voriconazole. J Athma **44**: 891-895, 2007

（山末　まり）

Ⅱ章　CT画像パターンから紐解く呼吸器疾患：診断から治療方針まで

8 画像パターンで一発診断可能な疾患

- 以下の疾患はいずれも画像診断で一発診断可能な疾患である．しかしながら胸部画像診断を行えば，医療面接や身体所見や検査所見が不要かといえば，そうではない．
- 対象となる患者の性別，年齢，呼吸器症状の有無，発症の様式，発症後の時間経過，呼吸器以外の随伴症状，生活歴，既往歴，職業歴などで，画像診断の裏づけを取り，より診断を確実にすることが可能となる．

1　気管支閉鎖症（☞ ATLAS p198）

症状および確認すべき医療面接のポイント
- 左右上肺野や中肺野に生じることが多く，下肺野に生じることは少ない．
- 無症状であることが多い．
  ⇒学校健診や職場健診，住民健診などで，胸部画像異常として偶然に発見されることが多い．
  ⇒中枢側に近く，広範囲に死腔を形成した場合には労作時呼吸困難を示す．
  ⇒Kohn孔を介した気道交通部分から細菌感染を起こせば，発熱や咳嗽，胸痛などを呈しうる．

身体所見のポイント
- 特徴的な身体所見は存在しない．
- 労作時呼吸困難があれば，6分間歩行負荷試験を行い，動脈血酸素飽和度（SpO_2）の低下を確認する．
- 細菌感染を起こせば，発熱，頻拍，病変部位の打診上濁音界などを起こしうる．

検査所見のポイント
- 特異的な血液検査項目はなく，呼吸機能検査も診断に寄与しない．
- 肺換気血流シンチグラフィで，病変部位の換気・血流欠損像を認める．
- 診断確定は気管支鏡検査で気管支の閉鎖を確認することである．

治療方針の立て方
- 通常は保存的に経過観察されることが多い．
- 反復する感染症や著しい労作時低酸素血症などがある場合は，根治的治療として病変部位の外科的切除が選択される．

2 肺分画症（☞ ATLAS p200）

症状および確認すべき医療面接のポイント
- 正常気管・気管支幹と交通がないことから，無症状であることが多い．
- 脊椎・心臓・肺・気管の形成異常や横隔膜ヘルニアなどを合併しやすいが，感染症を起こすことはまれである．
- 肺葉内分画症は消化管などと異常な交通をしており，感染症を繰り返すことが多い．

身体所見のポイント
- 特異的な身体所見は存在しない．
- 脊椎・心臓の形成異常や横隔膜ヘルニアについて，またこれらを思わせるような手術痕の有無についても確認する．

検査所見のポイント
- 特異的な血液検査項目はなく，呼吸機能検査は診断に寄与しない．
- 胸部X線やCT（3D-CT），MRIなどの画像検査が診断に有用である．
  ⇒出産前腹部エコーで偶然に発見されることがある．

治療方針の立て方
- 出産前腹部エコーで偶然に発見された場合，出産後に胸部X線やHRCTなどの画像診断を施行し，手術適応を考慮する．
- 学校や職場・住民健診発見例も同様に画像診断を行い，肺内・肺外分画症の確定診断とその手術適応を検討する．
- 肺炎や胸膜炎を繰り返す場合や消化管などと異常交通がある場合，根治的治療として病変部位の外科手術が選択される．
  ⇒3D-CTは異常血管や異常気道交通などを立体的に描出でき，手術の術式選択において極めて有用な情報を得ることができる．

3 閉塞性細気管支炎（bronchiolitis obliterans：BO）（☞ ATLAS p202）

症状および確認すべき医療面接のポイント
- 吸入気管支拡張薬で改善しない気流制限と呼吸困難で特徴づけられる，細気管支領域を病変の主座とする臨床的症候群である．
- 労作時呼吸困難と乾性咳嗽が主症状である．
  ⇒年単位で病状が進行するため，発症時期を特定することは困難である．
- 発症原因として，窒素酸化物やアンモニア，金属ヒュームなどの曝露，粉末加工アマメシバの摂取，respiratory syncytial（RS）ウイルスやマイコプラズマなどの呼吸器感染症，関節リウマチなどの自己免疫性疾患，骨髄や肺移植に伴った移植片対宿主病（graft versus host disease：GVHD）などの関与が考えられている．
  ⇒骨髄移植や肺移植など臓器移植の有無，原因物質の曝露を疑うような職業歴，サプリメントを含む薬歴，発症前の上気道炎・肺炎の有無を確認することが重要である．

⇒自己免疫性疾患の既往歴や家族歴にも注意する．
- 複数の医療機関の受診歴や β_2 刺激薬や抗コリン薬などの気管支拡張薬に対する低反応性などが疾患を想起するポイントとなる．

身体所見のポイント

- 病初期は身体所見に乏しい．
- 病状の進行とともに，crackles や wheezes などの異常呼吸音やばち指，胸鎖乳突筋の肥厚などを伴うようになる．
- 基礎疾患としての自己免疫性疾患を疑うような，微熱や皮疹，筋肉の把握痛，関節の腫脹・熱感・圧痛などの所見がないかチェックする．
- 毛髪や被服から金属ヒュームなどの臭いがすることがあるので，診察時患者が発する臭気にも気をつける．

検査所見のポイント

- 血液検査において，疾患特異的な抗体やマーカーは存在しない．
- 発症原因として感染症や自己免疫性疾患などの先行疾患が疑われれば，これらに応じた検査項目を行う．
- 胸部 X 線検査は正常ないし過膨張所見を呈する．
- 呼吸機能検査が有効で，病初期は正常だが次第に1秒量の低下など閉塞性換気障害を呈し，air trapping による残気量と機能的残気量が増大するようになる．
  ⇒閉塞性換気障害は気管支喘息や肺気腫と異なり，吸入気管支拡張薬でも改善されない特徴を有する．
- 診断確定のためには肺組織診断が必要となる．
  ⇒経気管支肺生検のような小さな標本ではなく，胸腔鏡下肺生検（video-scope guided thoracosurgery：VATS）や外科的肺生検で，組織診断に耐えうる大きな標本を採取しなければならない．

治療方針の立て方

- 確立された治療法はない．薬物療法もマクロライド系抗菌薬やステロイド（経口薬から大量静注薬），免疫抑制薬，TNF 阻害薬まで各種使用されるが評価は定まっていない．
- 移植後に発症した閉塞性細気管支炎において，ステロイドや免疫抑制薬が効果的なこともあるが，基本的にそれ以外の原因で発症したものに対しては効果がないとされる．
- 対症療法として在宅酸素療法が行われることがある．
- 最終的に肺移植の対象と考えられているが，その予後は不明である．

4 胸膜プラーク （☞ ATLAS p206）

症状および確認すべき医療面接のポイント

- 胸膜プラークは壁側胸膜に発生し，わが国では原則アスベスト吸入による曝露が原因と考えられている．
  ⇒アスベストの曝露歴が10年以上であることが多く，吸入後20年以上経過して，胸部

- X線異常所見が認められる.
- 特徴的な症状はない.
- 肺癌や悪性胸膜中皮腫を合併すると，その進展に伴い胸水貯留を呈し，胸部圧迫感や労作時呼吸困難を訴えるようになる.
- アスベストに対する曝露歴を確認することが最も重要である.
  ⇒現住所や職歴だけでなく，家族の職歴やアスベストを扱う工場の有無，現在までの居住歴などの受動的曝露について確認する.

身体所見のポイント

- 特徴的な身体所見はない.
  ⇒病状の進行に伴い，肺癌や悪性胸膜中皮腫の合併により中等量の胸水貯留を生じると，視診で患側肺の胸郭運動低下，打診で濁音界の拡大，触診で声音震盪の左右差などの異常所見を呈する.

検査所見のポイント

- 職場健診や住民健診，塵肺検診で，胸部X線検査の異常として発見される.
  ⇒胸部X線やCT（造影）などの画像診断を行い，胸膜の石灰化や肥厚，胸水の発見に努める.
- 特異的なマーカーや抗体検査はない.
- 呼吸機能検査や肺換気血流シンチグラフィなども有用でない.
- 胸水貯留があれば，胸水穿刺を行い胸水中ヒアルロン酸の測定や細胞診検査を行うが，これらの結果だけで診断を確定することは困難であり，生検組織診断が必須である.
- 胸膜肥厚の進展があれば，肺癌や悪性胸膜中皮腫などの鑑別のため，病変に対して積極的に胸腔鏡下肺生検を試みる.
  ⇒悪性胸膜中皮腫の血清診断マーカーとして，可溶性メソテリン関連ペプチド（solible-mesothelin related peptide：SMRP）が保険収載され，感度は約66%である.

治療方針の立て方

- 胸膜プラーク自体は良性腫瘍であり，外科的切除や化学療法の適応とならない.
- 肺癌や悪性胸膜中皮腫の合併時には根治的治療として，片肺＋壁側胸膜を切除する"一側胸膜肺摘除術"が選択される．ときに壁側＆臓側胸膜剝離術が選択される．抗がん薬治療は，ペメトレキセド（アリムタ®）＋シスプラチンの併用治療が行われる.

5 肺動静脈瘻（☞ ATLAS p208）

症状および確認すべき医療面接のポイント

- 遺伝性出血性末梢血管拡張症［hereditary hemorrhagic teleangiectasia（HHT），別名Rendu-Osler-Weber病］を15～60%と高率に合併する.
  ⇒HHTの有病率が100万人当たり150～200人であることから，同50～100人前後と推定される.
- 病態は，肺動脈と肺静脈との異常交通による右-左シャントで低酸素血症を生じ，脳梗

- 塞や脳膿瘍など奇異性の塞栓症や膿瘍を繰り返す.
- 初発症状は HHT による反復性鼻出血や消化管出血が多く,動静脈瘻の増大とともに労作時呼吸困難や血痰などが認められるようになる.
    ⇒ platypnea-orthodeoxia［座位で呼吸困難を生じ動脈血酸素分圧（PaO$_2$）が低下すること］は本疾患に特徴的であるとされる.
- 労作時呼吸困難の有無,反復する鼻出血や脳膿瘍,脳梗塞などについての既往歴と家族歴,血族内の HHT 患者の有無などを確認する.

身体所見のポイント

- HHT に高率に合併することから,視診で鼻粘膜や口唇,口腔粘膜,眼,皮膚などに点状毛細血管の拡張所見を確認する.
- 診断までの期間が長く,動静脈瘻が増大していれば低酸素血症を呈し,ばち指やチアノーゼ,SpO$_2$ の低下を認める.6分間歩行負荷試験を行い,呼吸困難と SpO$_2$ 低下を確認する.
- 動静脈瘻が大きくかつ胸壁に近い場合に,聴診で吸気時に増強する連続性血管性雑音を聴取することがある.

検査所見のポイント

- 特異的なマーカーや抗体検査はない.
    ⇒右-左シャントの増悪とともに,動脈血液ガス検査で PaO$_2$ の低下を認める.100% 酸素吸入によるシャント率の測定検査（正常：5% 以下）は,診断と重症度を決めるのに有用である.
    ⇒労作時呼吸困難や低酸素血症にも関わらず,呼吸機能検査で閉塞性や拘束性などの換気障害を認めないことが診断を想起させるきっかけになる.
- 診断自体は胸部 X 線や CT などの胸部画像診断でつくことが多い.
- TGF-β シグナル伝達系に関わる遺伝子（*EMG* 遺伝子や *ACVRL1* 遺伝子）の異常が,補助診断として有用である.

治療方針の立て方

- 動静脈瘻の直径が 2 mm 未満であれば肺血管造影検査は不要で,5 年ほど胸部単純 CT で経過を観察する.
- 肺血管造影検査は,治療として動脈塞栓術が選択されない限り,ルーチンとして行われることは少なくなっている.
- 奇異性脳梗塞や脳膿瘍などのエピソードがあれば,外科的切除の絶対的適応である.
- 動静脈瘻の流入血管の直径が 2〜3 mm を超える段階で,脳梗塞や喀血などの予防目的に経皮的肺動脈塞栓術が行われることが多い.

6 慢性肺アスペルギルス症（アスペルギローマ）（☞ ATLAS p210, p328)

7 肺胞微石症（pulmonary alveolar microlithiasis：PAM）（☞ ATLAS p210）

症状および確認すべき医療面接のポイント

- 肺胞微石症は主としてリン酸カルシウムからなる肺胞内微石を特徴とする常染色体劣性遺伝疾患であり，小児慢性特定疾病の対象疾患である．
  ⇒わが国で110例以上の症例報告があり，Ⅱb型ナトリウム依存性リン酸運搬蛋白をコードしている SLC34A2 遺伝子の不活化が原因として同定された．リンの運搬障害から肺胞内リン濃度が上昇し，そこでカルシウムと反応することでリン酸カルシウムを形成するためと考えられている．
- 幼少時から発症し，緩徐に進行するため，病初期は無症状であることが多い．病状の進行につれて咳嗽や胸痛，呼吸困難を自覚するようになる．
- 近親婚の有無，家族・親族内の有病者の有無などを聴取することが重要である．
- 塵肺などとの鑑別のため，小児期からの健診受診歴などの聴取も重要である．

身体所見のポイント

- 低酸素血症を認めるようになると，ばち指を呈する．
- 呼吸音で，fine crackles を聴取したとする報告がある．

検査所見のポイント

- 職場健診や住民健診などの胸部画像診断で偶然に発見されることが多い．
- 診断確定のため，原因遺伝子である SLC34A2 遺伝子を測定する．
- 呼吸機能検査は病状の進行とともに，拘束性換気障害を呈する．
- 確定診断は気管支肺胞洗浄検査や経気管支肺生検，胸腔鏡下肺生検などから，特徴的な微石を確認することである．

治療方針の立て方

- 現在，肺胞微石症に有効な治療法はなく，ステロイドや免疫抑制薬は無効である．
- 呼吸困難や低酸素血症に対して，対症療法として在宅酸素療法や非侵襲的陽圧換気療法（bi-phasic positve airway pressure：Bi-PAP）などを行っている．
- 将来的に重症若年患者に対して，根本的治療として肺移植が適応となるかもしれない．

8 豊胸術後のヒトアジュバント病（☞ ATLAS p214）

症状および確認すべき医療面接のポイント

- 1960年代の乳房形成術は，乳房内にパラフィン系異物を散乱型に注入していた．乳房内充塡パラフィンが不完全アジュバントして作用したものが「豊胸術後のヒト・アジュバント病」だと考えられている．
- 症状は乳房内の硬結や皮膚硬化，縦隔内・腋下リンパ節腫脹などの局所的なものから，微熱や関節痛，胸膜炎や腹膜炎などに伴う全身的なものまで多岐にわたる．
- 近年，アジュバント病は2つのタイプに分類され，1型は膠原病の診断基準を満たすもの，2型は診断基準を満たさなかったもので，関節リウマチや全身性エリテマトーデス

（SLE）以外に，全身性硬化症や Sjögren 症候群の合併の報告が多くなっている．
- Janowsky らはシリコンインプラントと自己免疫疾患との関連を認めないとする大規模メタアナリシスの結果を報告し[1]，同様に Bar-Meir らは同様に乳癌や自己抗体との関連を認めないとする報告[2]をしており，アジュバント病への懐疑的意見も多い．
- 膠原病を疑うような全身症状を認めたとき，豊胸術の既往について確認することが重要である．
  ⇒乳房の視診や触診を行う前（着衣状態）に豊胸術について尋ねることは「医師 - 患者関係」を損なう恐れがあり，そのタイミングに注意する．
  ⇒画像検査から乳房内の充填物を疑った後で確認するとよい．

| 身体所見のポイント
- 美容形成外科領域で行われる豊胸術は，近年の材料・技術的進歩により，身体所見から判別することは困難になっている．
- パラフィン系散乱型充填法を使用した豊胸術は，経年的劣化から乳房内硬結や皮膚硬化，腋窩など所属リンパ節腫大などを認めることが多い．

| 検査所見のポイント
- 血液検査において，白血球，血清 CRP，赤沈などの非特異的炎症反応や抗 RF 抗体，抗核抗体などの自己抗体を認める．
  ⇒ヒト・アジュバント病に特異的なマーカーや抗体検査はない．
- 確定診断には病理組織学的診断が必須であり，除去した異物周囲にリンパ球や形質細胞の浸潤，線維芽細胞からなる肉芽腫を認め，異物を貪食した泡沫細胞や多核巨細胞が認められる．
- 特にシリコンが原因の場合，所属リンパ節で皮膜下に多数の空胞が認められ，内部に透明物質が認められるなど，異物の存在と異物を貪食した細胞の存在が重要である．

| 治療方針の立て方
- 乳房に注入したパラフィン様物質やシリコンパッドなどの異物を外科的に切除・摘出する．
  ⇒1960 年代に注入された異物は，それを除去することで，縦隔内や腋窩リンパ節腫脹，微熱，貧血などの諸症状は改善する．
  ⇒1980 年代以降は，異物除去後も症状の改善がなかったとする報告が増えてきており，治療法は個々の症例が合併した関節リウマチや SLE などの膠原病やその症状に応じた治療法が選択されることが多い．

9 **異所性肺石灰化**（☞ ATLAS p212, p299）

10 **肺吸虫症**（☞ ATLAS p212, 328）

11 SAPHO症候群（☞ ATLAS p214）

症状および確認すべき医療面接のポイント

- SAPHO症候群とはSynovitis（滑膜炎），Acne（ざ瘡），Pustulosis（膿疱症），Hyperostosis（骨化過剰症），Osteitis（骨炎）などの症状を有するものの総称であり，すべての症状が揃う必要はなく，皮膚病変を欠くこともある．
- 無菌性骨髄炎や強直性脊椎炎に類似していることから，HLA-B27が関係しているという報告もあったが，近年これを否定する報告がなされた．
- 前胸部痛が特徴であり，SAPHO患者の約8割が胸鎖関節や胸肋関節などの前胸部関節痛を訴える．次いで脊椎炎，仙腸関節炎などが特徴的である．その他，末梢関節，膝関節，手関節も関節痛を訴えることがあり，強直性脊椎炎や関節リウマチとの鑑別が重要である．
- 白血球性偽膿瘍と関連した皮膚病変を呈することが多く，掌蹠膿疱症，重症ざ瘡，尋常性乾癬を呈する．皮膚疾患が治った後に関節痛を呈することもあり，過去の皮膚疾患を確認する．
  ⇒わが国では掌蹠膿疱症に伴って起こることが多く，皮膚科から関節炎の有無について紹介されることも多い．

身体所見のポイント

- 初診時に皮膚症状と関節症状とが同時に認められるものが，全体の約3割に過ぎないことに注意する．
  ⇒特徴的な前胸壁の関節，特に胸鎖関節や胸肋関節などの自発痛や発赤，腫脹，圧痛を確認する．
  ⇒皮膚病変は掌蹠膿疱症や重症ざ瘡だけでなく，尋常性乾癬を伴っていないか，手掌や足底だけでなく頭皮を含め全身の皮膚を観察することが重要である．特に外来では靴下を脱がせて足底まで確認する．

検査所見のポイント

- 血液検査で白血球増加やCRPの軽度上昇などの非特異的急性炎症反応を認める．
- 本疾患に特徴的な血清マーカーや抗体はない．
- 重症であれば胸部X線検査で胸鎖関節や胸肋関節の変形を認めることもある．
- 骨シンチグラフィやガリウムシンチグラフィで病変部位を確認する．
  ⇒典型例ではbullhead signといわれる特徴的な所見を呈する．
- 関節病変に対して骨MRIを行い，骨炎の所見を確認することが重要である．

治療方針の立て方

- 第一選択薬として非ステロイド抗炎症鎮痛薬（NSAIDs）を選択する．
  ⇒胃腸障害などの副作用が少ない選択的COX-2阻害薬や1,000 mgを超える高用量のアセトアミノフェン製剤を使用する．
- 第一選択薬が無効なときにステロイド（経口投与0.3～0.5 mg/kg）を使用する．
- 重症難治症例には，サラゾスルファピリジンやメトトレキサートなどの抗リウマチ薬の

- 追加投与が行われる．
- 適応外であるが骨吸収抑制薬であるビスホスホネート製剤，さらには *Propionibacterium acnes* をターゲットしたアジスロマイシンなどの抗菌薬やインフリキシマブやエタネルセプトなどの TNF 阻害薬投与がなされることもある．

12 再発性多発軟骨炎（relapsing polychondritis）（☞ ATLAS p216）

症状および確認すべき医療面接のポイント
- 原因不明の全身の軟骨組織に特異的かつ慢性・再発性の炎症をきたす難治性疾患である．厚生労働省研究班の報告で 100 万人当たり 400〜500 人ほどの有病率と推定され，バセドウ病の約 1/10 に相当する．
- 初発症状は軟骨部の発赤，腫脹，疼痛であり，耳介の軟骨炎が最多で，次いで気管軟骨，鼻軟骨，関節軟骨と続く．
- 呼吸器系の重症度に生命予後が左右されるため，労作時呼吸困難や喘鳴などの気道閉塞症状，また咳嗽，喀痰，発熱などの感染症状に注意する．
- 気管支炎や肺炎を繰り返したり，診断確定まで難治性の気管支喘息として治療されたりしていることがあるので，既往歴や薬歴を確認する．

身体所見のポイント
- 病変部位として耳介軟骨が最多であり，耳介の発赤，腫脹，変形について確認する．また鼻根部の変形，鞍鼻に注目する．関節炎は非対称性かつ移動性である．
- 呼吸器症状は重要で，嗄声や感性咳嗽，喘鳴がないか注意する．しばしば気管支喘息と間違えられることがあるが，気管支拡張薬が無効であるのが特徴である．

検査所見のポイント
- 血液検査で白血球や血清 CRP 値の上昇，赤沈の亢進などの非特異的炎症反応や抗核抗体（約 50％），抗 type Ⅱ コラーゲン抗体（約 33％）が認められる．
- 本疾患に特異的なマーカーや自己抗体はない．
- 呼吸機能検査で閉塞性換気障害をスクリーニングすることも有用である．
- 胸部 CT や MRI で，気道狭窄や軟骨の石灰化，気管軟骨の異常を指摘することが重要である．
- 呼吸器内視鏡検査による気管・気管支の狭窄や虚脱，粘膜の浮腫や発赤などの肉眼所見が重要である．また，経気管支の超音波検査も診断と治療効果判定に有用である．
- 確定診断は，病変部位からの病理組織診断で軟骨周囲の炎症細胞浸潤像を捉え，軟骨炎を証明することである．

治療方針の立て方
- 炎症が軽度で病変が耳や鼻に限局している場合，第 1 選択薬として NSAIDs を選択する．
- 炎症が強いとき，病変が眼・呼吸器・循環器にあるとき，血管炎を伴ったときは，躊躇なく経口ステロイド（0.5〜1.0 mg/kg）を選択する．

表1　EGPAにおける血管炎検索のROS

各臓器	病変	確認のポイント・注意点
鼻・副鼻腔病変	鼻茸，鼻粘膜炎，副鼻腔炎，中耳炎	鼻茸の頻度が高い
皮膚病変	紫斑，網状皮疹，潰瘍，結節	
心臓病変	心外膜炎，不整脈，狭心症，冠動脈に伴う症状	
中枢神経病変	脳血管炎に伴う脳梗塞・出血	意識状態，神経脱落症状，精神症状について確認する
消化管病変	好酸球性胃腸炎，消化管穿孔	好酸球性胃腸炎は，症状がない場合も多い
腎臓病変	蛋白尿，糸球体腎炎	
眼病変	強膜炎	

⇒約半数の患者で皮疹が確認でき，生検で血管炎を証明できる．
- 血管炎をきたす臓器に対応する身体所見を確認する．

検査所見のポイント

- **末梢血好酸球数**を測定する．
  ⇒重症喘息患者では日頃から末梢血好酸球数を適宜測定し，EGPAの発症に注意する．EGPAの発症時にはほとんどの患者で好酸球増加（eosinophilia；5,000～9,000/μL）がみられる．
  ⇒好酸球増加の乏しい症例も存在するが，組織では好酸球増多を認めることが多い．
  ⇒末梢血好酸球数はステロイド投与により急速に減少する．
- **抗好中球細胞質抗体**（MPO-ANCA，PR3-ANCA）を測定する．
  ⇒MPO-ANCAの**陽性率は30～40%**と報告されている．PR3-ANCAが陽性となることはまれである．
- ANCA陽性症例とANCA陰性症例とで臨床病型が異なる．
  ⇒ANCA陽性症例は，末梢神経障害，腎症，好酸球性副鼻腔炎が多く，再燃率が高い．一方，ANCA陰性症例は心病変が多い．
- 白血球数，血小板数，血清IgE値，血漿BNP値を測定する．
  ⇒白血球増加（≧10,000/μL），血小板増加（≧40万/μL），血清IgE増加（≧600 U/mL），リウマチ因子陽性を認めることが多い．血漿BNP値は心機能のスクリーニングとして有用である．
- 検尿を行う．
  ⇒血尿，蛋白尿を認めた場合は血清クレアチニン値の測定を行い，腎臓内科への紹介を考慮する．
- **胸部HRCT**で肺病変の評価を行う（☞ **ATLAS** p218）．
  ⇒HRCTでの所見がEGPAによるものか，あるいは合併病態によるものかを評価することが重要である．
  ⇒気管支・細気管支壁の肥厚所見がみられた場合，先行する重症喘息によりもたらされた変化である可能性も考慮する．

表2 EGPAの診断基準（厚生労働省）

1．主要臨床所見
(1) 気管支喘息あるいはアレルギー性鼻炎
(2) 好酸球増加
(3) 血管炎による症状：発熱（38℃以上，2週間以上），体重減少（6ヵ月以内に6kg以上），多発性単神経炎，消化管出血，紫斑，多関節痛（炎），筋肉痛（筋力低下）

2．臨床経過の特徴
主要臨床所見の(1)(2)が先行し，(3)が発症する

3．主要組織所見
(1) 周囲組織に著明な好酸球浸潤を伴う最小血管の肉芽腫またはフィブリノイド壊死性血管炎の存在
(2) 血管外肉芽腫の存在

判 定

(1) 確実
 (a) 主要臨床所見の(1)(2)および(3)の1つ以上を示し，主要組織所見の1項目以上を満たす場合
 (b) 主要臨床所見の3項目を満たし，臨床経過の特徴を示す場合
(2) 疑い
 (a) 主要臨床所見の1項目および主要組織所見の1項目を満たす場合
 (b) 主要臨床所見の3項目を満たすが，臨床経過の特徴を示さない場合

参考となる所見
(1) 白血球増加（≧10,000/uL）　(2) 血小板増加（≧40万/uL）　(3) 血清IgE増加（≧600 U/mL）
(4) MPO-ANCA陽性　(5) リウマチ因子陽性　(6) 肺浸潤陰影

［厚生労働科学研究費補助金・難治性疾患等政策研究事業 難治性血管炎に関する調査研究班：ANCA関連血管炎の診療ガイドライン2017<http://www.vas-mhlw.org/html/quick-reference/index.html>（2017/11）より転載］

⇒肺うっ血や胸水貯留，気管支血管束肥厚がみられた場合，EGPAによる心病変に由来する心機能低下から生じる病態も考慮する．
- EGPAの診断は，厚生労働省の診断基準[1]（**表2**）により行う．

治療方針の立て方

- 活動度や重症度に応じた治療選択を行う．
 ⇒軽症から中等症では副腎皮質ステロイド（プレドニゾロン30～50 mg/日）で治療を開始することが多い．
 ⇒重症では高用量ステロイドとシクロホスファミドによる寛解導入療法の後，徐々にステロイドを減量し，少量ステロイドとアザチオプリンなどによる寛解維持を行う．
- ステロイド抵抗性の神経障害に対しては，高用量γグロブリン点滴療法を行う．
- ヒト化抗IL-5モノクローナル抗体が保険適用となっている．

2 顕微鏡的多発血管炎（microscopic polyangiitis：MPA）（☞ ATLAS p220）

症状および確認すべき医療面接のポイント

- 急速進行性糸球体腎炎（RPGN）と肺胞出血，間質性肺炎が特徴である．
 ⇒侵される臓器は，腎臓（70～80%），肺（40～50%），末梢神経（20%）の順に多い．あらゆる臓器に小血管の壊死性血管炎による症状をきたしうる．
- 咳嗽，息切れ，血痰・喀血の有無を確認する．

表3 MPAにおける各臓器の血管炎の頻度

各臓器別病変	頻度
鼻・副鼻腔病変	10%程度
皮膚病変（紫斑，網状皮疹，潰瘍，結節）	20%程度
心臓病変	10%程度
神経病変（多発性単神経炎）	40%程度
消化管病変	他のANCA関連血管炎に比較して少ない
腎臓病変	まれ
肺病変（胸膜炎）	まれ

- ⇒間質性肺炎はMPAの約半数にみられ，慢性経過をとることが多く，労作時息切れや乾性咳嗽を示す．
- ⇒びまん性肺胞出血はMPAの約10%にみられ，血痰や喀血にて発症することが多い．
- ⇒急速に進行することが多く，予後不良な病態である．
- 間質性肺炎が血管炎に先行することがある．
  - ⇒血管炎を発症していない段階での間質性肺炎の特徴として，男性で，蜂巣肺，気腫合併の頻度が高いことが報告されている[2]．
- 血尿，腎不全徴候（浮腫，高血圧，体重増加など）について確認する．
  - ⇒数週間から数ヵ月で急速に腎不全に移行することが多いので，早期診断が極めて重要である．
- 発熱，体重減少，易疲労感，筋肉痛・関節痛の有無を確認する．
  - ⇒約70%の患者に全身症状がみられ，同時に組織の出血や虚血・梗塞による徴候が出現する．
  - ⇒主要症候の出現する1～2週間前に先行感染（多くは上気道感染）を認めることがある．
- 各臓器の血管炎を検索するためにROSを行う（**表3**）．

身体所見のポイント

- バイタルサインをチェックする．
  - ⇒SpO_2低下，頻呼吸は，肺胞出血や間質性肺炎の存在を疑わせる．
- 視診・触診にて，皮疹，ばち指，下腿浮腫の有無を確認する．
- 胸部聴診で呼吸音の左右差，ラ音（特にfine crackles）の聴取，気道病変の有無を確認する．
  - ⇒EGPAと比較すると気道病変の頻度が少ないので，rhonchiを聴取することはまれである．
  - ⇒間質性肺炎を呈する症例ではfine cracklesを聴取する確率は高い．
- 血管炎をきたす臓器に対応する身体所見を確認する．

検査所見のポイント

- 尿検査を行う．
  - ⇒尿潜血，赤血球円柱と尿蛋白の検出は，壊死性糸球体腎炎を疑う手掛かりとなる．

表4　MPA の診断基準（厚生労働省）

1. 主要症候
   (1) 急速進行性糸球体腎炎
   (2) 肺出血，もしくは間質性肺炎
   (3) 腎・肺以外の臓器症状：紫斑，皮下出血，消化管出血，多発性単神経炎など
2. 主要組織所見
   細動脈・毛細血管・後毛細血管細静脈の壊死，血管周囲の炎症細胞浸潤
3. 主要検査所見
   (1) MPO-ANCA 陽性
   (2) CRP 陽性
   (3) 蛋白尿・血尿，BUN・血清クレアチニン値の上昇
   (4) 胸部 X 線所見：浸潤陰影（肺胞出血），間質性肺炎
4. 判定
   (1) 確実　(a) 主要症候の 2 項目以上を満たし，組織所見が陽性の例
   　　　　 (b) 主要症候の(1)および(2)を含め 2 項目以上を満たし，MPO-ANCA が陽性の例
   (2) 疑い　(a) 主要症候の 3 項目を満たす例
   　　　　 (b) 主要症候の 1 項目と MPO-ANCA 陽性の例
5. 鑑別診断
   ①結節性多動脈炎　　②多発血管炎性肉芽腫症　　③好酸球性多発血管炎性肉芽腫症
   ④川崎動脈炎　　　　⑤膠原病（SLE，RA など）　⑥IgA 血管炎

［厚生労働科学研究費補助金・難治性疾患等政策研究事業 難治性血管炎に関する調査研究班：ANCA 関連血管炎の診療ガイドライン 2017<http://www.vas-mhlw.org/html/quick-reference/index.html>（2017/11）より転載］

- 血液検査を行う．
  ⇒特に，貧血の有無（肺胞出血），CRP などの炎症反応（血管炎），クレアチニン，BUN（腎機能障害），KL-6（間質性肺炎）の測定は必須である．
- 抗好中球細胞質抗体（MPO-ANCA，PR3-ANCA）を測定する．
  ⇒ MPO-ANCA の陽性率は 90%，PR3-ANCA の陽性率は約 3% と報告されている．多くの例で MPO-ANCA の力価は疾患活動性と並行して変動する．
  ⇒臨床症候，ANCA 高値のみで MPA と診断できるため，感染症や悪性腫瘍，他の膠原病などによる血管炎，血管炎様所見を除外することが極めて重要である．
- 胸部 HRCT を行う（☞ ATLAS p220）．
  ⇒肺胞出血と慢性経過の間質性肺炎に相当した画像所見が得られる．
- 気管支肺胞洗浄の必要性を検討する．
  ⇒肺胞出血では，血痰や喀血を伴わない症例が存在するため，判断が必要となる．
  ⇒間質性肺炎については，気管支肺胞洗浄液の所見によって特発性か他の原因による間質性肺炎かを鑑別することは困難である．
- 生検にて免疫複合体沈着のない壊死性血管炎を証明する．
  ⇒腎生検が最も実施されている．腎臓以外では，病変のある皮膚，腓腹神経，筋，肺などを対象に行う．
- 他の血管炎を鑑別する．
  ⇒抗 GBM 抗体関連血管炎，IgA 血管炎，クリオグロブリン血管炎，白血球破砕性血管

炎，Behçet 病，全身性エリテマトーデス（SLE），悪性関節リウマチ，皮膚筋炎，強皮症，Sjögren 症候群，混合性結合組織病（MCTD）を鑑別する．
- MPA の診断は厚生労働省の診断基準[1]（**表 4**）にて行う．

治療方針の立て方
- 血管炎の重症度および病型に応じた治療選択を行う．
  ⇒治療の方向性は他の血管炎症候群と同様で，主に副腎皮質ステロイドを用いて治療を行うが，重症例ではステロイドと免疫抑制薬による寛解導入療法を行い，その後，寛解維持に移行する．

3 多発血管炎性肉芽腫症（GPA）（☞ ATLAS p222, p334）

4 クローン病や潰瘍性大腸炎に伴う肺病変（☞ ATLAS p224）

症状および確認すべき医療面接のポイント
- 潰瘍性大腸炎とクローン病は炎症性腸疾患（inflammatory bowel disease：IBD）と総称されるが，両者はまったく病態の異なる疾患であり，気道・肺病変に関しても病態と合併頻度はやや異なる．
- 便の性状と回数，血便・粘血便の有無，腹痛の有無を聴取する．
  ⇒潰瘍性大腸炎では，持続性・反復性の下痢，粘血便が高率にみられる．下腹部を中心とした腹痛もみられる．
  ⇒クローン病では，腹痛，下痢が高率にみられる．肛門病変による症状や血便もみられる．小腸型では腹痛が，大腸型では血便・下痢が多い．
- 肛門病変による症状，既往歴を聴取する．
  ⇒若年者で痔瘻，肛門周囲膿瘍をみた場合はクローン病である確率が高い．
- 腸管外合併症による症状を見落とさない．
  ⇒潰瘍性大腸炎では，口腔内アフタ，関節痛，皮膚症状（結節性紅斑，壊疽性膿皮症）を伴う場合がある．
  ⇒クローン病では，関節病変（急性末梢型関節炎，反応性関節炎），皮膚病変（結節性紅斑，壊疽性膿皮症），眼病変（虹彩炎，上強膜炎），原発性硬化性胆管炎を伴う場合がある．
- 乾性咳嗽，労作時息切れは間質性肺疾患の合併を示唆する．
  ⇒炎症性腸疾患では間質性肺疾患を伴うことがある．頻度的には潰瘍性大腸炎の方が多い．
  ⇒肺病変が先行することもあるが，通常は炎症性腸疾患の経過中に肺病変を発症することが多い．
  ⇒炎症性腸疾患が安定している時期においても間質性肺病変が出現することがあるので注意が必要である．

- 湿性咳嗽，喘鳴，血痰，息切れ・胸痛は気道病変を示唆する．
    ⇒炎症性腸疾患では，気管支拡張症，気管・気管支炎，細気管支炎などの気道病変を呈することがある．
    ⇒呼吸機能では気流制限を認めることが多い．
- 薬歴を聴取する．
    ⇒サラゾスルファピリジン，メサラジン，副腎皮質ステロイド，クローン病で使用される抗TNF阻害薬，潰瘍性大腸炎で使用されるアザチオプリンなどの免疫抑制薬の使用の有無，使用期間を確認する．

身体所見のポイント

- バイタルサインをチェックする．
    ⇒SpO_2低下，頻呼吸は肺病変の存在を疑わせる．
- 胸部診察を行う．
    ⇒胸部聴診で呼吸音の左右差，ラ音（特にfine crackles）の聴取，気道病変の有無を確認する．
- 腹部診察，肛門の視診，直腸診を行う．
    ⇒クローン病では経過中に半数以上の患者で肛門病変がみられる．また，瘻孔・膿瘍は約15％程度の患者に出現する．痔出血の除外としても重要である．

検査所見のポイント

- 便検査を行う．
    ⇒感染性腸炎を確実に除外するための便培養や便虫卵検査を行う．
- 血液検査はすべて非特異的である．
    ⇒白血球増加，CRP高値は炎症の程度を反映し，貧血，低アルブミン血症は栄養状態を含めた全身状態の把握に有用である．
    ⇒他疾患の除外のための血清抗体価測定（赤痢アメーバ，エルシニアなど）を行う．
- 消化管病変の精査を行う．
    ⇒潰瘍性大腸炎の病変はほぼ大腸に限られる．一方，クローン病は，口から肛門までのあらゆる消化管に発生し，縦走潰瘍や敷石像，生検での肉芽腫は診断の決め手となる．
    ⇒消化管X線（小腸造影，注腸検査），上部消化管・下部消化管内視鏡検査を行う．バルーン小腸鏡による小腸病変の観察も考慮する．
- 胸部HRCT撮影を行う（☞ATLAS p224）．
    ⇒炎症性腸疾患では多彩な気道・肺病変を呈する．
- 呼吸機能検査，気管支肺胞洗浄の結果は非特異的である．
    ⇒症状のない患者の40～60％に呼吸機能検査で異常値が認められる．多いのは末梢気道の気流閉塞，拡散能の低下である．
    ⇒気管支肺胞洗浄では臨床的に肺病変を確認できない患者でもリンパ球増加が報告されている．
- 薬剤性肺障害を鑑別することが重要である．

⇒炎症性腸疾患の治療薬であるサラゾスルファピリジン，メサラジンは肺障害をきたすことがある．炎症性腸疾患の加療中に肺障害をきたした場合，原病の腸管外合併症であるのか，あるいは薬剤性肺障害であるのかを鑑別する必要がある．
⇒免疫抑制薬や生物学的製剤を使用している患者では，結核などの感染症との鑑別も重要である．

治療方針の立て方

- 重症度と罹患範囲に応じて薬剤が選択される．
  ⇒5-アミノサリチル酸製剤が第一選択薬である．その他，副腎皮質ステロイド，アザチオプリン，タクロリムス，TNF阻害薬（インフリキシマブ，アダリムマブ）が使用される．
  ⇒肺病変においては，器質化肺炎パターンの陰影には副腎皮質ステロイドが有効である．原疾患治療薬との関連は複雑で，メサラジンを中止することで改善した症例もあれば，サラゾスルファピリジン投与によって陰影が改善した症例も報告されている．

5 薬剤性肺障害（☞ ATLAS p226）

症状および確認すべき医療面接のポイント

- まず疑うことが大切．
  ⇒すべての薬剤は肺障害を引き起こす可能性がある．投与終了後にも発症することを常に念頭に置くことが重要である．
  ⇒薬剤投与から肺障害発症までの時間的経過は，14～28日程度であることが多い．投与後数時間あるいは数ヵ月から数年を経て発症することもある．
  ⇒急性発症は非心原性肺水腫，急性好酸球性肺炎，びまん性肺胞傷害の臨床像をとり，亜急性型は非特異性間質性肺炎，器質化肺炎の臨床像を呈することが多い．
- 咳嗽（特に乾性），息切れ・呼吸困難で発症することが多い．
  ⇒気道病変では喘鳴が，胸膜病変では胸痛が，肺胞出血では血痰がみられる．
- 随伴症状として，皮疹，口腔内粘膜疹，肝機能障害を伴うことがある．
  ⇒全身症状として，発熱，全身倦怠感，食思不振などを伴うこともある．
- 薬歴を徹底的に聴取する．
  ⇒詳細な問診によって，市販薬を含めた薬剤，栄養食品，サプリメント，家庭で作った食品，法律で禁止されているもの，添加物などを聴き出す．
  ⇒数種類の薬剤を服用している患者では，肺障害の反応パターンと過去の報告例を参考にして原因薬剤を絞り込む．
- 既存疾患，既往歴を確認する．
  ⇒肺・胸膜病変を基礎疾患に伴う場合，既存の肺・肺・胸膜病変の悪化，特に免疫や感染防御能が低下した症例では日和見感染症と鑑別することが重要である．
- 肺障害の発症リスク因子を確認する．
  ⇒既存の肺線維症・間質性肺炎，放射線治療，腎障害，高齢，喫煙歴，糖尿病，低アル

ブミン血症は肺障害発症のリスク因子である．
- 薬剤中止により病態が改善したかを確認する．
  ⇒薬剤の中止により症状の改善が得られた場合は薬剤性肺障害の診断を支持することになるが，中には薬剤を中止した後も症状，検査所見が悪化する場合があるので注意が必要である．
- 他の原因疾患の否定を行う．
  ⇒薬剤性肺障害の臨床病型と画像パターンから鑑別診断を挙げ，それぞれについて詳細な問診を行う．

身体所見のポイント

- SpO$_2$，呼吸数をチェックする．
  ⇒びまん性肺胞傷害，急性肺水腫，急性好酸球性肺炎を呈する症例では，著明な低酸素血症を呈することが多い．
- 視診・触診にて皮疹，口腔内粘膜疹，表在リンパ節腫大をみる．
- 胸部聴診で呼吸音の左右差，ラ音（特に fine crackles）の聴取，気道病変の有無を確認する．

検査所見のポイント

- 診断に直結する血液検査はない．
- 末梢血好酸球増加，肝機能障害が診断の手掛かりになることがある．
- 血清 KL-6，SP-D の上昇は間質性肺炎の病型においては診断の一助となる．
  ⇒血清 KL-6 は，びまん性肺胞傷害と慢性間質性肺炎の病型では高値を示すことが多いが，器質化肺炎，好酸球性肺炎および過敏性肺炎の病型では上昇しないことが多い．
- 感染症の除外を行う．
  ⇒細菌感染症，抗酸菌感染症，真菌感染症，ウイルス感染症を除外する．
  ⇒免疫不全患者では β-D-グルカンを測定する．
- 胸部 HRCT を撮影する（☞ ATLAS p226）．
  ⇒臨床像と病理組織所見に対応した様々な画像所見が得られる．
- 気管支肺胞洗浄の主目的は除外診断である．
  ⇒薬剤性肺障害の確定診断を行うことはできないが，呼吸器感染症の除外，悪性疾患の除外に有用である．
  ⇒細胞分類では，組織病型に対応して総細胞数増加や好酸球，リンパ球あるいは好中球の増加がみられる．
- 病理組織パターンは多彩である．
  ⇒びまん性肺胞傷害，非特異性間質性肺炎，好酸球性肺炎，閉塞性細気管支炎，器質化肺炎，過敏性肺炎などの病態により多彩なパターンを認める．
- 薬剤リンパ球刺激試験の実施を検討する．
  ⇒薬剤性肺障害における陽性率は 66.9% と報告されている．
  ⇒薬剤自体がリンパ球機能を刺激（漢方薬など），あるいは抑制（ミノサイクリンなど）することがあるため，偽陽性・偽陰性があることを十分に認識しておくべきである．
- 再投与試験（チャレンジテスト）については倫理的な側面もあり，一定の見解は得られ

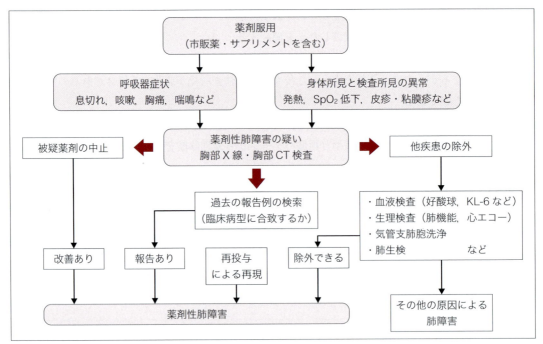

図 1　診断過程のフローチャート

ておらず，また具体的な方法も確立していない．
- 日本呼吸器学会『薬剤性肺障害の診断・治療の手引き』[3)]を参考に診断する．**図 1** に診断のためのフローチャートを示す．

治療方針の立て方

- 被疑薬を直ちに中止する．
- 中等症ではプレドニゾロン換算で 0.5〜1.0 mg/kg/日を投与し，改善に伴い漸減する．
- 重症例ではステロイドパルス療法を行い，その後プレドニゾロン換算で 0.5〜1.0 mg/kg/日で継続し，徐々に漸減する．

6　IgG4 関連疾患（☞ ATLAS p228）

症状および確認すべき医療面接のポイント

- 全身のあらゆる臓器に出現する．
  ⇒同時性あるいは異時性に全身諸臓器の腫大や結節・肥厚性病変などを認め，傷害臓器固有の症状が出現する．
- 対称性の涙腺・唾液腺の腫脹の有無を確認する．
  ⇒通常は無痛性で，口腔乾燥症やドライアイを伴うことがある．従来，Mikulicz 病と呼ばれていた疾患である．
- 閉塞性黄疸，上腹部不快感で発症することがある．
  ⇒自己免疫性膵炎，硬化性胆管炎を疑う．

- 視野異常，低血圧，低体温，るい痩，尿量異常，脱毛がないか確認する．
  ⇒下垂体病変を疑う．
- 眼球運動障害，眼球突出がないか確認する．
  ⇒眼窩内病変を疑う．
- 息切れ，咳嗽，喘鳴の有無を聴取する．
  ⇒肺病変の頻度は 12〜50％ である．肺門縦隔リンパ節腫大，結節影，腫瘤影，すりガラス影，consolidation，気管支血管壁肥厚，中枢気道の狭窄・閉塞，気管支拡張，胸水・胸膜病変，間質性陰影など多彩な陰影を呈する．無症状のことが少なくない．

身体所見のポイント

- バイタルサインをチェックする．
  ⇒低血圧，低体温は下垂体病変のサインとなることがある．
- 涙腺・唾液腺の腫脹の有無を確認する．
  ⇒IgG4 関連 Mikulicz 病の診断では，涙腺，耳下腺，顎下腺の持続性（3ヵ月以上），対称性に 2 ペア以上の腫脹を認めることが必須要件である．
- 眼球運動障害，眼球突出，視野異常，黄疸の有無を確認する．
- 胸部診察を行う．
  ⇒呼吸音の左右差，ラ音（rhonchi, cracles）の有無を確認する．
- その他の臓器に関する身体所見を行う．

検査所見のポイント

- 血清 IgG4 を測定する．
  ⇒血清 IgG4 が高値（135 mg/dL 以上）を示す．
  ⇒高 IgE 血症，好酸球増加は約 40％ の患者にみられる．
  ⇒高 IgG 血症，補体低下，免疫複合体の存在などもときにみられる．
- 胆道〜膵臓病変を検索する．
  ⇒膵病変（自己免疫性膵炎）の特徴は膵管の狭細像と膵の分節状巣状（ソーセージ状）の腫大である．
  ⇒IgG4 関連硬化性胆管炎は自己免疫性膵炎を合併することが多い．
  ⇒胆管癌，膵癌などの腫瘍性病変，原発性硬化性胆管炎や二次性硬化性胆管炎を除外する．
- 後腹膜病変を検索する．
  ⇒尿所見，腎機能検査で異常を呈し，血液検査で高 IgG 血症，補体低下，高 IgE 血症のいずれかを認める．
  ⇒造影 CT により，びまん性腎腫大，腎実質の多発性造影不良域，単発性腎腫瘤（hypovascular），腎盂壁肥厚病変を認める．
  ⇒後腹膜線維症は軽症例が多いが，ときに尿管狭窄をきたすこともある．
- 胸部 HRCT で肺病変の評価を行う（☞ ATLAS p228）．
  ⇒肺門縦隔リンパ節腫大，気管支血管壁肥厚は高頻度に認められる所見である[4]．
- 病巣組織での IgG4 陽性の形質細胞の浸潤を証明する．

表 5　IgG4 関連疾患包括診断基準 2011（厚生労働省岡崎班・梅原班）

1. 臨床的に単一または複数臓器に，特徴的なびまん性あるいは限局性腫大，腫瘤，結節，肥厚性病変を認める
2. 血液学的に高 IgG4 血症（135 mg/dL 以上）を認める
3. 病理組織学的に以下の 2 つを認める
    ① 組織所見：著明なリンパ球，形質細胞の浸潤と線維化を認める
    ② IgG4 陽性形質細胞浸潤：IgG4/IgG 陽性細胞比 40％ 以上，かつ IgG4 陽性形質細胞が 10/HPF を超える

上記のうち，1．2．3 を満たすものを確定診断群
　　　　　　1．3 を満たすものを準確定診断群
　　　　　　1．2 を満たすものを疑診断群　　　　とする

できる限り組織診断を加えて，各臓器の悪性腫瘍（癌，悪性リンパ腫など）や類縁疾患［Sjögren 症候群，原発性硬化性胆管炎，Castleman 病，二次性後腹膜線維症，Wegener 肉芽腫症，サルコイドーシス，好酸球性多発血管炎性肉芽腫症（旧 Churg-Strauss 症候群）］と鑑別することが重要である．
本基準により確診できない場合にも，各臓器の診断基準によっても診断が可能である

［Umehara H, et al: A novel clinical entity, IgG4-related disease（IgG4RD）: general concept and details. Mod Rheumatol **22**: 1-14, 2012／岡崎和一ほか：IgG4 関連疾患包括診断基準 2011．日内会誌 **101**: 795-804, 2012 より作成］

⇒IgG4 陽性細胞は，びまん性に浸潤する．様々な炎症性疾患や悪性腫瘍でも，IgG4 陽性細胞がみられることがあり，陽性細胞の比率が診断に重要である．
- IgG4 関連疾患包括診断基準により診断する（**表 5**）．
⇒生検困難な臓器病変に関しては，各臓器病変の診断基準を用いて診断できる．

治療方針の立て方

- ステロイド治療で劇的な改善が得られる．
⇒肺病変もステロイドに反応しやすいとされている．
⇒プレドニゾロン 0.6 mg/kg/日を 2～4 週投与し，その後 3～6 ヵ月かけて 5 mg/日まで減量し，2.5 mg/日から 5 mg/日で維持する．
⇒腫瘤性病変であっても摘出手術の必要はなくなることが多い．
⇒ステロイドを漸減していくと，再燃をみることもある．

文　献

1) 厚生労働科学研究費補助金・難治性疾患等政策研究事業 難治性血管炎に関する調査研究班：ANCA 関連血管炎の診療ガイドライン 2017<http://www.vas-mhlw.org/html/quick-reference/index.html>（2017/11）
2) Ando M, et al: Incidence of myeloperoxidase anti-neutrophil cytoplasmic antibody positivity and microscopic polyangitis in the course of idiopathic pulmonary fibrosis. Respir Med **107**: 608, 2013
3) 日本呼吸器学会：薬剤性肺障害の診断・治療の手引き，メディカルレビュー社，東京，2012
4) Matsui S, et al: Immunoglobulin G4-related lung disease: clinicoradiological and pathological features. Respirology **18**: 480, 2013
5) Umehara H, et al: A novel clinical entity, IgG4-related disease（IgG4RD）: general concept and details. Mod Rheumatol **22**: 1-14, 2012
6) 岡崎和一ほか：IgG4 関連疾患包括診断基準 2011．日内会誌 **101**: 795-804, 2012

（宮﨑　英士）

III

症例からのアプローチ
CT画像の読み方と鑑別診断 Q&A

III章　症例からのアプローチ：CT 画像の読み方と鑑別診断 Q&A

1 持続する咳嗽があり，健診の胸部単純 X 線写真で異常を指摘された症例

Question 1　特記すべき画像所見は？

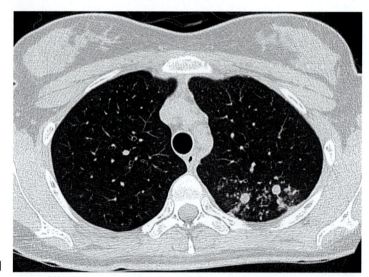

図 1

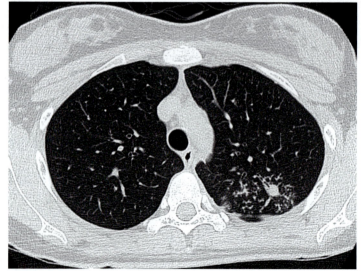

図 2

1. 持続する咳嗽があり，健診の胸部単純X線写真で異常を指摘された症例

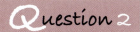 **鑑別診断とその理由は？**

症　例：10代後半の女性
主　訴：咳嗽
現病歴：2ヵ月ほど前からときどき咳嗽があり，最近やや増悪してきていたが，医療機関の受診はしていなかった．2週間前の健診の胸部単純X線写真で異常を指摘され，受診した．発熱や全身倦怠感などの他の自覚症状は認めない．咳嗽は深夜や早朝に多いということはなく，日中ときおり認める程度であった．
既往歴：特記事項なし
家族歴：父が高血圧症
喫煙歴：なし
飲酒歴：なし
生活歴：特記事項なし
ペット飼育歴：3年前より室内犬を飼っている．
職　業：学生
身体所見：胸部聴診上，異常音を聴取しない．
検査所見：赤血球数 $4.4 \times 10^6/\mu L$, Hb 12.8 g/dL, PLT $28.0 \times 10^4/\mu L$, 白血球数 $5,200/\mu L$ （Neut 65%, Lymp 24%, Eo 3%, Mono 8%），TP 7.2 g/dL, ALB 4.1 g/dL, AST 25 IU/L, ALT 28 IU/L, LDH 140 IU/L, BUN 12 mg/dL, Cre 0.5 mg/dL, CRP 1.1 mg/dL, 赤沈 45 mm/h

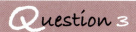 **診断名とその理由は？**

追加情報
- 誘発痰の蛍光染色および特殊染色検査で菌を検出．
- ある菌の特異抗原に対する血液検査が陽性．

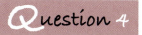 **治療方針とその理由は？**

Answer 1　画像所見について特記すべき内容

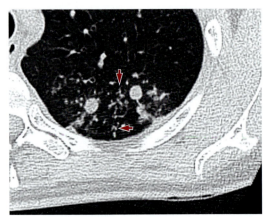

図1　大動脈弓部直上レベル HRCT
左 S^{1+2}_b 末梢に小結節とその周囲に多発する小葉中心（細葉中心）に分布する濃度値の高い境界明瞭な分岐状粒状影（本来の tree-in-bud pattern；→）を認める．

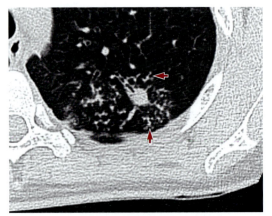

図2　図1より5mm尾側レベル HRCT
S^{1+2}_b に多発する小葉中心（細葉中心）に分布する濃度値の高い境界明瞭な分岐状粒状影を認める（→）．B^{1+2}_b 壁肥厚も認める．

Answer 2　鑑別診断とその理由

◉ 画像所見からの鑑別

- 境界明瞭な分岐状粒状影を呈する疾患であり，気道散布性病変を強く疑うことができる所見である．分岐状粒状影の大きさが小さく，終末細気管支から呼吸細気管支および肺胞道に乾酪壊死物質が充填した所見であり，まずは結核を疑うべき所見といえる．
- "境界明瞭な分岐状粒状影" と "境界不明瞭な淡い粒状影" との区別，さらには本症例（結核）のような微細な分岐状粒状影と，びまん性汎細気管支炎や HTLV-1 関連気道病変（HAB）などで認められるやや大きな境界明瞭な分岐状粒状影（をきたす疾患）との鑑別が重要である．
- 結核は上葉背側および S^6 に好発することも診断に非常に重要である．ただし，日常生活動作（ADL）の低下症例や長期臥床症例においては，本来の好発部位ではない腹側優位に病変がしばしば認められ，細気管支病変が目立たず，薄壁空洞が目立つことも知っておくべきである．

◉ 患者エピソードからの鑑別

- 本例の症状は軽度の咳嗽のみで，2ヵ月ほど前から自覚していたことから慢性咳嗽に分類される[1]．
- これまでアレルギー性素因や喘息の既往はなく，咳嗽は就寝時や深夜，早朝などの時間帯に関わらず認めることなどから咳喘息やアトピー咳嗽は考えにくい．また胸やけなどの胃食道逆流症を疑う症状はなく，鼻漏などの副鼻腔炎を示唆する症状も認めないことから後鼻漏や副鼻腔気管支症候群を積極的に示唆しない．さらに感冒様症状の既往もなく感染後咳嗽も否定的である．

- 医療機関を受診するほどではない軽度の咳嗽を認め，健診にて胸部異常影を認める若年者であり，胸部 CT の所見からまず肺結核を疑う．
- 身体所見では明らかな異常は認めず，一般血液検査では軽度の CRP 値の上昇と赤沈の亢進を示し，これらの所見も肺結核と合致する．
- 肺結核は空気感染する感染力の強い疾患である．見落としや診断の遅れは，院内や家庭内など様々な場所で感染を拡散する可能性があり，本例のような持続する咳嗽と胸部異常影を呈する場合，まず鑑別すべき疾患である．

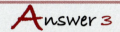 診断名とその理由

肺結核

- 誘発痰の蛍光染色および Ziehl-Neelsen 染色で抗酸菌を認め，誘発痰の結核菌 PCR 検査が陽性であった．インターフェロンγ遊離試験（IGRAs）も陽性であった．
- 抗酸菌培養検査では 2 週間後に MGIT（Mycobacteria growth indicator tube）で増菌を認め，4 週間後に小川培地で抗酸菌を検出した．培養菌のキャピリア Tb 陽性，結核菌 PCR 検査陽性であり，肺結核と診断した．

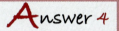 治療方針とその理由

感染症指定医療機関への入院と 4 剤併用による治療

- 結核に対する初回標準治療については p291 参照のこと．
- 本症例は基礎疾患のない若年者発症の肺結核であり，リファンピシン（RFP），イソニアジド（INH），エタンブトール（EB），ピラジナミド（PZA）による治療を 2 ヵ月間，その後 RFP，INH の 2 剤による治療を 4 ヵ月間行った．
- 後日，分離された結核菌の薬剤感受性が判明し，耐性菌ではなかったため治療を継続した．
- 誘発痰の塗抹検査が陽性であるため，感染症指定医療機関への入院による加療が必要である．

文 献
1) 日本呼吸器学会：咳嗽に関するガイドライン第 2 版，日本呼吸器学会，東京，2012

（安藤 ゆみ子，岡田 文人，平松 和史）

Ⅲ章　症例からのアプローチ：CT画像の読み方と鑑別診断 Q&A

2 発熱とびまん性粒状影，consolidation・すりガラス影を認めた症例

Question 1　特記すべき画像所見は？

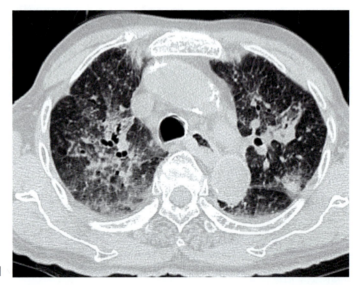

図1

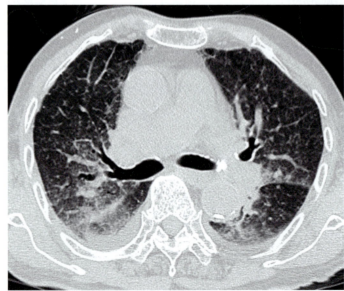

図2

2. 発熱とびまん性粒状影，consolidation・すりガラス影を認めた症例

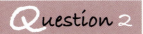 **鑑別診断とその理由は？**

症　例：80歳代の女性
主　訴：発熱，呼吸困難
現病歴：アルツハイマー型認知症，高血圧にて近医通院加療中であったが，2週間前より発熱，食思不振，全身倦怠感を認め，近医を受診．肺炎が疑われ，抗菌薬療法が行われたが，改善はみられず，数日前より呼吸困難を訴えるようになったため当科紹介となった．
既往歴：アルツハイマー型認知症，高血圧症
家族歴：特記事項なし
生活歴：喫煙・飲酒なし
身体所見：身長148 cm，体重41 kg，血圧148/90 mmHg，脈拍107/分・整，体温38.4℃，呼吸数20回/分，SpO$_2$ 88%（室内気），意識清明，頸静脈怒張（＋），心音：整・雑音なし，呼吸音：coarse crackles（＋），腹部に特記すべき所見なし，四肢：下腿浮腫（＋）
検査所見：赤沈83 mm/1h，白血球数3,760/μL（Neut 56%, Eo 0%, Lymp 28%, Mo 16%），Hb 12.1 g/dL，PLT 19.1×10^4/μL，TP 6.8 g/dL，ALB 3.0 g/dL，AST 57 IU/L，ALT 68 IU/L，LDH 274 IU/L，ALP 453 IU/L，γ-GTP 68 IU/L，T-Bil 1.1 mg/dL，BUN 11 mg/dL，Cre 0.8 mg/dL，CRP 8.0 mg/dL，BNP 744 pg/mL，クリプトコックス抗原（－），カンジダ抗原（－），β-D-グルカン10.2 pg/mL，QFT検査：判定不可

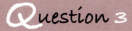 **診断名とその理由は？**

追加情報
- 喀痰および胃液の抗酸菌検査：塗抹検査陰性，結核菌PCR検査陰性
- 経気管支肺生検と骨髄穿刺にて特異的炎症病変を確認．
- 気管支肺胞洗浄液にて病原微生物を同定．
- 心エコー：左室駆出率60%，左室拡張能低下（＋）

Question 4　治療方針とその理由は？

Answer 1　画像所見について特記すべき内容

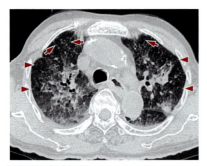

図1　大動脈弓部直下レベルHRCT
- 両肺に比較的中枢側優位に分布するconsolidationおよびすりガラス影を認める．
- 小葉間隔壁肥厚（➡）や牽引性気管支拡張も認める．
- 大きさの揃った比較的濃度の高い粒状影をランダムに認める（▶）．
- 上大静脈の拡張も認める．

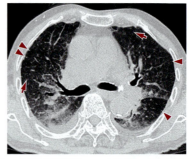

図2　気管分岐部1cm尾側レベルHRCT
- 両肺にはすりガラス影が広がり，小葉間隔壁肥厚（➡）とランダム分布の高濃度粒状影（▶）を認める．
- 右優位の両側胸水を認める．

Answer 2　鑑別診断とその理由

● 画像所見からの鑑別

- 両肺のconsolidationおよびすりガラス影所見に注目しがちであるが，病変の軽微な部分に注目すると粒状影を見つけ出すことができる．呼吸状態が悪いため息止めができていないと思われるが，粒状影のサイズは小さく比較的揃っており，濃度が高いことに気づく．粒状影は胸膜にも接して認められ，かつ気道周囲中心とはいえず，ランダム分布と診断できる．粟粒結核か粟粒型真菌症の可能性が高いと診断される．
- 右優位の両側胸水，上大静脈の拡張，末梢が比較的保たれたconsolidation，牽引性気管支拡張を認めることから，心原性肺水腫を合併していることが読み取れる．
- 粟粒結核は，血行性転移や播種性真菌症と比較して肺水腫や急性呼吸促迫症候群（ARDS）の合併例が多い．
- 本症例は肺水腫を伴っており，肺側（葉間胸膜腹側）の濃度上昇を生じているため，葉間胸膜に粒状影があるか否かの評価が困難である．

● 患者エピソードからの鑑別

- 本例では，真菌の血清検査はいずれも陰性であり，播種性真菌症より粟粒結核の可能性が高いと思われる．播種性クリプトコックス症の胸部CTの検討でも粟粒結節影の報告はまれである[1]．
- 患者は高熱を主訴とする高齢女性で，粟粒結節影を示す胸部CT所見と合わせ，粟粒結核が最上位の鑑別疾患に挙げられる[2,3]．
- QFT検査は判定不可の結果であるが，免疫抑制状態にある粟粒結核では判定不可あるいは偽陰性となりうる[4]．

- 本例では，心原性肺水腫と粟粒結核に合併する ARDS との鑑別が問題となるが，高血圧を有する高齢者であり，頸静脈怒張，coarse crackles，浮腫，心拡大，BNP 高値などから心不全および心原性肺水腫と診断される．
- 血液検査において，著明な赤沈亢進と CRP 上昇を認めるが，白血球数・白血球分画は正常であり，粟粒結核に矛盾しない．また，肝・胆道系酵素の上昇を認めるが，心不全によるうっ血肝あるいは肝臓への結核播種に伴う異常値として理解することができる．

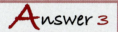 **診断名とその理由**

粟粒結核，心不全合併

- 粟粒結核の確定診断は 2 臓器以上の生体標本から結核を証明することである．粟粒結核では，喀痰の抗酸菌塗抹検査陽性率が低い[5]ため，粟粒結核を疑う場合は積極的に気管支鏡検査，骨髄検査などを行い[5]，PCR 検査を利用して早期診断を目指すことが重要である．本例においては，喀痰および胃液での抗酸菌検査は陰性であったが，経気管支肺生検および骨髄穿刺にて乾酪性肉芽腫を認めた．いずれの標本でも抗酸菌染色での菌体の証明はできなかったが，気管支肺胞洗浄液にて抗酸菌（G1 号）を認め，結核菌 PCR 検査にて陽性の結果が得られた．
- 心エコーにて左室駆出率は正常だが，左室拡張能低下を認め，拡張障害型の心不全と判断される．

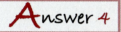 **治療方針とその理由**

結核標準治療に準じた抗結核療法および心不全に対する薬物療法

- 粟粒結核の治療の遅れは致死的であり，早期診断・早期治療が鍵となる．診断確定後，速やかに標準治療を開始する．粟粒結核は重症例が多く，標準治療の維持期の 2 剤併用を 3 ヵ月延長することが可能である[6]．
- 心不全に対しては，利尿薬に ACE 阻害薬またはアンジオテンシン II 受容体拮抗薬（ARB）を併用し，必要に応じカルシウム拮抗薬で十分な降圧を図る．

文献

1) Shimoda M, et al: Fatal disseminated cryptococcosis resembling miliary tuberculosis in a patient with HIV infection. Intern Med **53**: 1641-1644, 2014
2) 結核予防会結核研究所：新登録患者 - 登録時病類，性，年齢階級別．結核の統計 2012，結核予防会，東京，p54，2012
3) 永井英明ほか：粟粒結核症の臨床的検討．結核 **73**: 611-617, 1998
4) 日本結核病学会予防委員会：インターフェロンγ遊離試験使用指針．結核 **89**：717-725, 2014
5) Maarten G, et al: Miliary tuberculosis: rapid diagnosis, haematologic abnormalities, and outcomes in 109 treated adults. Am J Med **89**: 291-296, 1990
6) 日本結核病学会治療委員会：「結核医療の基準」の見直し - 2014 年．結核 **89**: 683-590, 2014

（安藤 ゆみ子，岡田 文人，重永 武彦）

Ⅲ章　症例からのアプローチ：CT 画像の読み方と鑑別診断 Q&A

3 遷延する乾性咳嗽と鎖骨上窩の腫瘤を認めた症例

Question 1　特記すべき画像所見は？

図1

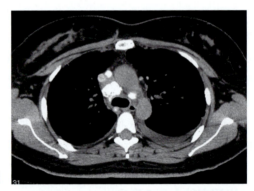

図2

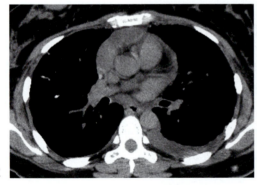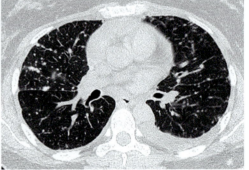

図3

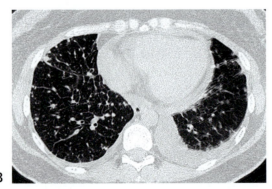

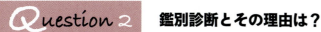

Question 2　鑑別診断とその理由は？

症　例：30歳代の女性
主　訴：乾性咳嗽，右鎖骨上窩の皮下腫瘤
現病歴：3ヵ月ほど前より乾性咳嗽が遷延しており，1ヵ月前より右鎖骨上窩に皮下腫瘤を触れるようになったため近医を受診した．マイコプラズマ肺炎と診断され，マクロライド系抗菌薬の投薬を受けるものの症状は改善しなかった．その後，徐々に症状が増悪傾向を示したため当院を受診した．
既往歴：特記事項なし
家族歴：特記事項なし
喫煙歴：喫煙歴なし
生活歴：ペット飼育なし，温泉利用なし，粉塵吸入なし
職　業：主婦
身体所見：体温36.7℃，SpO_2 96％（室内気），触診では頸部，右鎖骨上窩に母指頭大のリンパ節を複数触知する．胸部聴診では明らかなラ音を聴取せず．
検査所見：白血球数 6,420/μL（分画に異常なし），Hb 13.6 g/dL，PLT 27.2×10^4/μL，ALB 4.3 g/dL，T-Bil 0.4 mg/dL，AST 19 U/L，ALT 26 U/L，BUN 9.5 mg/dL，Cre 0.67 mg/dL，CRP 0.12 mg/dL，KL-6 1,409 U/mL（↑），ACE 11.6 U/L，リゾチーム 4.6 μg/mL，EBV（−），抗体価（すべて−），CEA 2.5 ng/mL，シフラ 2.1 ng/mL，ProGRP 33.6 pg/mL

Question 3　診断名とその理由は？

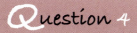

- 血清CA125 317 U/mL（↑）
- 右鎖骨上窩リンパ節を外科的に生検したところ，病理学的には乳頭状に増殖する異型上皮細胞を認め，一部に砂粒小体を伴っていた．免疫染色ではCA125陽性，TTF-1およびNapsin-Aはいずれも陰性，CK7陽性，CK20陰性であった．

Question 4　治療方針とその理由は？

Answer 1　画像所見について特記すべき内容

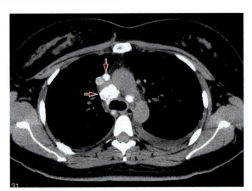

図1　大動脈弓下レベル HRCT
- 縦隔に石灰化を伴った複数の腫大リンパ節を認める（→）．
- 左優位の両側胸水あり

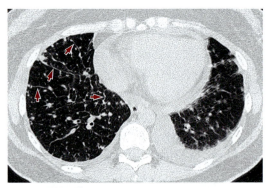

図3　両側下葉レベル HRCT
両側下葉にも大小不揃いの結節が散見される．結節の多くは肥厚した小葉間隔壁（→）に存在しており，リンパ路に沿った病変であることが分かる．

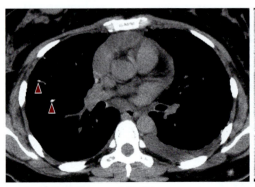

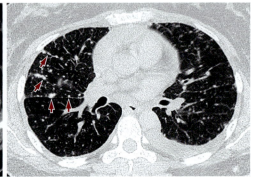

図2　右 B^6 分岐部レベル HRCT
両肺に大小不揃いの結節が散見される．肥厚した小葉間隔壁や胸膜（葉間胸膜を含めて）を中心に結節は位置しており（→），リンパ路に沿った病変であると診断できる．一部の結節は縦隔リンパ節と同様に石灰化を伴っている（▶）．

Answer 2　鑑別診断とその理由

● 画像所見からの鑑別

- 縦隔および肺門に石灰化を伴うリンパ節腫大を認める疾患として，サルコイドーシス，アミロイドーシス，珪肺，悪性リンパ腫（放射線治療後）および大腸癌や卵巣癌など悪性腫瘍の転移が挙げられる．
- 両側肺にびまん性の多発結節が存在するものの，その分布は小葉中心性ではなく，小葉間隔壁や小葉辺縁（胸膜）などのリンパ路に沿って存在し，大小不揃いであることから，リンパ路に沿った転移が強く疑われた．さらに結節の一部では縦隔・肺門リンパ節と同様に石灰化を伴っており，これらのリンパ節も一元的に転移性病変と考えられる．

- 小葉間隔壁肥厚および胸水を認めているが，小葉間隔壁肥厚は病変（結節）の多い部位を中心に認め，胸水は左側優位であることから肺水腫による所見とは言い難く，癌性リンパ管症の所見として合致する．

◉ **患者エピソードからの鑑別**
- 症状として乾性咳嗽が遷延しているものの発熱や喀痰はなく，また検査所見では白血球数やCRPの上昇を認めておらず，感染性疾患を積極的に示唆する所見に乏しい．
- 縦隔リンパ節の石灰化を伴う腫大および胸膜に接する粒状影は，珪肺でしばしば認められる所見であるが，粉塵吸入歴のない若年女性という臨床背景を考慮すると否定的である．
- 初診時の検査データでは，KL-6のみが明らかな異常値を示している．KL-6は間質性肺炎のマーカーであるが，本症例では画像および胸部聴診において積極的に間質性肺炎を疑う所見は認めておらず，肺腺癌や膵癌，乳癌などの悪性腫瘍においても高値を示すため，その解釈には注意が必要である[1])．
- 血清ACE値やリゾチーム値の上昇は認められないものの，サルコイドーシスの可能性は否定できない．

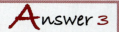 **診断名とその理由**

進行卵巣癌（漿液性腺癌，Ⅳ期）

- 外科的に生検した右鎖骨上窩リンパ節の免疫染色からは卵巣由来の漿液性腺癌を強く疑う結果が得られた．
- 骨盤部までを含めたCT検査では，胸郭内病変と同様に石灰化を伴う径40 mm大の左卵巣腫瘤が認められた．
- 以上の結果より，多発リンパ節転移，多発肺転移，癌性リンパ管症を伴うⅣ期の卵巣癌（漿液性腺癌）と診断した．

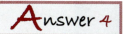 **治療方針とその理由**

白金製剤＋タキサン系抗がん薬による全身化学療法

- 卵巣癌に対する推奨レジメンであるカルボプラチン＋パクリタキセル併用による全身化学療法を初回治療として選択する．
- 手術に際しては病巣の完全摘出を目指した最大限の腫瘍減量（primary debulking surgery：PDS）を行うことが原則となる．

文 献
1) Kohno N, et al: Detection of soluble tumor-associated antigens in sera and effusions using novel monoclonal antibodies, KL-3 and KL-6, against lung adenocarcinoma. Jpn J Clin Oncol **18**: 203-216, 1988

〔安藤 ゆみ子，岡田 文人，森永 亮太郎〕

Ⅲ章　症例からのアプローチ：CT画像の読み方と鑑別診断 Q&A

4 発熱が続き喀痰の出現を認めた症例

Question 1　特記すべき画像所見は？

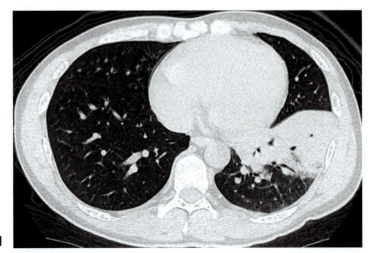
図1

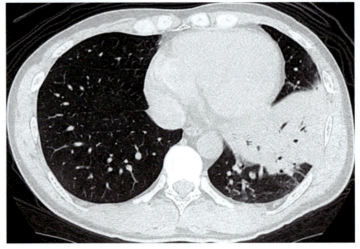
図2

Question 2　鑑別診断とその理由は？

症　例：30歳代の男性
主　訴：発熱，湿性咳嗽
現病歴：2日前より咳嗽と40℃の発熱を認め，近医を受診し解熱薬およびクラリスロマイシンが処方された．その後も39℃台の発熱が続き，喀痰の出現も認めたため当科を受診した．
既往歴：特記事項なし
家族歴：父が糖尿病
喫煙歴：30本/日を15年間（current smoker）
飲酒歴：機会飲酒（ビール1本：1〜2回程度/月）
生活歴：循環式風呂の使用なし．温泉入浴なし
ペット飼育歴：鳥の飼育歴なし
職　業：保育士
身体所見：左下肺野背側から左側胸部に coarse crackles を聴取．
検査所見：白血球数 12,300/μL（Neut 85%，Eo 1%，Lymp 10%，Mono 4%），TP 6.5 g/dL，AST 26 IU/L，ALT 18 IU/L，LDH 120 IU/L，BUN 24 mg/dL，Cre 0.6 mg/dL，CRP 15.2 mg/dL

Question 3　診断名とその理由は？

追加情報
- ある病原微生物に対する尿中抗原検査が陽性．
- 喀痰グラム染色：多数の好中球集積を背景にグラム陽性双球菌を認める．

Question 4　治療方針とその理由は？

Answer 1　画像所見について特記すべき内容

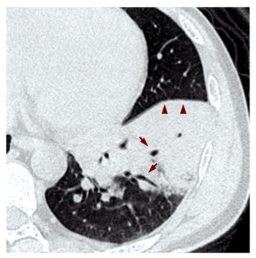

図1　左下葉レベル HRCT

- 左 S^8, S^9 に consolidation, 内部に air bronchogram を認める（➡）.
- 葉間胸膜は腹側に膨隆している（bulging fissure sign：▶）.
- 明らかな気管支壁肥厚や小葉中心性粒状影は認めない.

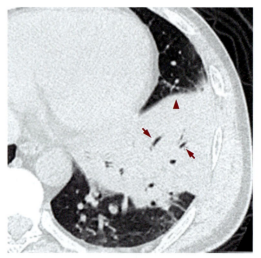

図2　図1より約1cm尾側レベル HRCT

- 図1と同様，左 S^8, S^9 に air bronchogram を伴った（➡）consolidation を認める.
- bulging fissure sign（▶）あり.

Answer 2　鑑別診断とその理由

◉ 画像所見からの鑑別[1,2]

- "bulging fissure sign を伴った consolidation" から，多量の滲出液を伴った病態として肺胞性肺炎を第一に考える.
- 肺胞性肺炎として市中肺炎で最も高頻度に認められる肺炎球菌肺炎を強く疑うことができる症例である.
- マイコプラズマを含めた気管支肺炎の原因菌による肺炎では，高頻度で小葉中心性粒状影や気管支壁肥厚を認めることからも否定的であると考える（☞ p448 の図2）.

◉ 患者エピソードからの鑑別

- 高熱と湿性咳嗽を認める若年者であり，胸部 CT 画像の所見から，肺胞性肺炎をきたす市中肺炎が考えられる.
- 身体所見では coarse crackles を聴取し，検査所見で核の左方移動を伴う白血球数の上昇および CRP の高値が認められていることも，一般細菌による肺胞性肺炎を示唆している.
- 肺胞性肺炎をきたす市中肺炎の原因菌として *Streptococcus pneumoniae*（肺炎球菌），*Legionella pneumophila*，*Klebsiella pneumoniae*，*Chlamydia psittaci* などが想定できる.

- 病歴から当初インフルエンザウイルスなどのウイルス感染症に罹患していた可能性があり，経過中に喀痰を認めていることから細菌性肺炎を合併した可能性が考えられる．
- ウイルス感染症が先行した可能性，職業は保育士であり幼児との接触があること，また現喫煙者であることを考慮すると原因菌として S. pneumoniae が最も考えやすい．
- アルコール多飲者ではなく，循環式風呂や温泉の入浴歴，鳥の飼育歴もないことから，それぞれ原因菌として K. pneumoniae，L. pneumophila，C. psittaci は考えにくい．

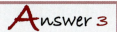 診断名とその理由

肺炎球菌肺炎

- 追加情報として喀痰グラム染色で多数の好中球を背景にグラム陽性双球菌が観察され，尿中肺炎球菌抗原検査が陽性，尿中レジオネラ抗原検査は陰性であった．
- 培養で S. pneumoniae が検出された．

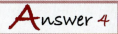 治療方針とその理由[3]

高用量のペニシリン系抗菌薬（外来：アモキシシリン，入院：アンピシリン）による治療

- 本症例は現喫煙者であるが基礎疾患のない若年者であり，高用量のペニシリン系抗菌薬が推奨される．
- わが国はマクロライド耐性肺炎球菌の分離頻度が高いため，マクロライド系抗菌薬は推奨されない．本症例は分離された S. pneumoniae に対してペニシリンは感受性であったが，クラリスロマイシンに対する最小発育阻止濃度（MIC）は 128 μg/mL と高度なマクロライド耐性菌であった．
- 高齢者や慢性呼吸器疾患を基礎疾患として有している場合には，耐性肺炎球菌の可能性を考慮し，レスピラトリーキノロンの使用を積極的に考える．

文献

1) Ono A, et al: A comparative study of thin-section CT findings between seasonal influenza virus pneumonia and Streptococcus pneumoniae pneumonia. Brit J Radiol 87: 20140051, 2014
2) Okada F, et al: Thin-section computed tomography findings of patients with acute Streptococcus pneumoniae pneumonia with and without concurrent infection. Brit J Radiol 85: 357, 2012
3) JAID/JSC 感染症治療ガイド・ガイドライン作成委員会：呼吸器感染症治療ガイドライン，日本感染症学会・日本化学療法学会，東京，p3，2014

（安藤 ゆみ子，岡田 文人，門田 淳一）

Ⅲ章　症例からのアプローチ：CT 画像の読み方と鑑別診断 Q&A

5　発熱に加え咳嗽の増強が認められた症例

Question 1　特記すべき画像所見は？

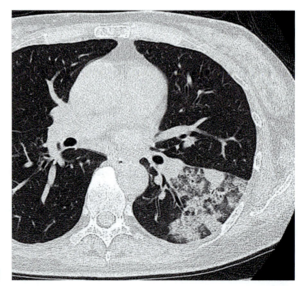

図1

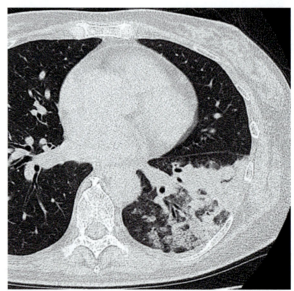

図2

Question 2　鑑別診断とその理由は？

症　例：40歳代の女性
主　訴：3日前より38℃台の発熱と乾性咳嗽が出現し，近医にて鎮咳薬とクラリスロマイシンが処方されるも改善はみられなかった．咳嗽が強くなり近医で胸部単純X線写真を撮影したところ，異常所見を認めたため紹介されて当科を受診した．職場の同僚が同じ症状で休んでいるとのことである．
既往歴：特記事項なし
家族歴：特記事項なし
喫煙歴：なし
飲酒歴：なし
生活歴：特記事項なし
ペット飼育歴：特記事項なし
職　業：会社員
身体所見：胸部聴診では明らかなラ音は聴取せず．
検査所見：白血球数 6,200/μL（Neut 55%, Eo 2%, Lymp 26%, Mono 17%），TP 6.7 g/dL, AST 43 IU/L, ALT 58 IU/L, LDH 380 IU/L, BUN 22 mg/dL, Cre 0.8 mg/dL, CRP 9.5 mg/dL.

Question 3　診断名とその理由は？

追加情報
- 血清寒冷凝集素価 256 倍
- 咽頭ぬぐい液を検体とした迅速診断キットである病原微生物の抗原陽性．
- 喀痰グラム染色：背景は上皮細胞が主体で病原体を同定できない．

Question 4　治療方針とその理由は？

Answer 1　画像所見について特記すべき内容

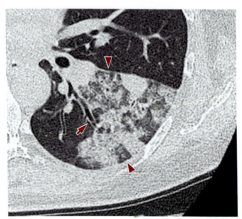

図1　左 B^6_c 分岐部レベル HRCT
- 左 S^6 に比較的区域性に広がる結節または斑状の consolidation やすりガラス影を認める．
- 気管支壁肥厚（➡）および小葉中心性粒状影（▶）も認める．

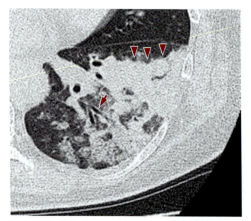

図2　図1より 25 mm 尾側レベル HRCT
- 左下葉に区域性に広がる consolidation およびすりガラス影を認める．
- S^8 の consolidation の辺縁は陥凹状を呈し（▶），気管支壁肥厚（➡）と小葉中心性粒状影も認める．

Answer 2　鑑別診断とその理由

● 画像所見からの鑑別 [1]

- 区域性に広がる consolidation，気管支壁肥厚および小葉中心性粒状影から，気管支肺炎の原因微生物による肺炎と診断可能である．
- consolidation の辺縁が陥凹していることから娘枝領域に感染を生じやすいマイコプラズマ肺炎が一番考えやすい．
- この HRCT 画像の特徴は，Mycoplasma pneumoniae が気道の線毛上皮に達すると細胞付着器官（Tip1 構造）によって気道線毛上皮細胞に付着するため，中枢気道，娘気管支および細気管支領域が病変の主座となることを反映している．

● 患者エピソードからの鑑別

- 発熱と咳嗽を認める基礎疾患のない若年者であり，胸部 CT の所見から，気管支肺炎をきたす市中肺炎が考えられる．
- 気管支肺炎をきたす原因菌として M. pneumoniae，Haemophilus influenzae，Moraxella catarrhalis などが想定できる．
- 病歴から増強する頑固な乾性咳嗽であり，職場の同僚も同様の症状であったことから，M. pneumoniae を原因菌として最も考える．
- 聴診所見は正常で，検査所見で CRP の上昇が認められているものの，白血球数は正常であること，また肝酵素の上昇がみられることも，H. influenzae，M. catarrhalis よりも M. pneumoniae が原因菌であることを示唆している．

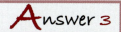 **診断名とその理由**

マイコプラズマ肺炎

- 血清寒冷凝集素価が上昇，喀痰グラム染色で病原体が証明されず咽頭ぬぐい液のマイコプラズマ抗原検査が陽性であった．
- 後にペア血清で4倍の抗体価の上昇を認めた．
- 細菌性肺炎と非定型肺炎の鑑別項目（☞ p287 の表1）の6項目すべてを満たしていた．

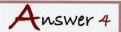 **治療方針とその理由**[4]

テトラサイクリン系抗菌薬（ミノサイクリン）による治療

- 本症例は，当初使用されたクラリスロマイシンに対する効果が認められていないことよりマクロライド耐性 M. pneumoniae の関与が考えられる．マクロライド耐性菌では，マクロライド治療による2日以内の解熱効果が乏しいと報告されている[3]．
- 健常な若年者であることを踏まえるとテトラサイクリン系抗菌薬が推奨される．
- 高齢者や慢性呼吸器疾患を基礎疾患として有している場合には，レスピラトリーキノロンの使用を考慮する．
- LDH が 364 IU/L 以上で高値であることから，ステロイドの投与を考慮してもよい[4]．

文 献

1) Okada F, et al: Chlamydia pneumoniae pneumonia and Mycoplasma pneumoniae pneumonia: comparison of clinical findings and CT findings. J Comput Assist Tomo **29**: 626, 2005
2) JAID/JSC 感染症治療ガイド・ガイドライン作成員会呼吸器感染症ワーキンググループ：呼吸器感染症治療ガイドライン，日本感染症学会・日本化学療法学会，東京，p3，2014
3) Miyashita N, et al: Macrolide-resistant Mycoplasma pneumoniae pneumonia in adolescents and adults: clinical findings, drug susceptibility, and therapeutic efficacy. Antimicrob Agents Chemother **57**: 5181, 2013
4) Miyashita N, et al: Setting a standard for the initiation of steroid therapy in refractory or severe Mycoplasma pneumoniae pneumonia in adolescents and adults. J Infect Chemother **21**: 153, 2015

（安藤 ゆみ子，岡田 文人，門田 淳一）

Ⅲ章 症例からのアプローチ：CT画像の読み方と鑑別診断 Q&A

6 健診で多発結節影が認められた症例

Question 1 特記すべき画像所見は？

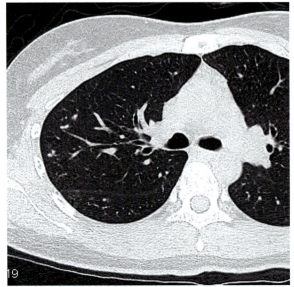

図1

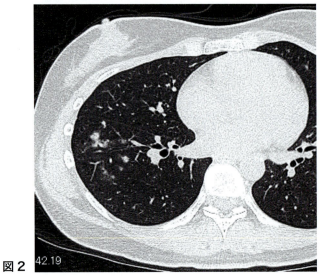

図2

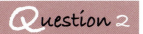
鑑別診断とその理由は？

症　　例：20歳代の女性
主　　訴：なし
現 病 歴：健診で撮影した胸部単純X線写真で異常陰影を指摘されたため精査目的で来院した．
既 往 歴：なし
家 族 歴：特記事項なし
喫 煙 歴：なし
飲 酒 歴：機会飲酒（ビール1本：1～2回／月）
ペット飼育歴：なし
職　　業：介護士
粉塵曝露歴：なし
身体所見：特記所見なし
検査所見：白血球数 6,700/μL（Neut 57％，Lymp 33％，Mono 9％，Eo 1％），TP 7.1 g/dL，AST 28 IU/L，ALT 15 IU/L，LDH 154 IU/L，BUN 18 mg/dL，Cre 0.7 mg/dL，CRP 0.06 mg/dL

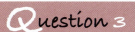
診断名とその理由は？

追加情報
- ある真菌の血清抗原マーカーが陽性であったが，β-D-グルカンは基準値であった．
- 気管支肺胞洗浄液と経気管支肺生検で莢膜を有する円形の菌体が検出された（図3，図4）．

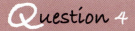
治療方針とその理由は？

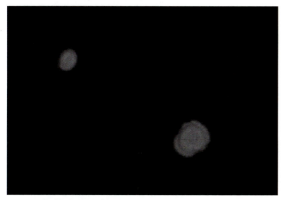

図3　気管支肺胞洗浄液の墨汁染色

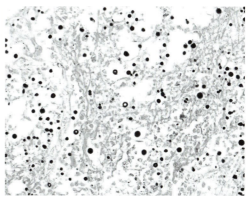

図4　経気管支肺生検のグロコット染色

Ⅲ章 症例からのアプローチ

Answer 1　画像所見について特記すべき内容

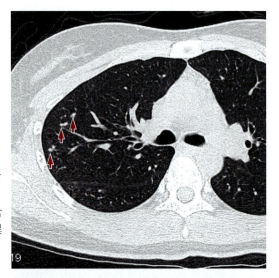

図1　右B³分岐部レベル HRCT
- 右S³ₐ末梢に比較的境界明瞭な小結節が集簇している（→）．
- 明らかな分岐状粒状影は呈しておらず，結核を含めた細菌性細気管支炎で認められる粒状影とは異なる．
- 右S⁶ₐにも小結節を認める．

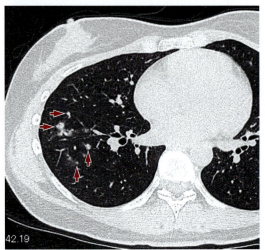

図2　右B⁸分岐部レベル HRCT
- 右S⁸末梢にも，右S³と同様な形状の小結節の集簇を認める（→）．
- 左肺に病変はない（未掲載）．

Answer 2　鑑別診断とその理由

◉ 画像所見からの鑑別

- 右S³および右下葉に限局した比較的境界明瞭な集簇する結節の鑑別となる．
- 境界明瞭な分岐状粒状影や境界不明瞭な淡い粒状影をきたす疾患は除外できる．同一肺葉内多発結節（本症例は右上葉と右下葉の2葉に認められるが，中葉や左肺には認めない）として，第一にクリプトコックス症が考えられる．
- 他の鑑別として，他の真菌症や転移などの腫瘍性疾患の否定はできないものの可能性は低い．

● 患者エピソードからの鑑別

- 病歴や身体所見，検査所見において特徴的な所見はないため，CT 所見を手掛かりに精査を進めていくことになる．つまり，多発結節影を呈する疾患群（☞ p10）から鑑別を絞っていく．
- 多発結節影を呈する疾患群（☞ p10）のうち，本症例のように特徴的な所見がない健常者に発症する疾患として肺クリプトコックス症，転移性肺腫瘍，寄生虫症が挙げられる．
- このうち年齢から転移性肺腫瘍は考えにくい．また，好酸球数の上昇がないことから寄生虫症も考えにくい．
- わが国における肺クリプトコックス症の約半数は本例のように基礎疾患のない患者に発症したものである．このうちおよそ 6 割は健診などで偶然発見されたもので，発見契機として最多である[1]．

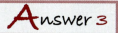 診断名とその理由

肺クリプトコックス症

- 血清 *Cryptococcus neoformans* 抗原が 32 倍で陽性であった．
- 気管支肺胞洗浄液の培養検査で *Cryptococcus neoformans* が検出された．
- 本症例では基礎疾患，脳髄膜炎や HIV 感染症の所見は認められなかった．

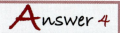 治療方針とその理由

アゾール系抗真菌薬による治療

- 肺クリプトコックス症の治療は基礎疾患，脳髄膜炎，HIV 感染症の有無により治療薬や治療期間が異なる[2]．
- 本症例の場合，基礎疾患，脳髄膜炎，HIV 感染症いずれも示唆する所見がないため，アゾール系抗真菌薬を 3 ヵ月間投与した．
- 脳髄膜炎を合併する場合には，アムホテリシン B リポソーム製剤＋フルシトシン（5-FC）併用療法で治療を導入する．治療期間は HIV 感染症合併の有無により異なる．

文 献

1) Kohno S, et al: Clinical features of pulmonary cryptococcosis in non-HIV patients in Japan. J Infect Chemother **21**: 23, 2015
2) 深在性真菌症のガイドライン作成委員会：深在性真菌症の診断・治療ガイドライン 2014，協和企画，東京，2014

（安藤 ゆみ子，岡田 文人，鳥羽 聡史）

Ⅲ章　症例からのアプローチ：CT画像の読み方と鑑別診断 Q&A

7 乾性咳嗽，労作時息切れをきたした症例

Question 1　特記すべき画像所見は？

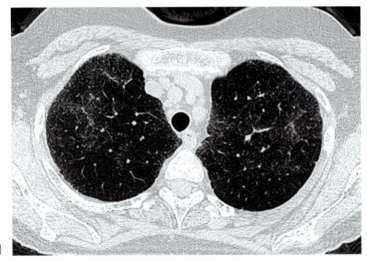

図1

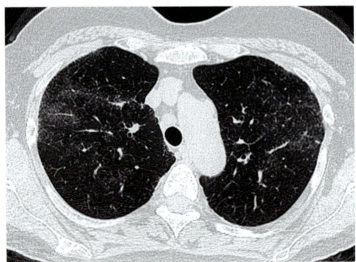

図2

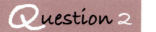 鑑別診断とその理由は？

症　例：50歳代の女性
主　訴：咳嗽，息切れ
現病歴：1年前より乾性咳嗽を自覚した．その後，労作時息切れを自覚し，徐々に労作時息切れと咳嗽が強くなった．1週間前から発熱があり，近医を受診したところ，胸部単純X線写真にて異常陰影を認めたため紹介受診となった．
既往歴：特記事項なし
家族歴：特記事項なし
喫煙歴：40本/日を15年間（6年前より禁煙）
身体所見：両側鎖骨上窩に弾性硬で可動性，無痛性の小指頭大のリンパ節を触知する．胸部聴診では心音清，呼吸音清であった．大腿，下腿，前腕に褐色の局面を認める．
検査所見：白血球数 5,130/mm^3，血赤球数 4.54×10^6/mm^3，Hb 13.7 g/dL，PLT 196×10^3/mm^3，TP 6.7 g/dL，AST 25.4 U/mL，ALT 9.1 U/mL，CRP 3.3 mg/dL，IgG 2,339 mg/dL，ACE 9.0 IU/mL
血液ガス検査：pH 7.431，PaCO$_2$ 32.5 Torr，PaO$_2$ 64.9 Torr，ツベルクリン反応（－）

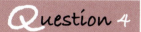 診断名とその理由は？

追加情報
- 気管支肺胞洗浄（BAL）：総細胞数 3.0×10^5/mL，肺胞マクロファージ 80%，リンパ球 20%，CD4/CD8比 6.0
- 経気管支肺生検（TBLB）にて肉芽腫性炎症病変を認める．
- 眼科検査では，ぶどう膜炎を認める．

Question 4 治療方針とその理由は？

Answer 1　画像所見について特記すべき内容

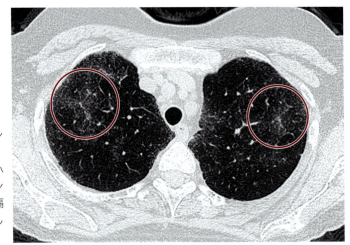

図1　腕頭静脈レベル HRCT
- 両肺に微細であるが比較的高コントラストな粒状影が散見される．
- 粒状影は胸膜，気管支血管束や小葉間隔壁を主体として分布（リンパ路に沿って分布）し，小葉間隔壁も粒状影により顕在化し肥厚している（○印）．

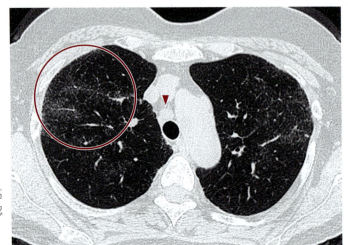

図2　大動脈弓部レベル HRCT
- 図1と同様，小葉間隔壁や胸膜，気管支血管束を主として比較的高コントラストな粒状影の集簇を認める（○印）．
- 気管前リンパ節腫大も認める（▶）．

Answer 2　鑑別診断とその理由

● **画像所見からの鑑別**
- 所見の基本は粒状影の集簇であり，リンパ路に沿った分布（気管支血管束や小葉間隔壁を主とする）を呈しており，サルコイドーシスとして典型的で一発診断が可能な症例である．胸部単純X線写真では，上・中肺野優位に分布する．
- p56の症例と同一症例で，その半年前に撮像されたHRCTである．

● **患者エピソードからの鑑別**
- 頸部リンパ節腫張の原因には，①局所炎症（口腔，咽頭，頸部，顔面の炎症），②風疹，③伝染性単核球症，④肉芽腫性疾患（結核，サルコイドーシス），⑤悪性リンパ腫，⑥リンパ球性白血病，⑦癌転移などが考えられる[1]．

- IgGが上昇していることから，自己免疫性疾患，肝硬変・慢性肝炎，慢性感染症，リンパ増殖性疾患，悪性腫瘍などが考えられる．
- サルコイドーシスでは斑丘疹，局面，瘢痕，結節，風疹では紅色斑丘疹が特徴的である．

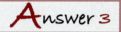 **診断名とその理由**

サルコイドーシス（肺，眼，皮膚）

- 追加情報として，BALにてリンパ球比率増加，CD4/CD8比高値を認めるのは，サルコイドーシス，農夫肺，慢性ベリリウム症などである[2]．
- TBLB，頸部リンパ節生検，皮膚生検にて，非乾酪性類上皮細胞肉芽腫を認め，腫瘍細胞や抗酸菌は認められなかった．
- ぶどう膜炎も合併しており，検査所見，臨床症状などを総合的に評価した結果，サルコイドーシスと診断した．

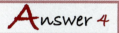 **治療方針とその理由**

ステロイドによる治療
（効果不十分の場合は免疫抑制薬の併用）

- 原則無治療経過観察であるが，本症例の場合は低酸素血症を認め，難治性の咳嗽，労作時息切れを認めることから，ステロイド治療の適応である．
- ステロイドによる治療にて改善が乏しい場合は，メトトレキサートなどの免疫抑制薬の併用を行う．ステロイドや免疫抑制薬で改善しない症例に対し，インフリキシマブが有効なことがある[3]．
- 難治化症例は下気道感染に罹患しやすく，アスペルギルス感染症，緑膿菌感染症，非結核性抗酸菌症などを合併する．また，気腫病変が進めば気胸を併発する．肺実質の線維化が進行すると右心不全，肺高血圧を合併し，さらに呼吸不全が進行する．

文 献

1) 吉利 和（編著）：診断総論．内科診断学，金芳堂，東京，p47，1986
2) 田村昌士（編）：間質性肺炎．気管支肺胞洗浄（BAL）法の臨床ガイドライン，克誠堂出版，東京，p56，1995
3) Chapelon-Abric C, et al: Long-term outcome of infliximab in severe chronic and refractory systemic sarcoidosis: a report of 16 cases. Clin Exp Rheumatol 33: 509, 2015

（安藤 ゆみ子，岡田 文人，安東 優）

Ⅲ章　症例からのアプローチ：CT画像の読み方と鑑別診断 Q&A

8　咳嗽が持続し，後に発熱を呈した症例

Question 1　特記すべき画像所見は？

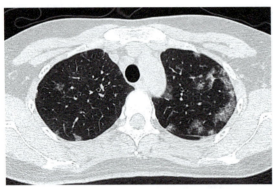

図1

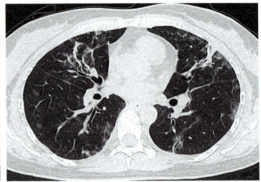

図2

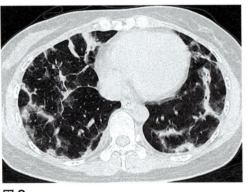

図3

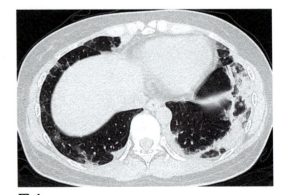

図4

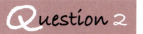 **鑑別診断とその理由は？**

症　例：40 歳代の女性
主　訴：発熱，咳嗽
現病歴：1 ヵ月以上前より咳嗽を自覚していた．2 週間前に発熱が出現し，近医で肺炎と診断された．ニューキノロン系抗菌薬を投与されたが改善が得られず，紹介入院となる．関節痛や筋肉痛の自覚はない．
既往歴：小児期から気管支喘息があり，現在も吸入ステロイドを定期吸入している．
家族歴：特記事項なし
喫煙歴：なし
飲酒歴：機会飲酒（チューハイ 1 杯を 1 回 / 月程度）
生活歴：住居は木造築 10 年で日当たりや風通しは良好．常時服用している薬剤はなく，健康食品やサプリメントの摂取なし．
ペットの飼育歴：なし
職業：事務職で，粉塵吸入歴なし
身体所見：意識清明，身長 156 cm，体重 48 kg，体温 37.8℃，血圧 136/82 mmHg，脈拍 88/分，SpO₂ 93%（室内気），胸部聴診で両肺に呼気終末の wheezes を聴取，心雑音や過剰心音は聴取せず．表在リンパ節および肝脾を触知しない．神経学的所見や皮疹，下腿の浮腫や筋の把握痛なし．
検査所見：白血球数 8,800/μL（Neut 67%，Lymp 19%，Eo 12%，Mono 2%），TP 6.8 g/dL，ALB 3.1 g/dL，AST 14 IU/L，ALT 13 IU/L，LDH 195 IU/L，CPK 46 IU/L，BUN 11 mg/dL，Cre 0.46 mg/dL，CRP 7.6 mg/dL，IgE-RIST 586 IU/L，IgG 1,660 mg/dL，KL-6 161 U/mL，抗核抗体＜40 倍，リウマチ因子＜10 mg/dL，sIL-2R 652 U/mL，MPO-ANCA＜10 U/mL，PR3-ANCA＜10 U/mL．尿蛋白（−），尿潜血（−）
心電図：洞調律であり，正常範囲内．経胸壁心エコーでは有意な所見を認めず

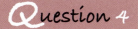 **診断名とその理由は？**

追加情報
- 気管支肺胞洗浄では，総細胞数が 8.9×10^5/mL（マクロファージ 52%，リンパ球 5%，好中球 2%，好酸球 41%）であり，洗浄液の培養では有意な菌の検出なし．

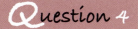 **治療方針とその理由は？**

Answer 1 画像所見について特記すべき内容

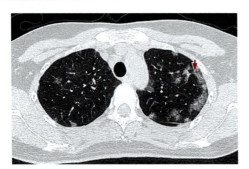

図1 大動脈弓部レベル HRCT
- 両側上葉にすりガラス影を認める．
- 左上葉の consolidation は非区域性に広がり，近傍の小葉間隔壁は肥厚している（➡）．

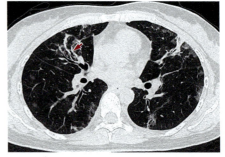

図2 右 B^4_a 分岐部レベル HRCT
- 中葉および舌区には収縮性変化を伴った帯状の consolidation を認める．その内部には牽引性気管支拡張も認める（➡）．
- 他の部位ではすりガラス影も散見され，時相のずれがあることが分かる．
- 明らかな境界明瞭な分岐状粒状影は認めない．

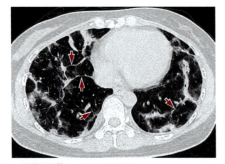

図3 両側下葉レベル HRCT
両側下葉にはそれぞれの気管支を橋渡しするような帯状で非区域性の consolidation（内部に牽引性気管支拡張を伴う）を認め，小葉間隔壁肥厚も目立つ（➡）．

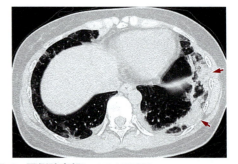

図4 両側肺底部レベル HRCT
- 左下葉末梢には非区域性の consolidation を認める（➡）．
- 右下葉には非区域性のすりガラス影を認め，時相のずれが明確に描出されている．

Answer 2 鑑別診断とその理由

● 画像所見からの鑑別と経過

- 非区域性の分布を呈するすりガラス影と consolidation，収縮性変化および牽引性気管支拡張を伴った consolidation を認め，時相のずれがある．
- 上記所見に加え明らかな境界明瞭な分岐状粒状影は認めないことから，感染症は否定的である．
- （特発性）器質化肺炎あるいは慢性好酸球性肺炎を積極的に疑うことができ，小葉間隔壁肥厚が顕著である点を考慮すると，慢性好酸球性肺炎を第一に考えることが可能である．

● 患者エピソードからの鑑別

- 古典的な PIE（pulmonary infiltration with eosinophilia）症候群で鑑別すると，背景に喘息がある点から好酸球性多発血管炎性肉芽腫症やアレルギー性気管支肺アスペルギルス症が挙げられ，画像の読影が大きな鑑別点となる．
- Cottin らの分類をもとに鑑別を進める（☞ p307 表 2）．寄生虫に関連した食歴はなく，アレルギー性気管支肺アスペルギルス症に関しては CT で中枢性気管支拡張症や粘液栓を認めず，薬剤性を疑う薬物摂取歴もない．その他の感染症に関して，CT からは細菌感染を疑う所見は乏しく，前医ではニューキノロン系抗菌薬の投与で改善が得られていない．
- 次に，全身的な所見が伴っているかどうか検討する．好酸球性多発血管炎性肉芽腫症では血管炎に伴う症状が重要であるが，しびれや感覚障害，消化管出血，皮疹，関節痛，筋肉痛，血尿や腎障害などはなく（ANCA も陰性であり）否定的である．特発性好酸球増多症候群では，心筋障害，中枢神経障害，肝脾腫の有無などが重要であるが，聴診上は雑音や過剰心音を聴取せず，CPK，心電図，心エコーでの異常も認めないため，積極的に心筋障害を疑う所見は乏しい．また中枢神経障害や肝脾腫も認めず否定的と考える．

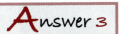

診断名とその理由

慢性好酸球性肺炎

- 末梢血好酸球数が 1,056/μL であり，BAL の好酸球比率も高く，特発性の肺限局の疾患が最も考えられる．画像上の特徴と，1 ヵ月以上の経過であることから慢性好酸球性肺炎と診断できる．

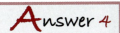

治療方針とその理由

プレドニゾロン 0.5 mg/kg/ 日による治療

- 通常は，経口プレドニゾロンに良好な反応を示すが，再発率が高い．
- 再発を避けるために，漸減しつつ 6 ヵ月以上投与することが一般的であるが，ステロイドの副作用が重篤となる患者では 3 ヵ月投与も考慮する[1]．
- 再発例においても，プレドニゾロンによる治療で全例が改善している．漸減とともに再発を繰り返す症例でも，スプラタスト（アイピーディ®）併用により再発予防が得られた報告もある[2]．

文 献

1) Oyama Y, et al: Efficacy of short-term prednisolone treatment in patients with chronic eosinophilic pneumonia. Eur Respir J **45**: 1624-1631, 2015
2) 安場　広：アレルギーの臨床に寄せる―好酸球性肺炎におけるトシル酸スプラタスト（IPD）の効果．アレルギーの臨 **19**：502-506, 1999

（安藤　ゆみ子，岡田　文人，梅木　健二）

Ⅲ章　症例からのアプローチ：CT画像の読み方と鑑別診断 Q&A

9　乾性咳嗽，発熱，呼吸困難を呈した症例

Question 1　特記すべき画像所見は？

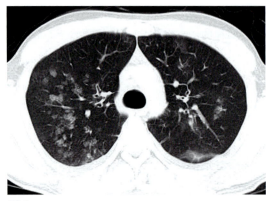

図1

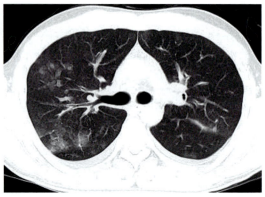

図2

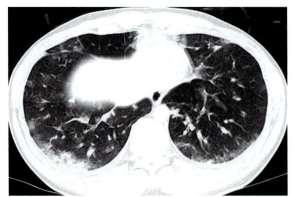

図3

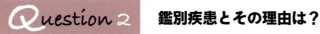

Question 2   鑑別疾患とその理由は？

症　例：20歳代の男性
主　訴：乾性咳嗽，発熱，呼吸困難
現病歴：2日前から乾性咳嗽と38℃の発熱が出現し近医を受診した．細菌性肺炎と診断され，抗菌薬を処方されたが症状の改善がなく，呼吸困難が出現したため紹介入院となった．
既往歴：特記事項なし
家族歴：母が高血圧症
喫煙歴：5本/日（1週間前から）
飲酒歴：なし
生活歴：特記事項なし
ペット飼育歴：なし
職　業：学生
身体所見：胸部聴診にてラ音，心雑音を聴取しなかった．四肢に浮腫を認めなかった．
検査所見：白血球数 14,800/μL（Neut 86.3%, Lymp 11.1%, Mono 2.0%, Eo 0.6%），TP 6.7 g/dL，AST 23 IU/L，ALT 20 IU/L，LDH 312 IU/L，BUN 15 mg/dL，Cre 0.7 mg/dL，CRP 12.5 mg/dL．
動脈血液ガス分析（大気下）：pH 7.42, PaO_2 53.2 Torr, $PaCO_2$ 38.1 Torr

Question 3   診断名とその理由は？

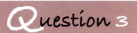
- 気管支肺胞洗浄：好酸球数増多（42%），培養検査では有意な菌は検出されなかった．
- 心エコー：心機能正常

Question 4   治療方針とその理由は？

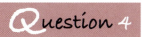

Answer 1　画像所見について特記すべき内容

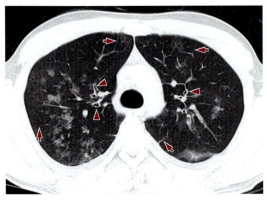

図1　大動脈弓部レベル CT
- 両側上葉にすりガラス影を認める．
- 小葉間隔壁肥厚（➡）および気管支壁肥厚（▶）も目立つ．

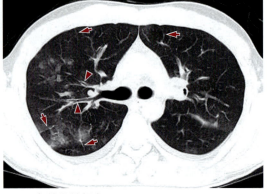

図2　気管分岐部直下レベル CT
- 両肺にすりガラス影および小葉間隔壁肥厚（➡）を認める．
- 右 B^2 および B^3 壁肥厚も認める（▶）．

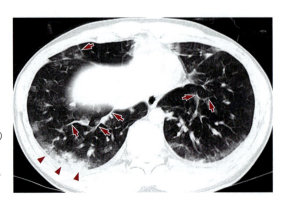

図3　両側下葉レベル CT
- 両肺に非区域性の consolidation およびすりガラス影を認める（▶）．
- 小葉間隔壁は smooth に肥厚している（➡）．
- 両側少量胸水を認める．

Answer 2　鑑別診断とその理由

● 画像所見からの鑑別と経過

- 非区域性に広がる consolidation およびすりガラス影を認め，さらに smooth な小葉間隔壁肥厚を認めており，境界明瞭な分岐状粒状影は認めない．感染症は否定的で，典型的な急性好酸球性肺炎の所見である．急性好酸球性肺炎では高頻度で気管支壁肥厚も認めるが，小葉間隔壁および気管支壁の肥厚は同一の機序で生じる．一方，感染などに伴う気管支壁肥厚の場合には，すりガラス影や consolidation を認めない部位には小葉間隔壁肥厚を認めないことを理解しておくことが重要である．
- 小葉間隔壁肥厚を認める他の疾患との鑑別は，心拡大や血管の拡張と右優位両側胸水（肺水腫），腫大リンパ節や多発結節および不整な小葉間隔壁肥厚（癌性リンパ管症），囊胞と腫大リンパ節（multicentric Castleman 病やリンパ増殖性疾患）などに注目するとよい．

● 患者エピソードからの鑑別

- 喫煙を始めたばかりの若年者が乾性咳嗽，発熱，呼吸困難の症状を訴えていることから，喫煙による急性好酸球性肺炎が考えられる．
- うっ血性心不全との鑑別のため，身体所見（pitting edema の有無など）と心エコーによる心機能のチェックが必要である．
- 急性好酸球性肺炎の急性期には末梢血好酸球比率増多は認めず，呼吸困難出現後 3 日以降から末梢血好酸球比率は徐々に上昇する[1]．急性期にはむしろ好中球比率上昇を認める[2]．Th2 ケモカインである TARC は肺胞腔内の樹状細胞とマクロファージから産生され[3]，末梢血中に漏出し，急性期から血清中に高濃度検出されるため，末梢血好酸球増多のない急性期でも血清診断マーカーとなりうる可能性がある[1]．

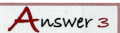 **診断名とその理由**

喫煙による急性好酸球性肺炎

- 当症例は Cottin V らの急性好酸球性肺炎の診断基準（☞ p307 表 3）[4]を満たしていた．

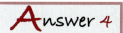 **治療方針とその理由**

メチルプレドニゾロン点滴＋経口プレドニゾロン

- 呼吸不全がある場合（PaO_2/FiO_2 比 300 未満）は，メチルプレドニゾロン点滴（60 mg×4 回/日）と経口プレドニゾロン（30 mg×2 回/日を開始・漸減）による 2 週間の後治療により比較的速やかに症状が改善する．呼吸不全がない場合は（PaO_2/FiO_2 比 300 以上），経口プレドニゾロンのみで治療可能である[5]．症状が軽微であれば喫煙を中止するのみで軽快する場合もある．

文 献

1) Miyazaki E, et al: Circulating thymus- and activation-regulated chemokine/CCL17 is a useful biomarker for discriminating acute eosinophilic pneumonia from other causes of acute lung injury. Chest **131**: 1726-1734, 2007
2) Miki K, et al: Early-phase neutrophilia in cigarette smoke-induced acute eosinophilic pneumonia. Intern Med **42**: 839-845, 2003
3) Nureki S, et al: CC chemokine receptor 4 ligand production by bronchoalveolar lavage fluid cells in cigarette-smoke-associated acute eosinophilic pneumonia. Clin Immunol **116**: 83-93, 2005
4) Cottin V, Cordier JF: Eosinophilic pneumonias. Allergy **60**: 841-857, 2005
5) Rhee CK, et al: Clinical characteristics and corticosteroid treatment of acute eosinophilic pneumonia. Eur Respir J **41**: 402-409, 2012

（安藤 ゆみ子，岡田 文人，濡木 真一）

Ⅲ章　症例からのアプローチ：CT 画像の読み方と鑑別診断 Q&A

10　発熱と起坐呼吸を呈した症例

Question 1　特記すべき画像所見は？

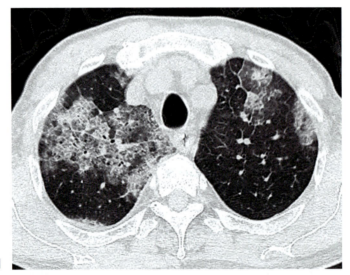

図1

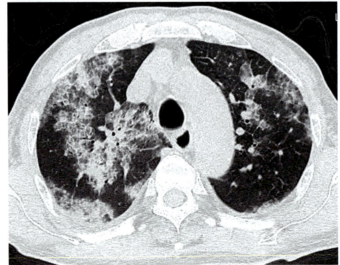

図2

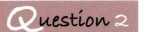 **鑑別診断とその理由は？**

症　例：70歳代の男性
主　訴：呼吸困難
現病歴：高血圧と2型糖尿病で近医に通院中であった．昨日夜より37℃台の発熱と感冒症状が出現し，本日午後から呼吸困難を自覚した．椅子に座った状態で安静にしていたが，呼吸困難の増悪がみられ冷汗を伴うようになったため，救急要請のもと救急外来へ搬送となった．
既往歴：50歳代より糖尿病，高血圧
家族歴：父が糖尿病
喫煙歴：なし
飲酒歴：赤ワイン，たまに焼酎
生活歴：特記事項なし
ペット飼育歴：特記事項なし
職　業：公務員
身体所見：体温37.5℃，血圧190/140 mmHg，SpO$_2$ 83%（リザーバー付きマスク酸素10 L投与下），胸部聴診では吸気および呼気で連続性にラ音を聴取する．
検査所見：白血球数 12,400/μL（Neut 89%, Eo 1%, Lymp 5%, Mono 5%），BUN 49 mg/dL，Cre 2.2 mg/dL，CRP 2.43 mg/dL

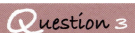 **診断名とその理由は？**

追加情報
- BNP 780 pg/mL
- 心エコー：左室駆出率 59%

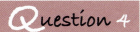 **治療方針とその理由は？**

Ⅲ章　症例からのアプローチ

Answer 1　画像所見について特記すべき内容

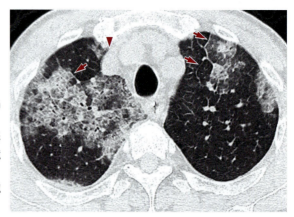

図1　腕頭静脈レベル HRCT
- 両側上葉にすりガラス影および consolidation を認める．
- 小葉間隔壁肥厚が目立ち（→），すりガラス影および consolidation は小葉間隔壁によって境されている（汎小葉性）．
- 上大静脈の拡張（▶）および気管支壁肥厚も認める．

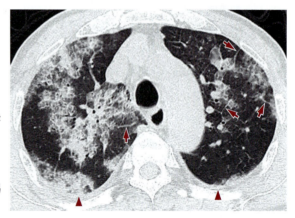

図2　大動脈弓部レベル HRCT
- 両肺に非区域性に広がるすりガラス影および consolidation を認め，小葉間隔壁肥厚（→）も散見される．
- 上大静脈の拡張および両側胸水（▶）も認める．
- 心拡大および右優位両側胸水を認めた（未掲載）．

Answer 2　鑑別診断とその理由

● 画像所見からの鑑別
- 非区域性に広がるすりガラス影および consolidation を認めること，境界明瞭な分岐状粒状影は認めないこと，小葉間隔壁肥厚が目立つことから，細菌性肺炎，真菌症やウイルス性肺炎などの感染症は否定的である．上大静脈の拡張および右優位両側胸水の所見を合わせると，心原性肺水腫（肺胞性肺水腫）が最も考えやすい．好酸球性多発血管炎性肉芽腫症（EGPA）なども鑑別に挙げられる．
- 心原性肺水腫に対しては，両側胸水のみでは感度が高いが特異度が乏しい．右側優位の胸水に着目する．また，中枢側優位の陰影は特異度が高いが感度は比較的低い．斑状影や左側優位の胸水は感度は低いが，急性呼吸促迫症候群（ARDS）に対して特異度が高いとされる[1]．

● 患者エピソードからの鑑別
- 急性発症の呼吸不全で胸部画像上両側に陰影を認めていることから，ARDS と心原性肺水腫の鑑別になる．好酸球増多や喘息症状を認めず，EGPA の可能性は低い．

- 前日から感冒症状があり，発熱や白血球の上昇から肺炎などの感染症が誘因となるARDSとも考えられるが，感染を契機に心臓の活動性が高まり，うっ血性心不全による心原性肺水腫も考慮しておく必要がある．
- しばらく座位にて安静を保つことができていたというエピソード（起坐呼吸）から，心原性肺水腫を疑う．心エコーで心収縮能は維持されていても，拡張型心不全は否定できない．長期間の高血圧の既往がある場合，拡張型心不全も考慮する．

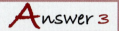 **診断名とその理由**

心原性肺水腫

- 追加情報でBNPが高値である．CRPとBNPによるARDSと心原性肺水腫の鑑別は，臨床的に合併例の存在が否めないために明確な基準は設けにくいが，CRPは5 mg/dL，BNPは500 pg/mLをカットオフとすると両者の鑑別に有用とされ，本例は心原性肺水腫と考える[2]．
- 病歴や身体所見，各種検査所見，画像所見から心原性肺水腫と診断する．
- かつてのARDSの診断基準では，心臓カテーテル検査による楔入圧が必要であったが，現在の基準ではその測定の不正確性から除外されている[3]．ガイドライン[4]では，「心不全や過剰輸液で説明できない呼吸不全」と定義されており，より臨床医による総合的な鑑別が要求される．

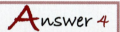 **治療方針とその理由**

利尿薬，硝酸薬などによる治療

- 十分な呼吸管理とともに，心不全の原因に応じた治療を行う[4]．
- 利尿薬の大量投与にて呼吸困難は速やかに改善した．
- 心原性肺水腫やARDSはいずれも致死的疾患であるため，明確な鑑別が困難である場合，初期には感染の可能性も考慮して抗菌薬を併用することも少なくない．

文 献

1) Komiya K, et al: Comparison of chest computed tomography features in the acute phase of cardiogenic pulmonary edema and acute respiratory distress syndrome on arrival at the emergency department. J Thorac Imaging **28**: 322-328, 2013
2) Komiya K, et al: Diagnostic utility of C-reactive protein combined with brain natriuretic peptide in acute pulmonary edema: a cross sectional study. Respir Res **12**: 83, 2011
3) Ranieri VM, et al: Acute respiratory distress syndrome: the Berlin Definition. JAMA **307**: 2526-2533, 2012
4) 日本循環器学会：循環器病の診断・治療ガイドライン：急性心不全治療ガイドライン（2011年改訂版），2011（2017年11月27日，日本循環器学会HP閲覧，最新情報はhttp://www.j-circ.or.jp/guideline/ をご確認下さい）

（安藤 ゆみ子，岡田 文人，小宮 幸作）

Ⅲ章　症例からのアプローチ：CT 画像の読み方と鑑別診断 Q&A

11 両側肺野にびまん性の囊胞性病変が認められた症例

Question 1　特記すべき画像所見は？

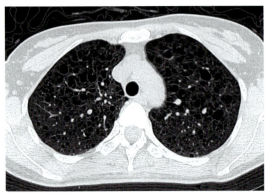

図 1

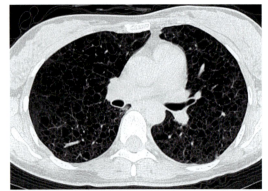

図 2

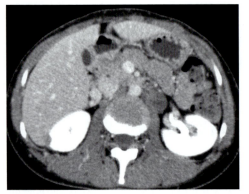

図 3

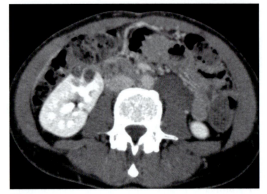

図 4

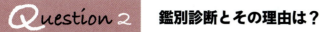

Question 2　鑑別診断とその理由は？

症　例	30歳代の女性
主　訴	労作時息切れ，咳嗽，喀痰
現病歴	約1年前より労作時息切れを自覚するようになった．1ヵ月ほど前より咳嗽，喀痰を認め，近医にて感冒薬を処方されたが症状は改善しなかった．息切れも増悪したため，紹介入院となった．
既往歴	気胸
家族歴	特記事項なし
喫煙歴	なし（never smoker）
飲酒歴	なし
生活歴	特記事項なし
ペット飼育歴	特記事項なし
職　業	会社員
身体所見	両側肺野で呼吸音減弱を認めるが，明らかなラ音は聴取せず．
検査所見	白血球 5,900/μL（Neut 72%，Eo 3%，Lymp 17%，Mono 8%），TP 5.7 g/dL，AST 15 IU/L，ALT 11 IU/L，LDH 155 IU/L，BUN 12 mg/dL，Cre 0.6 mg/dL，CRP 0.8 mg/dL

Question 3　診断名とその理由は？

追加情報
- 呼吸機能検査では1秒量・1秒率・拡散能の低下，残気量・残気率・全肺気量の上昇を認める．
- 血液検査では，sIL-2Rや抗核抗体などを含めて特異的所見に乏しい．
- 喀痰検査では一般細菌，抗酸菌ともに陰性．

Question 4　治療方針とその理由は？

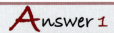 **画像所見について特記すべき内容**

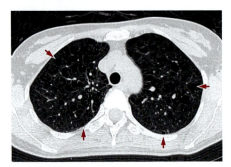

図1　大動脈弓部レベル HRCT
- 両側上葉に薄壁の嚢胞性構造がびまん性に広がっている（→）．
- 気管支壁肥厚や小葉中心性粒状影などの所見は認めない．

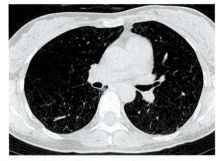

図2　中間気管支幹レベル HRCT
- 中葉および両側下葉にも同様な薄壁の嚢胞性構造がびまん性に広がっている．
- 胸水貯留は認めない．

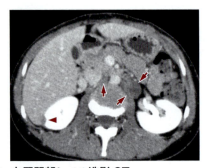

図3　左腎門部レベル造影 CT
- 腹部大動脈周囲に著明に拡張したリンパ管を認める（→）．
- 右腎上極に不均一に造影される結節を認める（▶）．

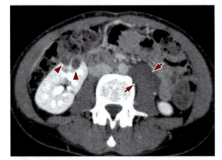

図4　右腎門下部レベル造影 CT
- 腹部大動脈周囲に著明に拡張したリンパ管を認める（→）．
- 右腎に不均一に造影される結節を認める（▶）．内部には脂肪濃度を認め，腎血管筋脂肪腫（angiomyolipoma：AML）の所見である．

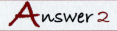 **鑑別診断とその理由**

◉ 画像所見からの鑑別
- 両肺にびまん性に薄壁の嚢胞性構造を認め，腹部 CT において腹部大動脈周囲に拡張したリンパ管と腎には AML も認める．
- 肺に嚢胞が多発する疾患として，肺気腫，Sjögren 症候群，リンパ増殖性疾患，アミロイドーシス，肺 Langerhans 細胞組織球症，Birt-Hogg-Dubé 症候群などが鑑別として挙げられる．
- 本症例は結節性硬化症（TSC）に合併した典型的な肺リンパ脈管筋腫症（LAM）の症例である．

◉ 患者エピソードからの鑑別
- 喫煙歴のない妊娠可能年齢女性に限ると，Sjögren 症候群（少数の小さな嚢胞，小葉間隔壁肥厚，気道病変など），リンパ増殖性疾患（少数の小さな嚢胞，小葉間隔壁肥厚，腫大リンパ節など），

アミロイドーシス（少数の大きな囊胞，石灰化結節，石灰化腫大リンパ節），Birt-Hogg-Dubé 症候群（下肺縦隔側優位の囊胞）などの疾患が鑑別の対象となる．
- LAM 診断時の症状の頻度として，気胸歴が 51%，労作時息切れが 48% と報告されている[1]．本症例では気胸歴を有しており，喫煙歴のない女性に繰り返す気胸を認めた場合には LAM が鑑別疾患として挙げられる．
- 診断には，LAM に一致する胸部 CT 所見があり，かつ他の囊胞性肺疾患を除外することが必須である．

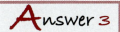 診断名とその理由

肺リンパ脈管筋腫症（LAM）

- 追加情報から他の囊胞性肺疾患は考えにくく，腹部 CT 所見を含めると LAM と診断可能である．
- 確定診断には経気管支肺生検，胸腔鏡下肺生検の他，体軸リンパ節（肺門・縦隔，後腹膜腔，骨盤腔など）の生検などから LAM 細胞の存在を証明する．
- 本例では胸腔鏡下肺生検を行い，HE 染色で LAM 細胞を認め，抗 α-SMA（α-smooth muscle actin）抗体陽性かつ抗 HMB-45（human melanin black -45）抗体陽性で病理診断確実例であった．

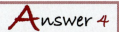 治療方針とその理由

シロリムス（mTOR 阻害薬）による治療

- mTOR（mammalian target of rapamycin）阻害薬であるシロリムスが用いられる．
- シロリムスが使用できない場合にはエストロゲンを低下させる gonadotropin-releasing hormone（GnRH）療法を試みる．
- 閉塞性換気障害に伴う息切れには，慢性閉塞性肺疾患（COPD）の治療に準じて気管支拡張薬が有用である．
- AML が増大する場合には予防的治療が考慮される．腫瘍径 4 cm 以上，あるいは腫瘍内動脈瘤径 5 mm 以上では腎動脈塞栓術が推奨される[3]．
- 呼吸不全が進行した場合には肺移植の適応となる．

文献

1) 林田美江ほか：特定疾患治療研究事業対象疾患リンパ脈管筋腫症（LAM）認定基準の解説．日呼吸会誌 **49**: 67, 2011
2) 林田美江ほか：リンパ脈管筋腫症 lymphangiomyomatosis（LAM）の治療と管理の手引き．日呼吸会誌 **46**: 428-431, 2008
3) Johnson SR, et al: European Respiratory Society guidelines for the diagnosis and management of lymphangioleiomyomatosis. Eur Respir J **35**: 14, 2010

（安藤　ゆみ子，岡田　文人，吉川　裕喜）

索　引

欧　文

数字・記号

Ⅰ型呼吸不全　371
1秒率　294, 315
1秒量　294, 409
16S rRNA　332
α_1-アンチトリプシン欠損症　67
β_2 ミクログロブリン　301
β-D-グルカン　324, 331, 360
β-ラクタマーゼ阻害薬配合ペニシリン系抗菌薬　288, 297, 351
%FEV_1　315

A

acute eosinophilic pneumonia（AEP）　→急性好酸球性肺炎
ACVRL1 遺伝子　411
adenocarcinoma *in situ*（AIS）　177
A-DROP システム　342
air bronchogram　104, 109, 113, 129, 191
air-crescent sign　16, 194, 259, 405
air space enlargement with fibrosis（AEF）　9, 77, 323
air trapping　43, 203, 217
ALK 融合遺伝子　398
allergic bronchopulmonary aspergillosis（ABPA）　→アレルギー性気管支肺アスペルギルス症
allergic bronchopulmonary mycosis（ABPM）　5, 17, 33, 193, 285, 290, 402
angiogram sign　16, 113, 190, 258, 400

B

Birt-Hogg-Dubé（BHD）症候群　8, 69, 314
　——診断基準　319
black pleural line　211
bronchiolitis obliterans（BO）　→閉塞性細気管支炎
bronchus-associated lymphoid tissue（BALT）　37
bulging fissure sign　109, 444

C

CFTR 遺伝子変異　295
Chlamydophila pneumoniae　340
chronic eosinophilic leukemia（CEL）　303
chronic eosinophilic pneumonia（CEP）　13, 55, 111, 143, 147, 349, 369, 372, 461
chronic hypersensitivity pneumonitis（CHP）　→慢性過敏性肺炎
chronic progressive pulmonary aspergillosis（CPPA）　85, 87, 211, 327, 328
chronic pulmonary aspergillosis（CPA）　195, 211
coarse crackles　284, 291, 294, 350
combined pulmonary fibrosis and emphysema（CPFE）　326
community-acquired pneumonia（CAP）　341, 348
congenital lobar emphysema　199
congenital pulmonary airway malformation（CPAM）　199
Congo red 染色　336
crazy-paving appearance　14, 150, 254, 375
cryptogenic organizing pneumonia（COP）　→特発性器質化肺炎
CT halo sign　16, 33, 85, 91, 99, 172, 257, 395
cystic fibrosis（CF）　5, 39, 293

D

desquamative interstitial pneumonia（DIP）　→剥離性間質性肺炎
diffuse alveolar damage（DAD）　→びまん性肺胞傷害
diffuse large B-cell lymphoma（DLBCL）　61
diffuse lymphoid hyperplasia（DLH）　7, 63, 309
diffuse panbronchiolitis（DPB）　→びまん性汎

細気管支炎

EGFR 遺伝子変異　398
eggshell calcification　19
Ehlers-Danlos 症候群　245
EMG 遺伝子　411
eosinophilic granulomatosis with polyangiitis（EGPA）→好酸球性多発血管炎性肉芽腫症

feeding vessel sign　91, 98, 175, 181
fibroblastic foci　159
fibro-cavitary type（FC 型）　31
fine crackles　280, 300, 344, 353, 371, 385
finger-in-glove　→ gloved finger sign
FIP1L1-PDGFRα 融合遺伝子　306
FLCN 遺伝子変異　318
follicular bronchiolitis（FB）　240

galaxy sign　16, 186, 258, 400
gloved finger sign　16, 192, 259, 400
GM-CSF 補充療法　379
GnRH 療法　321
Gottron 徴候　344
granulomatosis with polyangiitis（GPA）　11, 17, 99, 181, 223, 334, 396

Haemophilus influenzae　135, 249, 284, 294, 297, 340
heart failure with preserved ejection fraction（HFpEF）　306
Hermansky-Pudlak 症候群（HPS）　15, 161, 384
HHV-8　311
　　──associated type　63
HIV 感染　63
　　──に合併したニューモシスチス肺炎（PCP）　9, 79, 205, 322
honeycombing　14, 158, 255, 382
Hoover 徴候　313
Horner 症候群　354, 397
hospital-acquired pneumonia（HAP）　341
HTLV-1 関連気道病変（HAB）　4, 5, 23, 37, 279, 293

hypereosinophilic syndrome（HES）　55, 303
hypersensitivity pneumonitis（HP）　5, 15, 43, 161, 299, 391

idiopathic pulmonary fibrosis（IPF）→特発性肺線維症
IgG4 関連疾患　7, 13, 57, 137, 229, 309, 369, 426
　　──包括診断基準　428
IL-6　311
influenza follicles　377
interferon-gamma releasing assays（IGRAs）　291, 294
intravascular bronchoalveolar tumor（IVBAT）　247
invasive mucinous adenocarcinoma　13, 17, 77, 113, 129, 191, 322, 349, 353, 364, 402
invasive pulmonary aspergillosis（IPA）→侵襲性肺アスペルギルス症
I-ROAD 分類　342

Kaposi 肉腫　63
Kartagener 症候群　5, 39, 292, 293
Kerley's B line　53, 59
Klebsiella pneumoniae　249

Lambert-Eaton 症候群　397
lepidic growth pattern　177
lepidic predominant adenocarcinoma　9, 79, 267, 323
leukostasis　273
Loeffler 症候群　55
lymphangioleiomyomatosis（LAM）→肺リンパ脈管筋腫症
lymphoepithelial lesion（LEL）　135

MALT リンパ腫　9, 17, 73, 189, 323, 401
Marfan 症候群　245
Masson 体　111, 145
mechanical hand　344
meniscus sign　16, 211, 259, 405

microscopic polyangiitis（MPA）　221, 419, 421
migration track　213
Miller の二次小葉　235
minimally invasive adenocarcinoma（MIA）　177
minute pulmonary meningothelial-like nodules（MPMNs）　11, 101, 334
Moraxella catarrhalis　135, 284, 294, 297, 340
mosaic perfusion　107, 169, 203, 256
MPO-ANCA　336, 421
mTOR 阻害薬　321, 473
mucoid impaction　→粘液栓
multicentric Castleman 病（MCD）　7, 9, 63, 75, 309, 323
multifocal micronodular pneumocyte hyperplasia（MMPH）　11, 101, 334
Mycobacterium avium complex（MAC）症　5, 31, 131, 293
Mycoplasma pneumoniae　249, 340
　──による細気管支炎　285, 290

N

nodular-bronchiectasis type（NB 型）　31
non-HIV ニューモシスチス肺炎　13, 121, 359
non-specific interstitial pneumonia（NSIP）　→非特異性間質性肺炎
nontuberculous mycobacterial（NTM）　→非結核性抗酸菌

P

palisading granuloma　99
Pancoast 腫瘍　397
Paracoccidioides　17, 401
PCR 法　291, 324
penicillin resistant *Streptococcus pneumoniae*（PRSP）　351
peribronchial cuffing　53
periportal collar　119
photographic negative of pulmonary edema　111
platypnea-orthodeoxia　411
pneumatocele　8, 73, 314
pneumocystis pneumonia（PCP）　15, 153, 167, 376, 392
Poland 症候群　199

PR3-ANCA　336
primary ciliary dyskinesia（PCD）　5, 39, 293
progressive massive fibrosis（PMF）　19, 65, 189
proliferative phase　145
Pseudomonas aeruginosa　294, 297
pulmonary alveolar microlithiasis（PAM）　211, 412
pulmonary alveolar proteinosis（PAP）　→肺胞蛋白症
pulmonary arteriovenous fistula（PAF）　209, 410
pulmonary arteriovenous malformation（PAVM）　209
pulmonary artery sling　199
pulmonary capillary hemangiomatosis　273
pulmonary epithelioid hemangioendothelioma（PEH）　11, 103, 334
pulmonary Langerhans cell histiocytosis（PLCH）　5, 8, 47, 69, 247, 299, 314
pulmonary tumor thrombotic microangiopathy（PTTM）　5, 41, 270, 289
pulmonary veno-occlusive disease　273

R

Reid の二次小葉　235
Rendu-Osler-Weber 病　209, 410
respiratory bronchiolitis-associated interstitial lung disease（RB-ILD）　5, 15, 45, 167, 299, 391
reversed halo sign　16, 184, 258, 400
ROS1 融合遺伝子　398
Rosenberg の診断基準　403

S

sand storm appearance　211
SAPHO 症候群　215, 414
scab-like sign　87, 211
Scimitar 症候群　199
septic emboli　→敗血症性肺塞栓症
simple pulmonary aspergilloma（SPA）　85, 195, 211, 327, 328
sinobronchial syndrome　292
Sjögren 症候群　8, 37, 61, 71, 97, 296, 314
　──診断基準　319
SLC34A2 遺伝子　412

snow storm appearance　211
SP-A　371，377，385
SP-D　300，358，371，377，385，425
Staphylococcus aureus　135，284，329，340
Streptococcus pneumoniae　→肺炎球菌
ST 合剤　325，333
Swiss cheese appearance　16，81，196，259，405
Swyer-James 症候群　199
systemic arterial supply to normal basal segments of the lung　201

T

teacup sign　139
TNM 分類　357，399
toothpaste　133
traction bronchiectasis　248
traumatic pulmonary pseudocysts　73
tree-in-bud pattern　31，105，129，131，187，239，240

U

usual interstitial pneumonia（UIP）　→通常型間質性肺炎

V

vanishing heart phenomenon　211
venous sac　209

W

wandering pneumonia　111
wheezes　354

和文

あ

亜急性過敏性肺炎　43
悪性胸膜中皮腫　410
悪性リンパ腫　4，7，9，13，17，21，61，73，113，135，179，189，191，262，279，309，323，349，368，396，401，402
アクチノマイセス症　364

アスベスト　410
　——関連胸膜病変　207
アゾール系抗真菌薬　453
アトバコン　325
アミオダロン　125，362
　——肺障害　13，125，361
アミノグリコシド系抗菌薬　333
アミロイドーシス　8，11，71，97，314，334
アムホテリシンBリポソーム製剤（L-AMB）　332
アレルギー性気管支肺アスペルギルス症（ABPA）　13，89，133，193，327，328，366，402
　——臨床病期　404
アレルギー性気管支肺真菌症（ABPM）　5，17，33，193，285，290，402
アンジオテンシン変換酵素（ACE）　280

い

胃癌　288，308
異所性肺石灰化　5，15，45，165，213，266，299，391
イソニアジド　283，291
遺伝性出血性末梢血管拡張症（HHT）　209，410
イマチニブ　307
医療・介護関連肺炎　341，342
院内肺炎（HAP）　341
インフルエンザウイルス肺炎　153，379
インフルエンザ菌肺炎　105
インフルエンザワクチン　298

う

ウイルス細菌混合感染性肺炎　379
ウイルス性肺炎　10，15，17，95，153，157，175，328，376，383，395
ウエステルマン肺吸虫症　93，213，329

え

エタンブトール　283，291
エベロリムス　226
嚥下性肺炎　5，35，285

お

黄色ブドウ球菌肺炎　105

か

外傷性肺嚢胞　73
潰瘍性大腸炎　225，422

索　引

拡散能障害　280, 300, 355
喀痰　300, 353, 415
　　──グラム染色　286, 340
　　──細胞診　356
　　──塗抹検査　291
喀血　290, 292, 419
活動性結核　287
過敏性肺炎（HP）　5, 15, 43, 161, 299, 391
ガリウムシンチグラフィ　280
カルバペネム系抗菌薬　298, 333
環境誘発試験　300
眼瞼下垂　397
肝硬変　348
眼サルコイドーシス　281
カンジダ症　10, 89, 173, 328
間質性肺炎　221, 419, 420
間質性肺水腫　6, 53, 304
癌性リンパ管症　4, 7, 13, 21, 41, 59, 141, 271, 279, 309, 368
関節リウマチ　37, 280, 292, 295
眼内炎　330
乾酪性肺炎　13, 129, 364

奇異性脳梗塞　411
気管支結核　13, 105, 339
気管支内腫瘍　199
気管支肺胞洗浄（BAL）　280, 295, 300, 355, 377, 386
気管支閉鎖症　199, 407
気胸　316
器質化肺炎（OP）　13, 147
気腫合併肺線維症（CPFE）　326
寄生虫症　10, 13, 17, 93, 173, 328, 372, 395
喫煙　324, 353
　　──関連間質性肺炎の分類　325
　　──歴　298, 303, 313
気嚢腫　8, 73, 314
機能的残気量　409
キノロン系抗菌薬　351
急性過敏性肺炎　43
急性間質性肺炎（AIP）　155
急性好酸球性肺炎（AEP）　6, 13, 53, 55, 119, 137, 304, 359, 367, 465
　　──診断基準　307
急性肺血栓塞栓症　107, 390

　　──診断手順　345
急速進行性糸球体腎炎（RPGN）　419
境界不明瞭な淡い粒状影　5, 42, 237, 238, 240, 298
境界明瞭な分岐状粒状影　5, 28, 238, 240, 283
胸膜プラーク　207, 409
菌球　195, 211

く

空洞　12, 126, 244, 251
グラム陰性桿菌　350
グラム陽性双球菌　350
クリプトコックス莢膜抗原　331
クレブシエラ肺炎　81, 349
クロピドグレル　227
クローン病　225, 422

け

珪肺　4, 7, 11, 17, 19, 65, 99, 189, 279, 309, 334, 401
経皮的肺動脈塞栓術　411
結核　5, 13, 17, 31, 131, 187, 290, 293, 366, 401, 433
　　──既往歴　290
　　──性肺炎　13, 129, 364
血管内リンパ腫　5, 15, 51, 163, 272, 299, 391
血行性肺転移　4, 23, 282
血清寒冷凝集素　296
血清総 IgE　355, 403
血清フェリチン　301
血清リン　301
結節気管支拡張型（NB 型）　31, 292
結節性硬化症　101, 317
血痰　290, 292, 343, 348, 419, 423
牽引性気管支拡張　12, 14, 117, 144, 154, 248, 252, 255, 369, 381
原発性肺癌　17, 177, 396
顕微鏡的多発血管炎（MPA）　221, 419
　　──診断基準　421

こ

抗 GM-CSF 抗体　378
抗 GPL-core IgA 抗体　294
抗 HTLV-1 抗体　296

479

抗 IL-6 レセプター抗体製剤　311
抗 *Trichosporon asahii* 抗体　300
硬化性血管腫　17，179，396
高カルシウム血症　397
膠原病　413
　——に伴う間質性肺炎　13，109
抗好中球細胞質抗体　418，421
好酸球性多発血管炎性肉芽腫症（EGPA）　13，
　55，143，219，369，417
　——診断基準　419
好酸球性肉芽腫症の診断基準指針　318
好酸球増多症　6，17，55，181，304，396
好酸球増多症候群（HES）　55，303
拘束性換気障害　355，385
高用量γグロブリン点滴療法　419
呼吸細気管支炎関連間質性肺疾患（RB-ILD）　5，
　15，45，167，299，391

さ

細菌性細気管支炎　5，29
細菌性肺炎　13，133，353，366，380
　——非定型肺炎の鑑別項目　287
在宅酸素療法　316
サイトメガロウイルス肺炎　4，27，95，153，
　157，175，282，376，383
再発性多発軟骨炎　217，415
サッカリンテスト　295
サーファクタント　375
サルコイドーシス　4，7，9，17，19，57，81，
　187，263，279，280，309，323，401，457
残気量　409

し

耳介軟骨　415
耳下腺腫脹　317
シクロホスファミド　336
自己免疫性肺胞蛋白症　376
シスプラチン　410
自然気胸　317
市中肺炎　341，348
羞明　278
縮瞳　397
種痘様水疱症　305
腫瘍性バソプレシン分泌過剰症　397
掌蹠膿疱症　414
上大静脈症候群　354，397

小葉間隔壁　235，242
　——肥厚　6，7，12，52，56，134，242，252，
　303，308，367
小葉中心　236
　——性肺気腫　45，67
　——性病変　239
　——性分岐状粒状影　133
　——性分布　5，28，238，239，283
　——性粒状影　12，14，130，160，239，251，
　255，365，390
小葉辺縁構造　235
シリカ吸入歴　280
シロリムス　321，473
真菌症　4，5，10，17，33，83，173，395
腎血管筋脂肪腫　317，319
心原性肺水腫　119，469
進行性塊状線維化巣　189
心サルコイドーシス　281
侵襲性肺アスペルギルス症（IPA）　5，13，33，
　85，135，173，195，285，327，328，366
浸潤性粘液産生性腺癌　→ invasive mucinous
　adenocarcinoma
深部静脈血栓症　390
腎不全　290

す

髄液検査　331
水痘肺炎　4，27，175，282
ステロイド　281，336，346，356，358，404，
　415，428，457
ストレプトマイシン　291
砂嵐様陰影　211

せ

生物学的製剤　290，292
舌亀裂　317
セフェム系抗菌薬　287，351
線維空洞型（FC型）　31，292
線維毛包腫　317
全身性エリテマトーデス（SLE）　13
仙腸関節炎　414
喘鳴　292，313，415，423

そ

続発性肺胞蛋白症　376
粟粒型（播種性）真菌症　25

索　引

粟粒結核　4, 10, 25, 83, 282, 328, 437

た

帯状疱疹ウイルス肺炎　175
高安病　199
多発血管炎性肉芽腫症（GPA）　11, 17, 99, 181, 223, 334, 396
多発性単神経炎　417
樽状胸郭　313
単純性肺アスペルギローマ（SPA）　85, 195, 211, 327, 328
単純性肺好酸球増多症　55

ち

中心静脈カテーテル留置　329
中枢性気管支拡張　400
虫道　93, 213
長時間作用型 β_2 刺激薬　315
長時間作用型抗コリン薬　315

つ

通常型間質性肺炎（UIP）　15, 159, 382, 384
　—— pattern　215, 382, 386, 387
ツツガムシ病　6, 252, 304
ツベルクリン反応　283

て

鉄錆様血痰　348
テトラサイクリン系抗菌薬　287, 341, 449
転移性肺腫瘍　11, 17, 95, 177, 334, 396

と

特発性器質化肺炎（COP）　13, 17, 111, 147, 149, 183, 185, 349, 370, 372, 396, 401
　——鑑別　354
特発性肺線維症（IPF）　15, 159, 382, 384
　——HRCT criteria　386
　——診断　388
　——病理診断 criteria　387

な

内臓逆位　38, 292

に

二次小葉　236, 238, 242
二次性細菌性肺炎　379
二次性副甲状腺機能亢進症　298
乳糜腹水　317, 319
乳房温存療法後　117
ニューキノロン系抗菌薬　341
ニューモシスチス肺炎（PCP）　15, 153, 167, 376, 392
尿崩症　316
ニンテダニブ　388

ね

粘液栓　33, 89, 133, 193, 199, 259, 403

の

脳膿瘍　411
囊胞性線維症（CF）　5, 39, 293
ノカルジア症　10, 93, 328, 364

は

肺 Langerhans 細胞組織球症（PLCH）　5, 8, 47, 69, 247, 299, 314
肺アスペルギルス症　10, 17, 85, 195, 405
　——病型分類　329
肺移植　321, 389, 390, 409
肺炎
　——抗菌薬選択　343
　——重症度分類　342
肺炎球菌　13, 29, 249, 348
　——尿中抗原検査　286, 350
　——肺炎　81, 153, 191, 349, 445
　——ワクチン　298
肺癌　9, 13, 17, 77, 113, 129, 177, 191, 308, 322, 349, 364, 389, 396, 402, 410
　——腫瘍マーカー　398
肺換気血流シンチグラフィ　407
肺気腫　8, 67, 314
　——合併肺炎　9, 17, 81, 197, 322, 406
肺吸虫症　10, 93, 213
肺クリプトコックス症　10, 25, 83, 264, 328, 453
敗血症性肺塞栓症　10, 17, 91, 175, 328, 395
肺結節影の判定基準と経過観察の目安　337
肺高血圧症　273, 326, 392
肺梗塞　13, 107, 339
肺挫傷　13, 115
肺子宮内膜症　17, 183, 396
肺出血　5, 13, 15, 47, 123, 127, 139, 163,

299, 359, 360, 361, 367, 391
肺水腫　6, 13, 53, 139, 304, 367
肺髄膜腫様結節（MPMNs）　11, 101, 334
肺線維症　385
肺腺癌分類　354
排痰誘発法　291
肺底区大動脈起始症　201
肺動静脈奇形（PAVM）　209
肺動静脈瘻（PAF）　209, 410
肺動脈欠損　199
肺動脈塞栓症　268
肺膿瘍　13, 127, 364
肺胞性肺炎　13, 17, 81, 109, 191, 402
肺胞性肺水腫　13, 53, 119, 139, 359, 367
肺胞蛋白症（PAP）　15, 151, 265
　　──重症度　380
　　──診断基準　378
　　──診断のアルゴリズム　378
　　──治療　380
肺胞微石症（PAM）　211, 412
肺葉外分画症　201
肺葉内分画症　201, 408
肺リンパ脈管筋腫症（LAM）　8, 69, 314, 473
　　──認定基準　320
肺類上皮血管内皮腫（PEH）　11, 103, 334
剝離性間質性肺炎（DIP）　9, 15, 75, 157, 322, 382
播種性カンジダ症　332
汎小葉性肺気腫　67

ひ

皮下結節　280, 335
非結核性抗酸菌（NTM）　291
　　──症　5, 13, 31, 131, 293, 366
　　──症の診断基準　295
非特異性間質性肺炎（NSIP）　13, 15, 109, 155, 339, 341, 382
　　── pattern　13, 109, 215, 339
　　──組織所見　345
　　──治療例　347
びまん性大細胞型B細胞リンパ腫（DLBCL）　61
びまん性肺胞傷害（DAD）　13, 15, 29, 145, 151, 155, 370, 376, 383
　　── pattern　370
びまん性汎細気管支炎（DPB）　5, 35, 293
　　──臨床診断基準　296

ヒメネス染色　350
ピラジナミド　283, 291
ピルフェニドン　388

ふ

副甲状腺ホルモン（PTH）　300
　　──関連蛋白（PTHrp）　397
副鼻腔気管支症候群　5, 293
　　──簡易診断基準　296
ブシラミン　226
ブドウ球菌感染症　316
ぶどう膜炎　278
吹雪様陰影　211
プラジカンテル　333
プラチナ併用療法　357
フルコナゾール　332
フルシトシン　332
プレドニゾロン　461
プロカルシトニン　331
蚊刺過敏症　55, 305
分子標的薬　357, 398
糞線虫　303

へ

閉塞性細気管支炎（BO）　203, 274, 408
　　──移植後の場合　15, 169, 392
閉塞性肺炎　354
ペニシリン系抗菌薬　287, 351, 445
ペニシリン耐性肺炎球菌　351
ペメトレキセド　410
ヘモジデリン貪食マクロファージ　301
ペンタミジン　325

ほ

傍隔壁型肺気腫　67
豊胸術後のヒトアジュバント病　215, 412
放射線肺炎　13, 117, 358
放線菌感染症　365
ホジキンリンパ腫　191
ボリコナゾール　91

ま

マイコプラズマ　340
　　──特異蛋白抗原　286
　　──肺炎　29, 105, 449
マクロライド系抗菌薬　287, 297, 341, 351

マラリア　6, 252, 304
慢性壊死性肺アスペルギルス症（CNPA）　87
慢性活動性 Epstein-Barr（EB）ウイルス感染　6, 55, 252, 304
　　──診断基準案　305
慢性過敏性肺炎（CHP）　15, 43, 159, 384, 385
　　──診断基準　389
慢性空洞性肺アスペルギルス症（CCPA）　85, 87, 195, 211
慢性血栓塞栓性肺高血圧症（CTEPH）　15, 169, 392, 393
慢性好酸球性肺炎（CEP）　13, 55, 111, 143, 147, 349, 369, 372, 461
慢性好酸球性白血病（CEL）　303
慢性進行性肺アスペルギルス症（CPPA）　85, 87, 211, 327, 328
慢性肺アスペルギルス症（CPA）　195, 211
慢性肺血栓塞栓症　107
慢性副鼻腔炎　292
慢性閉塞性肺疾患（COPD）　284, 292, 314
　　──診断基準と病期分類　315

み

ミカファンギン　332
ミノサイクリン　227
宮﨑肺吸虫　330

む

ムーコル症　10, 17, 91, 173, 185, 328, 401
霧視　278

め

メトトレキサート　226

も

モクズガニ　330

モザイクパターン　14, 43, 51, 153, 161, 166, 203, 256, 390
モラキセラ・カタラーリス肺炎　105

や

薬剤性肺障害　15, 155, 227, 383, 424
薬剤リンパ球刺激試験　425

よ

溶接工肺　5, 15, 49, 165, 299, 391
幼虫移行症　10, 13, 17, 93, 173, 372, 395

ら

卵殻状石灰化　19, 65
ラングフルート　291

り

リウマチ結節　11, 97, 334
リオシグアト　393
リゾチーム　280
リファンピシン　283, 291
リポイド肺炎　5, 13, 49, 123, 299, 361
緑膿菌肺炎　105, 153
リンパ球性間質性肺炎（LIP）　7, 309
リンパ腫様肉芽腫症（LYG）　247

る

類上皮細胞肉芽腫　278, 283

れ

レジオネラ肺炎　81, 197, 349
レスピラトリーキノロン　287, 288, 297
連鎖球菌　287

ろ

濾胞性細気管支炎（FB）　5, 37, 293

CTパターンから理解する呼吸器疾患〜所見×患者情報から導く鑑別と治療〜

2018年12月1日　第1刷発行	総編集　門田淳一
2020年8月1日　第3刷発行	発行者　小立鉦彦
	発行所　株式会社　南江堂
	℡113-8410　東京都文京区本郷三丁目42番6号
	☎(出版)03-3811-7236　(営業)03-3811-7239
	ホームページ　https://www.nankodo.co.jp/
	印刷・製本　壮光舎印刷
	装丁　星子卓也

Understanding Respiratory Disease from CT Patterns
Ⓒ Nankodo Co., Ltd., 2018

定価はカバーに表示してあります．　　　　　　　　　　　Printed and Bound in Japan
落丁・乱丁の場合はお取り替えいたします．　　　　　　　ISBN978-4-524-25494-1
ご意見・お問い合わせはホームページまでお寄せください．

本書の無断複写を禁じます．

JCOPY〈出版者著作権管理機構　委託出版物〉

本書の無断複写は，著作権法上での例外を除き，禁じられています．複写される場合は，そのつど事前に，出版者著作権管理機構（TEL 03-5244-5088，FAX 03-5244-5089，e-mail: info@jcopy.or.jp）の許諾を得てください．

本書をスキャン，デジタルデータ化するなどの複製を無許諾で行う行為は，著作権法上の限られた例外（「私的使用のための複製」など）を除き禁じられています．大学，病院，企業などにおいて，内部的に業務上使用する目的で上記の行為を行うことは私的使用には該当せず違法です．また私的使用のためであっても，代行業者等の第三者に依頼して上記の行為を行うことは違法です．